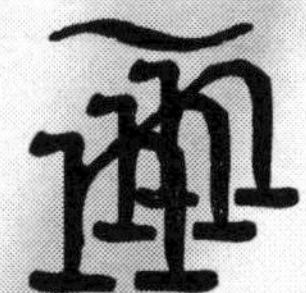

Triple Eñe / Ediciones TapaBlanda

ISBN: 978-84-12207583

Fotos [Pixabay]
Hannah Alkadi
Baton Rouge / EE UU

Diseño y maquetación:
Daniel García
[www.daninet.net]

Última modificación: **12 de febrero de 2026**

Yo también pasé por ello...

Estimado/a opositor/a; este volumen pretende ayudarte en tu tarea de estudio.
Recopila convocatorias de exámenes reales como repaso

El formato DinA4 busca facilitar la legibilidad y permitirte realizar anotaciones

Puedes hacernos llegar cualquier sugerencia de mejora que estimes oportuna

Yo también recorrí el duro camino del opositor y ahora sólo espero
humildemente haber podido facilitarte el tuyo

Agustín Odriozola Kent

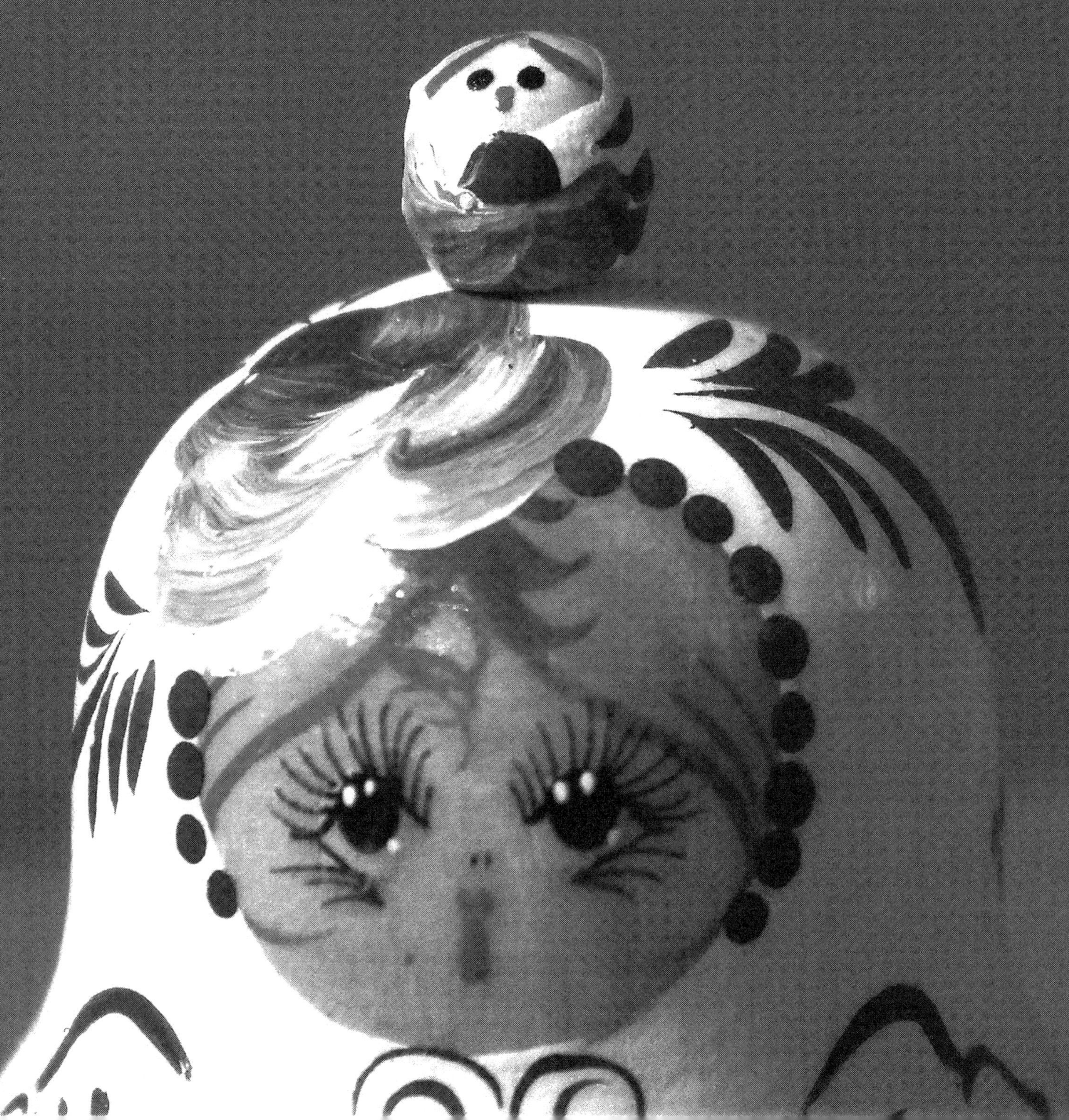

Porque no somos perfectos...

Hemos invertido mucho tiempo, cariño y esfuerzo en la compilación y revisión de este volumen.

Si aún así detectas que alguna pregunta sería impugnable, se ha quedado obsoleta o contiene cualquier otro tipo de error puedes comunicárnoslo vía: **agustinodriozolakent@gmail.com**

Aunque se ha respetado la literalidad de la mayor parte de los enunciados originales, sobre muchos otros ha sido necesario **realizar correcciones** tanto ortográficas y redaccionales como de puntuación o formateo, así como una homogeneización de estilo y otras pequeñas mejoras.

En todos esos casos se ha editado atendiendo al fin último de esta monografía, que es didáctico, y procurando respetar siempre un equilibrio entre la esencia del contenido original y las necesidades, más pragmáticas, del opositor.

Hemos contado con la colaboración del profesor de la Universidad del País Vasco Daniel García, experto en la redacción de exámenes de opción múltiple, formador de examinadores y autor de

'Diez Comodines: Cómo redactar mejores exámenes tipo test'

www.diezcomodines.com

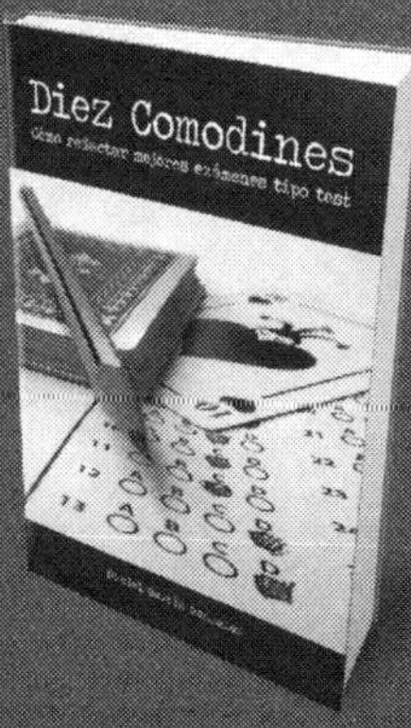

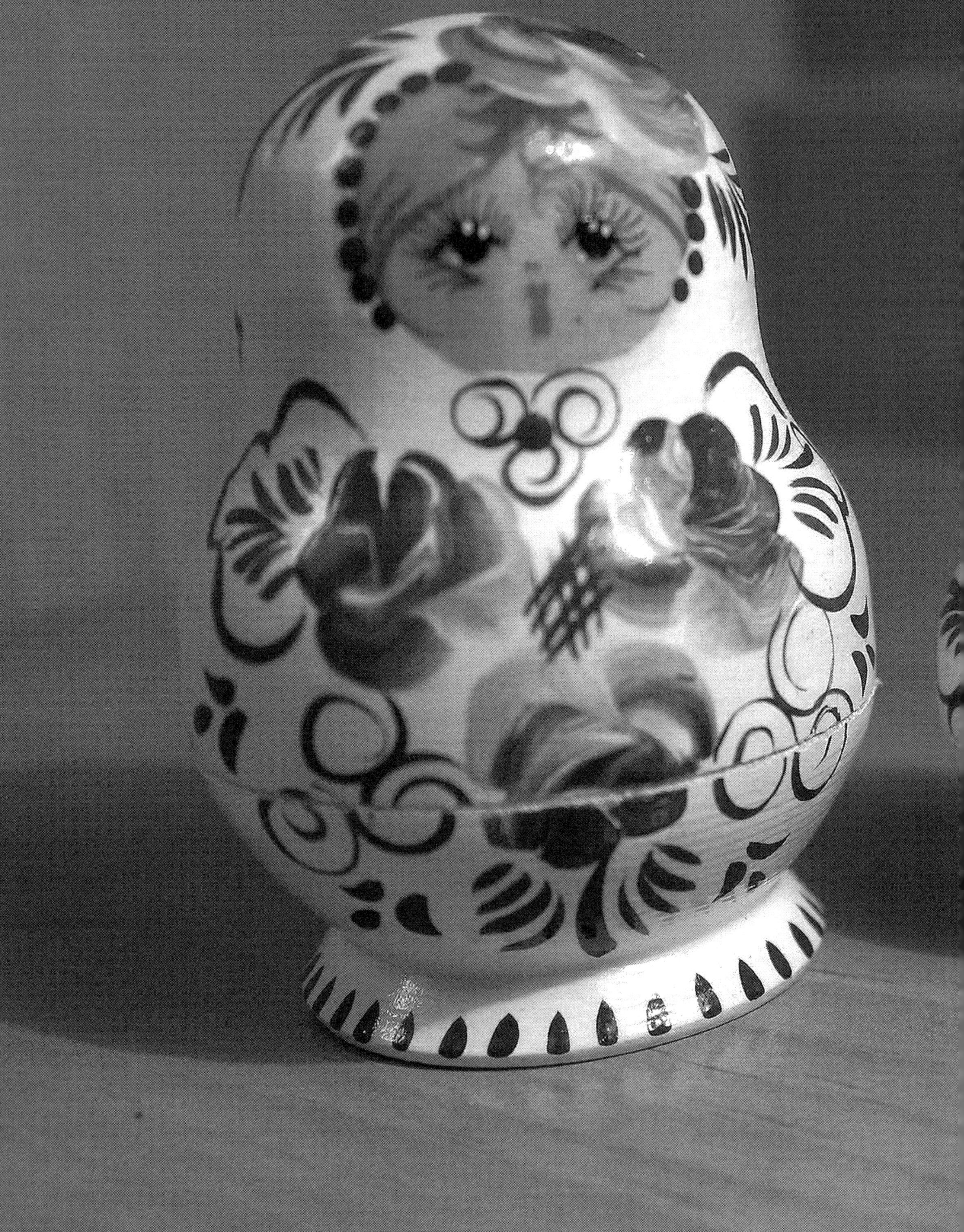

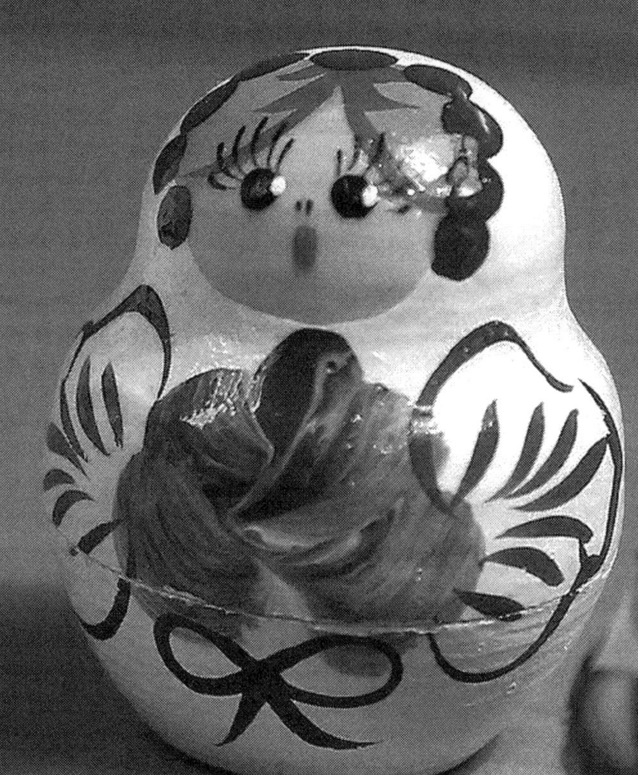

Oposiciones a
Matrona
3.000
preguntas
de examen tipo test

Proporción de
respuestas correctas

A 650 21,7%
B 710 23,7%
C 843 28,1%
D 797 26,5%

Total en este ejemplar: 3.000

1 C	26 A	51 A	76 C
2 B	27 A	52 B	77 B
3 B	28 B	53 C	78 A
4 D	29 C	54 D	79 C
5 D	30 D	55 B	80 B
6 D	31 D	56 C	81 D
7 A	32 A	57 A	82 B
8 C	33 C	58 A	83 D
9 A	34 B	59 C	84 B
10 D	35 B	60 D	85 B
11 A	36 B	61 B	86 A
12 D	37 C	62 C	87 A
13 A	38 C	63 B	88 C
14 C	39 A	64 C	89 A
15 D	40 C	65 D	90 D
16 C	41 B	66 A	91 C
17 A	42 B	67 D	92 A
18 C	43 D	68 B	93 D
19 C	44 B	69 C	94 D
20 C	45 D	70 B	95 B
21 B	46 A	71 D	96 C
22 D	47 A	72 B	97 A
23 D	48 C	73 B	98 C
24 A	49 C	74 D	99 C
25 D	50 C	75 C	100 D

FALLOS:

1. Sobre la analgesia epidural, es FALSO:

a. Es el método analgésico más efectivo intraparto actualmente disponible
b. Su administración en fases tempranas del parto (menos de 4-5 cm. de dilatación) no incrementa la duración de primera etapa del parto
c. Su colocación en fases tempranas del parto (menos de 4-5 cm. de dilatación) incrementa el número de cesáreas
d. Su principal efecto secundario es la hipotensión

2. En el caso de que unos padres NO acepten la administración profiláctica de vitamina K intramuscular, debernos informarles sobre:

a. La vitamina K no tiene otra vía de administración
b. La posibilidad de administración de dicha vitamina en forma oral
c. No es necesaria, si el recién nacido toma lactancia materna exclusiva
d. El riesgo de enfermedad hemorrágica del recién nacido es bajo y la enfermedad no es grave

3. NO es contraindicación absoluta de analgesia epidural:

a. Hipertensión intracraneal
b. Deformidad de la columna vertebral
c. Plaquetopenia importante
d. Infección en la zona de punción o generalizada

4. NO forma parte del contenido de la escala reducida de Edimburgo:

a. He sido capaz de reírme y ver el lado positivo de las cosas
b. Me he culpado innecesariamente cuando las cosas han salido mal
c. Las cosas me han agobiado
d. Me he sentido muy deprimida desde que nació el bebé

5. Placenta previa es:

a. Alteración interna de la placenta
b. Desprendimiento prematuro de la placenta normalmente inserta
c. Toxemia gravídica
d. Inserción anormal de la placenta

6. Sobre el abordaje de la sexualidad en la adolescencia:

a. Es útil trabajar con los adolescentes para mejorar el nivel de autoestima y aprender a decir no
b. Se ha de tener en cuenta el perfil y los deseos de la usuaria en cuanto a preferencias anticonceptivas
c. Realizar información y educación para la salud sobre las prácticas de riesgo es uno de los objetivos de la consulta joven
d. Las tres son correctas

7. Sobre la diabetes:

a. La embriopatía diabética se relaciona con los niveles de glucemia en el momento de la concepción
b. La determinación de hemoglobina glicosilada es un buen indicador para la toma de decisiones clínicas en relación con el control glucémico en el embarazo
c. El tratamiento con insulina durante la gestación debe utilizarse cuando con antidiabéticos orales no se logran mantener unas cifras de glucemia adecuadas
d. Como objetivo metabólico en el control de la gestante diabética, se establecen glucemias capilares preprandriales menores de 95 mgr/dl y una hora posprandriales menores de 160 mgr/dl

8. Se realiza una microtoma de sangre de la calota fetal intraparto con estos resultados: pH <7,25, PCO2 > 60 mmHg, exceso de bases menor de -12 mEq/1. Ante qué tipo de acidosis fetal nos encontramos:

a. respiratoria
b. metabólica
c. mixta
d. Ninguna de las tres

9. Sobre el test de Portman, es FALSO:

a. Utiliza cuatro variables: registro cardiotocográfico (RCTG), Test de Apgar a los 5 min., exceso de bases y emisión de meconio
b. La puntuación mayor o igual a 6 indica morbilidad grave
c. Tiene una alta sensibilidad y especificidad como predictor de morbi-morbilidad del recién nacido
d. Es un buen predictor de las secuelas neurológicas a largo plazo en el neonato

10. El virus de la varicela causa problemas de gravedad en el recién nacido cuando la madre se infecta:

a. Antes de la semana 20 de embarazo
b. Entre el segundo trimestre y 21 días antes del parto
c. Entre los 20 días y 6 días antes del parto
d. Desarrollo materno de la enfermedad entre 5 días antes del parto y 2 días después del mismo

11. Recomendación a los padres sobre la dosis adecuada de paracetamol que debe administrarse a los recién nacidos a término ≥10 días:

a. De 10 a 15 mgr/kg/dosis cada 4-6 horas
b. De 40 a 60 mgr/Kg/dosis cada 6-8 horas
c. De 35 a 50 mgr/Kg/dosis cada 8 horas
d. De 25 a 30 mgr/kg/dosis cada 4-6 horas

12. Sobre la enfermedad trofoblástica gestacional, es FALSO:

a. Desproporción entre el tamaño uterino y la edad gestacional
b. Síntomas de toxemia de aparición precoz
c. Presencia de metrorragias
d. Presencia de embrión en mola completa con latido cardiaco positivo

13. Las anomalías en los elementos básicos de la fisiología de la contracción (duración, intensidad y propagación) dan lugar a distintas patologías del trabajo de parto que conocemos como 'Distocias de la dinámica', que se clasifican en:

a. Hipodinamias, hiperdinamia e incoordinaciones uterinas
b. Hiperdinamias e incoordinaciones uterinas
c. Hipodinamias e hipotonías
d. Hipersistolia, taquisistolia e hipertonía

14. Sobre las deceleraciones variables, es FALSO:

a. Las típicas van precedidas y seguidas de una contracción
b. Las atípicas se relacionan con mayor riesgo de hipoxia fetal
c. No se asocian con la compresión del cordón umbilical
d. Su aspecto es polimorfo y su relación con la contracción puede cambiar

15. La Embolia de Líquido Amniótico se asocia con:

a. Legrado uterino
b. Inyecciones intraamnióticas abortivas con solución salina o urea
c. Traumatismos abdominales
d. Todas son ciertas

16. Sobre la bacteriuria asintomática en la mujer embarazada:

a. Se define como la presencia de bacterias en orina (menos de 100.000 Unidades Formadoras de Colonias) sin que existan síntomas de infección
b. La SEGO no recomienda el cribado de las gestantes para la detección de bacteriuria asintomática en ningún caso
c. Un porcentaje considerable de las bacteriurias asintomáticas no tratadas evolucionarán a pielonefritis
d. La bacteriuria asintomática sólo debe ser tratada si hay otros factores de riesgo

17. Se considera cordón umbilical 'corto' cuando mide menos de (cm):

a. 30   b. 35   c. 40   d. 45

18. Considerando simultáneamente financiación y provisión:

a. Financiación pública y provisión pública; atención a un beneficiario de un seguro libre en una institución privada, pacientes que pagan de su bolsillo
b. Financiación pública y provisión privada: atención a un beneficiario del SNS en una institución pública
c. Financiación privada y provisión pública: atención en instituciones del SNS a pacientes de entidades de seguro libre o privado
d. Financiación privada y provisión privada: Mutuas Patronales de Accidentes de Trabajo, empresas colaboradoras de la seguridad social, conciertos y funcionarios de Mutualidades Públicas (MUFACE) que optan por una entidad de seguro libre

19. Según la SEGO, sería compatible con una acidosis respiratoria fetal:

a. Ph <7,25 - PCO2 mayor 60 mmHg - Exceso de bases ≤12mEq/L
b. Ph <7,25 - PCO2 entre 40-50 mmHg - Exceso de bases ≤12mEq/L
c. Ph <7,25 - PCO2 mayor 60 mmHg - Exceso de bases dentro de los límites normales
d. Ph <7,25 - PCO2 entre 40-50 mmHg - Exceso de bases dentro de los limites normales

20. En el sistema de suspensión y orientación del útero en la pelvis, NO están los ligamentos:

a. cardinales   b. redondos
c. planos   d. anchos

21. La miocardiopatía hipertrófica en la mujer suele ser bien tolerada durante el embarazo. Es FALSO:

a. El parto vaginal es seguro
b. El uso de prostaglandinas no está contraindicado
c. Se evitará la analgesia epidural por su efecto vasodilatador
d. Se debe realizar una prolilaxis antibiótica por el riesgo de endocarditis infecciosa

22. Cuál de estos fármacos NO disminuye la eficacia de los anticonceptivos hormonales combinados:

a. Fenobarbital
b. Carbamacepina
c. Rifampicina
d. Fosfomicina

23. Víctor acaba de nacer tras un parto normal. Ha pesado 3.700 gr., Apgar 9/10/10. Está piel con piel:

a. Exprimiremos el cordón para no salpicar de sangre antes de pinzarlo
b. Le inyectaremos 1 mg. de vitamina K por vía subcutánea
c. Aspiraremos las secreciones buconasales y gástricas
d. Ninguna de las tres es correcta

24. En qué tres ramas se divide el nervio pudendo:

a. Nervio hemorroidal o rectal inferior, nervio perineal y nervio dorsal del clítoris
b. Nervio hemorroidal o rectal inferior, nervio labial posterior, medio y lateral y nervio perineal
c. Nervio sacro, nervio hemorroidal o rectal inferior y nervio perineal
d. Nervio hemorroidal o rectal inferior, nervio sacro y nervio perineal

25. Según la Teoría del Ciclo de la Violencia de Leonor Waiker, cuando la hostilidad del hombre va en aumento sin motivo comprensible y aparente para la mujer, nos hallamos en la fase de:

a. Dominación
b. Explosión o agresión
c. Calma o luna de miel
d. Acumulación de tensión

26. Secundigesta con cesárea previa y embarazo a término que ingresa por sangrado vaginal abundante e hipertonía. Pasa a quirófano a cesárea urgente por posible desprendimiento placentario y RPBF. Tras el alumbramiento y controlar la hemorragia, la paciente muestra desasosiego, disnea e hipotensión arterial. Finalmente, convulsiona y se produce parada cardiorespiratoria. Causa posible:

a. Embolia de liquido amniótico
b. Rotura uterina
c. Eclampsia
d. Acretismo placentario

27. Sobre el espermatozoide:

a. En la cabeza del espermatozoide se encuentra el acrosoma de la célula
b. La cabeza del espermatozoide emite vibraciones
c. Las células de Leydig son las responsables de la movilidad del espermatozoide
d. La cola del espermatozoide se forma en los tubos seminíferos

28. Indique la correcta:

a. En la ingurgitación mamaria la afectación suele ser unilateral, con la mama tensa y caliente
b. La mastitis habitualmente cursa con dolor, eritema e induración localizada de forma unilateral
c. El agente causal más común en la mastitis es el Streptococo Aureus
d. La candidiasis en la mama cursa con dolor continuo alrededor de la areola

29. Para que la comunicación sea eficaz entre los profesionales y las mujeres en trabajo de parto, han demostrado ser útiles las siguientes actitudes y comportamientos EXCEPTO:

a. Obtener el consentimiento verbal de la mujer antes de cualquier procedimiento o examen
b. Procurar un ambiente tranquilo y silencioso
c. Centrar la atención de los profesionales en el registro cardiotocográfico y en la documentación clínica
d. Considerar la habitación como un espacio personal y privado

30. Según la Guía para la prevención de Defectos Congénitos del Ministerio de Sanidad, se recomienda hacer consejo genético en todos los casos EXCEPTO:

a. Pareja, con un hijo anterior nacido con algún defecto congénito
b. Consanguinidad de cualquier grado
c. Antecedentes en familiares de hasta tercer grado de defecto congénito y minusvalía física o sensorial
d. Ansiedad materna

31. Cuál de los siguientes patrones de la FCF se asocia con mayor riesgo de acidosis en arteria umbilical y puntuación en el test de Apgar <7 a los 5 min:

a. La repetición de deceleraciones tardías
b. Las deceleraciones prolongadas
c. Las deceleraciones variables atípicas
d. Son correctas A y C

32. Sobre la infección neonatal por estreptococo del grupo B (EGB) o Streptococcus agalactiae:

a. El parto múltiple es un riesgo adicional
b. Sólo afecta a prematuros
c. La mayoría se producen después de las dos semanas de vida
d. Las que se producen después de la primera semana de vida tienen menos secuelas neurológicas pero mayor mortalidad

33. En la evaluación del estado de la puerpera:

a. Se determinarán los niveles de hemoglobina y hematocrito y se repetirá la serología de toxoplasma en caso de que ésta haya sido negativa durante el embarazo
b. Se debe mantener un control estricto durante el puerperio de las cifras de glucemia en las mujeres diagnosticadas de diabetes gestacional
c. Respecto de la involución uterina: al 10° dia posparto el útero se localiza por debajo de la sínfisis púbica
d. Las tres son correctas

34. El estrecho inferior de la pelvis está delimitado lateralmente por:

a. Las ramas isquiopubianas
b. Las tuberosidades isquiáticas
c. El cuerpo del isquión
d. Las eminencias iliopectíneas

35. Sobre el encajamiento asinclítico, es FALSO:

a. El encajamiento asinclítico se presenta en el 75% de los casos
b. El aslnclitismo más favorable es el posterior
c. Es más frecuente en las pelvis planas puras
d. En el asinclitismo posterior la sutura sagital se desplazará aproximándose hacia el pubis, penetrando primero el parietal posterior

36. 'Posición de Walcher' es:

a. La hiperflexión coxofemoral
b. La situción colgante de las piernas respecto a la pelvis
c. Una inversión de la pelvis hacia delante
d. Una inversión de la pelvis hacia atrás

37. La matrona aconsejará a la gestante aumentar su consumo diario de hierro para elevar su nivel de hemoglobina. Cuáles son mejor fuente de hierro:

a. Leche, frijoles, soja
b. Leche, queso y aves
c. Vísceras, huevos y camarones
d. Huevos, camarones y naranjas

38. La evaluación de un plan de cuidados NO incluye:

a. Determinar el logro de objetivos
b. Identificar factores que afectan al logro de objetivos
c. Determinar resultados e identificar intervenciones
d. Decidir si se mantiene, modifica o se finaliza el plan

39. En la conducción del parto, cuándo se puede considerar realizar la amniorrexis electiva:

a. En algún caso de placenta previa de inserción marginal
b. Cuando el punto guía de la presentación está por encima del estrecho superior de la pelvis
c. En situación transversa u oblicua
d. Presentación podálica con dilatación inferior a 6-7 cm

40. Son signos y síntomas del Síndrome alcohólico fetal:

a. Microcefalia, coordinación escasa, hipertonía
b. Macrocefalia, coordinación escasa, hipertonía
c. Dismorfia craneofacial: pliegue epicántico, fisuras palpebrales cortas. Micrognatia, labio o paladar hendido, dientes pequeños y alteración del esmalte
d. Ninguna de las tres

41. Sobre las características principales de los sistemas de notificación de incidentes y eventos adversos:

a. La notificación de los sistemas de registro es siempre de carácter obligatorio
b. Los sistemas obligatorios de notificación se centran en los eventos adversos que producen lesiones graves o muerte
c. La notificación de los sistemas de registro no es anónima
d. El Estado es quien recoge siempre los datos pues es quien lo administra

42. Sobre el diámetro oblicuo del estrecho superior, es FALSO:

a. Va desde la eminencia iliopectínea de un lado a la articulación sacroilíaca de lado contrario
b. Mide de 11 a 11,5 cm
c. Es el más utilizado por el feto para su descenso
d. Mide 12 cm

43. La función hepática sufre cambios durante la gestación. Qué NO aumenta:

a. la fosfatasa alcalina
b. el colesterol y los triglicéridos
c. los factores de coagulación
d. la albúmina

44. Sobre las pautas de actuación para asegurar y proteger el derecho a la intimidad del paciente por los alumnos y residentes en Ciencias de la Salud, es FALSO:

a. Los residentes de primer año deben ser supervisados en presencia física
b. Sólo serán de aplicación en centros sanitarios del SNS
c. Los pacientes tienen derecho a saber que hay alumnos/residentes en formación presentes en su proceso asistencial
d. El número máximo de personas en formación de presencia física ante el paciente no podrá exceder de cinco

45. Sobre los cambios anatomo-fisiológicos que se producen en la gestación:

a. La concentración de urea y creatinina en plasma aumenta como adaptación a los cambios que se producen en el riñon
b. Se produce un aumento en la acidez gástrica, razón por la cual las gestantes suelen tener pirosis
c. Suele producirse leucopenia, relacionada con el proceso de tolerancia inmunológica que tiene que ocurrir en el embarazo
d. El relevo hormonal esteroideo del cuerpo luteo a la placenta se efectua entre las semanas 8 y 12

46. Señale la FALSA:

a. Las matronas pueden negarse a participar en actividades en base a sus principios morales; por ello, el énfasis en la conciencia de cada individuo puede impedir que la mujer obtenga los servicios sanitarios esenciales
b. Las matronas guardan confidencialmente la información que reciben del cliente, a fin de proteger el derecho de preservar la intimidad, y usan su juicio si es necesario compartir esta información
c. Las matronas son responsables de sus decisiones y actos, y se responsabilizan de los desenlaces relacionados con los cuidados prodigados a la mujer
d. Las matronas participan en el desarrollo y aplicación de políticas sanitarias tendientes a promover la salud de todas las mujeres y familias con niños

47. La implantación embrionaria humana en la pared uterina se produce en el estadio de:

a. Blastocisto
b. Mórula
c. Blastómero
d. Ovocito

48. Ante una muerte perinatal:

a. Información veraz y sólo una vez sobre las circunstancias de la muerte
b. No insistir en la conveniencia de realizar la necropsia al recién nacido
c. Apoyo para confirmar la realidad de la muerte y su relación con el recién nacido
d. Aconsejar otro embarazo lo antes posible

49. Los antibióticos de elección durante la gestación son en la mayor parte de los casos:

a. Aminoglucósidos
b. Macrólidos
c. Penicilinas y derivados
d. Cefalosporinas

50. El tratamiento correcto de primera línea de una mastitis aguda a las 6 semanas en un postparto domiciliario es:

a. Antibioterapia
b. Cultivo de leche previo a la prescripción de antibioterapia
c. Drenaje y vaciamiento frecuente de la mama por el lactante, extractor o extracción manual
d. Inyecciones de oxitocina para disminuir la tensión provocando varios reflejos de eyección

51. Las Unidades de Trabajo de Parto, Parto y Recuperación (UTPR) por su forma de gestionar clínicamente el proceso asistencial del parto, así como su estructura física y encuentran dentro de las Unidades:

a. Integradas
b. Secuenciales
c. Coordinadas
d. Individualizadas

52. Cuál de las siguientes acciones NO estaría indicada en caso de patrones anormales de la FCF:

a. Cambio de posición materna a decúbito lateral, preferiblemente sobre el izquierdo y/o examen vaginal para descartar prolapso de cordón o evolución rápida del parto, procediéndose en dicho caso a la estimulación de la calota fetal como método diagnóstico complementario
b. Instauración de oxigenoterapia en la madre, puesto que múltiples estudios demuestran su beneficio con el uso a corto plazo en los casos de presunto compromiso fetal
c. En caso de mujeres en las que se esté administrando oxitocina: en presencia de un trazado sospechoso de la FCF se debe consultar con el obstetra; si el trazado de la FCF se clasifica como patológico, se debe suspender la oxitocina y proceder a una evaluación completa de la condición del feto por un obstetra antes de reanudar la oxitocina
d. Monitorización de la presión sanguínea materna para descartar hipotensión materna

53. Según la OMS, el estrechamiento de la abertura vaginal para crear un sello mediante el corte y la recolocación de los labios mayores o menores cono sin resección del clítoris, es una mutilación genital femenina de Tipo:

a. I   b. II   c. III   d. IV

54. Hipertensión que aparece a partir de la semana 20 de gestación y persiste a las 12 semanas tras el parto:

a. Gestacional
b. Preeclampsia
c. Eclampsia
d. Crónica

55. Sobre la respuesta sexual humana:

a. Según Masters y Johnson, se divide en 5 fases: Deseo, excitación, orgasmo, resolución y meseta
b. Según Masters y Johnson, se divide en 5 fases: Deseo, excitación, meseta, orgasmo y resolución
c. Según Masters y Johnson, se divide en 4 fases: Deseo, excitación, orgasmo y resolución
d. Masters y Johnson no clasificaron la respuesta sexual humana

56. En la Enfermedad Hemolítica Perinatal (EHP), es FALSO que:

a. El sistema Rh, desde el punto de vista genético, se comporta como mendeliano dominante
b. Para que la incompatibilidad Rh se manifieste clínicamente exige una sensibilización previa
c. Las Ig A maternas atraviesan la placenta y provocan en el feto la EHP
d. El Test de Coombs indirecto demuestra la existencia o no de anticuerpos presentes en el suero materno

57. El desarrollo embriológico del aparato reproductor masculino se debe a:

a. La acción del factor antimulleriano
b. La regresión de los conductos de Wolf
c. La regresión de los conductos mesonéfricos
d. Son correctas A y C

58. Ante una taquicardia fetal en el registro cardiotocográfico la matrona deberá:

a. Determinar las constantes vitales maternas
b. Administrar oxígeno materno en mascarilla
c. Realizar un tacto vaginal
d. Colocar a la gestante en decúbito lateral izquierdo

59. La matrona como educadora NO debe:

a. Valorar la necesidad de educación e información basada en la observación personal y en los datos disponibles de la mujer y/o familia
b. Brindar información al nivel de comprensión de la mujer y confirmar que haya entendido la información
c. Sesgar la información según los intereses profesionales
d. Ofrecer esta educación a través de programas grupales o de forma individual

60. NO es un principio relevante para la promoción de la salud de niños y adolescentes en y por los hospitales:

a. Principio de la vulnerabilidad
b. Principio de la empatía
c. Principio de correspondencia
d. Principio de biodesarrollo

61. Sobre la actividad educativa sanitaria, es FALSO:

a. Se contemplan siguientes etapas; Análisis de la situación, Objetivos y Contenidos, Metodología y Evaluación
b. La metodología nos permite valorar los resultados, el proceso y la estructura o adecuación de los recursos
c. Los objetivos deben atender a las siguientes áreas: cognitiva, emocional y procedimental o de las habilidades
d. El análisis de la situación es continuo durante todo el proceso educativo

62. Según el modelo de Virginia Henderson, cuántos diagnósticos de independencia en enfermería existen:

a. 8   b. 6   c. 7   d. 5

63. El tratamiento con anticonceptivos hormonales combinados puede mejorar lo siguiente, EXCEPTO:

a. El síndrome premenstrual (SPM)
b. Las varices
c. La dismenorrea
d. El acné

64. En la realización del Ph umbilical postparto se considera acidosis moderada:

a. 7,05 a 7,10
b. 7,10 a 7,14
c. 7,15 a 7,19
d. 7,20 a 7,24

65. Factores contribuyentes al Sindrome Premenstrual (SPM):

a. Aumento de Mg y Ca
b. Disminución de aldosterona
c. Disminución de ADH
d. Deficiencia de serotonina

66. Qué normativa europea nos describe los requisitos que ha de cumplir la historia clínica digital:

a. Directiva 2011/24/UE
b. Decisión 2011/24/UE
c. Recomendación 2012/24/UE
d. Directiva 2013/26/UE

67. Entre de las modalidades de enfermedad de declaración obligatoria está:

a. Modalidad de declaración numérica semanal
b. Modalidad de declaración urgente
c. Declaración de Enfermedades por Sistemas Especiales
d. Las tres son correctas

68. El método de los dos días es un método anticonceptivo basado en el conocimiento de la fertilidad y que tiene en cuenta lo siguiente, EXCEPTO:

a. La observación del moco cervical
b. Sólo se puede reanudar el coito sin protección tras 2 días sin secreción seguidos de otros 2 con secreción
c. Tras preguntarse la mujer si tiene secreción 'hoy o ayer' se determina si está en día fértil o no
d. Es un método ecológico con bajo coste económico

69. El código Deontológico de la Matrona es un ejemplo de:

a. Norma legal
b. Juicio de valor
c. Norma ética
d. Juicio de hecho

70. NO es un derecho de la madre en el hospital durante el proceso de nacimiento:

a. a iniciar la lactancia materna tras el nacimiento si la situación lo permite
b. a estar acompañado por una persona de confianza del personal sanitario, siempre que no existan complicaciones
c. a la confidencialidad de sus datos personales y sanitarios
d. a ser informada de los beneficios de la lactancia materna

71. Cuál de las siguientes maniobras NO se utiliza para favorecer el desprendimiento de hombros:

a. Maniobra de Bracht
b. Maniobra de Müller
c. Maniobra de Rojas-Leivset
d. Maniobra de Mauriceau

72. Una mujer embarazada de 32 semanas de gestación que acude por el servicio de Urgencias, cuál será la puntuación del índice de Baumgarten si presenta contracciones irregulares, bolsa íntegra, hemorragia escasa y 2 cm de dilatación:

a. 5   b. 4   c. 2   d. 3

73. Con respecto al tratamiento hipertensivo con labetalol, es FALSO:

a. Es la primera opción terapéutica en la preeclampsia grave
b. Se administra un bolo inicial de 20 mg, que se repetirá a los 10 minutos triplicando la dosis si no se ha conseguido controlar la TA
c. Posteriormente, se inicia una perfusión continua a un ritmo de 100 mg/6 horas
d. Está contraindicado en casos de insuficiencia cardiaca congestiva, asma y frecuencia cardiaca materna inferior a 60 latidos/minuto

74. Sobre la sepsis del neonato:

a. La etiología es fundamentalmente vírica
b. El principal germen de transmisión vertical en neonatos de más de 1.500 gr. es Escherichia coli
c. La mayoría de las sepsis verticales debutan pasada la primera semana de vida
d. El principal factor de riesgo, es la inmadurez del sistema inmune del neonato

75. Rosa, gestante de 33 semanas, acude a urgencias con dolor abdominal tipo contracción, tras su valoración se evidencia cambios cervicales que precisa inicio con tratamiento tocolítico. Cuál sería el mayor riesgo con la utilización de inhibidores de la síntesis de prostaglandinas en esta paciente:

a. Taquicardia
b. Naúseas y vómitos
c. Cierre precoz del ductus arterioso
d. Hidramnios

76. Sobre la anticoncepción de urgencia:

a. No puede utilizarse durante la lactancia materna
b. La dosis de Acetato de Ulipristal adecuada como anticoncepción de urgencia es de 30 mg dividido en dos tomas de 15 mg en las primeras 120 horas tras la relación coital
c. Tanto el Acetato de Ulipristal como el Levonorgestrel utilizados como fármacos de anticoncepción de urgencia son fármacos de libre dispensación en las oficinas de farmacia y no precisan prescripción médica
d. El mecanismo de acción principal de la anticoncepción de urgencia con Levonorgestrel es impedir la implantación del blastocisto en el endometrio

77. Según la Guía de Práctica Clínica sobre la Atención al Parto Normal del Ministerio de Sanidad (2010), las mujeres que adoptan posición de cuadrupedia en la segunda etapa del parto, la evidencia científica encuentra:

a. Un mayor grado de desgarros de segundo grado
b. Una percepción de un parto más corto
c. Un mayor dolor perineal posparto
d. Menos patrones anormales de la frecuencia cardíaca fetal

78. NO es causa de amenorrea primaria:

a. Pseudociesis
b. Síndrome de Maestre San Juan-Kallman
c. Pubertad tardia constitucional
d. Síndrome de Swyer

79. Qué destacado divulgador español de los métodos de psicoprofilaxis obstétrica colaboró de forma destacada, en la introducción de los cursos de educación maternal en la sanidad pública (Ciudad sanitaria la paz) durante los años 60:

a. Márquez Reviriego
b. Torres del Moral
c. Aguirre de Carcer
d. Álvarez-Cienfuegos

80. La matrona de Atención Primaria (indique la FALSA):

a. Debe mantener una formación continua para trabajar en equipo con todos los niveles asistenciales
b. Puede hacerse cargo exclusivo de mujeres con gestaciones de riesgo medio hasta la semana 34 si están bien controladas
c. Lidera el control de los embarazos normales y debe trabajar en equipo con los responsables de embarazo de riesgo medio y alto
d. Debe realizar una labor continua de educación sanitaria en cada visita para contribuir a la disminución de la aparición de factores de riesgo

81. Está indicada la administración de Inmunoglobulina anti-D en la gestante RH negativa NO sensibilizada, en caso de:

a. Embarazo ectópico
b. Tras la realización de técnicas de diagnóstico prenatal invasivas
c. Dentro de las 72 horas posparto, independientemente del RH del neonato
d. Son correctas A y B

82. Sobre la situación endocrina en el climaterio:

a. Se alcanzan niveles máximos de estradiol
b. La estrona es el estrógeno dominante
c. Disminución de la secreción ovárica de testosterona
d. FSH muy disminuida

83. El conjunto mínimo básico de datos (CMBD) es una base de datos clínica administrativa que recoge:

a. ...heterogéneamente información al alta de las hospitalizaciones en centros públicos
b. ...homogéneamente información al alta de las hospitalizaciones en centros públicos
c. ...heterogéneamente información al alta de las hospitalizaciones en centros privados
d. ...homogéneamente información al alta de llas hospitalizaciones de todos los centros

84. Sobre el muestreo, es FALSO:

a. El muestreo por conveniencia puede proporcionar menor validez externa que el muestreo sistemático
b. En todos los estudios de investigación es imprescindible seleccionar una muestra de la población de estudio
c. En un muestreo aleatorio todos los individuos tienen la misma probabilidad de ser seleccionados
d. Existen diferentes formas de seleccionar la muestra de un estudio de investigación: aleatorio, sistemático, por conglomerados, de conveniencia, etc

85. Cuál de estos enunciados NO es uno de los 10 pasos para una lactancia feliz propuestos por la IHAN:

a. Capacitar a todo el personal de salud de forma que estén en condiciones de poner en práctica esta política
b. Ayudar a las madres a iniciar la lactancia materna dos horas después del parto
c. Dar a los RN sólo la leche materna, sin ningún otro alimento o bebida, a no ser que esté médicamente indicado
d. Disponer de una política por escrito relativa a la lactancia natural que se ponga en conocimiento de todo el personal sanitario

86. Son las tres primeras causas de mortalidad materna según la OMS:

a. Hemorragias graves, Infecciones y Eclampsia
b. Hemorragias, Abortos peligrosos y Parto obstruído
c. Infecciones, Embolización de liquido amniótico y Abortos
d. Hemorragias, Abortos y Eclampsia

87. Indique la correcta:

a. Durante el periodo de alteración del patrón de menstruación se eleva el nivel sérico de FSH
b. El climaterio es la etapa desde la última menstruación hasta la senectud
c. La postmenopausia comienza con la fecha de la última regla y dura 1 año
d. La perimenopausia hace referencia a los 5 años posteriores a la última menstruación

88. La placenta oclusiva parcial tipo III es:

a. El orificio cervical interno está totalmente cubierto por la placenta
b. La placenta llega justo al borde del orificio cervical interno, pero no lo sobrepasa
c. El orificio cervical interno está parcialmente cubierto por la placenta
d. El borde placentario se implanta en el segmento uterino inferior, no llegando al orificio cervical interno

89. Entre los consejos de fotoprotección, la Sociedad Española de Pediatría en Atención Primaria recomienda:

a. El uso de ropa es una de las medidas más útiles de fotoprotección. Cuanto más fino y traslúcido es el tejido, más pasa la radiación. La protección se pierde con el tejido mojado y adherido a la piel
b. A partir de 1 mes se recomienda la utilización de crema fotoprotectora para el paseo, aunque la exposición al sol no sea muy intensa
c. Si va a haber una exposición intensa al sol se recomienda aplicar crema fotoprotectora sobre la piel seca entre 15 y 30 minutos antes de la exposición y repetir cada 4 h aproximadamente e inmediatamente tras un baño prolongado
d. En espacios interiores con cristaleras hay protección frente a los rayos UVA por lo que no hace falta medida de fotoprotección excepto gorra con visera que cubra la cara y los ojos

90. NO se consideran fetos de riesgo para una infección neonatal:

a. Rotura de membrana de más de 24 horas
b. Hijos de madres portadoras de estreptococo tipo B (SGB)
c. Infección urinaria materna por SGB
d. Fiebre materna intraparto sin otro factor de riesgo

91. Son reacciones extragenitales propias de la fase de orgasmo:

a. Aumento progresivo de la frecuencia cardiaca y de la presión arterial
b. Aumento progresivo y general de la tensión muscular y contracciones uterinas
c. Secreción de oxitocina y de prolactina
d. Sudoración y espasmos musculares en abdomen, cuello y miembros

92. Sobre la tuberculosis genital, es FALSO:

a. La vía linfática es la más frecuente para que los bacilos tuberculosos alcancen el aparato genital
b. El dolor se localiza en las fosas ilíacas y en el hipogastrio
c. Para su diagnóstico se utiliza entre otras, la biopsia endometrial y el estudio bacteriológico
d. Se asocian 2 ó 3 fármacos antituberculosos para su tratamiento

93. Principal causa de morbimortalidad fetal por anemia:

a. Placenta previa
b. Abruptio placentario
c. Rotura uterina
d. Vasa previa

94. Lactancia está instaurándose adecuadamente si la madre:

a. Sabe reconocer las señales que indican disposición para mamar en el recién nacido, se muestra receptiva y le ofrece el pecho cuando las detecta
b. Sabe despertar al recién nacido para alimentarlo, si fuera necesario, hasta que se establece un patrón de aumento de peso adecuado
c. Se siente segura y confía en su capacidad para amamantar y producir leche
d. Las tres son correctas

95. En la inmunización pasiva se administran inmunoglobulinas:

a. Son de elección cuando se dispone del agente activo frente al agente patógeno
b. Existen dos tipos de inmunoglobulinas, Ig estándar o polivalentes y Ig específicas o hiperinmunes
c. Su uso durante el embarazo supone incremento del riesgo fetal
d. Son seguras pero mal toleradas

96. El glucógeno:

a. Se detecta en sangre materna al 8° día postovulación, aumentando los niveles progresivamente hasta alcanzar el máximo entre las semanas 8-9
b. Se detecta en sangre materna alrededor de la semana 5 y tiende a estabilizarse entre la 34 y 36
c. Está elevado en la segunda mitad del embarazo
d. Aumenta durante la gestación, alcanzando su nivel máximo en el parto

97. NO se considera un defecto del tubo neural:

a. Hidrocefalia
b. Anencefalia
c. Meningocele
d. Mielomeningocele

98. Cuál de estas causas de amenorrea NO tiene origen hipofisario:

a. Prolactinoma
b. Síndrome de Sheeham
c. Síndrome de Kallman
d. Déficit aislado de gonadotropinas

99. Sobre los estudios experimentales:

a. El investigador no manipula las condiciones de la investigación
b. El ensayo clínico, el ensayo de campo y el ensayo comunitario no son tipos de estudios experimentales
c. El más frecuente es el ensayo clínico
d. Se llevan a cabo en muestras poco seleccionadas, lo que dificulta la generalización

100. Está contraindicada la donación de sangre de cordón umbilical con antecedentes familiares maternos o paternos, en qué enfermedad hematológica:

a. Bruton
b. Gaucher
c. Wolman
d. Kostmann

101 C	126 A	151 D	176 B
102 A	127 D	152 A	177 A
103 B	128 C	153 D	178 B
104 D	129 D	154 C	179 A
105 A	130 B	155 D	180 C
106 C	131 D	156 C	181 A
107 B	132 C	157 C	182 A
108 A	133 D	158 B	183 D
109 C	134 D	159 B	184 B
110 B	135 D	160 B	185 C
111 B	136 C	161 B	186 D
112 A	137 C	162 D	187 A
113 C	138 B	163 C	188 B
114 A	139 D	164 D	189 D
115 A	140 A	165 D	190 D
116 D	141 A	166 A	191 B
117 B	142 B	167 C	192 D
118 D	143 D	168 B	193 B
119 C	144 C	169 D	194 B
120 D	145 A	170 C	195 C
121 C	146 A	171 D	196 B
122 B	147 A	172 C	197 D
123 D	148 D	173 A	198 A
124 D	149 D	174 B	199 A
125 D	150 A	175 B	200 C

FALLOS:

101. Para facilitar la extracción fetal en una distocia de hombros, 'Ejercer presión con los dedos sobre la cara posterior del hombro anterior', es la Maniobra de:

a. Mazzanti
b. Zavanelli
c. Rubín
d. Tornillo de Woods

102. En el proceso normal de involución uterina el útero disminuye 100 veces su volumen y 10 veces su peso:

a. El útero se palpa a nivel umbilical en las primeras 24 horas
b. El útero pesa 500 gr. a los 15 días del parto
c. El útero se palpa tres traveses sobre el pubis al tercer día del parto
d. El útero se coloca retropúbico al séptimo día del parto

103. Según la Sociedad Española de Anestesiología, Reanimación y Terapéutica del Dolor (SEDAR), en la analgesia neuroaxial como método de analgesia obstétrica:

a. La administración de bolos epidurales intermitentes programados, aumenta el bloqueo motor y aumenta el número de bolos de rescate
b. La indicación de la analgesia epidural debe ser cuando la madre lo solicite, incluso en fases tempranas del parto
c. Los miembros de la American Society of Anesthesiologists (ASA) recomiendan retrasar la analgesia epidural para realizar la hidratación con cristaloides y coloides
d. La analgesia epidural se relaciona con una mayor incidencia de cesáreas

104. Según el RDL 9/2014, de 4 de julio, por el que se establecen las normas de calidad y seguridad para la donación de células humanas (señale la FALSA):

a. La donación de células será voluntaria y altruista
b. No se exigirá al receptor contraprestación alguna por las células
c. Los donantes vivos de células podrán recibir una compensación de la institución responsable de la extracción, limitada, estrictamente a cubrir los gastos en concepto de dietas
d. Sólo las actividades de los establecimientos de tejidos y células podrán tener un carácter lucrativo

105. Sobre la MGF, Mutilación Genital Femenina, es FALSO que:

a. Se practique en países del África subsahariana, Asia, Marruecos y Pakistán
b. Existen 4 tipos de mutilación
c. Las dos modalidades más practicadas son la cliterodectomía y la escisión, dándose sobre todo en los países del África subsahariana occidental
d. La práctica de la infibulación es más habitual en el África oriental

106. Respecto al consumo de alcohol y tabaco durante el embarazo, es FALSO:

a. Son los dos factores de riesgo modificables más importantes para la salud del bebé y de la madre
b. Son dos graves problemas de salud pública
c. Las intervenciones para dejar de fumar han demostrado aumentar las tasas de abstinencia al tabaco a largo plazo. En el caso del consumo de alcohol, hay una gran evidencia disponible sobre el uso de intervenciones psicoeducativas en la reducción del consumo en las mujeres embarazadas
d. El alcohol atraviesa fácilmente la placenta cuando la madre lo ingiere, llegando rápidamente a la circulación fetal

107. La responsabilidad de una matrona que cobra de forma indebida honorarios a una paciente es de tipo:

a. Civil
b. Administrativa
c. Penal
d. Ninguna de las tres

108. Según el algoritmo de la Sociedad Española de Neonatología (SEN) para la reanimación del RN con líquido amniótico meconial, qué maniobra clásica pasó a recibir la clasificación de 'No recomendada':

a. Aspirar la faringe del recién nacido cuando asome la cabeza
b. Colocar al RN bajo fuente de calor radiante
c. Retrasar secado y estimulación en RN deprimido, apneico, hipotónico y bradicárdico
d. Desobstruir la vía aérea del RN si es necesario

109. En la gestante postérmino, qué signo NO representa un riesgo potencial de compromiso fetal:

a. Aparición de líquido amniótico meconial
b. Crecimiento intrauterino retardado
c. Índice de líquido amniótico (ILA) de 13
d. Disminución de los movimientos fetales

110. Sobre la tercera fase de parto o alumbramiento, es FALSO:

a. El mecanismo de Schulze es el más frecuente y se produce porque la placenta empieza a despegarse por su parte central
b. Las ligaduras vivientes de Pinard se producen por la trombosis de los vasos utero-placentarios
c. El signo de Ahlfeld se caracteriza por el descenso progresivo del cordón
d. Constituye un signo de sospecha de desprendimiento durante el alumbramiento la elevación y lateralización del útero

111. Cuando la capa de la granulosa muestra células con poco citoplasma, sin vasos y la teca interna se encuentra engrosada, decimos que el cuerpo lúteo está en el estadio de:

a. Vascularización
b. Proliferación
c. Inicio de regresión
d. Madurez

112. Sobre la presentación de cara, es FALSO:

a. Si la dilatación y el descenso de la presentación ocurren con normalidad con rotación a mentoposterior, se debe mantener la conducta expectante y permitir el parto vaginal
b. El criterio clásico de encajamiento en las presentaciones flexionadas no es válido en las presentaciones de cara
c. Es más frecuente en multíparas
d. Es más frecuente en las pelvis planas o platipeloides

113. En el control domiciliario de la puérpera tras parto por cesárea encontramos: fiebre, dolor en hipogastrio, útero subinvolucionado, blando y doloroso a la presión y movilización, loqulos achocolatados, seropurulentos con olor fétido característico:

a. Se trata de un cuadro fisiológico, no debemos preocuparnos, le aconsejaremos analgésicos y beber abundante líquido
b. Sospecharemos una fascitis necrotizante por lo que derivaremos a la puérpera a urgencias
c. Sospecharemos una endometritis y derivaremos a la paciente de manera urgente para valoración y tratamiento
d. Sospecharemos una infección de herida quirúrgica de la cesárea por lo que derivaremos a la paciente a su médico de atención primaria para tratamiento

114. Coloración cutánea sin trascendencia clínica que produce líneas irregulares más oscuras entre espacios más pálidos, especialmente cuando el neonato está frío:

a. Cutis marmorata físiológica
b. Mancha mongóiica
c. Coloración en arlequín
d. Eritema fisiológico

115. Cuál de las siguientes definiciones corresponde al signo de Schrbder:

a. Cuando se desprende la placenta, el útero tiende a lateralizarse hacia el lado derecho para luego volver a la posición central
b. Cuando se ha producido el desprendimiento de la placenta, el tono del útero aumenta y el cuerpo se vuelve duro y globoso
c. Cuando la placenta se está desprendiendo, se puede observar el descenso del cordón umbilical
d. Cuando la placenta no se ha desprendido, al presionar sobre la sínfisis del pubis, se produce un retroceso del cordón umbilical hacia la vagina

116. NO es una situación predisponente para la aparición de hiperemesis gravídica:

a. La mola hidatiforme
b. El embarazo gemelar
c. El embarazo adolescente
d. La multiparidad

117. Al acercarse la pubertad en las niñas se produce:

a. Segregación de estrógenos
b. Reactivación del eje hipotálamo-hipofisario
c. Inicio ovulaciones
d. Segregación de progesterona

118. NO predispone a la aparición de endometritis puerperal:

a. Parto instrumental
b. Monitorización interna
c. Rotura prolongada de membranas
d. Elevada edad materna

119. Sobre el Síndrome de HELLP, es FALSO:

a. Se considera una variante de la preeclampsia grave
b. Hay presencia de hemolisis
c. Alteración de enzimas cardiacas
d. La hemoterapia consiste en transfusión de plaquetas

120. Ángulo de corte óptimo de la episiotomía medio-lateral, desde la horquilla vulvar:

a. 90º
b. 90 a 120º
c. 30º
d. 45 a 60º

121. En qué nivel de riesgo se encuadra el embarazo prolongado:

a. Riesgo I o medio
b. Riesgo II o alto
c. Riesgo III o muy alto
d. Riesgo 0 o bajo riesgo

122. En el marco de la educación para la salud, son técnicas de métodos directos los siguientes, EXCEPTO:

a. Cuchicheo
b. Poster
c. Philip 6
d. Role Playing

123. Durante la gestación se producen cambios fisiológicos en la gestante que pueden interferir en la farmacocinética de los fármacos empleados. Cuál NO es un cambio fisiológico:

a. Disminución de la motilidad gastrointestinal y aumento del pH gástrico
b. Aumento del volumen plasmático y del agua corporal total
c. Disminución de las proteinas plasmáticas
d. Disminución de la filtración glomerular

124. Sobre la dismenorrea primaria:

a. Dolor menstrual producido por una patología ginecológica
b. Ocurre varios años después de la menarquia
c. Una de las causas es el uso de dispositivos intrauterinos
d. Dolor menstrual que no presenta ninguna patología ginecológica

125. En qué sub-etapa de la Profase 1, de la 1 división meiótica (reduccional), los cromosomas homólogos comienzan a separarse, aunque permanecen unidos por unos puntos llamados quiasmas:

a. Paquiteno b. Zigoteno
c. Leptoteno d. Diploteno

126. En caso de precisar aspiración de secreciones un neonato, la presión negativa (en mmHg) no deberá superar los:

a. 100 b. 120 c. 180 d. 200

127. La prevención debe ser una de las líneas estratégicas prioritarias de todos los sistemas de protección con el fin de erradicar la mutilación genital femenina. Por ello, la actividad preventiva puede realizarse:

a. En las actividades de educación sanitaria que se desarrollan fundamentalmente en el ámbito atención primaria y salud comunitaria
b. Con carácter general, con ocasión de las consultas programadas o protocolizadas existentes, por ejemplo el programa/protocolo de promoción de la salud infantil
c. De una manera puntual, bien en la consulta programada o a demanda, antes del viaje de la niña al país de origen
d. Las tres son correctas

128. Según la clasificación de la OMS, la infibulación es un tipo de Mutilación Genital Femenina que se caracteriza por:

a. Estiramiento de los labios menores, clasificada como tipo II
b. Escisión del clítoris y/o prepucio, clasificada como tipo I
c. Estrechamiento de la abertura vaginal para crear un sello mediante el corte y la recolocación de los labios menores o mayores, con o sin resección del clítoris. Clasificada como tipo III
d. Resección parcial o total del clítoris y, en casos muy infrecuentes, sólo del prepucio. Clasificada como tipo II

129. Cuando realizamos Quimioprofilaxis, en qué periodo de la enfermedad estamos actuando:

a. Enfermedad Clínica
b. Resultados
c. Patogénico
d. Pre-patogénico

130. Es FALSO: sobre los 'problemas de colaboración' en Enfermería:

a. Pueden ser reales o potenciales
b. La responsabilidad de la enfermera es sobre las acciones propias y del resultado final
c. El centro de atención es el usuario
d. El control de la situación y la autoridad para determinar las intervenciones que se han de llevar a cabo recaen sobre el profesional con el que colabora

131. Son técnicas de recogida de datos en un estudio de investigación:

a. Observación y escalas
b. Entrevistas y escalas
c. Cuestionarios y entrevistas
d. Todas son correctas

132. NO es un eje central en el desarrollo de una investigación-acción participativa en intervención comunitaria:

a. Fase de concreción e identificación de un área problemática por la cual esté afectado un grupo de la comunidad
b. Fase de apertura a todos los puntos de vista existentes en tomo a la problemática y objetivos definidos
c. Fase en la que se argumentan las consecuencias para la salud de la población
d. Fase de negociación de las propuestas y concreción de las mimas en líneas de actuación

133. Cuando se produce lesión del plexo braquial del recién nacido en el nacimiento, la lesión mas frecuente es:

a. Parálisis de Klumpke
b. Lesión completa del plexo braquial
c. Lesión del nervio frénico
d. Parálisis de Duchenne-Erb

134. Durante las últimas 28 semanas de gestación se produce un incremento neto de las necesidades protéicas de aproximadamente:

a. 4 gr/día   b. 8 gr/día
c. 5,3 gr/día   d. 4,7 gr/día

135. Sobre la extracción manual de leche:

a. La liberación de oxitocina y el reflejo de eyección son potenciados por estímulos externos tales como el llanto del niño o el masaje suave de la mama
b. La liberación de prolactina y la producción de leche son estimulados por la simulación de la succión
c. Cada mujer desarrolla su propio patrón natural, de manera que el seguimiento rígido de un método específico puede ser contraproducente
d. Las tres son correctas

136. Un plan de cuidados es:

a. Un instrumento de trabajo que describe como realizar secuencialmente cada uno de los pasos necesarios para llevar a cabo una determinada actividad
b. Conjunto de actividades y procedimientos a realizar relacionados con un determinado problema o una determinada actividad asistencial, que se aplican por igual a todos o a un grupo de pacientes
c. Conjunto de actividades estandarizadas a aplicar a los pacientes en base a su patología específica y a los problemas de salud asociados
d. Ninguna de las tres

137. NO está entre el contenido mínimo que debe figurar en el historial clínico del paciente:

a. La aplicación terapéutica de enfermería
b. Los informes de exploraciones complementarias
c. Domicilio del paciente
d. La anamnesis y la exploración física

138. Una de las prostaglandinas empleadas en muchos hospitales para la inducción del parto cuando se hace necesaria una previa maduración del cérvix es la Dinoprostona (Propess):

a. Cada sistema de liberación vaginal contiene 100 mg de dinoprostona
b. Está indicada en la maduración cervical en embarazos a partir de la semana 38
c. No se debe utilizar conjuntamente con oxitocina, ya que esta prostaglandina merma el efecto uterotónico de los fármacos oxitócicos
d. Se coloca en el canal endocervical

139. Elena tiene 16 años. Tras 5 horas en trabajo de parto se le indica cesárea urgente por sospecha de pérdida de bienestar fetal:

a. El consentimiento será verbal
b. Si Elena no firma el consentimiento, los facultativos no podrán realizar la intervención
c. Los padres de Elena pueden prestar el consentimiento por representación si ella se niega
d. Los padres serán informados de la situación y su opinión será tenida en cuenta

140. Sobre la fase de alumbramiento en la atención a un parto domiciliario, es FALSO:

a. Mientras la madre esté estable, siendo las constantes vitales adecuadas y no habiendo signos de hemorragia, el alumbramiento puede demorarse hasta 2 horas. A partir de entonces es necesario el traslado a un centro hospitalario para su resolución
b. Ante la presencia de signos de desprendimiento animaremos a la mujer a que empuje para favorecer la expulsión de la placenta espontáneamente
c. Si realizamos tracción del cordón para asistir el alumbramiento estaremos previamente muy seguros de que la placenta se ha desprendido totalmente
d. Mediante la maniobra de Brandt-Andrews se facilita la expulsión de la placenta

141. Sobre los eventos adversos:

a. Cuando se produce un evento adverso grave el paciente es la víctima principal y los profesionales involucrados constituyen las segundas víctimas
b. Cuando se produce un evento adverso grave el profesional es la víctima principal, y el paciente es la segunda víctima
c. Según los datos del ENEAS se estima que alrededor del 15% de los profesionales del hospital se pueden ver implicados en un evento adverso al año
d. Ninguna de las tres

142. Sobre el test de fibronectina:

a. Cuando el resultado es positivo existe bajo riesgo de tener un parto pretérmino durante las dos semanas siguientes
b. Cuando el resultado es negativo existe bajo riesgo de tener un parto pretérmino durante las dos semanas siguientes
c. Cuando el resultado es positivo existe casi un 100% de posibilidades de que se desencadene el parto de forma inminente
d. Son correctas B y C

143. Sobre la higiene de manos:

a. El tiempo necesario para realizar un lavado de las manos con agua y jabón es de 40-60 segundos (incluye el tiempo de desplazamiento)
b. El tiempo necesario para realizar una fricción con un preparado de base alcohólica es de 20–30 segundos. No requiere desplazamiento
c. La fricción de las manos con un preparado de base alcohólica es la técnica más adecuada en las situaciones clínicas, salvo pacientes con diarrea o manos muy sucias
d. Las tres son correctas

144. No todos tos métodos mecánicos usados para la inducción del parto tienen evidencia científica de su efectividad. Cuál NO está basado en evidencia científica:

a. La amniorresis con cérvix favorable
b. La colocación de una sonda de Cook
c. La estimulación del pezón
d. La maniobra de Hamilton

145. El modelo de los determinantes de salud expresado en el Informe Lalonde está basado en categorizar el campo de la Salud en qué elementos:

a. Comportamientos y estilos de vida, la biología humana, el entorno de la persona y el sistema sanitario
b. La prevención en los niveles primario, secundario y terciario
c. La genética, la herencia, los estilos de vida y la capacidad de respuesta de la persona
d. La atención de la salud primaria y especializada

146. Sobre el AmniSure como método diagnóstico de la rotura prematura de membranas, es FALSO:

a. Detecta la PAMG-1 (placental alpha microglobulin-1), proteina sintetizada en el hígado fetal
b. Presenta una concentración en el líquido amniótico entre cien y mil veces superior que en la sangre materna
c. La PAMG-1 está ausente en muestras biológicas de orina y semen
d. La contaminación vaginal por sangre materna puede dar un falso positivo

147. El proceso de transformación de las espermatogonias para convertirse en espermatozoides:

a. Dura entre 65 y 75 días
b. Dura desde la semana cuatro hasta la pubertad
c. Se llama también espermiación
d. Ocurre en el epidídimo

148. Sobre el mioma uterino, es FALSO:

a. Es un tumor benigno dependiente de estrógenos desarrollado a expensas de fibras musculares lisas
b. Los intramurales, son los más frecuentes y proliferan en la porción central del miometrio
c. En más del 50% de los casos, cursa de forma asintomática
d. La malignización de un mioma es muy frecuente durante la menopausia

149. Los ligamentos Mackenrodt son los:

a. Anteriores del útero
b. Inferiores del útero
c. Posteriores del útero
d. Cardinales del útero

150. La episiotomía:

a. No debe ser realizada de forma rutinaria durante un parto vaginal en mujeres con desgarros de tercer o cuarto grado en partos anteriores
b. Su práctica siempre previene a largo plazo prolapsos genitales e incontinencia urinaria
c. Su práctica rutinaria disminuye la tasa de desgarros III y IV
d. En los partos operatorios es de elección la episiotomía media o central

151. Beneficio a largo plazo del contacto piel con piel en el puerperio inmediato:

a. Mantener la temperatura del RN
b. Disminuir el llanto del RN
c. Mantener la glucemia
d. Aumenta el tiempo de lactancia materna

152. Sobre el mecanismo del parto, la 'ley de la palanca de brazos desiguales' es:

a. La flexión de la cabeza fetal
b. El desprendimiento de la cabeza fetal
c. El desprendimiento de los hombros
d. La rotación interna

153. Sobre la donación de sangre de cordón:

a. El único requisito materno es que no haya tenido fiebre durante el parto
b. Cualquier mujer que lo desee puede donar la sangre de cordón de su hijo
c. Recogiendo sangre del cordón mediante un sistema estéril en cualquier momento tras el parto
d. Con un clampaje precoz de cordón y con un sistema estéril de recogida

154. NO influye en la transmisión vertical de VIH madre-hijo relacionada con el embarazo:

a. Infección por VIH sintomática
b. Consumo de opiáceos durante la gestación
c. Prematuridad
d. Maniobras invasivas durante el embarazo

155. Qué microorganismo se relaciona con la infección endometritis de aparición tardía (más de una semana postparto):

a. Gardnerella vaginalis
b. Clostridium
c. Klebsiella
d. Chlamydia trachomatis

156. Desear tener un hijo y no poder alcanzar ese deseo espontáneamente es fuente de estrés, angustia y, en algunos casos, depresión. La Sociedad Española de Fertilidad ha elaborado una guía en la que se incluyen algunos consejos psicológicos. Es FALSO:

a. Ser consciente desde el principio que los tratamientos no nos van a asegurar un embarazo
b. Intentar no hablar todo el día del fracaso del tratamiento si ha sucedido
c. Decir 'este es el último intento' resulta beneficioso para las emociones
d. 'No forzar reuniones sociales donde haya niños si no les resulta agradable

157. Sobre los Recién Nacidos prematuros, señala la FALSA:

a. La patología respiratoria es la primera causa de morbi-mortalidad del pretérmlno, y viene representada por el distrés respiratorio
b. La hipotensión arterial precoz es más frecuente cuanto menos es el peso
c. La maduración de succión y de su coordinación con la deglución, se completa entre la 25-28 semanas
d. La detención de la vascularización de la retina, que produce el nacimiento pretérmino, es el origen de la retinopatía del pretérmino

158. La desaparición del reflejo cervical tónico asimétrico implica que el niño puede inspeccionar sus manos en la línea media. Según el tratado de pediatría Nelson cuál es la edad media de consecución de este hito del desarrollo:

a. Al mes de vida
b. A los 4 meses
c. A los 18 meses
d. Nunca desaparece

159. Sobre la Toxoplasmosis, es FALSO:

a. No se recomienda el cribado sistemático
b. Es una virosis causada por el Toxoplasma Gondii
c. El paso al feto se produce por vía placentaria, a través de la sangre o del liquido amniótico deglutido
d. Puede producir en el feto infección y anomalías congénitas cuando se infecta

160. El Instituto Joanna Briggts es:

a. Instituto Canadiense Científico de Cuidados de Salud
b. Organización comprometida con la práctica de cuidados de salud basados en la evidencia
c. Agencia Internacional de Enfermería basada en la evidencia
d. Organización Americana Investigadora en enfermería

161. En la gestación gemelar cuál es la causa que produce mayor morbilidad y mortalidad perinatal:

a. Placenta previa
b. Parto pretérmino
c. Abruptio placentae
d. Hipertensión inducida por la gestación

162. Entre las técnicas utilizadas en Educación para la Salud podemos encontrar las siguientes, EXCEPTO:

a. Técnicas de investigación en el aula como la tormenta de ideas
b. Técnicas expositivas como la lectura con discusión
c. Técnicas para el desarrollo de habilidades como role-playing
d. Técnicas de análisis como los cuestionarios

163. En Educación para la salud grupal juegan un papel importante los distintos roles que asumen los participantes del grupo. Según Sáez, Marqués y Colell, uno de los siguientes roles es negativo para el grupo:

a. Observador comentarista
b. Opinante
c. El que busca ayuda
d. Evaluador

164. Agentes microbianos causantes de endometritis puerperal. Es FALSO:

a. Streptococcus agalactiae
b. Clostridium
c. Chlamydia trachomatis
d. Peptosbacteroides del grupo D

165. La sutura coronaria de la cabeza fetal se encuentra:

a. uniendo los huesos frontales en la parte media

b. separando los huesos parietales

c. separando los huesos parietales del occipital

d. separando los huesos frontales de los parietales

166. En cuántos dominios se divide la clasificación NANDA:

a. 13   b. 14   c. 11   d. 8

167. Modificación morfológica típica del final de la fase secretora del ciclo endometrial:

a. Formación de vacuolas subnucluares

b. Comienzan a aparecer pequeños hematomas

c. Aparición de un infiltrado leucocitario

d. Producción de secreción en la luz de la glándula

168. Sobre el aborto espontáneo:

a. Se define como la finalización espontánea del embarazo cuando el feto ya es viable

b. Se dice que es diferido cuando no se produce la expulsión de los productos de la concepción a pesar de haberse producido la muerte del embrión

c. Disminuye el riesgo de aborto en gestaciones que evolucionan con DIU persistente en la cavidad uterina

d. En mujeres sin otros factores de riesgo, conforme menor es la edad materna mayor es la incidencia de abortos espontáneos

169. Todas las siguientes son distocias del canal blando del parto, EXCEPTO:

a. Distocia cervical

b. Rigidez del anillo vulvar

c. Lesiones inflamatorias

d. Presentaciones anormales

170. NO aumenta el riesgo de padecer cáncer de mama:

a. La edad, a mayor edad de la mujer, mayor riesgo

b. La nuliparidad

c. La menopausia precoz

d. La alteración de los genes BRCA1 Y BRCA2

171. Entre la educación materna se informa de las técnicas para el control y alivio del dolor en el parto. El método en el cual se promueve el parto natural, relajado, reforzado por técnicas de hipnosis se llama:

a. BirthWorks de Cathy Daub

b. Bradley

c. Lamaze

d. Mongan

172. 'Gametogénesis de cuerpo polar', es:

a. Ovocitos inmaduros

b. Espermatocitos secundarios

c. Células pequeñas sin apenas citoplasma, que tiene la mitad de los cromosomas totales

d. Dotación completa de células germinales

173. Sobre la posición materna en el expulsivo, la evidencia científica afirma que:

a. Las posiciones de manos-rodillas presentan menor dolor lumbar persistente

b. Las posiciones verticales se asocian a un menor número de desgarros de segundo grado

c. La posición de litotornia se asocia a una menor duración de la segunda etapa del parto

d. Las posiciones laterales se asocian a mayor número de episiotomfas

174. La vaginosis bacteriana:

a. Es una infección de la mucosa vaginal

b. Se tratan en el embarazo y lactancia sí están sintomáticas y parto prematuro anterior

c. Para el diagnóstico se deben cumplir 2 de los cuatro criterios de Amstel

d. Las tres son correctas

175. La densitometría debe realizarse preferentemente en dos localizaciones:

a. En zona femoral y brazo

b. En columna lumbar y/o cadera

c. En muñeca y/o vértebra cervicales

d. En muñeca y/o columna lumbar

176. En la pubertad las hormonas responsables del cambio físico denominado 'pubarquia' son:

a. Estrógenos

b. Andrógenos

c. Progesterona

d. Estradiol

177. Sobre la patología del embarazo:

a. Las hormonas secretadas por la placenta tienen un efecto diabetógeno

b. En el posparto se debe realizar una sobrecarga con 100 gr de glucosa a las embarazas diagnosticadas de diabetes en la gestación

c. El sindrome de Hellp es un cuadro muy grave caracterizado por trombocitosis

d. Son ciertas A y C

178. Entre las alteraciones endocrinológicas que con más frecuencia provocan abortos de repetición está:

a. Hipotiroidismo

b. Insuficiencia lútea

c. Diabetes

d. Hipertiroidismo

179. En la vacunación del recién nacido prematuro:

a. La respuesta inmune no difiere significativamente de los recién nacidos a término

b. La pauta y la dosis de administración se hace de forma individual, teniendo en cuenta la edad gestacional al nacimiento

c. La vacuna antigripal está contraindicada en cualquier caso

d. Son correctas B y C

180. Ante un prolapso de cordón umbilical, NO se recomienda:

a. Elevar manualmente la presentación fetal

b. Replecionar la vejiga mediante la colocación de una sonda Foley e instilación de 500-700 ml de solución salina fisiológica

c. Reducción manual del prolapso

d. Si el cordón prolapsa por la vulva, para evitar la desecación del mismo debe mantenerse húmedo con una gasa

181. Sobre el test se sobrecarga oral de glucosa utilizado para el diagnóstico de la diabetes gestacional, es FALSO:

a. Se recomendará a la embarazada que la semana previa a la realización de la prueba, la dieta no sea restrictiva en carbohidrato o por lo menos con un aporte diario de carbohidratos superior a 150 g

b. Antes de la prueba, la gestante habrá realizado un ayuno de 8 a 14 horas

c. Se considerará diagnóstico de diabetes gestacional el hallazgo de dos o más valores superiores a los establecidos para cada determinación

d. Se extraerá sangre y acto seguido se administrarán por vía oral 100 g de glucosa en un vehículo acuoso de 300 ml en el transcurso de cinco minutos

182. En el embarazo en la mujer adolescente, es una actuación de prevención terciaria:

a. La orientación sobre métodos de planificación familiar

b. La asistencia psicológica

c. La educación sanitaria sobre temas sexuales y contracepción desde la infancia

d. El control prenatal

183. Sobre las vacunas frente al VPH:

a. La tetravalente tiene los tipos 6, 11, 16 y 18

b. Si la lesión está producida por tipos vacunales y hay aclaramiento postratamiento, la vacuna protege frente a la reinfección/reactivación por el mismo tipo vacunal

c. Una buena Práctica consiste en vacunar a las pacientes tratadas por SIL/CIN como protección cruzada frente a otros tipos no vacunales

d. Las tres son correctas

184. Según la clasificación de Aladjen, sobre los ascensos transitorios de la Frecuencia Cardíaca Fetal intraparto, un incremento promedio de la FCF de 13± 5 lat/min y duración media de 27± segundos es un ascenso transitorio:

a. Periódico
b. Omega
c. Lambda
d. Elíptico

185. Sobre el periodo embrionario:

a. Los músculos, huesos y aparato digestivo se forman de la capa germinal endodermo
b. Si el tubo neuronal no se cierra por la región craneal, el defecto se llama, espina bífida
c. Al final de la semana 5 hay unos 42 ó 44 pares de somitas
d. El mesodermo de la placa lateral se divide en tres capas: parietal, visceral y neuronal

186. Respecto al Trastorno Bipolar en el embarazo:

a. La toma de litio y/o anticonvulsivantes tiene un alto poder teratógeno
b. La exposición prenatal al litio durante el primer trimestre se asocia con un mayor riesgo de enfermedad de Ebstein
c. En el puerperio existe una alta incidencia de descompensaciones maníacas
d. Las tres son correctas

187. Es un ejemplo de investigación cualitativa:

a. Descubrir las vivencias de las mujeres en el parto
b. Examinar la correlación del apoyo postnatal con la lactancia materna
c. Investigar si existen diferencias entre el uso de la epidural y el óxido nitroso en el umbral del dolor durante el trabajo de parto
d. Ninguna de las tres

188. De las 4 fases evolutivas de Bowlby del proceso del duelo tras una muerte perinatal, en cuál aparece la adjudicación de la culpa:

a. 1ª fase. Choque o incredulidad
b. 2ª fase. Nostalgia o búsqueda
c. 3ª fase. Desorganización
d. 4ª fase. Reorganización

189. Tipo de mioma más frecuente:

a. Subserosos
b. Submucosos
c. Pediculados
d. Intramurales

190. Hemorragia del alumbramiento y del postparto inmediato. Es FALSO:

a. Es la pérdida de más de 500 ml de sangre en el alumbramiento o las 24 h. siguientes
b. Es la pérdida de más de 1.000 ml de sangre posteriores a la cesárea
c. Es una de las causas más importantes de morbilidad y mortalidad materna
d. Una de las razones que la provoca es la hipertonía uterina y/o las alteraciones en la hemoglobina

191. NO es una ventaja del trabajo grupal en el abordaje de la salud de la mujer:

a. Ayudan a evitar medicalización
b. Consigue que las mujeres denuncien cuando sufren malos tratos
c. Facilita la creación de relaciones significativas entre ellas
d. Ayuda a descubrir y resolver miedos y conflictos a través de la verbali zación de los problemas

192. Durante la administración de Sulfato de Magnesio ha de hacerse control clínico de:

a. Reflejo plantar, frecuencia cardiaca, diuresis
b. Reflejo rotuliano, frecuencia cardiaca, diuresis
c. Reflejo plantar, frecuencia respiratoria, diuresis
d. Reflejo rotuliano, frecuencia respiratoria, diuresis

193. Sobre los estudios de cohortes, es FALSO:

a. Son los más indicados para conocer la forma en que se desarrolla una enfermedad en la colectividad
b. Su reproducción es fácil
c. Se obtienen estimaciones directas de la incidencia de la enfermedad, tanto en los sujetos expuestos como en los no expuestos
d. Las posibilidades de cometer sesgos son menores que en otros diseños epidemiológicos analíticos

194. Cambio que se produce en la preeclampsia:

a. Cambio en el ritmo circadiano normal de la presión arterial, con un aumento diurno
b. Vasoespasmo, y en consecuencia hipovolemia con hemoconcentración
c. Proteinuria con aumento de la presión oncótica del plasma
d. Aumento del flujo plasmático renal

195. Sobre el tipo de desgarro perineal y estructuras lesionadas:

a. Lesión aislada de la mucosa rectal corresponde con un Desgarro tipo IV
b. Lesión del esfínter anal externo en menos del 50%, corresponde con un desgarro del tipo III-b
c. Lesión del esfínter anal externo e interno, corresponde con un desgarro del tipo III-c
d. Lesión del músculo transverso superficial del periné, corresponde con un desgarro tipo I

196. Qué probabilidad de tener un hijo afecto, tiene una pareja, en la cual, ambos son portadores de un trastorno autosómico recesivo:

a. 0%
b. 25%
c. 50%
d. 100%

197. NO es síntoma característico de la Mola Hidatiforme Completa:

a. Útero mayor que el correspondiente al tiempo de amenorrea
b. Expulsión de vesículas por vía vaginal
c. Hiperemesis gravídica
d. Bulimia, polidipsia

198. Sobre el tratamiento de la amenaza de parto prematuro (APP), es FALSO:

a. La hidratación oral o intravenosa reduce la incidencia de parto pretérmino
b. Se recomienda la administración de tocolíticos para el tratamiento de la APP
c. La tocolisis se recomienda para completar un ciclo de corticoides
d. La tocolisis no debe emplearse si existe alguna contraindicación para prolongar la gestación

199. Sobre la inseminación artificial con semen de donante:

a. La elección del donante se efectúa buscando la máxima compatibilidad fenotlpica posible
b. Para someterse al tratamiento se precisa el consentimiento escrito de la mujer, no siendo necesaria la del cónyuge si lo hubiera
c. Los hijos nacidos de la aplicación de esta técnica tienen derecho a obtener información sobre la identidad del donante
d. El número máximo de gestaciones que pueden obtenerse a partir de los gametos de un mismo donante es de tres

200. Mercedes, una gestante en trabajo de parto tras colocarle el catéter epidural y comenzar la perfusión de anestésico con la PCA sufre una hipotensión. Qué medidas aplicarías:

a. Aumentar la infusión de cristaloides y colocarla en decúbito lateral derecho
b. Administrar atropina y pasar 500 cc de solución coloide
c. Aumentar la infusión de cristaloides, y colocarla en decúbito lateral izquierdo
d. Retirar el catéter epidural

201 A	226 D	251 C	276 D
202 C	227 B	252 B	277 D
203 D	228 C	253 D	278 D
204 C	229 A	254 D	279 D
205 B	230 A	255 A	280 A
206 B	231 B	256 D	281 B
207 B	232 C	257 C	282 B
208 B	233 C	258 B	283 A
209 A	234 A	259 A	284 D
210 B	235 A	260 C	285 C
211 D	236 D	261 B	286 C
212 C	237 C	262 B	287 C
213 B	238 A	263 D	288 B
214 D	239 C	264 C	289 A
215 C	240 A	265 C	290 B
216 C	241 A	266 C	291 A
217 B	242 B	267 A	292 D
218 A	243 C	268 B	293 A
219 A	244 B	269 D	294 C
220 B	245 A	270 C	295 D
221 B	246 D	271 B	296 D
222 C	247 C	272 D	297 C
223 B	248 B	273 D	298 D
224 D	249 A	274 C	299 C
225 C	250 C	275 C	300 B

FALLOS:

201. Sobre la evaluación del estado emocional de la puérpera, alrededor de la semana 6 posparto, es FALSO:

a. Se recomienda realizar un cribado informando sobre el riesgo de desarrollar un síndrome depresivo, sólo a las mujeres con antecedentes de depresiones previas
b. Una puntuación de 10 o más en la escala de depresión de Edimburgo, indica sospecha de depresión posparto, por lo que se derivará a la Unidad de Salud Mental
c. Ante la sospecha de depresión, deben descartarse causas orgánicas frecuentes en esta etapa como anemias ferropénicas o tiroiditis posparto
d. Ninguna de las tres es FALSA

202. Respecto al registro cardio-tocográfico (RCTG) que tiene como objetivo valorar la vitalidad del feto:

a. Tiene una tasa baja de falsos positivos
b. Es muy utilizado pero poco fiable
c. La sensibilidad de la monitorización fetal es mayor del 95% para predecir la acidosis fetal
d. La especificidad para predecir la acidosis fetal es mayor del 95%

203. Para la protección activa del periné en el expulsivo se recomienda:

a. Técnica de deflexión de la cabeza fetal controlada
b. Pedir a la mujer que deje de realizar pujos
c. Pedir a la mujer que realice pujos prolongados
d. Son correctas A y B

204. El protocolo de cribado de cérvix propone lo siguiente, EXCEPTO:

a. Fin del cribado a los 65 años
b. Mujeres Inmunodeprimidas y portadoras del VIH, controles anuales
c. Citologías cada 5 años a las vacunadas del VPH
d. Primera citología a los 25 años y control posterior cada 3 años

205. NO se considera un factor de riesgo de la enfermedad inflamatoria pélvica:

a. Mujer menor de 25 años
b. Uso de espermicidas
c. Promiscuidad
d. Duchas vaginales

206. El circuito de ahorro de oxigeno de Dawes se relaciona con:

a. Insuficiencia Placentaria
b. Redistribución del flujo sanguíneo fetal
c. Conversión del glucógeno en glucosa
d. Insuficiencia cardiaca fetal

207. Tras el alumbramiento se objetiva una intensa hemorragia que no cede. En la ecografía vemos que el fondo uterino está invertido por debajo del anillo cervical pero no alcanza el orificio vaginal. En qué grado está esta inversión uterina:

a. I   b. II   c. III   d. IV

208. Primera manifestación física de la pubertad en las niñas:

a. Pubarquia   b. Telarquia
c. Menarquia   d. Adrenarquia

209. Para tratar la ingurgitación mamaria patológica en el postparto, es FALSO:

a. Es necesaria la administración de antibiótico para evitar que progrese a mastitis
b. Es recomendable administrar ibuprofeno o paracetamol (si no existe alergia) para aliviar la inflamación y el dolor
c. Es importante aumentar la frecuencia de las tomas al pecho
d. Es recomendable masaje y facilitar el vaciado del pecho

210. El modelo EFQM de excelencia está basado en cuántos criterios:

a. 9 (4 agentes facilitadores y 5 resultados)
b. 9 (5 agentes facilitadores y 4 resultados)
c. 8 (3 agentes facilitadores y 5 resultados)
d. 8 (5 agentes facilitadores y 3 resultados)

211. En cada control clínico se debe valorar en la gestante diabética:

a. Tensión arterial, aumento ponderal y analítica correspondiente al trimestre
b. Perfiles glucémicos, tensión arterial, aumento ponderal y factores angiogénicos
c. Perfiles glucémicos, proteinuria, hemoglobina glicosilada, tensión arterial y aumento ponderal
d. Perfiles glucémicos, cetonuria, tensión arterial, aumento ponderal

212. En el embarazo cronológicamente prolongado, es FALSO:

a. El diagnóstico se basa en una correcta datación de la edad gestacional por ecografia
b. Puede estar ocasionado por situaciones que conlleven un déficit en los niveles de estrógenos
c. Los recién nacidos presentan niveles bajos de eritropoyetina
d. Los recién nacidos presentan una menor reserva de glucógeno

213. Mujer de 37 años, nunca embarazada. A tratamiento con anticonceptivos hormonales orales para tratar su endometriosis, con IMC de 34, tendrá, en principio:

a. Mayor riesgo de cáncer de ovario por tomar anticonceptivos hormonales orales
b. Mayor riesgo de cáncer de ovario por su endometriosis
c. Menor riesgo de cáncer de ovario por nuliparidad
d. Las tres son ciertas

214. Manejo del Ph en calota fetal:

a. Si pH = 7, 20, mantener conducta expectante y repetir sólo si el RCTG empeora
b. Si pH = 7, 20, extracción fetal inmediata
c. Ante un pH = 7, 28, repetir en 30 min, aunque en el RCTG no persistan anomalías
d. Si pH = 7, 21, repetir el pH en calota fetal en 30 min, aunque el RCTG no empeore

215. Sobre la toxoplasmosis en la gestante, es FALSO:

a. Está causada por el Toxoplasma Gondii

b. Se adquiere generalmente por contacto con animales portadores y por ingerir carne cruda con quistes toxoplasmóticos

c. Generalmente no se aprecian lesiones fetales cuando la primoinfección materna coincide con una gestación de más de 4 meses

d. Puede producir retraso mental, cataratas y coriorretinitis

216. Tratamiento de elección de la vaginosis bacteriana en una gestante sintomática del primer trimestre:

a. No se debe tratar hasta finalizar el embarazo

b. Metronidazol oral

c. Cloruro de decualinio en comprimidos vaginales

d. Clindamicina en crema vaginal

217. En la Amenaza de parto prematuro (APP), según las condiciones cervicales:

a. La APP en fase activa se caracteriza por un cuello formado y dilatación cervical igual o superior a 2 cm

b. El falso trabajo prematuro de parto consiste en la existencia de contracciones uterinas regulares que no producen cambios cervicales significativos

c. Parto prematuro establecido, cuando la dilatación cervical es mayor de 1 cm y el cuello borrado

d. Parto prematuro prodrómico cuando la dilatación cervical es mayor a 2 cm y las contracciones son regulares y dolorosas

218. Cuando realizamos tomas de decisiones y seleccionamos prioridades de acción en función de las metas indicadas por la política sanitaria estamos realizando:

a. Planificación estratégica

b. Planificación normativa

c. Planificación y diseño de programas de salud

d. Planificación operativa

219. Cuando hablamos de limitaciones teóricas de un estudio nos referimos a:

a. Aquellas restricciones en un estudio que pueden restringir la generalización abstracta de los hallazgos

b. Aquellas restricciones en un estudio que pueden disminuir la credibilidad de los llazgos y restringir la población a la que puedan generalizarse éstos

c. Se deben a factores como muestra no representativa, diseño débil e instrumentos de medida con fiabilidad y validez limitadas

d. No existen limitaciones teóricas en un estudio de salud

220. La actitud activa con inducción del parto, selectiva a partir de la 41 semana, con Test de Bishop desfavorable, y maduración cervical previa con prostaglandinas:

a. Aumenta la tasa de cesáreas, con respecto a la conducta expectante

b. Se relaciona con una tasa de cesáreas ligeramente menor, con respecto a la conducta expectante

c. La tasa de cesáreas no difiere con respecto a la conducta expectante

d. La tasa de cesáreas no se ve afectada, si baja la tasa de líquido amniótico teñido de meconio

221. Complicación metabólica más frecuente en el hijo de madre diabética:

a. Macrosomía

b. Hipoglucemia

c. Hipocalcemia

d. Hipomagnesemia

222. En nuestro centro de AP desarrollamos un programa de Educación para la salud para fomentar el ejercicio físico en mujeres postmenopáusicas. Se insta a un grupo de entre 6-10 mujeres a reflexionar en conjunto sobre las razones que motivan a realizar ejercicio de manera regular y por cuáles otras no. Durante 15 minutos aportarán el máximo de ideas sin ningún tipo de críticas ni actitud de contestación a priori y al máximo de creatividad, diciendo todo lo que se les viene a la mente. Se aporta una idea por ronda y se anotan. Al final se clasifican y priorizan las más importantes. Tipo de técnica aplicada:

a. Phillips 66

b. Método Delphi

c. Brainstorming

d. Técnica de generación de ideas Panel

223. En qué periodo de la nefrogénesis humana se desarrolla el Tubo de Wolff:

a. estadio pronefrótico

b. estadio mesonéfrotico

c. estadio metanéfrico

d. Ninguno de las tres

224. Entre los criterios de priorización en la planificación sanitaria, principios más utilizados en los que se va a basar la decisión de intervenir:

a. La Eficiencia de un programa consiste en hacer las cosas buscando la mejor relacion posible entre los recursos empleados y los resultados obtenidos: 'Es hacer bien las cosas'

b. La Eficacia: consiste en hacer las cosas que mejor conduce a la consecucion de los resultados:' Hacer las cosas correctas'

c. La Efectividad: hace referencia a hacer las cosas de forma eficiente y eficaz:' Hacer bien las cosas correctas'

d. Todas son ciertas

225. Los aminoácidos atraviesan la barrera placentaria:

a. Por difusión simple

b. Por difusión pasiva

c. Por transporte activo

d. Por pinocitosis

226. Sobre los derechos de la embarazada en el ámbito sanitario durante el proceso del nacimiento, es FALSO que la madre tiene derecho:

a. A ser tratada con el máximo respeto, corrección, comprensión y de forma individual y personalizada, garantizándole la intimidad durante todo el proceso asistencial

b. A la confidencialidad y sigilo respecto de sus datos personales y sanitarios por parte de todo el personal del centro sanitario donde se le atienda

c. A ser considerada durante el proceso del parto como persona sana, facilitando su participación como protagonista de su propio parto

d. A facilitar los datos sobre su estado físico o sobre su salud de manera leal y verdadera, así como el de colaborar en su obtención, especialmente cuando sean necesarios por razones de interés público o con motivo de la asistencia sanitaria

227. En base a la evidencia científica, cuál de las siguientes es una recomendación tipo A en cuanto a reparación perineal:

a. Suturar los desgarros de segundo grado con sutura discontinua

b. No suturar los desgarros de primer grado si los bordes de la piel están bien aproximados

c. Suturar los desgarros de segundo grado hasta la piel aunque los bordes estén bien aproximados

d. Si la piel requiere aproximación suturar con técnica discontinua

228. Una de las complicaciones más serias en el postparto es la enfermedad tromboembólica:

a. La trombosis de la vena safena interna constituye una forma de trombosis venosa profunda

b. Las trombosis venosas profundas tienen tanta incidencia en el embarazo como en el postparto

c. Una trombosis venosa profunda no tratada puede derivar en un tromboembolismo pulmonar

d. El 50% de las trombosis venosas profundas aparece en miembros superiores

229. Tras un parto eutócico, observamos que el trauma perineal afecta a más del 50% del grosor del esfínter anal externo, sin afectar al esfínter anal interno. Se clasificaría como desgarro perineal de Grado:

a. IIIb

b. IIId

c. IV

d. II

230. Ante una puérpera con HBsAg (+), es INCORRECTO:

a. Separar a madre y neonato hasta realizar analítica de carga viral materna

b. Mantener el contacto piel con piel

c. Recomendar la lactancia materna, al no existir diferencia en la frecuencia de transmisión de madres portadoras a sus hijos amamantados respecto a las que no amamantan

d. Realizar inmunoprofilaxis neonatal con la vacuna anti HB e inmunoglobulina HB

231. La OMS define 'Muerte fetal intermedia' como aquella que sucede:

a. antes de la expulsión o extracción completa de su madre, de un producto de la concepción, con independencia de la duración del embarazo

b. al feto de entre 22-28 semanas de gestación y/o entre 500 y 999 gramos de peso

c. a partir de la semana 28

d. antes de la expulsión o extracción completa de su madre antes de la semana 20

232. A partir de qué Capa Germinal se originan el hígado y el páncreas:

a. Ectodermo

b. Mesodermo

c. Endodermo

d. Combinación del ectodermo y mesodermo

233. Durante el embarazo la vacuna antigripal inactivada:

a. No se recomienda por las posibles complicaciones postvacunales para madre y feto

b. Sí, se puede vacunar siempre que no sea en el primer trimestre

c. Sí, se recomienda vacunar en cualquier trimestre del embarazo

d. No se recomienda porque la infección por la gripe no aumenta la morbilidad para la madre y el feto

234. Los 4 estilos de comunicación-relación profesional son:

a. Técnico, paternalista o sacerdotal, de camaradería y cooperativo o contractual

b. De lealtad, franqueza, independiente y pactado

c. Subsidiario, independiente, pactado y veraz

d. Paternalista, independiente, veraz y subsidiaria

235. El pensamiento de Virginia Henderson en el siglo XXI, según Mª Teresa Luis Rodrigo, Carmen Fernandez y Mª Victoria Navarro:

a. Son siete las necesidades susceptibles de suplencia

b. Los diagnósticos de independencia reales son respuestas apropiadas de la persona para satisfacer sus necesidades básicas

c. Los diagnósticos de independencia de salud son respuestas inapropiadas pero mejorables de la persona para satisfacer sus necesidades básicas

d. Los diagnósticos de independencia de riesgo son respuestas de la persona, inapropiadas en ese momento pero que pueden ser apropiadas en un futuro próximo

236. Los factores teratógenos:

a. Pueden causar anomalías en la morfología de los órganos

b. Causan anomalías en la fisiología de los órganos

c. Pueden actuar sobre el desarrollo embrionario o fetal

d. Todas son ciertas

237. Para la población española femenina, en el 85% de los casos, el primer signo fenotípico de pubertad es:

a. El vello pubiano

b. La primera menstruación

c. La aparición del botón mamario

d. Los tres se presentan simultáneamente

238. Se considera una buena praxis en docencia y formación continuada, potenciar los aprendizajes significativos; ello implica:

a. Que la persona aprende desde sus vivencias, motivaciones, preconceptos, modelos cognitivos y experiencias, reorganizándolos y modificándolos ante las nuevas informaciones y experiencias que se dan en el proceso educativo

b. Que los objetivos de aprendizaje están orientados a su utilización en la práctica clínica asistencial con una orientación eminentemente práctica

c. Que la metodología utilizada para conseguir los objetivos de aprendizaje ha de ser planificada y evaluada tanto como los objetivos conseguidos

d. Que el docente decide qué contenidos o actividades son importantes, significativos o relevantes para la adquisición de conocimientos o competencias profesionales y en base a ello planifica unas actividades docentes con su posterior evaluación

239. La pielonefritis aguda durante el embarazo:

a. Se considera una infección del tracto urinario primaria pues no se desarrolla a partir de una bacteriuria asintomática previa

b. El 50% son causadas por Escherichia Colii

c. Factores predisponentes para la pielonefritis son los cálculos ureterales y renales

d. Esta patología no necesita hospitalización de la paciente

240. En la evaluación de los programas de salud el índice de Rosser:

a. Es útil para realizar el análisis coste-utilidad, calculando los resultados en términos de beneficios percibidos por el propio paciente

b. Calcula de forma empírica la eficacia de un programa

c. Sirve para valorar los costes directos que derivan de la puesta en marcha del programa

d. Es necesario para la fase de planificación del programa y no para la evaluación

241. El Grupo Español de Diabetes y Embarazo en su documento de consenso con la SEGO y la Sociedad Española de Diabetes, expone lo siguiente, EXCEPTO:

a. Una glucemia basal mayor o igual a 126 mg/dl o al azar mayor de 200 mg/dl ratifican el diagnóstico de DG excluyendo la necesidad de realizar una sobrecarga oral de glucosa (SOG)

b. Se considerará diagnóstico de DG una glucemia basal de 110 mg/d1 y una glucemia a las 2 horas de la SOG de 170 mg/d1

c. Para la realización del Test O'Sullivan no es necesario estar en ayunas

d. Para la realización de la SOG se precisa una dieta preparatoria los días previos que no sea restrictiva en hidratos de carbono

242. NO es signo propio del desprendimiento prematuro de placenta normoinserta:

a. Metrorragia escasa

b. Metrorragia abundante, de sangre roja e indolora

c. Hipertonia

d. Discrepancia entre la cuantía del sangrado y el estado materno

243. Sobre la esterilidad, es FALSO:

a. La especie humana ya tiene un bajo potencial reproductivo, siendo la fecundidad mensual máxima de una pareja joven con menos de 30 años no superior al 30%

b. El estudio de la etiología de la esterilidad se aconseja que comience tras 12 meses de relaciones sexuales regulares sin protección, aunque algunos factores asociados podrían indicar hacerlo antes

c. La hormona anti-mulleriana (HAM), producida por las células de la granulosa de los folículos preantrales y antrales pequeños, es muy inestable a lo largo del ciclo ovárico. Por eso hay que mediria en un momento muy concreto del ciclo

d. El estudio básico de esterilidad debe estar realizado en un tiempo máximo de 3 meses, con aproximadamente 2-3 visitas y dándose una orientación a la pareja de la finalidad de la realización de las pruebas, para establecer un diagnóstico, al menos de sospecha, que permita encuadrar a los pacientes en uno de los grupos etiológicos

244. NO es un antígeno reconocidos serológicamente en el sistema Rh:

a. 'D'   b. 'd'   c. 'c'   d. 'C'

245. Cuál de los siguientes procesos tiene mayor fuerza o validez de evidencia de investigación:

a. Revisión sistemática de estudios experimentales (ensayos clínicos aleatorios [ECA])

b. Opiniones de autoridades respetadas basadas en la evidencia clínica. Informes de Comités de Expertos

c. Metaanálisis de estudios experimentales (ECA), cuasi experimentales y de resultados

d. Revisiones integrales de estudios correlacionales y descriptivos

246. NO tendrán la condición de asegurado:

a. Los trabajadores por cuenta ajena
b. Los pensionistas del sistema de la Seguridad Social
c. Los perceptores del subsidio por desempleo
d. Los inmigrantes en situación irregular

247. Cuál de estos diámetros fetales es MENOR:

a. suboccipitofrontal
b. occipitofrontal
c. submentobregmático
d. occipitomentoniano

248. Cuando se introduce la presentación en el canal del parto, si la sutura sagital se encuentra a la misma distancia de la sínfisis del pubis que del promontorio:

a. Asinclitismo
b. Sinclitismo
c. Desprendimiento cefálico
d. Acomodación de la cabeza al estrecho superior

249. Sobre los cribados en salud reproductiva, es FALSO:

a. Los programas de cribado deben realizarse aunque su eficacia no se haya demostrado
b. Los programas de cribado deben realizarse cuando se dispone de recursos (personal, equipo, etc.) suficientes para abarcar el grupo destinatario casi por completo y de instalaciones para confirmar el diagnóstico y proceder con el tratamiento y el seguimiento de las personas que han dado resultados anormales
c. El ejemplo más claro son el cribado del cáncer de mama mediante mamografía y el del cáncer del cuello de útero con métodos de detección citológica
d. Los programas de cribado deben realizarse cuando la prevalencia de la enfermedad es lo suficientemente elevada como para justificar el esfuerzo que supone el programa de cribado y sus costos

250. Secuencia de la espermatogénesis; en el proceso de diferenciación celular:

a. Espermatogonias — Espermátides — Espermatocitos Primarios Espermatocitos Secundarios — Espermatozoos
b. Espermátides — Espermatogonias — Espermatocitos Primarios — Espermatocitos Secundarios - Espermatozoides
c. Espermatogonias — Espermatocitos Primarios — Espermatocitos Secundarios — Espermátides — Espermatozoos
d. Espermatocitos Primarios — Espermatocitos Secundarios — Espermatogonias — Espermátides — Espermatozoides

251. Para un caso de émesis gravídicacombinación de tratamientos más adecuada:

a. Piridoxina y omeprazol
b. Metoclopramida y tiamina
c. Piridoxina y doxilamina
d. Ranitidina y tiamina

252. El test de Apgar evalúa:

a. Movimientos espontáneos, llanto, tos o estornudo y mueca
b. Frecuencia cardiaca, respiración, tono muscular, color y respuesta a estímulos
c. Frecuencia respiratoria, coloración, mucosidad intestinal y actividad motora
d. Temperatura, frecuencia respiratoria, frecuencia cardiaca, actividad motora y dificultad respiratoria

253. Durante el embarazo qué parámetro de las modificaciones funcionales respiratorias NO se modifica:

a. Volumen corriente
b. Volumen residual
c. Capacidad inspiratoria
d. Capacidad vital

254. Se realiza reanimación cardiopulmonar en un neonato:

a. Prematuro de edad gestacional menor o igual a 23 semanas
b. Prematuro con un peso menor o igual a 400 gr. (excepto si tiene vitalidad extrema o CIR)
c. Fetos con signo de muerte (ausencia de latido y respiración, maceración)
d. En ninguno de estos casos está indicado

255. Son factores de riesgo durante el embarazo:

a. La eclampsia condiciona un riesgo importante tanto materno como fetal
b. El mal control glucémico durante la gestación suele provocar el nacimiento de un Recién Nacido de bajo peso
c. El antecedente de un aborto anterior condiciona una vigilancia extra durante las 20 primeras semanas de la gestación
d. Las tres son correctas

256. Entre los datos sobre los antecedentes obstétricos ginecológicos que se recogen en la Historia clínica de la gestante NO está:

a. Fórmula menstrual
b. Fórmula obstétrica
c. Patología ginecológica
d. Alergias conocidas a medicamentos

257. Tras la etapa del período de alumbramiento:

a. Aumenta la secreción de estrógenos y progesterona
b. Aumenta la secreción de lactógeno placentario humano y de prolactina
c. Disminuye la secreción de estrógenos y lactógeno
d. Ninguna de las tres

258. En el control de un embarazo de riesgo:

a. Es mejor un sobre-control utilizando todos los medios diagnósticos y terapéuticos disponibles
b. El objetivo es disminuir el riesgo de morbilidad y mortalidad maternofetal
c. Se asume la mortalidad iatrogénica producida por actuaciones médicas diagnósticas y terapéuticas obligadas por la asignación de la gestante a un nivel asistencial superior
d. No es obligada una valoración continua del nivel de riesgo

259. Qué Apgar daremos a un niño que respira espontáneamente, la frecuencia cardiaca es mayor de 100 lat./min., tiene una cierta flexión de las extremidades, realiza alguna mueca y su color global es cianótico:

a. Entre 5 y 7
b. Entre 8 y 10
c. Entre 3 y 4
d. Entre 0 y 2

260. Amada acude a la consulta, está embarazada por primera vez. Aplicando la regla de Naegele si la fecha probable de parto es el 20 de mayo. Cuál fue la fecha de su última regla:

a. 13 de febrero
b. 27 de agosto
c. 13 de agosto
d. 27 de febrero

261. La protección manual del periné:

a. Presenta menos tasa de trauma perineal global que la técnica de no tocar
b. Disminuye el número de roturas de esfínter anal
c. Se recomienda su utilización pidiendo a la mujer que empuje
d. Aumenta el dolor perineal a los 10 días postparto

262, Carmen padece epilepsia. Acude a nuestra consulta preconcepcional. Debemos informarle de que:

a. Debería abandonar la medicación anticomicial por su efecto teratógeno en el feto
b. Debería iniciar la suplementación con ácido fólico (5 mg/día) al menos un mes antes de la concepción y mantenerla hasta las 12 semanas de gestación
c. No debería quedarse embarazada ya que la gestación disminuye el umbral de las convulsiones
d. Tiene un mayor riesgo de desarrollar preeclampsia durante el tercer trimestre

263. Cuál de estos fármacos se considera teratogénico en el embarazo:

a. Fosfomicina
b. Nitrofurantoina
c. Cefalosporina
d. Ciclofosfamida

264. El proceso de Atención de Enfermería (PAF) comenzó como una estructura de 3 fases ideada por:

a. Yura
b. Walsh
c. Johnson
d. Bloch

265. Sobre la tensión arterial, recomendaremos a la embarazada lo siguiente EXCEPTO:

a. consultar si aparece cefalea
b. consultar si aparecen fotopsias
c. consultar si aparece prurito abdominal
d. seguir un control de TA cada 1-3 días si ha tenido cifras alteradas en algún momento

266. Principal riesgo del embarazo ectópico:

a. La elevación de la HCG
b. La malignización del trofoblasto
c. La rotura tubárica y produciendo un cuadro de abdomen agudo
d. Ninguna de las tres

267. Según la Sociedad Española de Neonatología (SEN-2016), en la reanimación neonatal completa en sala de partos se tiene que dar respuesta a:

a. La gestación es a término? el recién nacido respira o llora? tiene buen tono muscular
b. La gestación es a termino? tiene buen color? el recién nacido respira? tiene buen tono muscular
c. La gestación es a término? el líquido amniótico es claro? el recién nacido tiene buen tono muscular
d. Ninguna de las tres

268. Orden habitual de expulsión de los loquios:

a. Lochia alba. lochia serosa, lochia rubra
b. Lochia rubra, lochia serosa, lochia alba
c. Lochia rubra, lochia alba, lochia serosa
d. Lochia serosa, lochia alba, lochia rubra

269. Es FALSO:

a. El Test de ADN fetal en sangre materna se realiza a partir de la semana 10
b. Las proteínas ß-HCG y la PAPP-A pueden cuantificarse entre la semana 9 y 12
c. Se detecta la translucencia nucal entre la semana 11 y la 14
d. Se practica la funiculocentesis a partir de la semana 17

270. Agente causal del condiloma acuminado:

a. Moluscum contagiosum
b. Virus del Herpes simple
c. Virus del Papiloma humano
d. Virus del Herpes Zoster

271. Si un recién nacido ha iniciado lactancia materna de forma inadvertida antes del diagnóstico materno de infección por VIH positivo:

a. Cambiar a lactancia artificial lo antes posible y no hacer tratamiento al recién nacido
b. Descartar infección en recién nacido y valorar instaurar profilaxis antirretroviral en niño durante 4-6 semanas
c. Valorar erosiones en pezón y continuar con lactancia materna
d. Instaurar tratamiento antirretroviral a la madre y continuar con lactancia materna

272. Qué parámetros de la estática fetal valora la segunda maniobra de Leopold:

a. Actitud y posición fetal
b. Presentación fetal y situación
c. Posición y presentación fetal
d. Posición y situación fetal

273. Según el Procedimiento de manejo de la infección por virus Zika durante el embarazo y en recién nacido, del Ministerio de Sanidad (abril 2017), es FALSO que:

a. La infección por virus Zika se ha relacionado con la aparición de alteraciones neurológicas en recién nacidos debidas al especial neurotropismo que presenta el virus
b. En las consultas prenatales, todas las embarazadas deben ser evaluadas sobre una posible exposición al virus, y en su caso se debe descartar la infección
c. En pacientes con riesgo epidemiológico y con clínica de infección, ofrecer anmiocentesis + controles ecográficos (con neurosonografía cada 3 semanas) y valorar RM fetal a las 32-34 semanas
d. Durante el parto, hay que evitar la amniorrexis, monitorización interna o microtoma de pH en calota fetal

274. Sobre el diagnóstico y tratamiento del cáncer de mama durante la gestación:

a. La mamografía en gestantes está contraindicada en el primer trimestre
b. La biopsia selectiva de ganglio centinela no se considera un procedimiento seguro durante el embarazo
c. La quimioterapia está contraindicada en el primer trimestre, pero se puede utilizar siguiendo las mismas indicaciones que en las pacientes no gestantes en el segundo y tercer trimestre
d. Se recomienda un intervalo de 24 horas entre el último ciclo de quimioterapia y el parto para prevenir la mielosupresión neonatal transitoria

275. Malformaciones congénitas más frecuentes en hijos de madres diabéticas:

a. Hipospadias
b. Sindactilias
c. Cardiopatías
d. Glaucomas

276. Jacobo es un bebé de tres meses alimentado a pecho. A la hora de evaluar su crecimiento debemos saber que:

a. No difiere en gran medida de los niños alimentados con leche artificial
b. Es esperable un mayor aumento ponderal los primeros meses, y a partir del cuarto o sexto mes menor ganancia que los alimentados artificialmente
c. Es esperable una ganancia ponderal de 100-120 grs semanales según las tablas específicas de la OMS
d. Son correctas B y C

277. Qué problema presenta la mama durante la lactancia cuando aparecen placas o puntos blancos en la lengua del bebé, encías, paladar o cara interna de los carrillos:

a. obstrucción del conducto galactóforo
b. mastitis incipiente
c. absceso mamario
d. candidiasis

278. Entre las medidas preventivas sanitarias son 'precauciones estándar':

a. Lavado de manos
b. Elementos de barrera: guantes, mascarilla, bata, lentes protectoras
c. Precaución con los objetos cortantes, punzantes
d. Las tres son correctas

279. Ante una Rotura Prematura de Membranas (RPM) en una gestación de 29 semanas:

a. Administración de tocolíticos
b. Administración de corticoides
c. Descartar infección intrauterina
d. Las tres son correctas

280. NO favorece la Sepsis neonatal:

a. Barreras naturales (piel y mucosas) maduras
b. Capacidad reducida para crear memoria inmunológica
c. Inmunodeficiencia natural más marcada en los pretérminos
d. Capacidad limitada para producir inmunoglobulinas

281. Hay una oblicuidad de Litzmann:

a. En el asinclitismo anterior
b. En el asinclitismo posterior
c. En el sinclitismo
d. En los tres casos

282. Según el European Resuscitation Council (ERC) y la Sociedad Española de Neonatología (SEN) relación entre compresiones torácicas y ventilaciones en la reanimación general del recién nacido en el paritorio:

a. 4:1   b. 3:1   c. 6:1   d. 2:1

283. Se deben evitar las relaciones sexuales coitales durante el embarazo si:

a. Existe amenaza de parto pretérmino, hemorragia genital, o rotura de la bolsa de las aguas
b. Durante el embarazo continúa con lactancia materna
c. Aumenta mucho de peso
d. Le han diagnosticado diabetes gestacional

284. Los ligamentos de Mackenrodt son los:

a. Anteriores del útero
b. Inferiores del útero
c. Posteriores del útero
d. Cardinales del útero

285. Según la escala modificada de Shekelle et al., un estudio descriptivo NO experimental se corresponde con una fuerza de recomendación:

a. A   b. B   c. C   d. D

286. En una mujer embarazada de 29 semanas con Rh negativo y no sensibilizada (Coombs negativo), Qué dosis de inmunoglobulina anti-D seria aconsejable administrar para que ésta sea más efectiva:

a. 500 UI
b. 3.000 UI
c. 1.500 UI
d. 1.250 UI

287. Reflejo arcaico en el que al apretar las manos del RN éste abre la boca:

a. Reflejo de Rooting
b. Reflejo del paracaídas
c. Reflejo de Babkin
d. Reflejo de Moro

288. Una de las características del anillo anticonceptivo vaginal es que:

a. Tiene una misión mecánica, debiendo quedar fijo en la vagina
b. Mantiene niveles hormonales a concentraciones eficaces hasta al menos 35 días después de su inserción
c. Su tamaño es superior a 65 mm
d. Dispone en su interior de pequeños muelles que le obligan a mantener su forma circular

289. Sobre la distocia de hombros, es FALSO:

a. Se recomienda practicar una cesárea cuando el peso fetal estimado en mujer diabética sea mayor de 4.000 gramos
b. No se recomienda la estimación del peso fetal en gestantes de bajo riesgo
c. La distocia de hombros es un accidente obstétrico que no se puede predecir ni prevenir
d. No se recomienda la inducción del parto en gestantes no diabéticas con sospecha de macrosomía fetal con el fin de prevenir la distocia de hombros

290. Según la Oncoguía de la SEGO, sobre detección precoz de cáncer de cérvix, qué mujeres NO necesitan hacerse pruebas de cribado:

a. histerectomizadas por un carcinoma cervical in situ
b. menores de 20 años que hayan iniciado relaciones sexuales y vacunadas de Virus de Papiloma Humano
c. entre 25 y 65 años
d. entre 30 y 65 años

291. Sobre la detección precoz de la hipoacusia en el neonato, es FALSO:

a. Las otoemisiones acústicas exploran la respuesta generada a lo largo de la vía auditiva hasta el tronco cerebral
b. Tienen mayor riesgo de hipoacusia los neonatos con antecedentes de sordera familiar, infección por TORCH (toxoplasma, rubeola, citomegalovirus, herpes simple, otros) o consumo de drogas ototóxicas durante la gestación
c. Las otoemisiones acústicas y los potenciales evocados auditivos de tronco cerebral son dos técnicas electrofisiológicas de cribado de hipoacusia
d. Es deseable que esta prueba diagnóstica se extienda como cribado universal a todos los recién nacidos

292. Sobre la clínica del embarazo ectópico, es FALSO:

a. En estadios precoces es asintomática y se acompaña de amenorrea
b. Hemorragia vaginal de escasa intensidad
c. Dolor unilateral en bajo vientre, tipo cólico intermitente y doloroso a la movilización del cuello uterino
d. Metrorragia de aparición brusca

293. Según la SEGO, duración del periodo de expulsivo (en ausencia de compromiso fetal/ materno y buena dinámica uterina) que se acepta como normal:

a. 2 horas en primíparas y 1 hora en multíparas, aumentando el tiempo en 1 hora (en primíparas y multíparas) en caso de analgesia epidural
b. 2 horas en primíparas y 1 hora en multíparas, duplicando el tiempo (en primíparas y multíparas) en caso de analgesia epidural
c. 4 horas para primíparas y multíparas
d. Ninguna de las tres

294. Sobre tabaco y gestación, es FALSO:

a. Incrementa el riesgo de aborto
b. Los hijos de fumadoras tienen un riesgo aumentado de padecer muerte súbita
c. No incrementa el riesgo de gestación extrauterina
d. El hábito de fumar reduce la fertilidad

295. Cuando un niño de pecho vomita sangre comprobaremos si se trata de hemoglobina fetal o adulta por medio de la prueba de:

a. Newton   b. Barnes
c. Green   d. Apt

296. Cuándo NO está indicado practicar una episiotomía:

a. Uso de fórceps
b. Periné poco distensible
c. Necesidad de acelerar el parto
d. Prematuridad

297. El embarazo en la adolescencia es un problema que puede afectar en la salud materno-infantil NO sólo a nivel físico, sino también psicológico y social. Indique la FALSA:

a. La familia tiene una enorme influencia sobre la conducta de los adolescentes y es el lugar principal de su crecimiento y formación
b. El embarazo supone una menor posibilidad de completar la educación de la madre por el abandono prematuro de los estudios, temporal o definitivamente
c. La promoción y prevención de embarazos no deseados es competencia del ámbito educativo exclusivamente con los programas de educación sexual
d. El pronóstico económico también es malo pues la falta de estudios dificulta una adecuada inserción laboral y determina mayores dificultades socioeconómicas

298. En la practica habitual de la asistencia al parto normal está la monitorización fetal. Para su valoración hay unos criterios de interpretación. La Guía de Práctica Clínica de Atención al Parto Normal los clasifica en registros cardio-tocográficos Tranquilizadores, No tranquilizadores, Anormales y Preterminales. Cuál de éstos está clasificado como signo 'Anormal':

a. La ausencia de aceleraciones transitorias en un registro por otra parte normal
b. Variabilidad 5 latidos por minuto durante 40-90 minutos y FCF basal entre 119 y 180 latidos/minuto
c. Desaceleraciones variables típicas en más del 50% de las contracciones durante más de 90 minutos o desaceleraciones prolongada única de hasta 3 minutos de duración
d. Desaceleraciones variables atípicas con más del 50% de las contracciones o desaceleraciones tardías, ambas durante más de 30 minutos

299. NO es una contraindicación de la lactancia materna en recién nacidos sanos a término:

a. Galactosemia en el niño
b. Infección por el virus de la leucemia humana de células T
c. Infección materna por citomegalovirus
d. Madre seropositiva para VIII

300. Marco territorial básico para la prestación de la atención primaria de salud, de acceso directo de la población:

a. El Centro de Salud
b. La Zona de Salud
c. El Área de Salud
d. El Sector Sanitario

301 **D**	326 **B**	351 **A**	376 **C**
302 **D**	327 **C**	352 **C**	377 **B**
303 **B**	328 **B**	353 **D**	378 **A**
304 **D**	329 **A**	354 **D**	379 **A**
305 **B**	330 **B**	355 **C**	380 **D**
306 **C**	331 **B**	356 **B**	381 **C**
307 **C**	332 **B**	357 **D**	382 **D**
308 **D**	333 **C**	358 **D**	383 **C**
309 **D**	334 **D**	359 **A**	384 **A**
310 **D**	335 **C**	360 **B**	385 **C**
311 **B**	336 **C**	361 **D**	386 **C**
312 **B**	337 **D**	362 **A**	387 **B**
313 **C**	338 **B**	363 **B**	388 **C**
314 **B**	339 **D**	364 **B**	389 **B**
315 **C**	340 **B**	365 **A**	390 **A**
316 **A**	341 **C**	366 **D**	391 **A**
317 **C**	342 **C**	367 **D**	392 **C**
318 **B**	343 **A**	368 **D**	393 **A**
319 **D**	344 **D**	369 **B**	394 **D**
320 **C**	345 **C**	370 **D**	395 **C**
321 **C**	346 **D**	371 **C**	396 **C**
322 **C**	347 **A**	372 **C**	397 **A**
323 **D**	348 **B**	373 **D**	398 **B**
324 **A**	349 **C**	374 **B**	399 **D**
325 **C**	350 **D**	375 **A**	400 **B**

FALLOS:

301. Entre las causas más frecuentes asociadas a la dismenorrea primaria está:

a. Endometriosis
b. Adenomiosis
c. Procesos infecciosos
d. Ninguna de las tres

302. Según la Guía de Práctica Clínica sobre lactancia materna del SNS, NO es criterio de buen inicio e instauración de la lactancia materna:

a. La barbilla del lactante toca el pecho, el labio inferior está enrollado hacia abajo, y la nariz libre
b. Deglución audible y visible
c. Succión rítmica sostenida
d. Más areola visible por debajo de la barbilla que por encima del pezón

303. Según el Protocolo para el Control prenatal del embarazo normal, de la SEGO (2017), es una recomendación sobre suplementación farmacológica de nutrientes:

a. La dosis de yodo recomendada es de 300 microgramos/día durante el embarazo y la lactancia
b. La mujer con antecedente de un embarazo afectado por un defecto del tubo neural debe tomar 4 mg. de ácido fólico al día, al menos un mes antes de la gestación y durante los tres primeros meses de embarazo
c. En mujeres con diabetes mellitus insulino-dependiente se recomienda el aumento de alimentos ricos en folatos y debe tomar 0,4 mg. de ácido fólico al día, desde al menos 2-3 meses previos a la concepción
d. La suplementación de magnesio es de 400 mg. al día durante todo el embarazo

304. NO corresponde a la infección por virus del papiloma humano (HPV):

a. Aparición de los condilomas acuminados, es la manifestación clínica de la infección
b. Determinados tipos de Papilomavirus están asociados a escamosas que pueden evolucionar a cáncer invasivo
c. La infección por HPV está directamente asociada a la actividad sexual
d. La enfermedad por HPV tiene un periodo de incubación de 4 días. A la semana del contacto sexual aparecen los condilomas acuminados

305. Prueba basada en la determinación en sangre del RN de la existencia de determinadas enfermedades denominadas 'raras' que, debido a su trascendencia, debemos hacer especial hincapié en la información a los padres para la captación del 100% de los RN:

a. El cribado de hipoacusia
b. El cribado de enfermedades metabólicas
c. El bili-check
d. Ninguna de las tres

306. Las características de la vagina son:

a. Tiene una inclinación hacia arriba y atrás formando un ángulo de 180 grados con el útero
b. Presenta dos caras, anterior de 11 cm y posterior de 7 cm
c. Está constituida por tres capas: mucosa, tejido muscular liso y tejido conectivo
d. Tiene un fondo de saco anterior profundo

307. Sobre los gestágenos:

a. Los gestágenos de tercera generación tiene mayor actividad androgénica
b. Si la mujer presenta acné. o hirsutismo no puede iniciar la toma con gestágenos de tercera generación
c. Entre los gestágenos está: levonorgestrel, desogestrel o gestodeno
d. Los gestágenos pueden presentarse en preparaciones monofásicas, bifásicas o trifásicas

308. Sobre los grandes cambios hormonales que se producen tras el parto:

a. Los niveles de estrógenos varían en función de la lactancia materna
b. Los niveles de FSH y LH están bajos durante los 10-12 primeros dias posparto en todas las mujeres, den o no lactancia materna
c. El lactógeno placentario sólo se detecta el primer día posparto
d. Las tres son correctas

309. Sobre la Mutilación Genital Femenina (MGF), es FALSO:

a. Las dos modalidades más practicadas son la cliterodectomía y la escisión, dándose sobre todo en los países del del África subsahariana occidental
b. La práctica de la infibulación es más habitual en el África oriental
c. Existen 4 tipos de mutilación
d. Se practique en países del África subsahariana, Asia, Marruecos y Pakistán

310. Según Beauchamp y Childress son principios fundamentales de la Bioética:

a. Justicia y equidad
b. Beneficencia, no maleficencia, justicia y equidad
c. Beneficencia, justicia, autonomía y derecho a la participación
d. Beneficencia, no maleficencia, justicia y autonomía

311. Según la SEGO, la perfusión de sulfato de magnesio se utiliza para la prevención de las convulsiones. Indica la FALSA:

a. El reflejo rotuliano debe estar presente
b. Frecuencia respiratoria >12 respiraciones por minuto
c. Diuresis >25-30 ml/hora
d. Control de saturación de oxígeno mediante pulsioximetría

312. Según la regla de Dexeus, peso medio de un feto en el 7º mes de embarazo (gr):

a. 2.400   b. 1.700
c. 1.400   d. 1.200

313. Emilia se encuentra en la semana 20+3 de gestación y tras la realización de la ecografía del 2° trimestre se sospecha de una fetopatía genética, además presenta un oligoarnnios severo. Qué prueba le ofertarías para obtener un diagnóstico genético:

a. Biopsia curial
b. Amniocentesis
c. Cordocentesis
d. Triple Screening

314. Entre las causas estructurales del sangrado Menstrual Abundante (SMA) no relacionado con la gestación, ni el puerperio están las siguientes, EXCEPTO:

a. Adenomiosis
b. Causa endometrial
c. Malignidad
d. Pólipo

315. Sobre los cambios hormonales durante el puerperio, es FALSO que:

a. La dopamina ejerce un efecto inhibidor sobre la prolactina
b. Los niveles de FSH y LH están bajos los primeros 10-12 días postparto
c. La gonadotropina coriónica se negativiza en 24-48 horas
d. Los niveles de estrógenos están influidos por la lactancia materna

316. En la madre que no amamanta aumentan los siguientes riesgos, EXCEPTO:

a. de linfoma de Hodgkin
b. de cáncer de mama
c. de artritis reumatoide
d. de diabetes II

317. Ante una muerte fetal a término:

a. Utilizar frases positivas 'el tiempo lo cura todo'
b. Finalizar la gestación inmediatamente
c. Facilitar la creación de recuerdos (huellas dactilares, pulsera identifícativa, etc.)
d. Evitar que los familiares vean al recién nacido

318. La técnica de Marmet sirve para:

a. valorar la toma al pecho
b. extraer manualmente la leche
c. relajar
d. maximizar la extracción doble con sacaleches

319. La pérdida de peso al nacimiento de un RN en relación con el peso al alta hospitalaria, será, como máximo:

a. 7%   b. 8%   c. 9%   d. 10%

320. NO es una característica de la investigación cualitativa:

a. Exploratoria y descriptiva
b. Inductiva
c. Basada en la inducción probabilística del positivismo lógico
d. Holística

321. Sobre el cáncer de endometrio:

a. Es el cáncer ginecológico tercero en frecuencia
b. Su incidencia se sitúa entre el 40-50 por 100.000 mujeres/año
c. La mayoría se diagnostican en estadios iniciales
d. La supervivencia se sitúa en torno al 76%

322. La Trichomonas vaginalis pertenece al mismo grupo de microorganismos que:

a. Treponema pallidum
b. Neisseria gonorrhoeae
c. Entamoeba histolytica
d. Chlamydia trachomatis

323. La primera opción de estrategia de tratamiento en parejas con esterilidad de origen desconocido (ECG), cuya edad de la mujer es superior a 35 años o con más de 3 años de esterilidad, sería:

a. Fecundación in vitro con microinyección íntracitoplasmatica (ICSI)
b. Citrato de Clomifeno
c. Gonadotropinas
d. Fecundación in vitro (FIV)

324. En la circulación fetal, el Foramen oval comunica:

a. Aurícula derecha e izquierda
b. Ventrículo izquierdo y aorta
c. Aurícula derecha y ventrículo derecho
d. Ventrículo derecho e izquierdo

325. Sobre el acretismo placentario:

a. En la placenta ácreta, las vellosidades penetran hasta el interior del miometrio
b. En la placenta íncreta, las vellosidades se insertan directamente en el miometrio
c. La placenta pércreta puede causar hematuria por invasión de la vejiga
d. La frecuencia de acretismo placentario aumenta conforme aumenta el número de cesáreas sin que haya una relación con placenta previa

326. Maniobra que pertenece al primer nivel en la distocia de hombros:

a. de Zavanelli
b. de Mazzanti
c. de Gaskin
d. de Woods

327. Acretismo placentario. Variante en la que las vellosidades placentarias se insertan en el miometrio, penetran en él, pero sin llegar a atravesarlo completamente:

a. Accreta   b. Percreta
c. Increta   d. Sincreta

328. Los objetivos de las técnicas de respiración en la preparación al parto NO incluyen:

a. Disminuir el dolor y la ansiedad
b. Disminuir la relajación física y mental
c. Proporcionar un objetivo en el que fijar la atención
d. Controlar los patrones de ventilación inadecuados relacionados con el dolor y el estrés

329. Sobre las Enfermedades de Declaración Obligatoria, es FALSO:

a. Son 65
b. Las modalidades de la declaración de estas enfermedades pueden ser: declaración numérica semanal y declaración de enfermedades por sistemas especiales
c. La enfermedad de Lyme es una enfermedad endémica de ámbito regional
d. En España, la Red Nacional de Vigilancia Epidemiológica se creó por una Orden Ministerial de 1995

330. La fecundación in vitro (FIV) consiste en obtener los gametos masculinos y femeninos para que la fecundación tenga lugar fuera del organismo de la mujer (in vitro):

a. Para la criopreservación de embriones es igual de eficaz la congelación lenta que la congelación ultrarápida
b. La estimulación ovárica, la captación de ovocitos y el procesamiento del eyaculado son los tres pasos previos a los procesos de laboratorio
c. La punción ovárica con anestesia local o sin ningún tipo de anestesia es segura y se recomienda hacerla sin sedación
d. El límite legal en España para ser receptora de embriones donados está en 50 años

331. Los principales factores de riesgo del DPPNI (desprendimiento de placenta normalmente inserta) de etiología aguda son:

a. Traumatismo abdominal/ accidente, hipertensión crónica e hidramnios
b. Traumatismo abdominal/ accidente, cocaína y otras drogas e hidramnios
c. Traumatismo abdominal/ accidente, cocaína y otras drogas y gestación múltiple
d. Hipertensión crónica, cocaína y otras drogas de abuso e hidramnios

332. Instrumento dirigido a estructurar las actuaciones ante situaciones clínicas que presentan una evolución predecible y que describe los pasos a seguir, definiendo las responsabilidades de los diferentes profesionales que van a intervenir:

a. Protocolo de atención
b. Vía clínica
c. Mapa de cuidados
d. Guía de Práctica Clínica

333. En qué consiste la estrategia de las 5 Aes para intervenciones de asesoramiento:

a. Es una técnica exclusiva para dejar de fumar
b. Es una terapia de grupo
c. En Averiguar, Aconsejar, Acordar, Ayudar y Asegurar
d. Ninguna de las tres

334. Para que se produzca una infección y se transmita es necesario:

a. Que haya un reservorio y una fuente de infección
b. Un mecanismo de transmisión
c. Una población susceptible de infectarse
d. Las tres cosas

335. En 2011 la SEGO publico un documento de consenso sobre el parto en presentación de nalgas a término. Entre las conclusiones más relevantes NO está:

a. Se recomienda la versión cefálica externa para reducir la tasa de presentaciones podálicas a término
b. La mujer debe ser informada de que el parto vaginal de un feto único a término en presentación podálica es una opción razonable en un hospital que disponga de un protocolo específico tanto para la selección de las candidatas, como para el control y atención del parto
c. La paridad y la edad materna son criterios excluyentes para intento de parto por vía vaginal de un feto único a término en presentación de nalgas
d. La mujer debe ser informada de que no hay evidencia de que, en la presentación podálica, la salud de los niños a largo plazo dependa de la vía de parto

336. Qué es un Evento adverso:

a. Incidente que alcanza al paciente pero no causa ningún daño apreciable
b. Probabilidad de que ocurra un incidente
c. Incidente que produce daño al paciente
d. Una complicación relacionada con su diagnóstico

337. Según la clasificación de los desgarros perineales:

a. Desgarro 3c: Lesión de esfínter anal y mucosa rectal
b. Desgarro 3a: Lesión de esfínter externo >50%
c. Desgarro 3b: Lesión de esfínter externo <50%
d. Ninguna de las tres

338. Sobre la estimulación táctil en el recién nacido:

a. Puede ayudar a los niños que están en apnea primaria y en apnea secundaria
b. Puede ayudar a los niños que están en apnea primaria
c. Es ineficaz tanto en apnea primaria como en apnea secundaria
d. Sólo es eficaz en apnea secundaria

339. Qué tipo de amenorrea sospecharíamos en una mujer de 17 años, menarquia a los 13 años, gimnasta rítmica, con IMC de 17 que hace entrenos diarios de 3 horas:

a. Amenorrea primaria
b. Amenorrea secundaria
c. Amenorrea hipotalámica
d. Son correctas B y C

340. Sobre la datación de la edad gestacional, es FALSO:

a. El uso sistemático de la ecografía para datar la edad gestacional reduce la frecuencia de embarazos prolongados
b. En la ecografía del segundo trimestre se tomará como medida el diámetro biparietal, modificando la edad gestacional si existe un decalaje de hasta 5 días con respecto a la fecha de la última regla
c. En la ecografía del primer trimestre se tomará como medida la longitud cráneocaudal, modificando la edad gestacional si existe un decalaje de 7 días o más con respecto a la fecha de la última regla
d. Las tres son correctas

341. Sobre las recomendaciones para la prevención de la violencia de género desde el sistema sanitario, cuál de las siguientes NO corresponde al ámbito comunitario:

a. Proponer y participar en acciones, campañas, jornadas relacionadas con el tema que estén realizando las instituciones y organizaciones sociales
b. Colaborar con el entorno escolar para favorecer modelos coeducativos eficaces
c. Incluir, en las actividades de educación para la salud y en los grupos de educación maternal, contenidos de sensibilización y prevención de la violencia contra las mujeres
d. Colaborar con asociaciones comunitarias a través de talleres

342. Algunas de las creencias sobre las que se sustenta la práctica de la Mutilación genital femenina incluye las siguientes, EXCEPTO:

a. Por estética, los genitales femeninos se consideran excesivamente voluminosos y carentes de belleza
b. Por higiene porque consideran sucia a la mujer no mutilada que no puede manipular alimentos por esta razón
c. Porque el Corán lo exige como prueba de fe y de buena musulmana
d. Por salud reproductiva ya que se considera que estas mujeres conciben y paren mejor que las no mutiladas

343. Principios de la teratogénesis:

a. La susceptibilidad a la teratogénesis depende del genotipo del embrión y del modo en que este interactúa con los factores ambientales
b. La influencia de los factores medioambientales adversos en el desarrollo embrionario no depende de la naturaleza de estos factores
c. La susceptibilidad a los agentes teratogénicos no depende del estadio del desarrollo en el momento de la exposición
d. Las manifestaciones de un desarrollo embrionario anormal son independientes de la dosis del teratógeno al que ha sido expuesto

344. La matrona está planificando el desarrollo de un programa educativo dirigido a embarazadas fumadoras. Intenta descubrir en la entrevista con cada gestante los factores internos que suponen una motivación para dejar de fumar, es decir, los conocimientos, creencias, las actitudes hacia el hábito tabáquico. Según el metodo PRECEDE, qué está realizando la matrona:

a. Un diagnóstico educacional
b. Identificar los factores predisponentes que influencian la conducta que se pretende incorporar
c. Seguir un modelo de planificación de Educación para la salud basado en el aprendizaje del comportamiento
d. Todas son ciertas

345. Sobre la anemia en el embarazo, es FALSO:

a. La anemia microcítica es el tipo de anemia más frecuente durante la gestación y en la inmensa mayoría de casos obedece a una ferropenia
b. El riesgo relativo de prematuridad y bajo peso de los recién nacidos está aumentado en caso de anemia grave frente al riesgo que presentan las gestantes normales o con anemia leve
c. La prevención es el mejor tratamiento, consiguiendo una dieta rica en carne, huevos y cereales e incluso iniciando un suplemento de hierro oral a toda mujer gestadte desde la primera visita prenatal
d. El tratamiento de elección para la anemia ferropénica son las sales ferrosas siendo conveniente ser tomadas en ayunas o entre comidas teniendo en cuenta que el carbonato de calcio dificulta su absorción y la vitamina C la favorece

346. Segun el protocolo de la SEGO de control del embarazo [2018], es FALSO:

a. Remitir al tocólogo preferiblemente en la semana de gestación 11-13, 6 (preferiblemente en la 12)
b. La analitica del primer trimestre incluye la TSH
c. La solicitud de la Ecografía Selectiva se hara entre las semanas 20-22
d. Ninguna de las tres

347. En la cesárea, la incisión de Pfannenstiel tiene ventajas. Cuál NO:

a. Es una técnica más simple y más fácil de ejecutar que la incisión vertical
b. Menor inhibición de la respiración profunda
c. Raramente incrementa el riesgo de hernia inguinal
d. Se asocia a una disminución del dolor postoperatorio

348. Mujer en la que por la historia clínica se sospecha un vaginismo hay que realizar una exploración ginecológica que valore:

a. La conservación de los reflejos perineales y la apariencia de genitales externos
b. El tono muscular del suelo pélvico en general y del elevador del ano en particular
c. El pH vaginal, el flujo, la turgencia y el espesor de la piel
d. La sensibilidad perineal, la reactividad del esfínter anal y la movilidad cervical

349. Atendemos al parto a una primigesta de 39 semanas con VIH positivo. Medidas de protección:

a. Bata, gorro y guantes
b. Bata, gorro, guantes y gafas de protección
c. Bata, gorro, guantes, gafas de protección y mascarilla
d. Con guantes es suficiente

350. El shock séptico puede ser identificado dentro de un cuadro clínico de sepsis si:

a. Existe siempre fiebre mayor a 38° C
b. Existe hipertensión persistente, aumento de la frecuencia respiratoria y estado mental alterado
c. Existe hipertension moderada, disminución de la frecuencia respiratoria y erupción cutánea
d. Encontramos dos o más de los criterios qSOFA (Evaluación Secuencial de insuficiencia Orgánica rápida)

351. Sobre el fibroadenoma de mama, es FALSO:

a. Es un tumor benigno en el que predomina su carácter glandular frente al fibroso
b. Con relativa frecuencia pueden aparecer en ambas mamas y ser numerosos
c. No se originan en la menopausia, donde suelen involucionar
d. Pueden aumentar considerablemente tras la toma de anticonceptivos orales, en la gestación y lactancia

352. Sobre las recomendaciones de ácido fólico (Vit B9) en la gestación, es FALSO:

a. La dosis de suplemento recomendada en el embarazo es de 400 mcg/día
b. El suplemento con ácido fólico antes del embarazo reduce la prevalencia de los defectos del tubo neural
c. En mujeres con historia familiar o antecedentes de defectos de tubo neural la dosis es de 500 mcg/día
d. Se utiliza como tratamiento en la anemia megaloblástica aguda

353. Sobre la introducción de nuevos alimentos en el lactante:

a. Se aconseja evitar la oferta de alimentos excesivamente dulces
b. Se recomienda introducir los nuevos alimentos mientras se esté amamantando
c. Debe iniciarse a los seis meses de vida
d. Todas las respuestas son correctas

354. Control que realizaremos a la parturienta con anestesia epidural:

a. Vaciamiento de la vejiga cada 4-6 horas
b. Control cardio-tocográfico contínuo
c. Medición de tensión arterial y temperatura periódicas
d. Los tres

355. NO es una maniobra indicada para facilitar la extracción fetal en un parto de nalgas:

a. de Müller
b. de Rojas-Lówset
c. de Zavanelli
d. de Wiegand-Martin-Winckel

356. Es característico de la vaginosis bacteriana:

a. Leucorrea abundante de color amarillo-verdosa
b. Hedor de aminas con el Whiff test
c. pH vaginal de 3,5
d. Aumento de los bacilos de Döderlein

357. NO es factor causante de hiperbilirrubinemia neonatal:

a. Incompatibilidad RH
b. Policitemia
c. Lactancia materna
d. Lactancia artificial

358. En una rotura uterina consumada, síntoma presente siempre:

a. Feto vivo con sufrimiento grande
b. No hay hemorragia interna
c. No se palpan partes fetales
d. Parálisis de las contracciones

359. El método de Kitzinger para preparación al parto es un método:

a. Sensorial y de memoria
b. Psicoprofiláctico
c. De parto dirigido por el compañero
d. De hipnosis

360. En el manejo de la distocia de hombros NO se considera de tercer nivel:

a. Fractura de clavícula intencionada
b. Maniobra de Barnum
c. Maniobra de Zavanelli
d. Maniobra de Zárate

361. Sobre la amniorexis artificial en los partos con progreso normal:

a. Se realizará siempre
b. Reduce la tasa de cesáreas
c. Reduce el riesgo de infecciones y prolapsos de cordón
d. Aumenta el riesgo de infecciones y prolapsos de cordón

362. Por qué se producen las distocias por estrechamientos pélvicos:

a. Por acortamiento de los diámetros internos de la pelvis materna, lo que da lugar a desproporciones céfalopélvicas
b. Por macrosomías fetales
c. Por acortamiento de los diámetros externos de la pelvis materna, lo que da lugar a desproporciones céfalopélvicas
d. Por agrandamiento de la cabeza fetal, lo que da lugar a desproporciones céfalopélvicas

363. La evaluación en el proceso de atención enfermero consta de varios pasos:

a. Valoración de la situación actual del paciente, modificación de los objetivos marcados, y redefinición de la situación del proceso
b. Valoración de la situación actual del proceso, comparación con los objetivos marcados y emisión de un juicio, y modificación o finalización del plan de cuidados
c. Valoración de la situación física del paciente, comparación con la situación inicial del paciente, y emisión de un juicio
d. Valoración holística del paciente, valoración del entorno para llevar a cabo la actividad, y análisis del plan de cuidados

364. Sobre el suelo pélvico:

a. El músculo ileo coxígeo forma parte de la musculatura superficial del periné
b. Se considera una distancia ano-vulvar normal entre 3 y 3,5 cm
c. Un estiramiento cervico-dorso-lumbar mantiene el abdomen tenso y a larga favorece el prolapso de las vísceras pélvicas
d. La mayor parte de las fibras musculares del periné se sitúan en la región perineal anterior

365. María está en la tercera etapa del parto, observamos signos de desprendimiento placentario, saliendo ésta al exterior por su cara fetal. Cuál ha sido el mecanismo de desprendimiento:

a. La placenta comienza a desprenderse en el centro de la zona de inserción, con la formación del hematoma retroplacentario. Mecanismo de Baudelocque-Schultze
b. Mecanismo de Kustner
c. La placenta comienza a desprenderse por su borde lateral, al expulsarse aparecerá primero el borde de la misma. Mecanismo de Baudelocque-Duncan
d. Mecanismo de Ahlfeld

366. Según la FIGO, nos encontramos ante un Registro Cardiotocográfico (RCTG) sospechoso cuando:

a. La línea base se encuentra entre 100-110 lpm y 150-170 lpm
b. Hay deceleraciones variables graves
c. La variabilidad en la línea base entre 5-10 lpm durante > 40 minutos o >25 lpm
d. Son correctas A y C

367. NO es un factor de riesgo de la Gonococia:

a. Movilidad de la población
b. Industrialización y urbanización
c. Disminución de la sensibilidad a los antibióticos
d. Edad comprendida entre 30 y 50 años

368. Al realizar la revisión crítica de la evidencia, entre los componentes de la evaluación NO está:

a. Validez interna: hasta qué punto los resultados están libres de sesgos
b. Resultados: valorar existencia o no de significación estadística
c. Aplicabilidad
d. Análisis de la incertidumbre

369. NO es una cualidad para lograr una comunicación efectiva:

a. Entorno adecuado
b. Incredulidad
c. Claridad del mensaje
d. Atención a las reacciones

370. Sobre el riesgo biológico al que está expuesta la matrona de Atención Especializada:

a. Viene condicionado por la exposición a los agentes biológicos, durante las labores asistenciales, con riesgo de exposición a sangre y otros fluidos corporales potencialmente contaminados por gérmenes patógenos
b. Estos agentes pueden penetrar en el organismo a través de la vía respiratoria, digestiva, dérmica y parenteral
c. Las denominadas 'precauciones universales constituyen la estrategia fundamental para la prevención del riesgo laboral frente a todos los microorganismos vehiculizados por la sangre
d. Las tres son correctas

371. El cribado de diabetes gestacional (test de O'Sullivan) se realiza:

a. En el primer trimestre, si ha tenido diabetes gestacional un familiar de segundo grado
b. En el primer trimestre con antecedentes de hijos nacidos con intolerancia a la lactosa
c. A todas las gestantes, entre la semana 24 y 28
d. Durante el tercer trimestre en las embarazadas con obesidad

372. El legrado obstétrico como método de interrupción legal del embarazo se puede utilizar hasta qué semana:

a. 22   b. 9   c. 17   d. 14

373. Sobre la distocia de hombros y su relación con la lesión del plexo braquial, cuando durante el parto el feto se encuentra en posición...

a. occipito-ilíaca-derecha-anterior (OIDA), su dorso está en el lado derecho de la madre, y el hombro anterior detenido por el pubis es el derecho, por lo que el brazo fetal afectado será el derecho
b. occipito-ilíaca-izquierda-anterior (OIIA), su dorso está en el lado izquierdo de la madre, y el hombro anterior detenido por el pubis es el izquierdo, por lo que el brazo fetal afectado será el izquierdo
c. occipito-illaca-derecha-posterior (OIDP), su dorso está en el lado izquierdo de la madre, y el hombro anterior detenido por el pubis es el derecho, por lo que el brazo fetal afectado será el derecho
d. OIIA, su dorso está en el lado izquierdo de la madre, y el hombro anterior detenido por el pubis es el derecho, por lo que el brazo fetal afectado será el derecho

374. Sobre la infección puerperal, es FALSO:

a. Las cesáreas urgentes tienen 10 veces más riesgo de padecerla que el parto vaginal
b. El uso de guantes estériles y clorhexidina reducen el riesgo de infección puerperal
c. La anemia es un factor de riesgo para desarrollar una infección puerperal
d. Realizar numerosas exploraciones vaginales aumenta el riesgo

375. No es un tipo de indicador de calidad:

a. Indicadores temporales
b. Indicadores de cumplimiento
c. Indicadores de gestación
d. Indicadores de evaluación

376. Según la clasificación clásica del CIR que hace la SEGO, a qué tipo corresponde una gestante de 30 semanas con un crecimiento uteroplacentario hipertrófico (con desviación del flujo principal a órganos imprescindibles), peso fetal disminuido para la edad gestacional, curva de crecimiento fetal normal y perímetro craneal NO afectado:

a. CIR tipo III mixto o extrínseco semiarmónico
b. CIR tipo II o asimétrico o intrínseco armónico
c. CIR tipo II o asimétrico o extrínseco disarmónico
d. CIR tipo II o asimétrico o extrínseco armónico

377. Sobre el patrón saltatorio de la frecuencia cardíaca fetal:

a. Se define como una amplitud de banda por encima de 15 lat/min durante más de 20 min
b. Un patrón saltatorio que dure más de 30 min puede indicar hipoxia fetal
c. Tiene una forma similar a unos 'dientes de tiburón'
d. Es causado por hipotensión fetal, como ocurre en la ruptura de vasa previa

378. Sobre las espátulas de Thierry, es FALSO:

a. Totalmente desaconsejado en prematuros
b. Provoca menos morbilidad fetal que el fórceps y la ventosa
c. Provoca más desgarros que el parto espontáneo y que el parto con ventosa, pero son menos importantes que los provocados por el fórceps
d. Hoy en día su uso está muy restringido en la práctica obstétrica

379. Sobre las maniobras de Leopold:

a. En la primera maniobra el examinador coloca las manos en el fondo uterino, así se reconoce el polo fetal que ocupa dicha zona
b. La segunda maniobra sirve para confirmar la presentación
c. La tercera evalúa donde se encuentra el dorso y las pequeñas partes
d. Las maniobras de Leopold son de gran utilidad a partir de la 20 semana de gestación

380. Qué criterio de cumplirse para dar un alta temprana a una puérpera en el Hospital:

a. Puerperio inmediato sin complicaciones ni incidencias
b. Ausencia de riesgo familiar, social o medioambiental
c. Residir próximo, hasta 20 km, del Hospital de referencia y con posibilidad de acudir al Centro Hospitalario
d. Han de cumplirse los tres

381. Recomendación de la Iniciativa para la Humanización de la Asistencia al Nacimiento y la Lactancia (IHAN) NO incluida en 'Los diez pasos hacia una feliz lactancia materna en los hospitales':

a. Ayudar a las madres a iniciar la lactancia materna durante la media hora siguiente al parto
b. Facilitar el alojamiento conjunto de las madres y los lactantes durante las 24 horas al día
c. Se pueden ofrecer chupetes a los niños alimentados al pecho
d. Informar a todas las embarazadas acerca de los beneficios y manejo de la lactancia

382. NO es un método natural para la regulación de la fertilidad:

a. Método Knaus
b. Métodos sintomáticos
c. Cristalización de la saliva
d. Método de barrera

383. La circulación fetal es un conjunto de mecanismos adaptativos a las necesidades del feto que, tras nacer, sufren y deben sufrir unos cambios drásticos. Entre los cambios circulatorios en el RN NO está:

a. Cierre de los vasos umbilicales: se produce tras el clampado del cordón
b. Aumento del gasto cardiaco del RN
c. Disminución de las resistencias vasculares sistémicas
d. Disminución de las resistencias vasculares pulmonares

384. Según la SEGO, prostaglandina recomendada para la prevención y tratamiento de hemorragia posparto:

a. Prostaglandina E1 (misoprostol)
b. Prostaglandina E2 (dinoprostona)
c. Prostaglandina F2 alfa (carboprost)
d. Carbetocina

385. RN 'pretérmino' es el que nace antes de completar qué semana:

a. 36   b. 39   c. 37   d. 38

386. Durante la asistencia al parto gemelar se tendrá en cuenta lo siguiente, EXCEPTO:

a. La analgesia de elección es la epidural
b. No se debe dejar transcurrir un tiempo excesivo entre el nacimiento de un feto y el nacimiento del segundo
c. Está contraindicado la estimulación con oxitocina por la sobredistensión uterina
d. La incidencia de hemorragia del alumbramiento es alta

387. Entre los objetivos principales de un programa de educación sexual, NO está:

a. Disminuir los riesgos derivados (embarazos, ITS, VIH, etc.)
b. Mejorar la salud emocional de los jóvenes
c. Aumentar la formación en sexualidad de los jóvenes
d. Mejorar la información y accesibilidad a los diferentes métodos anticonceptivos

388. Entre las técnicas de bloqueo tubárico están las técnicas de obstrucción resección. En qué técnica de sección sin resección queda suturado en forma de cañón de fusil:

a. Madlener
b. Uchida
c. Rouchy
d. Irving

389. Durante el embarazo, es FALSO:

a. El estrés y la falta de sueño pueden tener un impacto negativo en el estado emocional de la gestante
b. Los cambios hormonales durante el embarazo favorecen la capacidad del cerebro para controlar las emociones
c. En el primer trimestre son habituales sentimientos de alegría, miedo, incredulidad
d. En el tercer trimestre el miedo al parto es uno de los sentimientos más habituales en las embarazadas

390. El vérmix caseoso fetal proviene de:

a. glándulas sebáceas y células de descamación de la piel fetal
b. el lanugo
c. las glándulas de secreción interna
d. el líquido amniótico

391. No es un modelo en educación para la salud:

a. Modelo paradigmático
b. Modelo informativo-persuasivo
c. Modelo persuasivo-conductual
d. Modelo participativo de desarrollo

392. Entre los diversos enfoques relativos a la relajación en educación maternal está el denominado comúnmente 'Entrenamiento sofrológico'. Qué autor se relaciona con él:

a. Leboyer
b. Baudelocque
c. Caycedo
d. Jung

393. Sobre el consumo de drogas durante el embarazo, es FALSO:

a. El uso de marihuana durante la gestación provoca malformaciones digestivas en el feto
b. Diversos estudios encuentran relación entre el consumo de anfetaminas y aumento de ciertas malformaciones fetales como atresia biliar, cardiopatías congénitas y labio leporino
c. No se ha evidenciado que se incrementen las malformaciones congénitas del feto por la drogadicción con heroína
d. Las semillas de la Argyreia nervosa ('Hawaiian baby woodrose') producen un efecto sedante y una alteración autonómica desagradable, semejante a la escopolamina

394. Sobre los cambios circulatorios que se producen en el recién nacido tras el nacimiento:

a. El ductus arterioso se cierra a las 10-15 horas de vida
b. Con las primeras respiraciones se cierra funcionalmente el foramen oval, el cierre permanente se produce antes del tercer mes
c. El conducto venoso de Arancio se cierra a los dos meses
d. Las tres son correctas

395. Sobre los resultados enfermeros (NOC), es FALSO:

a. Podrían utilizarse para evaluar los cuidados proporcionados por otras disciplinas de atención sanitaria
b. Describen estados de pacientes después de una intervención y cuando es de esperar que ésta influya en ellos
c. Identifican en los pacientes estados alterados, con posibilidad de alterarse o de mejorar
d. La estructura de su taxonomía tiene cinco niveles: dominios, clases, resultados, indicadores y medidas

396. A qué tipo de pelvis corresponden las siguientes características: estrecho superior de forma ovalada con predominio anteroposterior, paredes laterales paralelas, espinas ciáticas no prominentes, escotadura sacrociática ancha y ángulo subpúbico normal o algo reducido:

a. Ginecoide
b. Androide
c. Antropoide
d. Platipeloide

397. En la capa profunda de la musculatura del suelo pélvico podemos distinguir los siguientes músculos:

a. Elevador del ano y el músculo coccígeo
b. Elevador del ano y bulvocavernoso
c. Músculo coccígeo, bulvo-cavernoso y supraespinoso
d. Pubovaginal y transverso del ano

398. Se considera un factor de riesgo sociodemográfico durante el embarazo:

a. Diabetes Mellitus
b. Drogadicción
c. Incompetencia cervical
d. Embarazo múltiple

399. Embarazada de 16 semanas de gestación y madre de otra niña que pronto cumplirá tres años. Desea información sobre la 'lactancia en tándem':

a. No tiene beneficios conocidos
b. Privaría al bebé de los beneficios del calostro
c. Se relaciona con riesgo de parto pretérmino. Además mantener la lactancia materna más allá de los dos años no se aconseja
d. Reduce la pérdida de peso del recién nacido tras el parto

400. Según la LO 11/2015, de 21 de septiembre, para reforzar la protección de las menores y mujeres con capacidad modificada judicialmente en la interrupción voluntaria del embarazo:

a. En el caso de las mujeres de 16 y 17 años, el consentimiento para la interrupción voluntaria del embarazo les corresponde exclusivamente a ellas de acuerdo con el régimen general aplicable a las mujeres mayores de edad
b. Para la interrupción voluntaria del embarazo de las menores de edad será preciso, además de la manifestación de su voluntad, el consentimiento expreso de los titulares de la patria potestad
c. Se prescindirá de informar a los representantes legales cuando la menor alegue fundadamente que esto le provocará un conflicto grave
d. Son correctas A y C

401 B	426 A	451 C	476 C
402 C	427 B	452 D	477 D
403 B	428 B	453 D	478 B
404 C	429 D	454 A	479 B
405 B	430 A	455 B	480 B
406 D	431 D	456 D	481 A
407 B	432 D	457 B	482 A
408 D	433 B	458 C	483 D
409 D	434 C	459 A	484 C
410 B	435 C	460 C	485 C
411 B	436 D	461 A	486 D
412 C	437 A	462 C	487 D
413 C	438 B	463 A	488 C
414 D	439 C	464 A	489 C
415 B	440 A	465 B	490 C
416 C	441 D	466 C	491 D
417 D	442 B	467 D	492 C
418 B	443 D	468 A	493 D
419 D	444 A	469 A	494 A
420 A	445 C	470 A	495 C
421 C	446 D	471 B	496 C
422 A	447 C	472 A	497 C
423 D	448 A	473 A	498 D
424 A	449 A	474 D	499 D
425 B	450 C	475 B	500 A

FALLOS:

401. Sobre la epilepsia y embarazo:

a. En epilépticas embarazadas se encuentra aumentada de forma significativa la hipertensión gestacional con proteinuria

b. El aumento en la frecuencia de las convulsiones puede deberse al incumplimiento del tratamiento

c. Está justificado cambiar el tratamiento epiléptico durante el embarazo en mujeres libres de convulsiones

d. La carbamacepina es el fármaco antiepiléptico con mayor riesgo de malformaciones congénitas

402. El perfil biofísico modificado estudia dos variables; el test no estresante y:

a. Movimientos fetales
b. Flujometría Doppler
c. Índice de líquido amniótico
d. Tono fetal

403. La colestasis intrahepática del embarazo, señale la FALSA:

a. La mayoría de las pacientes presentan elevación de los ácidos biliares

b. La paciente presenta un prurito severo en palmas y plantas que se generaliza e intensifica durante el día

c. El fármaco de elección es el ácido ursodesoxicólico en pacientes con colestasis severa antes de la semana 33

d. El pronóstico prenatal se beneficiará finalizando la gestación entre la semana 36-38

404. 'Menorragia' es regla:

a. Irregular y poco frecuente
b. Escasa
c. Abundante
d. Dura pocos días

405. El aumento de triglicéridos durante el embarazo es debido a:

a. Aumento de los niveles de Progesterona
b. Aumento de Estrógenos y resistencia a la Insulina
c. Mayor gasto energético
d. Acumulo en la reserva de grasas

406. Duración del periodo expulsivo:

a. Nulíparas con anestesia locorregional: 2 y 1/2 h de fase pasiva y 2 h activa

b. Multíparas sin anestesia locorregional: 1 h de fase pasiva y 1/2 h activa

c. Nulíparas sin anestesia locorregional: 2 h de fase pasiva y 1 y 1/2 h activa

d. Multíparas con anestesia locorregional: 2 h de fase pasiva y 1 h activa

407. Sobre las pruebas de screening poblacionales, es FALSO:

a. El resultado diagnóstico obtenido se considera de presunción

b. Se deben realizar a los grupos de mayor riesgo de enfermedad

c. Su efectividad diagnóstica es la misma tanto en individuos sintomáticos como asintomáticos

d. La detección precoz debe realizarse si la enfermedad es frecuente y grave

408. La 'epidemiología', es FALSO:

a. Se define como el estudio de los factores que determinan la frecuencia y distribución de enfermedades en poblaciones húmanas

b. Uno de sus objetivos es predecir la magnitud y distribución de una enfermedad en la población

c. Entre sus aplicaciones está valorar las pruebas diagnósticas y su validez

d. La epidemiología analítica estudia la distribución de las enfermedades en relación con las variables: lugar, tiempo y persona

409. NO es una de las implicaciones que tiene una 'recomendación fuerte' según el sistema GRADE:

a. La inmensa mayoría de personas estaría de acuerdo con la acción recomendada y únicamente una pequeña parte no

b. La mayoría de los pacientes deberían recibir la intervención recomendada

c. La recomendación podría ser adoptada como política sanitaria en la mayoría de las situaciones

d. Existe una necesidad de un debate importante y la participación de los grupos de interés para lograr el consenso de los planificadores y gestores

410. En el diagnóstico de la gestación, qué signo genital es más precoz:

a. Gauss
b. Osiander
c. Goodell
d. Chadwick

411. Chica de 17 años víctima de una violación. Ocurrió hace 7 días. No se atrevió a denunciarlo antes porque era un conocido. Tiene novio desde hace un año y es usuaria de anticoncepción hormonal oral. Conoce el método y es cumplidora. Hubo penetración vaginal forzada, con eyaculación y sin preservativo:

a. Lavado vaginal con 10 cc de suero fisiológico estéril para la recogida de posibles restos de semen del que puede obtenerse el ADN del agresor y servir de prueba. Recoger en tubo estéril y enviar al juzgado

b. Tomar muestras para detección de infecciones de transmisión sexual así como pautar tratamiento preventivo para la gonococia, clamydia, sífilis y tricornoniasis

c. Realizar tratamiento profiláctico de embarazo. Ofrecer contracepción postcoital hormonal de emergencia

d. Las tres actuaciones son correctas

412. Sobre la analgesia epidural en el trabajo de parto, es FALSO:

a. Son anestésicos locales tipo amida: la lidocaína, mepivacaina y bupivacaina

b. La bupivacaina tiene una especial cardiotoxicidad, se describen muertescuando se usó a concentraciones del 0,75%

c. Los anestésicos tipo éster como la cloroprocaina y la tetracaina por su lento metabolismo hacen que sean muy tóxicos y que la transferencia placentaria sea máxima, con un largo tiempo de acción

d. Los anestésicos locales tipo amida tienen un mayor riesgo de acumulación plasmática del fármaco y más riesgo de toxicidad

413. Según la SEGO, sobre la muerte fetal anteparto, es FALSO:

a. En la gestación con feto muerto la vía vaginal debe ser de elección para finalizar la gestación, tanto para fetos en presentación cefálica como en podálica

b. La corioamnionitis o un nivel de fibrinógeno menor a 100-200 mg/dl son criterios para finalizar la gestación

c. Se recomienda, en posteriores embarazos tras una muerte fetal, intensificar las pruebas de control de bienestar fetal, existe suficiente evidencia de que esto disminuye el riesgo de recurrencia de muerte fetal

d. Debido a la ansiedad materna, se puede considerar la finalización del embarazo cuando la gestación esté a término

414. Según la Guía de Práctica Clínica de Embarazo y Puerperio, qué prácticas realizadas en el postparto inmediato cuentan con evidencia:

a. La cura del cordón umbilical con alcohol supone una ventaja con respecto a mantenerlo seco y limpio

b. La pomada de eritromicina es más eficaz que la aplicación de pomada de tetraciclina para prevenir conjuntivitis neonatal

c. La exploración al recién nacido por un pediatra en las primeras 24 h de vida y otra previa al alta es la pauta más eficaz para la identificación de problemas

d. Se puede administrar la vitamina K oral en una dosis de 2 mgr al nacimiento y en los que reciban lactancia materna 1 mgr/semana hasta las 12 semanas de vida

415. Respecto al screening y diagnóstico prenatal de infecciones productoras de defectos congénitos, sobre la rubeola es FALSO:

a. Se propaga por vía aérea y su periodo de incubación es de 2 semanas

b. La profilaxis post-contacto debe ser gammaglobulinas

c. La vacunación debe ser post-parto inmediato, no durante la gestación

d. Las complicaciones más comunes, son artritis, púrpura y encefalitis

416. NO es una asunción filosófica según el modelo de Virginia Henderson:

a. La sociedad espera de la enfermera un servicio que no puede darle otro profesional

b. Cuando la enfermera asume el rol del médico abandona su función propia

c. Cuando la necesidad no está satisfecha, la persona no es un todo

d. La enfermera tiene un rol propio, aunque comparta actividades con otro profesional

417. Sobre la finalidad de un Protocolo. Es FALSO:

a. Normalizar la práctica

b. Facilitar la atención al personal de nueva incorporación

c. Proporcionar protección legal al profesional

d. Aumentar la variabilidad en la atención y en los cuidados

418. La programación de actividades dirigidas a lograr objetivos específicos, corresponde a qué nivel de planificación sanitaria:

a. Normativa b. Operativa
c. Estratégica d. Contemplativa

419. La adquisición del título de especialista en Enfermería Obstétrico-Ginecológica mediante el sistema EIR está basado en una evaluación por:

a. Superación de una serie de exámenes y resolución de casos prácticos teóricos que determina cada Unidad Docente

b. Asistencia de un mínimo de 180 partos normales

c. Cumplimiento de un mínimo de horas asistenciales según contrato laboral

d. Adquisición progresiva de competencias

420. La anticoncepción de emergencia oral:

a. Es más efectiva si se realiza sólo con gestágenos

b. No produce inhibición de la ovulación

c. Puede producir efectos teratogénicos si el embarazo ya se ha producido

d. Es eficaz una vez que el cigoto se ha implantado

421. La placenta humana es la encargada de sintetizar tanto hormonas placentarias proteicas como esteroideas. Sobre la gonadotropina coriónica humana (HCG), es FALSO:

a. Se detecta en sangre materna tras la implantación y en orina a partir de la semana 5

b. Es la hormona encargada de mantener el cuerpo lúteo

c. Consta de 2 subunidades: subunidad a que es específica y la subunidad R que es inespecífica

d. Los niveles de secreción de esta hormona alcanzan su pico máximo alrededor de la semana 10

422. En una sala de partos, a la hora de efectuar la ventilación con presión positiva con bolsa autoinflable, la matrona estará atenta a los signos que se relacionan con la ventilación eficaz del neonato, entre los que NO están:

a. Ritmo de ventilación entre 20-30 por minuto

b. Expansión torácica bilateral simétrica del neonato

c. Máscara de ventilación que cubra la nariz, boca y mentón del neonato

d. Neonato en posición de olfateo

423. Qué tipo de gestación patológica tiene como síntoma la tetania uterina:

a. Placenta previa

b. Mola hidatídica

c. Embarazo ectópico

d. Desprendimiento prematuro de la placenta normoinserta

424. Sección de un artículo científico en el que se analizan críticamente los hallazgos de nuestra búsqueda bibliográfica y se justifica la pertinencia de nuestra pregunta de investigación según el estado actual de los conocimientos y otros estudios realizados sobre el tema:

a. Introducción b. Material y métodos
c. Resultados d. Discusión

425. En la preparación de un parto domiciliario se recomienda realizar una visita al domicilio de la gestante antes de la semana 37 para llevar a cabo estas actuaciones, EXCEPTO:

a. Comprobar el material necesario para el parto, que la gestante y la pareja deben disponer

b. Obtener la firma de la gestante y su pareja del consentimiento informado para la atención al parto en casa

c. Definir un plan de traslado hacia un centro sanitario

d. Actualizar la historia clínica

426. Los infartos placentarios:

a. Son zonas de necrosis isquémica vellositaria

b. Inicialmente son de color amarillento

c. Los infartos antiguos son rojos

d. Aunque sean de poca extensión y periféricos se asocian con patología materna

427. La Planificación Sanitaria es un proceso contínuo para alcanzar objetivos en salud y viene definida por los siguientes elementos, EXCEPTO:

a. Establece orden de prioridades

b. No es un proceso multidisciplinar

c. Condicionada por el entorno político

d. Sentido prospectivo: la planificación mira hacia el futuro

428. El test combinado para la detección de cromosopatías 18 y 21 entre las semanas 11 y 13+6 de gestación, tiene en cuenta la combinación de estos parámetros, EXCEPTO:

a. Edad materna

b. Alfafetoproteína (AFP)

c. Proteína plasmática A asociada al embarazo (PAPP-A)

d. Translucencia nucal

429. Los factores de protección de la leche materna se encuentran en:

a. La fracción emulsión de la leche

b. La fracción suspensión de la leche

c. La fracción solución de la leche

d. a y c son correctas

430. NO constituye un factor de riesgo para el cáncer de endometrio:

a. Uso prolongado de anticonceptivos hormonales orales

b. Diabetes

c. Síndrome de ovario poliquístico

d. Terapia con tamoxifeno

431. Respecto al desarrollo embrionario:

a. La circulación útero placentaria se inicia en la cuarta semana
b. La notocorda define el polo craneal del embrión y servirá de base al futuro bulbo raquídeo
c. La gastrulación comienza a mitad de la cuarta semana
d. La fusión de los pliegues neurales se inicia en la zona craneal

432. Una madre que amamanta debe:

a. Realizar una dieta variada, aunque tendrá que excluir el alcohol, los excitantes y los lácteos
b. No realizar ejercicio ya que produce una disminución clara en la cantidad de leche producida
c. Evitar un próximo embarazo con preservativos, ya que los demás métodos de planificación están poco recomendados
d. Realizar la higiene de las mamas junto con el resto del cuerpo. Es suficiente con la ducha diaria

433. Sobre la mastopatía fibroquística:

a. Es una alteración de la glándula mamaria provocada por una alteración de la relación estrógenos/progesterona, con un aumento real de progesterona o disminución de estrógenos
b. Representa aproximadamente el 70% de la patología benigna de la mama
c. En el desarrollo evolutivo de la enfermedad, hay una primera fase, la etapa hormonal, en la que no suele aparecer todavía el dolor o mastalgia
d. El tratamiento farmacológico para combatirla se basa en corregir el déficit de estrógenos y el exceso de progesterona

434. Según el Código deontológico de la enfermería española:

a. La participación del personal de enfermería en la Planificación Sanitaria se ejercerá a través de la ejecución de los planes y no en la elaboración de los programas locales concretos
b. La adquisición de conocimiento del profesional de enfermería especializada, termina con la obtención del título especialista
c. La enfermera/o debe asumir individual y colectivamente la responsabilidad de educación de la Enfermería a todos los niveles
d. La valoración de las necesidades de aprendizaje de la enfermera/o, debe hacerla la Institución en la que trabaja y no la propia enfermera/o

435. Es FALSO:

a. Infertilidad es la incapacidad de tener descendencia cuando si hay fecundación
b. Se considera aborto recurrente cuando hay 3 o más seguidos o 5 intercalados
c. La infertilidad es la incapacidad para llevar a término un embarazo
d. El factor de riesgo más importante para la infertilidad es la edad

436. Sobre la interrupción voluntaria de la gestación mediante fármacos:

a. Al no existir aspiración intrauterina no precisa administrar gammaglobulina post aborto en caso de Rh negativo en la gestante
b. El fármaco más comúnmente utilizado es la mifepristona 200 mg en dosis única
c. El analgésico de elección será ácido acetil salicílico
d. Precisa un control posterior ecográfico en unos 10-14 días para comprobar evacuación uterina

437. Sobre la variabilidad de la Frecuencia cardiaca fetal (FCF):

a. La variabilidad de la FCF depende entre otras cosas de: oxigenación fetal, fases de reposo fetal y glucemia materna
b. La variabilidad a corto plazo tiene influencia del sistema nervioso simpático
c. La variabilidad a largo plazo tiene influencia del sistema nervioso parasimpático
d. Las tres son correctas

438. Marta desea alimentar a su RN con lactancia materna, pero padece tuberculosis pulmonar activa:

a. Debería alimentar a su hijo con leche artificial hasta su curación total
b. Debería usar mascarilla hasta dejar de eliminar el bacilo
c. Debería extraerse la leche y administrársela a su hijo con jeringuilla o vasito
d. La tuberculosis pulmonar activa, así como la Hepatitis C, contraindica la lactancia materna en países desarrollados

439. En nuestra consulta de matrona del centro de salud recibimos a una niña de 14 años acompañada por su madre, preocupada porque desde que le vino la regla por primera vez con 13 años, y tras un año con regias mes a mes, la niña lleva más de dos meses en que NO tiene la regla, cuál sería nuestra primera actuación:

a. Nada, las tranquilizamos al explicarles que son normales los ciclos irregulares en los primeros dos años tras la menarquia
b. Derivaremos al servicio de ginecología para un estudio más exhaustivo de su caso
c. Orientar la entrevista a descubrir si la menor ha iniciado relaciones sexuales y en caso afirmativo ofertar test de embarazo
d. Hacer una toma citológica

440. Cuál NO se incluye dentro de la enfermedad trofoblástica maligna:

a. Hiperpiasia trofoblástica difusa
b. Mola invasiva
c. Coriocarcinoma
d. Tumor trofoblástico del lecho placentario

441. Actividad deportiva adecuada durante el embarazo:

a. Deporte de combate
b. Esquí alpino
c. Submarinismo
d. Bicicleta estática

442. Secundípara de 28 años acude a tu consulta para solicitar anticonceptivo. Tiene un atecedente de accidente cerebrovascular. Según la OMS qué método le recomendaremos por presentar un criterio de elegibilidad más BAJO:

a. DIU de Levonogestrel   b. DIU de Cobre
c. Parche Anticonceptivo   d. Anillo vaginal

443. Auscultación fetal intermitente durante la fase activa del parto:

a. Realizar siempre con ultrasonido Doppler
b. Llevar a cabo durante 15-30 seg. como mínimo, después de cada contracción
c. Realizar al menos cada 15-30 minutos durante todo el proceso
d. Será al menos cada 5-15 minutos durante el periodo expulsivo

444. En el 5° congreso Mundial de Medicina Perinatal [2001, Barcelona] varias sociedades nacionales e internacionales de obstetricia y neonatologia firmaron la 'Declaración de Barcelona sobre los derechos de la madre y el recién nacido', entre los que NO está:

a. El derecho a la maternidad puede ser limitado en base a la estructura social
b. Toda mujer tiene derecho a participar en los procesos (diagnósticos y/o terapeúticos) que le afecten a ella y a su hijo
c. Todo recién nacido tiene derecho a una filiación y a una nacionalidad
d. Todo recién nacido tiene derecho a que su vida no se ponga en peligro por razones culturales, políticas o religiosas

445. La estrategia de prevención más efectiva para el cribado del Estreptococo del grupo B (SGB) es toma del exudado vagino-rectal a...:

a. todas las gestantes
b. todas aquellas con infección urinaria
c. todas aquellas entre las semanas 35 y 37
d. todas aquellas con embarazos anteriores portadoras de SGB

446. Vanesa acude a un centro de planificación familiar en busca de Anticoncepción de Emergencia a las 8 horas de una relación sexual sin protección. Le recomendarías:

a. Acetato de ulipristal en una sola dosis de 30 mg
b. Levonorgestrel 1,5 mg
c. DIU de Cobre
d. Cualquiera de los tres

447. Sobre el vaginismo, es FALSO:

a. Se define como aparición persistente o recurrente de espasmos involuntarios de la musculatura del tercio externo de la vagina que interfiere el coito
b. Está indicado realizar una exploración cuidadosa buscando lesiones en la zona
c. Están contraindicados los ejercicios del suelo pélvico, ya que aumentarían el tono de la zona y agravarían el problema
d. El entrenamiento en relajación es un recurso recomendable

448. Sobre el parto domiciliario, es FALSO:

a. En la guía práctica de la OMS 'Cuidados en el parto normal' (WHO, 1996), se afirma que las mujeres con gestaciones de riesgo deberían poder dar a luz donde se sientan más seguras

b. La formación continuada en aspectos como emergencias obstétricas o reanimación neonatal es fundamental para las matronas que asisten partos domiciliarios

c. Es esencial que la información sea objetiva e incluya las ventajas y desventajas del parto en casa

d. La planificación de un parto en casa debería tener en cuenta las necesidades individuales de cada mujer y familia

449. Si descomponemos esta pregunta clínica: ¿Las lactantes se beneficiarían de la utilización del cardo mariano como galactogogo frente a su no utilización en el aumento de producción láctea?, según el sistema PICO, la O se corresponde con:

a. El resultado (aumento de producción láctea)

b. La intervención (uso de cardo mariano)

c. El diagnóstico (hipogalactia)

d. La hipótesis (su uso es beneficioso)

450. Corresponde a un nivel 'Secundario' de prevención:

a. La inmunización antirrubeólica en niñas antes de la pubertad

b. La suplementación con folatos pre y postconcepcional

c. El diagnóstico prenatal

d. Evitar la ingesta de sustancias tóxicas durante el embarazo

451. Principio bioético que hace referencia a la actuación de la Institución Sanitaria:

a. Autonomía

b. Beneficiencia

c. Justicia

d. Universalidad

452. Sobre la infección por el Virus del Papiloma Humano (VPH). Es FALSO:

a. Las vacunas frente al VPH son efectivas prácticamente al 100% para prevenir la infección por los genotipos 16 y 18

b. La infección por los genotipos 6 y 11 del VPH están relacionados con la aparición de condilomas acuminados

c. La familia del VPH dispone de más de 150 tipos virales

d. La metaplasia producida en el cérvix por transformación del epitelio cilíndrico en epitelio escamoso requiere de estudio mediante colposcopia y biopsia

453. Sobre el embarazo prolongado, es FALSO:

a. El diagnóstico se basa en una correcta datación de la edad gestacional por ecografía

b. Puede estar ocasionado por situaciones que conllevan un déficit de los niveles de sulfatasa placentaria

c. Mayor frecuencia de policitemia fetal

d. Aumento de la reserva de glucógeno hepático fetal

454. Los profesionales sanitarios tienen la obligación de guardar secreto profesional, EXCEPTO:

a. En situaciones que puedan suponer un peligro para la salud pública o para terceras personas

b. En aquellos casos en los que atiendan a personas que hayan podido ser víctimas de delito

c. Cuando el profesional sea requerido para prestar testimonio en un juicio. En este caso, el contenido de la declaración se limitará a fines exclusivamente epidemiológicos

d. Son correctas A y B

455. Según los protocolos de la SEGO NO es indicación de inducción del parto:

a. El embarazo post-término

b. La diabetes gestacional

c. El embarazo gemelar

d. Los estados hipertensivos del embarazo

456. Son habilidades para la escucha activa:

a. Mostrar empatía

b. Parafrasear

c. Resumir

d. Las tres

457. Según describe el PIAM, en la visita de control del embarazo de la semanas 24-28 son responsabilidad de la matrona las siguientes tareas, EXCEPTO:

a. Inclusión en los grupos de educación maternal

b. Valorar la ecografía del segundo trimestre y explicar los hallazgos más significativos a la mujer y su pareja

c. Informar sobre síntomas de parto pre-término

d. Valoración psicosocial

458. En la valoración física, ya sea cefalocaudal o por órganos, aparatos y sistemas, qué cuatro técnicas específicas se emplean, según el pensamiento de Virginia Henderson:

a. Percusión, intensidad, calidad y movilidad

b. Palpación, temperatura, consistencia e inspección

c. Inspección, palpación, percusión y auscultación

d. Localización, simetría, palpación y percusión

459. Cuál de las siguientes estructuras celulares NO forma parte del blastocisto en el proceso de implantación del embrión:

a. Decidua

b. Citotrofoblasto

c. Sincitiotrofoblasto

d. Masa Celular Interna

460. Habilidades para la escucha activa; señale la INCORRECTA:

a. Mostrar empatía

b. Parafrasear

c. Omitir palabras de refuerzo o cumplidos

d. Resumir

461. EN la especialidad de enfermería obstétrico-ginecológica (matrona), NO es un tipo de Evaluación formativa:

a. discontinua

b. mensual

c. anual

d. final

462. En una muerte perinatal, qué frase evitaría decirle a los padres:

a. No me molesta que lloréis

b. Siento lo que os ha pasado

c. Sed fuertes, no lloréis

d. Me imagino cuánto queríais a este bebé

463. Sobre la prevención del tabaco en la gestación:

a. La intervención recomendada en la práctica clínica para ayudar a las embarazadas a dejar de fumar es un protocolo de intervención breve y estructurado en cinco pasos, conocido como 'Las 5 As'

b. La Terapia sustitutiva de nicotina, si se utiliza en mujeres embarazadas, debe hacerse preferiblemente con parches de dosis continua de nicotina

c. Las intervenciones en las que han sido usados materiales específicos de auto-ayuda durante la gestación no han mostrado mejores resultados en ensayos clínicos que aquellas en las que no se utilizaron

d. Ante respuestas del tipo 'seguiré fumando porque fumé en mi último embarazo y mi bebé está bien', respetaremos su decisión y finalizaremos la intervención, registrando los datos en su historia clínica

464. En la circulación fetal, es FALSO:

a. El cierre del agujero oval se produce por un aumento de la presión en la aurícula derecha combinado con descenso de la presión del lado izquierdo

b. En el adulto, el conducto arterioso forma el ligamento arterioso

c. La vena umbilical ya obliterada forma el ligamento redondo del hígado

d. El caudal principal de la sangre de la vena umbilical fluye por el conducto venoso directamente hacia la vena cava inferior sin pasar por el hígado

465. En un parto inesperado, la dilatación es completa y encontramos una presentación de cara, la cabeza fetal hiperextendida y el mentón es posterior (mento-sacro). El pronóstico será:

a. Nunca podrá intentarse un parto vaginal

b. Podrá ser viable un parto vaginal, si el mentón rota a anterior

c. Hay que esperar a que se produzca la flexión de la cabeza y será parto vaginal

d. Si se mantiene esa presentación sin modificar, será necesario instrumentar con fórceps

466. Fármaco que NO se usa en el tratamiento de la amenaza del parto prematuro:

a. Indometacina

b. Simpaticomiméticos (Prepar)

c. Topiramato

d. Bloqueantes de los canales del calcio (Nifedipino)

467. Las glándulas vestibulares mayores. Señale la FALSA:

a. Secretan moco durante la excitación sexual

b. Son dos y tienen un tamaño de 0´5 cm

c. Se sitúan a cada lado del vestíbulo de la vagina

d. Desembocan a cada lado del orificio de la uretra

468. Sintomatología más frecuente en una enfermedad inflamatoria pélvica aguda:

a. Dolor pélvico y poca afectación general

b. Dolor pélvico, náuseas y vómitos intensos

c. Dolor pélvico y fiebre alta en todo caso

d. Dolor pélvico y disuria en todos los casos

469. NO se corresponde con una rotura uterina completa:

a. Intensa actividad uterina

b. Alteraciones de la FCF

c. Hemorragia vaginal, trastornos hemodinámicos maternos y shock

d. Dolor abdominal

470. Según el Manual básico de Obstetricia y Ginecología del Ministerio de Sanidad, Servicios Sociales e Igualdad (2017), es criterio de diagnóstico de preeclampsia severa:

a. Cefalea severa, visión borrosa

b. Proteinuria < de 2 g. en orina de 24 h

c. Creatinina sérica de <1,2 mg/dl

d. TA sistólica 160 mmHg y/o TA diastólica k 100 mmHg en tres determinaciones separadas 3 horas, estando la paciente en reposo en cama

471. La 'Tétrada de Sabin' es un conjunto de signos y síntomas en el recién nacido característico de teratogénesis infecciosa por:

a. Citomegalovirus

b. Toxoplasma gondii

c. Varicela zóster

d. Rubéola

472. Fármaco considerado teratógeno en la gestación:

a. Tetraciclina

b. Penicilina

c. Doxilamina+Piridoxina

d. Paracetamol

473. El desarrollo mamario según Tanner comprende cinco estadios, el estadio 2 corresponde a:

a. Botón mamario

b. Mama adulta

c. Ausencia de glándula mamaria

d. Ninguna de las tres

474. Sobre el Código deontológico de la enfermería española es FALSO:

a. Su cumplimiento tiene carácter obligatorio para todos los profesionales de Enfermería del Estado

b. Su vulneración tiene responsabilidad disciplinaria según los Estatutos de Ordenación Colegial

c. Es un instrumento eficaz para aplicar las reglas generales de la ética al trabajo profesional

d. No es de aplicación para los profesionales enfermeros extranjeros que por convenios o tratados internacionales puedan ejercer ocasionalmente en España

475. El útero didelfo o útero doble se produce cuando:

a. Hay una fusión incompleta de los conductos de Müller en la región fúndica del útero

b. Hay fracaso total de la fusión de los conductos de Müller en la línea media

c. La fusión de los conductos de Müller se ha realizado correctamente, pero ha fracasado la reabsorción del tabique de unión

d. Uno de los sistemas del desarrollo de los conductos de Müller no se desarrolló o lo hace posteriormente

476. Una madre con lactancia materna exclusiva durante dos meses acude a la consulta de la matrona. Nota una disminución de la producción de leche, pero no le duelen los pechos ni tiene fiebre. Mastitis más probable:

a. Aguda

b. Gran ulornatosa

c. Subclínica

d. Subaguda

477. Sobre la menarquia, es FALSO:

a. Aparece cuando el desarrollo mamario se encuentra en estadio Tanner IV

b. Las condiciones sanitarias y de alimentación influyen en la edad de la menarquia

c. La irregularidad de los ciclos es frecuente tras la menarquia

d. Es muy frecuente que no aparezca la primera menstruación hasta los 15 años

478. Por debajo de qué cifra de hemoglobina (gr./dl) ya no estaríamos hablando de 'anemia fisiológica del embarazo' y se consideraría patológica:

a. 11,5   b. 11,0   c. 10,5   d. 9,5

479. Qué es el útero de Couvelaire:

a. Una malformación uterina

b. Una de las complicaciones más severas del desprendimiento prematuro de placenta

c. Una variante fisiológica de la anatomía uterina

d. Un útero miomatoso

480. Sobre el desarrollo embrionario, es FALSO:

a. El período embrionario es la etapa del desarrollo durante la cual las tres capas germinales originan diversos órganos y tejidos específicos

b. A partir del endodermo se originan las glándulas suprarrenales

c. A partir del mesodermo se origina el sistema urogenital

d. A partir del ectodermo se desarrolla el sistema nervioso central

481. Sobre la ovogénesis, es FALSO:

a. Se requiere un proceso de diferenciación celular para obtener gametos funcionales

b. De cada ovocito primario se obtiene un sólo gameto funcional

c. Se inicia en el tercer mes del desarrollo intrauterino

d. Las células resultantes de la ovogénesis presentan tamaños distintos

482. El test de Silverman se utiliza para valorar la dificultad respiratoria en neonatos que presentan algún tipo de dificultad en la respiración y valora 5 parámetros entre los que NO está:

a. Coloración

b. Retracción xifoidea

c. Disociación tóraco-abdominal

d. Aleteo nasal

483. Qué diámetro es mayor:

a. suboccipito-bregmático

b. Submento-bregmático

c. suboccipito-frontal

d. occipito-frontal

484. Sobre la Educación para la salud, es FALSO:

a. Es uno de los instrumentos de la atención sanitaria en general, y en particular de la atención primarla, para conseguir mejorar la salud de la población

b. Aborda el fomento de la motivación, las habilidades personales y la autoestima necesaria para adoptar medidas destinadas a mejorar la salud

c. Las ciencias de la salud y los profesionales sanitarios son los únicos responsables de la educación para la salud

d. Debe responder a las diferentes necesidades de salud que se plantean en nuestras sociedades desarrolladas, con Intervenciones prioritarias en problemas de salud, estilos de vida y transiciones vitales

485. Entre los efectos secundarios y riesgos potenciales del Atosibán NO está:

a. Náuseas y vómitos
b. Atonía y hemorragia uterina
c. Hipoglucemia
d. Cefaleas, mareo, insomnio

486. Los ejercicios de recuperación en el posparto tienen como objetivo la prevención de posibles alteraciones tras el alumbramiento y la recuperación física de la mujer. Sobre los ejercicios de Kegel, es FALSO:

a. Se proponen para la prevención de las disfunciones del suelo pélvico
b. Se trata de ejercicios para fortalecer la musculatura del suelo pélvico con resistencias progresivas
c. Presentan buenos resultados para restaurar la función después del parto y para la prevención de la incontinencia urinaria de esfuerzo
d. Mediante la exploración manual sólo se enseñan los ejercicios de contracción lenta

487. Entre los siguientes diseños o estudios, cuál presenta una mayor calidad y rigor científico:

a. Revisiones sistemáticas de alta calidad de estudios de cohortes o casos controles
b. Estudios no analíticos
c. Opinión de expertos
d. Metaanálisis de ensayos clínicos controlados y aleatorios

488. El test de nitrazina se utiliza ante el diagnóstico de:

a. Crecimiento Intrauterino Restringido
b. preeclampsia
c. rotura prematura de membranas
d. amenaza de parto prematuro

489. El Consejo interterritorial del SNS aprobó en 1987 la implantación del CMBD que, de acuerdo con la recomendación europea, fue formado con cuántos ítems:

a. 16   b. 23   c. 14   d. 8

490. Sobre la lactancia materna en los recién nacido pretérmino:

a. Los pretérminos tardíos suelen perder más peso tras el nacimiento y no debemos preocuparnos por ello
b. La leche materna del prematuro tiene la misma composición que la del niño a término
c. En los grandes prematuros es importante la extracción precoz de calostro para conseguir instaurar la lactancia materna
d. La lactancia materna no ha demostrado disminución de la morbi-mortalidad en este grupo de niños

491. La elección de una cesárea electiva, en una gestante portadora del VIH, sólo se llevaría a cabo si se dan las siguientes circunstancias:

a. Gestante de 34 semanas o menos, sin tratamiento con retrovirales (TARGA)
b. Gestantes con CVP > de 1.000 copias/ml
c. Gestante con incumplimiento terapéutico
d. Todas son ciertas

492. Qué modelo de Fórceps estaría indicado para las distocias de cabeza última en los partos de nalgas:

a. Kjelland   b. Simpson
c. Piper   d. Son correctas B y C

493. En la Tetralogía de Fallot NO encontramos:

a. Comunicación interventricular
b. Obstrucción grave del tracto de salida del ventrículo derecho
c. Acabalgamiento de la aorta sobre el tabique interventricular
d. Hipertrofia ventricular izquierda

494. Para una adecuada recogida de semen, es FALSO:

a. Tener especial cuidado en recoger todo el semen eyaculado y en el frasco proporcionado por el laboratorio, sin necesidad de que sea estéril
b. Abstinencia sexual en torno a los 3 días
c. Obtenerse por masturbación, tras orinar y con un lavado previo de manos y genitales
d. La recogida se hará en el laboratorio preferiblemente; si se hace en casa, el traslado se hará protegiendo la muestra de la luz y de temperaturas extremas, manteniéndolo lo más próximo al cuerpo

495. La farmacocinética es la rama de la farmacología que estudia:

a. las acciones y efectos de los fármacos. Su objetivo es descubrir diferentes interacciones del fármaco a nivel molecular y sus consecuencias en el organismo
b. el mecanismo de acción de los fármacos y el tipo de afinidad que tienen con los receptores
c. el conjunto de procesos que experimenta un fármaco desde su administración hasta su eliminación, incluyendo el análisis de las concentraciones plasmáticas en el organismo
d. la distribución de un fármaco y su eliminación por las diferentes vías

496. Según el programa de salud infantil de la Asociación española de pediatría de AP (AEPAP), en el cribado neonatal de enfermedades congénitas, en qué grupos de riesgo entre los 7 y 15 días de vida se tiene que determinar la TSH por segunda vez? Señale la INCORRECTA:

a. En hijos con madre con patología tiroidea
b. En hijos con Síndrome de Down
c. En prematuros de < de 36 semanas
d. Cuando se han empleado contrastes yodados en algún momento

497. Sobre el diagnóstico y control de la placenta previa, es FALSO:

a. Ante un sangrado vaginal por encima de la semana 20 de gestación, siempre debe sospecharse la posibilidad de la existencia de placenta previa
b. Si en la ecografía de la semana 20 se diagnostica placenta previa por ecografía abdominal se recomienda confirmar el diagnóstico por ecografía transvaginal
c. En mujeres asintomáticas con placenta previa oclusiva se recomienda realizar un control ecográfico alrededor de la semana 36 para establecer el diagnóstico de cara a planificar el manejo posterior del embarazo así como el momento y tipo de parto
d. La ecografía transvaginal es segura como método diagnóstico de placenta previa, incluso en aquellos casos con sangrado activo en el momento de la realización de la ecografía

498. Problemas durante la lactancia:

a. La recomendación es interrumpir la lactancia materna durante 12-24 horas para comprobar si la ictericia del Recién Nacido se debe a la leche materna
b. La alimentación con calostro precoz y a demanda es apropiada para el aparato digestivo del RN pero insuficiente para prevenir la hipoglucemia en el niño a término sano
c. Se considera como normal en recién nacidos a término y sin complicaciones, una pérdida de peso del 3% durante los primeros días de vida si son alimentados con leche de su madre
d. La presencia de un frenillo corto o un frenillo labial puede condicionar la aparición de dolor en los pezones con la succión del bebe

499. El acrónimo HELLP describe una variante de la Preeclampsia (PE) grave y se caracteriza por:

a. Hemolisis
b. Trombocitopenia
c. Enzimas hepáticas elevadas
d. Las tres cosas

500. Sobre la inversión uterina, es FALSO:

a. En el manejo activo del tercer período de parto, la tracción del cordón umbilical debe ser suave y controlada, y cuando el útero no haya empezado a contraerse
b. Entre los principales factores productores de la inversión uterina está la presión sobre el fondo uterino
c. El tratamiento de elección es la reducción manual rápida por vía vaginal
d. En caso de contracción uterina intensa se pueden requerir fármacos relajantes del útero

501 A	526 D	551 C	576 D
502 B	527 D	552 C	577 C
503 D	528 A	553 D	578 D
504 B	529 D	554 C	579 C
505 A	530 D	555 D	580 A
506 D	531 B	556 C	581 B
507 A	532 D	557 C	582 A
508 C	533 D	558 D	583 B
509 C	534 C	559 B	584 C
510 C	535 C	560 C	585 B
511 D	536 D	561 C	586 D
512 D	537 A	562 B	587 C
513 B	538 D	563 A	588 A
514 D	539 B	564 A	589 B
515 A	540 C	565 D	590 C
516 C	541 A	566 A	591 B
517 C	542 D	567 B	592 D
518 D	543 B	568 C	593 D
519 D	544 A	569 B	594 C
520 B	545 A	570 D	595 B
521 D	546 A	571 A	596 D
522 B	547 B	572 B	597 D
523 A	548 D	573 B	598 C
524 C	549 B	574 D	599 C
525 C	550 A	575 B	600 C

FALLOS:

501. Alimentación en el embarazo:

a. En las consultas preconcepcional y prenatal se debe recomendar la ingesta de alimentos ricos en yodo, fundamentalmente lácteos y pescado, así como fomentar la utilización de sal yodada por la mujer durante el embarazo y la lactancia

b. Las necesidades de calcio en la gestante y lactante de 14 a 18 años son de 900 mg/día y en la de 19 a 50 años de 1.000 mg/día en el primer trimestre y en el segundo y tercer trimestre de 1.100 mg/día

c. Que disminuya de forma moderada el consumo de pan, con preferencia integral, arroz, pasta y legumbres

d. Todas son ciertas

502. Sobre las causas de esterilidad femenina, es FALSO:

a. El factor más frecuente de esterilidad son los trastornos ovulatorios

b. El Síndrome del Ovario Poliquístico es la causa más común de ciclos poliovulatorios

c. En un porcentaje importante de mujeres estériles se encuentra algún problema de tipo endocrino

d. El útero septo es la anomalía uterina más frecuente

503. Por debajo de qué cifras se considera una hemoglobina patológica en una gestante hipertensa en el segundo trimestre:

a. 11,5 gr/dl   b. 11 gr/dl
c. 10 gr/dl   d. 10,5 gr/dl

504. Sobre la visita puerperal domiciliaria llevada a cabo por la matrona:

a. Disminuye el número de rehospitalizaciones de los recién nacidos a las 72 h de vida demostrado con un nivel de evidencia científica Grado 1a

b. La visita domiciliaria ha probado su utilidad en la prevención del maltrato infantil

c. Con nivel de evidencia 1a, la continuación de la lactancia materna a las 6 semanas de vida es mayor en los grupos de madres que fueron visitadas en domicilio

d. Existen grandes diferencias en los resultados de morbilidad al comparar la primera visita puerperal llevada a cabo en el domicilio respecto a cuando se lleva a cabo en atención primaria

505. Niveles de acción en las maniobras de reanimación del RN:

a. Estabilización, ventilación, masaje cardiaco y medicación y fluidos

b. Dependerá de las necesidades del recién nacido

c. Cuna de calor, foco de luz, fuente de oxígeno y reloj

d. Equipo de ventilación, equipo de canalización umbilical y medicación

506. Malformación congénita más frecuente en hijos de madre diabética:

a. Urinarias
b. Neurológicas
c. Gastrointestinaies
d. Cardíacas

507. Sobre los procesos infecciosos en el aparato genital femenino:

a. La aparición de 'celulas clue' induce a pensar en una infección por Gardnerella Vaginalis

b. La prueba confirmatoria de vulvovaginitis candidiásica es el cultivo vaginal con torunda con medio tipo Stuart Amies conservada en nevera hasta su procesado

c. La muestra para el diagnóstico de infección por Clamidia Trachomatis será vaginal y se recogerá en medio de transporte adecuado

d. La presencia de leucorrea grumosa blanquecina y olor desagradable es característico de la infección por Candida Albicans

508. Según el Programa de salud infantil de la Asociación española de pediatría de AP (AEPAP), NO se recomienda para prevenir el síndrome de muerte súbita del lactante:

a. La posición de decúbito supino para dormir y prono para jugar

b. Cambios posturales para prevenir el moldeamiento occipital posicional

c. Colchones blandos

d. Evitar el tabaquismo en el hogar

509. Según la Guía de práctica clínica sobre la atención al parto normal del Ministerio, la episiotomía:

a. Debe realizarse siempre en un parto instrumental

b. Debe realizarse de forma rutinaria cuando hay sospecha de compromiso fetal

c. No debe ser realizada de forma rutinaria en desgarro de cuarto grado en parto anterior

d. Debe ser realizada de forma rutinaria en desgarro de cuarto grado en parto anterior

510. Sobre la citología en medio líquido, es FALSO:

a. En la citología en medio líquido el material obtenido se conserva inmediatamente tras su extracción en un medio líquido, normalmente de base alcohólica, que permite su almacenaje y transporte, y la extensión se realiza en el laboratorio

b. Un valor añadido de la citología en medio líquido es que no se utiliza todo el material para realizar el estudio citológico y el material remanente conservado en el liquido de fijación durante semanas a temperatura ambiente permite realizar pruebas complementarias evitando así una nueva toma

c. En los laboratorios, el uso de citología en medio líquido supone un aumento del tiempo de estudio microscópico

d. Esta citología ha permitido desarrollar sistemas de lectura automatizada

511. En los cambios endocrinos que se producen en el puerperio:

a. La progesterona disminuye y aumentan los estrógenos

b. Aumenta la progesterona y aumentan los estrógenos

c. Aumenta la progesterona y disminuye la prolactina

d. Disminuyen los estrógenos y disminuye la progesterona

512. En gestantes con diagnóstico de VIH previo al embarazo, es FALSO:

a. La embarazada debe conocer tanto los aspectos beneficiosos del tratamiento (reducción de la carga viral plasmática y por consiguiente del riesgo de trasmisión vertical) como las posibles repercusiones sobre el embarazo y, a largo plazo, sobre el RN
b. El tratamiento antirretroviral, incluso con niveles bajos de carga plasmática, disminuye la trasmisión vertical por lo que, la gestación es siempre una indicación absoluta para recibir antiretrovirales
c. La paciente no debe lactar a su hijo en el puerperio
d. Las mujeres que reciben tratamiento antirretroviral previo deben suspenderlo en el momento de la concepción

513. Según Rubín (1961) en qué Periodo se encuentra la puérpera que está pasiva y en cierto modo dependiente e inmersa en sus propias necesidades:

a. Periodo de captación
b. Periodo de asimilación
c. Periodo de abandono
d. Periodo informal

514. Sobre el papel de la matrona en la detección precoz y prevención de la violencia de género:

a. El seguimiento del embarazo posibilita el contacto y la relación con las mujeres mensualmente, así la matrona puede observar cualquier signo de alarma e indagar acerca de tal situación
b. En los cursos de educación maternal pueden abordarse temas como la igualdad, corresponsabilidad, sexualidad y violencia
c. En otros ámbitos de la consulta se buscarán indicadores de sospecha en los antecedentes gineco-obstétricos, como ausencia de control de la fecundidad, abortos de repetición, dispareunia, infecciones de transmisión sexual
d. Las tres son correctas

515. Los componentes de los modelos de enfermería son, según Adam:

a. El objetivo de la profesión, el usuario del servicio, el rol profesional, la fuente de dificultad del usuario, la intervención de la enfermera y las consecuencias de la intervención
b. La meta de la enfermera, el paciente, el papel de la enfermera, los problemas del paciente, la actuación del paciente y las consecuencias de las actuaciones de enfermería
c. La descripción de la persona receptora de los cuidados, la afirmación de la meta a alcanzar, la definición de salud, la definición de entorno, la delineación de la calidad de los cuidados
d. Ninguna de las tres

516. Según la SEGO, remedio natural que puede ser útil para tratar las náuseas gestacionales:

a. Lúpulo
b. Melisa
c. Gengibre
d. Espliego

517. Se procede a la toma de una muestra de sangre fetal ante la presencia de un CTG patológico. En función de los resultados obtenidos según el algoritmo de decisión en función de los resultados de pH fetal recogido en la Guía de Práctica Clínica sobre Atención al Parto Normal del Ministerio de Sanidad:

a. Se realiza un primer pH de calota siendo el resultado 7,30 y ante la persistencia de las anomalía en el registro CTG se repite en 30 min
b. Se realiza un pH de calota siendo el resultado de 7,10, la dilatación está completa aunque la presentación es alta por lo que se realiza una prueba de parto, finalizando el expulsivo con la aplicación de un fórceps después de 35 minutos de prueba de parto
c. Se realiza un primer pH de calota siendo el resultado 7,24. Puesto que el registro continúa siendo patológico, se realiza una segunda determinación de pH, siendo el resultado el mismo. El registro durante los siguientes 30 minutos mejora, por lo que no se realiza una tercera prueba
d. Se realiza un primer pH de calota siendo el resultado 7,24. Puesto que el registro continúa siendo patológico, se realiza una segunda determinación de pH, siendo el resultado el mismo. El registro durante los siguientes minutos permanece sin cambios con respecto al que motivó el primer pH, no apareciendo otras anomalías adicionales en el trazado, por lo que se decide extracción fetal urgente

518. El saneamiento y la desinsectación, son medidas de prevención de las enfermedades transmisibles que actúan sobre:

a. El huésped susceptible
b. Los agentes infecciosos
c. La fuente de infección
d. Los mecanismos de transmisión

519. Los ejercicios abdominales recomendados en la gestación tienen varias funciones:

a. Protección del periné
b. Prevenir lumbalgias
c. Mantener una buena postura
d. Las tres son correctas

520. NO es una característica gastrointestinal del prematuro:

a. El déficit de absorción más persistente es el de grasas y vitaminas liposolubles
b. Presenta escasa capacidad gástrica, vaciado rápido y peristaltismo aumentado
c. La prematuridad, por si sola, es el factor de riesgo más importante para la presentación de Enterocolitis Necrotizante
d. La maduración de succión y de su coordinación con la deglución se completa entre las 32-34 semanas

521. La secreción de oxitocina después del parto:

a. Se excreta de forma pulsátil de la glándula pituitaria posterior
b. Causa la contracción de las células mioepiteliales
c. Aumenta con la succión del recién nacido
d. Todas son ciertas

522. Recomendaciones de la OMS para los cuidados durante el parto: para una experiencia de parto positiva, en el período expulsivo se recomiendan técnicas para reducir el traumatismo perineal y facilitar el nacimiento espontáneo. Cuál NO:

a. Masaje perineal
b. No intervención / 'Hands off'
c. Conducta de protección activa del perineo
d. Compresas tibias

523. Según las recomendaciones para la Resucitación 2015 del ERC, sobre la RCP del recién nacido:

a. La ausencia de detección de CO2 exhalado debe hacer sospechar de intubación esofágica
b. La vía intratraqueal o la vía endovenosa se debe utilizar indistintamente para administrar adrenalina
c. La relación compresiones torácicas y ventilaciones debe ser 15:2
d. Si durante la reanimación del recién nacido la frecuencia cardiaca persiste por debajo de 40 lat/min, a pesar de una ventilación adecuada y compresiones torácicas, se puede considerar el utilizar fármacos

524. Según las recomendaciones para la Resucitación 2015 del ERC, en el algoritmo de la RCP neonatal cuál debe ser la SpO2 preductal aceptable a los 5 minutos:

a. 60%
b. 70%
c. 85%
d. 90%

525. Sobre el caput succedaneum de un RN, es FALSO:

a. Se detecta a la palpación (cráneo blando)
b. Es una lesión que puede atravesar las suturas
c. Se produce una hemorragia entre el periostio y el hueso
d. Se reabsorbe en un plazo inferior a 48 h

526. NO corresponde con un patrón funcional según el modelo desarrollado por Marjory Gordon:

a. Nutricional y Metabólico
b. Actividad y Ejercicio
c. Sexualidad y Reproductivo
d. Seguridad y Protección

527. Durante el cribado de hipoacusia neonatal, las dos técnicas que se suelen utilizar son:

a. Potenciales evocados y audiometria tonal
b. Audiometría tonal e impedanciometría
c. Otoemisiones acústicas y audiometría tonal
d. Potenciales evocados y otoemisiones acústicas

528. La leche materna puede tener un olor rancio al descongelarla:

a. Se debe a la acción de una sustancia de la leche que actúa sobre las grasas
b. El calentamiento rápido y la congelación posterior tras la extracción evitan el enranciamiento en muchas ocasiones
c. La leche rancia es perjudicial para el bebé
d. Una vez que tiene olor rancio no se puede hacer nada para eliminarlo

529. Un doble pliegue de corion y amnios forman un anillo que rodea el cordón umbilical en el lado fetal de la placenta, a qué tipo de placenta corresponde:

a. Placenta succenturiada
b. Placenta con inserción periférica del cordón
c. Inserción velamentosa de cordón umbilical
d. Placenta circunvala

530. En la valoración de enfermería de un mujer puérpera según la Fundación para el Desarrrollo de la Enfermería (FUDEN):

a. La presencia de episiotomía se incluye dentro de la necesidad de mantener la higiene corporal
b. El agarre adecuado del lactante se incluye en la necesidad de comer y beber adecuadamente
c. La presencia de hemorroides se incluye en la necesidad de eliminar los desechos corporales
d. Las tres son correctas

531. Sobre el modelo EFQM, es FALSO:

a. Ha desarrollado un modelo de excelencia incorporando las experiencias y aprendizaje de multitud de organizaciones, garantizando que refleja la realidad
b. Se trata de un modelo preceptivo cuyo concepto fundamental es la autoevaluación
c. Se trata de un modelo no preceptivo cuyo concepto fundamental es la autoevaluación
d. Se apoya en el análisis detallado del funcionamiento global del sistema de gest ión de una organización, usando como guía los criterios del modelo

532. Es una complicación que puede tener un hijo de madre diabética:

a. Mayor riesgo de muerte fetal
b. Riesgo de feto con transposición de grandes vasos
c. Riesgo de mielomeningocele
d. Las tres

533. El control prenatal busca:

a. Detectar y tratar precozmente los trastornos acontecidos a lo largo de la gestación
b. Identificar los embarazos que presentan factores de riesgo, facilitando la asistencia obstétrica adecuada
c. Disponer de unos protocolos de asistencia prenatal y su correcta aplicación para el control de la gestación, es esencial en todo programa de salud materno-infantil
d. Las tres son correctas

534. Entre los requisitos específicos de los Centros de Salud que formen parte de las Unidades Docentes para la especialidad de Enfermería Obstétrico-Ginecológica, NO está:

a. Estar acreditado para la formación de especialistas en Ciencias de la Salud
b. Contar con matronas en la plantilla que serán las responsables de la supervisión de la formación del residente
c. Estar ubicados dentro del área urbana que corresponda al Hospital de referencia
d. Disponibilidad de aula para sesiones de educación para la salud

535. El Registro Español de Donantes de Médula Ósea (REDMO):

a. Junto con la Organización Nacional de Trasplantes aconseja el almacenamiento de SCU (sangre de cordón umbilical) en bancos para uso autólogo
b. Sólo recoge datos de las unidades recogidas por donación de médula ósea
c. Realiza búsquedas de unidades de sangre de cordón
d. Se encarga de realizar los controles para descartar cualquier proceso infeccioso de aparición en los primeros 3 meses tras el parto

536. Es FALSO:

a. La posición de bipedestación en el expulsivo produce mayor incidencia de desgarros
b. La posición de cuadrupedia en el expulsivo favorece la rotación del bebé
c. La posición semisentada en el expulsivo mejora el dolor lumbar
d. La posición de litotomía disminuye la tasa de episiotomías al abrir el estrecho inferior

537. En la monitorización fetal NO estresante (MFNE) hablamos de Patrón reactivo cuando existe:

a. Presencia de al menos dos aceleraciones transitorias en el plazo de 20 minutos con amplitud mayor de 15 latidos/minuto y con una duración de al menos 15 segundos
b. Presencia de al menos dos aceleraciones transitorias en el plazo de 40 minutos con una amplitud mayor de 5 latidos/minuto y con una duración al menos de 15 segundos
c. Ausencia de aceleraciones transitorias o presencia de las mismas con duración o amplitud inadecuada
d. Taquicardia o bradicardia mantenida, disminución de la variabilidad, deceleraciones variables prolongadas o tardías periódicas, ritmo sinusoidal o arritmia fetal

538. En qué caso NO está indicada la profilaxis intraparto para la prevención de la infección neonatal por EGB, independientemente de la edad gestacional:

a. Cultivo vaginal y rectal negativo a EGB en la presente gestación (en un cultivo practicado durante las 5 semanas previas al parto) aunque hayan sido positivos en un embarazo anterior
b. Cesárea programada con cultivo positivo a EGB sin comienzo de parto y membranas integras, aunque el cultivo a EGB haya sido positivo
c. Partos en gestación de más de 37 semanas con estado de colonización por EGB desconocido y sin factores de riesgo
d. Las tres son correctas

539. Sobre la diabetes y el embarazo, es FALSO:

a. Aproximadamente hasta un 12% de embarazadas contraen una diabetes gestacional
b. El riguroso control de la glucemia materna por sí solo previene el exceso de peso fetal
c. La hiperinsulinemia fetal inhibe la acción que el cortisol ejerce en la producción de lecitina por las células tipo B del pulmón
d. Es más frecuente la hipocalcemia neonatal en las primeras 24-72 horas tras el nacimiento

540. Según el Estudio Nacional de Eventos Adversos relacionados con la hospitalización (ENEAS), el porcentaje más elevado de eventos adversos está relacionado:

a. con las infecciones asociadas a la asistencia sanitaria
b. con los cuidados
c. con la medicación
d. con el diagnóstico

541. Ley que calcula la frecuencia de que ocurra un embarazo múltiple:

a. Ley de Hellin   b. Ley de Elliot
c. Ley de Müller   d. Ninguna de las tres

542. Tumoración benigna de predominio vascular y que se localiza con mayor frecuencia en el lado fetal de la placenta:

a. Quiste placentario
b. Mola de Breus o trombosis masiva subcoriónica
c. Sarcoma de Ewing
d. Corioangioma

543. Respecto al manejo activo del alumbramiento:

a. La evidencia científica no recomienda el manejo activo del alumbramiento
b. El manejo activo de la tercera etapa del parto acorta su duración
c. El alumbramiento espontáneo o fisiológico acorta su duración
d. El manejo activo del parto aumenta el riesgo de hemorragia posparto

544. Sobre psicología perinatal, es FALSO:

a. Está orientada a la prevención, cuidado, apoyo, diagnóstico e intervención en las familias exclusivamente en el proceso que precede al nacimiento
b. La orientación se focaliza en la promoción de la salud mental en lo relativo a la concepción, embarazo, parto, puerperio y crianza
c. Se hace prevención de patología en salud mental de la mujer durante el embarazo y el puerperio
d. Facilita el establecimiento de un buen vínculo entre la madre y el bebé

545. Entre las modificaciones psicológicas del embarazo, es FALSO:

a. El ritmo sueño-vigilia no suele verse afectado por el estrés originado por cambios en la autopercepción de la mujer
b. La gestación genera ansiedad, ambivalencia y cambios frecuentes de humor, especialmente en el primer y tercer trimestre
c. La gestante se siente especialmente vulnerable por las molestias físicas menores propias de la gestación
d. La depresión postnatal no psicótica es más frecuente si existen antecedentes de trastornos del humor, traumatismo o estrés crónico

546. Ante un cuadro de fiebre en una puérpera:

a. En la anamnesis incluir puntos de dolor, tos y expectoración, sintomatología urinaria y aspecto y olor de los loquios
b. Un hemograma con recuento leucocitario contribuye de forma importante a la valoración del cuadro febril
c. La exploración abdominal y de extremidades inferiores no aporta información relevante
d. Con el tratamiento no se debe incluir la recomendación de reposo en cama

547. La actividad sexual con coito durante el embarazo está contraindicada en los siguientes casos, EXCEPTO:

a. Rotura prematura de membranas amnióticas
b. Embarazo a término
c. Hemorragia genital activa
d. Amenaza de parto pretérmino

548. En qué maniobra de Leopold el explorador se debe situar cara a los pies de la paciente:

a. 1ª   b. 2ª   c. 3ª   d. 4ª

549. Artículo 15 del Código Deontológico de la Enfermería Española: la enfermera garantizará y llevará a cabo un tratamiento correcto y adecuado a todo el que lo necesite...

a. Excepto en los supuestos de riesgo para su propia salud física o psíquica
b. Independientemente de cuál pueda ser su padecimiento, edad o circunstancia
c. Salvo cuando se trate de enfermos jurídicamente declarados peligrosos
d. Las tres son correctas

550. Objetivo principal de la administración endovenosa de sulfato de magnesio a las gestantes en las 30 semanas de gestación que inicien espontaneamente el trabajo de parto:

a. La neuroprotección fetal, reduciendo el riesgo de hemorragia cerebral y lesiones neurológicas del neonato
b. Reduce la incidencia de distress respiratorio del neonato
c. Mejora las reservas energéticas del neonato y contribuye a la termorregulación posterior
d. Las tres son correctas

551. Cuando el punto de guía es el mentón y éste se sitúa en uno de los cuadrantes posteriores de la pelvis, el diámetro subrnentobregmático utiliza uno de los diámetros oblicuas de la pélvis, la evolución en el descenso puede ser rotación a mentoposterior o mentoanterior. Evolución más favorable para que pueda ocurrir un parto vaginal:

a. Rotación a mentoposterior. La presentación rota 45º hacia el sacro, situándose el diámetro de la presentación en relación con el diámetro anteroposterior de la pelvis
b. El parto no es viable con un feto maduro, en cualquiera de las dos variedades
c. Rotación a mentoanterior: La presentación rota 135º hasta situar el mentón debajo del pubis
d. Sólo si el mentón está situado en uno de los cuadrantes anteriores de la pelvis el parto vaginal es viable

552. Sobre la valoración de bienestar fetal, es FALSO:

a. La definición de bienestar fetal es la situación en la que el feto está recibiendo un adecuado aporte de oxigeno y nutrientes necesarios para un correcto crecimiento y desarrollo
b. El objetivo de las pruebas de control del bienestar fetal anteparto es identificar a aquellos fetos que están en peligro, mediante una valoración fetal seriada y sistemática, de tal manera que se puedan tomar las medidas apropiadas para prevenir un daño irreversible o la muerte
c. La vigilancia fetal anteparto ha mejorado de forma significativa el resultado neonatal y se empleará en todas las gestaciones, ya sean de alto o bajo riesgo
d. Cuando decimos que un feto se encuentra en situación de bienestar fetal no podemos asegurar que estemos ante una situación de indemnidad fetal, puesto que existen enfermedades metabólicas maternas y malformaciones congénitas no ocasionadas por un transtorno hipóxico que pueden ocasionar lesiones transcendentales e incluso irreversibles

553. Según la Sociedad Española de Contracepción, NO es un beneficio de la anticoncepción hormonal combinada:

a. Disminuyen el sangrado menstrual por lo que son eficaces en el tratamiento de las menorragias e hipermenorreas de origen funcional, disminuyendo el riesgo de anemia ferropénica
b. El embarazo ectópico es excepcional durante la toma de preparados hormonales combinados como consecuencia directa de la elevada eficacia anticonceptiva
c. La incidencia de la enfermedad inflamatoria pélvica es más baja en usuarias que en no usuarias de anticonceptivos hormonales combinados y los cuadros clínicos son de menor severidad por lo que disminuye el riesgo de hospitalización
d. La vía vaginal evita el primer paso hepático que ocurre con la administración por vía oral, lo que aumenta la síntesis de factores hepáticos procoagulantes

554. Sobre la rubeola, es FALSO:

a. La infección en las 12 primeras semanas de gestación puede comportar graves defectos para el feto
b. El riesgo prácticamente desaparece si la transmisión se produce tras las 20 semanas de gestación
c. Se recomienda el cribado en la primera visita pre-concepcional para evitar el síndrome de rubeola no congénita
d. Ante una embarazada infectada no existe ningún tratamiento para disminuir la transmisión vertical

555. Fisiología de la Lactancia:

a. La glándula mamaria presenta la mayor parte de su morfogénesis durante las etapas de la adolescencia y la edad adulta
b. El estadio 1 de la lactogénesis tiene lugar durante el embarazo, cuando la glándula alcanza un desarrollo suficiente como para producir leche, alrededor de la semana 16
c. El estadio 2 de la lactogénesis se inicia con la producción de cantidades abundantes de leche a partir del parto. Esta fase se asocia a la disminución en las concentraciones de progesterona
d. Las tres son correctas

556. El test de Kleihauer:

a. Es un examen sanguíneo que se practica a la mujer antes del parto
b. Permite detectar hematíes maternos en el feto
c. Permite identificar el riesgo de isoinmunización anti-Rh de la madre
d. Las tres son correctas

557. NO es una de las principales cualidades de los criterios de evaluación de la Calidad según Avedis Donavedian:

a. La validez
b. La disponibilidad en registros
c. Que no sean adaptables a las variaciones entre casos
d. El Rigor

558. Es una guía de valoración crítica de la literatura científica:

a. CASPe
b. Matriz DAFO
c. RAPid
d. Son correctas A y C

559. Defecto que produce una indentación amplia en el fundus, superior a 1 cm, provocando el desarrollo de dos cavidades uterinas más o menos extensas, con un único cérvix y la vagina normal:

a. Útero didelfo
b. Útero bicorne
c. Útero arcuato
d. Útero septo

560. Sobre el método MELA, es FALSO:

a. Consiste en el empleo de la lactancia como protectora contra embarazos no, deseados
b. Puede iniciarse inmediatamente tras el parto
c. Conlleva la condición de que la lactancia se realice sólo durante el día
d. Conlleva la asociación de amenorrea

561. Sobre la oxitocina:

a. Puede ser administrada por vía intravenosa, intranasal, sublingual o intramuscular
b. Su vida media en sangre es de 20 minutos y necesita 60 minutos para alcanzar una concentración plasmática estable
c. Tiene un efecto antidiurético que es evidente a partir de la administración de 20 mU/minuto por vía endovenosa
d. Si se sospecha intoxicación acuosa por la administración de oxitocina no se debe interrumpir su administración ya que se corrige con la infusión de un gran volumen de líquidos sin electrolitos

562. NO es una contraindicación de terapia hormonal sustitutiva(THS):

a. Lupus eritematoso
b. Hipertimidismo
c. Cáncer de Mama
d. Tromboembolismo venoso activo

563. Aborto que se produce en caso de embarazo múltiple y se realiza una reducción selectiva embrionaria o fetal para que los restantes tengan mayor probabilidad de sobrevivir es el aborto:

a. mixto
b. eugenésico
c. ético
d. libre

564. Ante un patrón de desaceleraciones variables en una gestante con bolsa integra y la visualización mediante ecografía de los vasos umbilicales en la zona del Segmento inferior, por delante de la presentación, estaríamos ante una:

a. Procúbito de cordón
b. Prolapso funicular
c. Desprendimiento funicular
d. Laterocidencia de cordón

565. NO constituye un factor de riesgo del desprendimiento prematuro de placenta normoinserta (DPPNI):

a. Rotura prematura de membranas
b. Estados hipertensivos del embarazo
c. Sexo fetal masculino
d. Diabetes gestacional

566. El mejor predictor del Crecimiento intrauterino retardado (CIR) es el estudio Doppler. Entre los siguientes parámetros materno-fetales que se valoran con el Doppler para el seguimiento de los fetos con CIR se encuentra uno que NO posee valor predictivo:

a. Pulsatibilidad de la vena cava inferior
b. Medición del flujo sanguíneo de las arterias uterinas
c. Valoración de la resistencia de la arteria cerebral media
d. Estudio de la vena umbilical

567. Maria ha tenido un parto instrumental con episiotomía en el que evidenciamos tras la salida de la placenta, que sufre un desgarro de tercer grado tipo 'C', es decir, tiene una lesión de:

a. el esfínter externo, mayor del 50%
b. el esfínter externo e interno
c. el esfínter anal y la mucosa rectal
d. el esfínter anal externo, menor del 50%

568. Ante una taquicardia fetal en el Registro Cardiotocográfico, la Matrona deberá:

a. Administrar oxígeno a la madre
b. Realizar tacto vaginal
c. Determinar las constantes vitales maternas
d. Colocar a la gestante en decúbito lateral izquierdo

569. En un RN tratado con fototerapia, se deberá valorar de forma continua la temperatura corporal para detectar signos de:

a. Hemorragia
b. Deshidratación
c. Daño neurológico
d. Retención de líquidos

570. Embarazada de 31 semanas con contracciones dolorosas cada 3-4 minutos, longitud cervical de 19 mm y test de fibronectina (+):

a. Iniciar hidratación intravenosa
b. Tomar muestras para cultivo vaginal y rectal para el despistaje del estreptococo del grupo B
c. Recomendar reposo relativo durante 48 horas y volver a valorarla pasado ese tiempo
d. Son correctas A y B

571. Mujer de 64 años que comenta que hace ya varios meses mancha ligeramente de sangre tras las relaciones sexuales. No hizo revisiones ginecológicas desde que nació su último hijo, la única medicación que toma es un antihipertensivo:

a. Hacer una toma para citología cervical, marcarla como preferente y gestionar una cita para ginecología ya que cualquier sangrado postmenopáusico debe ser evaluado por un facultativo especialista
b. Tranquilizar a la mujer al explicarle que debido a la atrofia vaginal típica de su edad es frecuente un manchado sanguinolento mínimo
c. Recomendarle el uso de lubricantes vaginales con estrógenos y explicarle detalladamente cómo usarlos
d. Cursar una petición para extracción de sangre y hacer un hemograma de control

572. Respecto al desarrollo fetal:

a. La placenta se compone de dos partes: la materna (vellosidades coriónicas), y la fetal (decidua basal)
b. Durante el mes 8, habitualmente los testículos descienden a las bolsas escrotales
c. Durante el mes 3 se forma la grasa parda
d. Durante la vida fetal la sangre circula desde el feto hacia la placenta a través de la vena umbilical

573. La tormenta de ideas como técnica formativa utilizada en educación para la salud es una técnica:

a. de desarrollo de habilidades
b. de investigación en el aula
c. expositiva
d. de análisis

574. Ventaja de las preguntas abiertas en una entrevista clínica:

a. Ahorran tiempo en situaciones de emergencia
b. Limitan la cantidad de información ofrecida
c. Pueden hacer que la persona esquive la pregunta
d. Tienden a conseguir una respuesta más sincera

575. La leche materna puede extraerse y conservarse:

a. A temperatura ambiente durante varios días
b. Refrigerada entre 0 y 4º C hasta 8 días
c. Aconsejando el uso de microondas para calentarla
d. Congelada hasta 10 meses

576. Entre las disfunciones sexuales femeninas según el DSM-5 (Manual diagnóstico y estadístico de los trastornos mentales), NO está:

a. Trastornos del interés/excitación sexual femenino
b. Trastorno orgásmico femenino
c. Trastorno por penetración/dolor génito-pélvico
d. Trastorno por aversión al sexo

577. Zona de aplicación de la ventosa:

a. biparietal o parietomalar
b. occipital
c. posterosuperior de uno de los parietales
d. frontal

578. Se considera ataque contra la libertad sexual:

a. Agresión sexual b. Acoso sexual
c. Explotación sexual d. Las tres

579. Durante el embarazo NO es un factor de riesgo laboral:

a. Estrés psicológico o físico
b. Ruido excesivo
c. Trabajo de menos de 20 horas por semana
d. Ambiente frío

580. El nódulo cutáneo es una reacción local común de la vacunación. Se presenta con bastante frecuencia y se resuelve espontáneamente. Es más frecuente tras la inyección de aquellas vacunas que contienen:

a. aluminio
b. mercurio (Tiomersal)
c. omicina o polimixina B
d. proteínas de huevo

581. Para la extracción de la cabeza fetal en la ayuda manual al parto de nalgas, Maniobra de:

a. Rojas-Lovset b. Mauriceau
c. Mullen d. Bracht

582. Sobre la enfermedad inflamatoria pélvica (EIP), es FALSO:

a. En la EIP se aconseja el DIU como método anticonceptivo
b. El principal objetivo en la EIP es prevenir el daño tubárico que conduce a la esterilidad
c. La clínica más frecuente es dolor pélvico y poca afectación del estado general
d. En la mayoría de las ocasiones está causada por la Neisseria Gonorrhoeae y/o la Clamydia Trachomatis

583. En la tetralogía de Failot, NO encontramos:

a. Comunicación interventricular
b. Hipertrofia ventricular izquierda
c. Obstrucción grave del tracto de salida del ventrículo derecho
d. La válvula aórtica es más grande de lo normal y parece abrirse desde ambos ventrículos

584. Sobre la bioética en Obstetricia y Ginecología, es FALSO:

a. La donación nunca tendrá carácter lucrativo o comercial
b. Se prohíbe la donación con seres humanos con fines reproductivos
c. Toda mujer mayor de 16 años podrá ser receptora o usuaria de las técnicas de reproducción asistida
d. La donación de gametos y preembriones es un contrato gratuito formal y confidencial concertado entre el donante y el centro autorizado

585. La implantación del huevo en las caras laterales del cuerpo uterino confiere al útero de la embarazada una asimetría o irregularidad:

a. Signo de Hegar
b. Signo de Piskacek
c. Signo de Goodell
d. Signo de Selheim

586. La atresia tricuspídea se acompaña invariablemente de las siguientes alteraciones, EXCEPTO:

a. Obliteractón auriculoventricular derecha
b. Persistencia del agujero oval
c. Defecto del tabique interventricular
d. Hipopiasia del ventrículo izquierdo

587. NO es un tratamiento antihipertensivo de elección en la gestante:

a. Nifedipina b. Labetadol
c. Atenolol d. Hidralacina

588. Alteración cromosómica más frecuente en los abortos:

a. Trisomía autosómica
b. Monosomía
c. Triploidía
d. Anomalías estructurales de los cromosomas

589. En la menopausia, por deficiencia estrogénica, se producen frecuentemente sofocos, que se manifiestan a nivel:

a. Genitourinario b. Vasomotor
c. Esquelético d. Cardiovascular

590. Causa la enfermedad de Chagas:

a. Treponema Chagas
b. Vinchuca
c. Trypanosoma Cruzi
d. M. Anopheles

591. En Gestión Clínica por procesos:

a. Entre un 5-10% de los procesos asistenciales son interfuncionales
b. Los elementos de un proceso son: los profesionales, los materiales, los equipos utilizados y los recursos estructurales
c. La mayoría de los procesos hospitalarios son microprocesos
d. Los procesos deben ser individualizados y flexibles, por lo que su resultado es incierto hasta la finalización del mismo

592. La presentación occipito-posteriores:

a. Es más frecuente en las presentaciones deflexionadas
b. Puede producir hipodinamias en el parto
c. Puede producir hiperdinamias en el parto
d. Las tres son correctas

593. Según la SEGO durante el parto de una gestante con VIH positivo se aconseja lo siguiente, EXCEPTO:

a. Mantener las membranas íntegras tanto tiempo como sea posible
b. Evitar maniobras invasivas durante el parto
c. El cordón debe ligarse lo antes posible
d. Nunca se debe administrar tratamiento antirrefroviral a la gestante

594. La primera división celular meiótica en la ovogénesis produce:

a. La oogonia
b. El ovocito primario
c. El ovocito secundario y 1er corpúsculo polar
d. El ovocito maduro y 3 corpúsculos polares

595. Sobre la anemia en el embarazo, es FALSO:

a. Un porcentaje bajo de anemias en embarazo se puede deber a déficit de vitamina B12 o ácido fólico
b. No se le ha relacionado con complicaciones de embarazo como preeclampsia o desprendimiento de placenta
c. El tratamiento consiste en comprimidos o solución inyectada por vía intravenosa de hierro
d. La causa más frecuente de anemia en el embarazo es la anemia ferropénica

596. Sobre el método científico:

a. La aplicación del método científico permite responder a los intereses de toda ciencia y los resultados que se corroboren con este método, permiten la elaboración de teorías y leyes científicas
b. La fase de observación-descripción está centrada en la formulación de hipótesis. Los estudios que dan respuesta a esta fase son observacionales descriptivos
c. La fase analítica-experimental está centrada en la verificación de las hipótesis formuladas a partir de una descripción objetiva y exhaustiva de los fenómenos de salud
d. Las tres son correctas

597. NO es un factor de sospecha de muerte fetal:

a. Desaparición de movimientos fetales
b. Falta de firmeza y elasticidad de las partes fetales a la palpación
c. Líquido amniótico de color marrón
d. Ausencia de latido cardiaco mediante ecografía

598. Efecto secundario más frecuente del óxido nitroso:

a. Somnolencia
b. Fiebre
c. Náuseas y vómitos
d. Alteración del recuerdo

599. La percepción de movimientos fetales por parte del explorador es signo de:

a. presunción del embarazo
b. probabilidad del embarazo
c. confirmación de embarazo
d. vivificación

600. En el diagnóstico de embarazo, alguna de las modificaciones que la matrona puede observar y le ayudan a complementar el mismo, pueden ser (Señale la opción FALSA):

a. Cambios en la coloración del cérvix
b. Cambios en la forma del útero
c. Endurecimiento cervical
d. Aumento del tamaño del útero

601 **D**	626 **A**	651 **C**	676 **C**
602 **A**	627 **B**	652 **B**	677 **A**
603 **C**	628 **C**	653 **D**	678 **B**
604 **D**	629 **C**	654 **B**	679 **D**
605 **D**	630 **B**	655 **D**	680 **B**
606 **D**	631 **B**	656 **D**	681 **A**
607 **B**	632 **C**	657 **D**	682 **A**
608 **D**	633 **A**	658 **D**	683 **D**
609 **C**	634 **B**	659 **A**	684 **D**
610 **B**	635 **C**	660 **D**	685 **C**
611 **C**	636 **D**	661 **B**	686 **C**
612 **C**	637 **C**	662 **A**	687 **D**
613 **C**	638 **B**	663 **C**	688 **D**
614 **C**	639 **D**	664 **B**	689 **A**
615 **D**	640 **C**	665 **A**	690 **C**
616 **B**	641 **C**	666 **A**	691 **A**
617 **C**	642 **D**	667 **B**	692 **A**
618 **C**	643 **D**	668 **C**	693 **A**
619 **A**	644 **C**	669 **D**	694 **C**
620 **C**	645 **A**	670 **C**	695 **D**
621 **C**	646 **B**	671 **B**	696 **B**
622 **C**	647 **A**	672 **C**	697 **D**
623 **D**	648 **B**	673 **C**	698 **B**
624 **D**	649 **C**	674 **C**	699 **B**
625 **A**	650 **C**	675 **A**	700 **A**

FALLOS:

601. NO es un riesgo de protocolizar la pérdida perinatal en las unidades obstétricas según Irving G Leon:

a. Institucionalización de la pérdida
b. Idealización del contacto con el bebé muerto
c. Sermonear a los padres en el duelo
d. Heterogenización de la pérdida

602. Señala cuál de los siguientes es el fundamento de la línea de actuación referente a las buenas practicas asociadas a los cuidados de enfermería:

a. Reducir las úlceras por presión
b. La creación y mantenimiento de sistemas de notificación de incidentes de seguridad y eventos adversos
c. Aumentar la seguridad en el proceso asistencial embarazo-parto-puerperio
d. Prevenir y controlar las infecciones relacionadas con la asistencia sanitaria

603. Cuál de las siguientes hormonas NO aumenta en el embarazo:

a. Calcitonina
b. Hormona Adrenocorticotrópica (ACTH)
c. Gonodotropinas hEpofisarias
d. Gonadotropina corionica.(HCG)

604. El sistema de notificación y aprendizaje en seguridad del paciente (SINASP), es una herramienta creada para (señale la INCORRECTA):

a. Recoger información sobre el incidente
b. Aprender de la experiencia y recomendar 'buenas prácticas'
c. Notificar incidentes relacionados con la seguridad del paciente
d. Analizar sólo los incidentes que ocasionan daño a los pacientes

605. El cuello uterino es el elemento del canal blando del parto que más frecuentemente ocasiona problemas. Son distocias cervicales:

a. Cuando, coincidiendo con una buena dinámica de parto, la dilatación no ha avanzado tras dos horas en el periodo activo del parto o seis horas de inducción sin alcanzar la fase activa
b. Mioma cervical
c. Radioterapia aplicada sobre el cérvix
d. Son correctas B y C

606. Respecto del tratamiento de la infecciones vaginales:

a. El tratamiento de la vulvovaginitis candidiásica se debe realizar siempre, aunque sea una forma asintomática
b. En el tratamiento de la Vaginosis Bacteriana se debe incluir también al compañero sexual
c. El tratamiento de elección para la vulvovaginitis por Trichomona Vaginalis se realiza con geles intravaginales
d. En el caso de tratamiento con metronidazol, la paciente debe ser advertida de la prohibición de consumir alcohol durante el tratamiento y hasta 24 horas tras su finalización

607. Sobre la lactancia, es FALSO:

a. La composición de la leche guarda escasa relación con la dieta de la madre
b. Una madre lactante no puede utilizar anticoncepción de emergencia con levonorgestrel
c. Toda madre debe salir del hospital sabiendo extraerse la leche
d. La leche materna congelada y conservada en un refrigerador tipo combi, puede mantenerse durante más de tres meses

608. NO es un indicador de calidad referido a las enfermedades infecciosas:

a. Administración de corticoides en el shock séptico
b. Infección urinaria relacionada con sondaje
c. Indicación de aislamiento
d. Proteinuria

609. Sobre los cambios hematológicos fisiológicos de la coagulación de la sangre en el puerperio normal:

a. Inmediatamente tras el alumbramiento se produce un aumento brusco del número de plaquetas en sangre, para descender días después
b. El fibrinógeno, el factor VIII y el plasminógeno aumentan rápidamente tras el parto, pero entre el 4º y 6º día del puerperio se produce un descenso hasta alcanzar los niveles preparto
c. Inmediatamente tras el alumbramiento se produce un descenso brusco del número de plaquetas en sangre, para aumentar días después
d. Los niveles de fibrinógeno, el factor VIII y el plasminógeno tras el parto se mantienen en los mismos niveles preparto

610. Sobre la Infección Nosocomial, es FALSO:

a. Se excluyen las complicaciones de las infecciones ya presentes en el momento del ingreso
b. La infección se considera hospitalaria cuando aparezca el 7º día o después del ingreso
c. Cuadro clínico localizado o sistémico causado por la presencia de un agente infeccioso o su toxina, sin que exista evidencia de infección presente o en fase de incubación en el momento del ingreso hospitalario
d. No se excluyen las complicaciones o diseminaciones cuando hay un cambio de patógeno o la sintomatología sugiera la adquisición de una nueva infección

611. Entre las recomendaciones para el cuidado del recién nacido, apoyados en la evidencia científica disponible, NO está:

a. Ofrecer consejo sobre los cuidados del cordón umbilical hasta su caída
b. Aconsejar poner al bebé a dormir boca arriba, advirtiendo que se evite poner al bebé boca abajo ya que aumenta considerablemente el riesgo de muerte súbita del lactante
c. Informar de que en su hogar podría realizar el colecho, principalmente durante las primeras semanas de vida para favorecer el vínculo y especialmente las madres fumadoras
d. Evitar, siempre que sea posible, el uso del chupete durante el primer mes para facilitar el buen inicio de la lactancia materna

612. Cómo se valora la eficacia o seguridad que presenta un método anticonceptivo para prevenir un embarazo:

a. Aceptación
b. Efectividad de uso
c. índice de Pearl
d. Valoración de Pozzi

613. Según el calendario común de vacunación infantil recomendado por el SNS (2014), la vacuna triple vírica se pone a los:

a. 15 meses y 6 años
b. 12 meses y 6 años
c. 12 meses y 3-4 años
d. 15 meses y 3 años

614. Sobre el cáncer de cérvix, es FALSO:

a. Es posible la prevención primaria del cáncer de cuello uterino mediante vacunación frente al VPH (Virus del papiloma humano)
b. La infección por el VPH es un requisito indispensable pero no suficiente para desarrollar cáncer de cérvix invasor
c. En displasias cervicales de bajo grado no se detecta infección por VPH
d. Antes de que aparezca una lesión invasora es posible identificar lesiones precursoras denominadas displasias cervicales intraepiteliales

615. En la gestación gemelar, en caso de contemplar el parto vaginal, ¿es segura la inducción del parto? Seleccione la INCORRECTA:

a. Se han publicado bastantes estudios aleatorios de calidad que sustentan estas afirmaciones
b. El embarazo múltiple no se considera contraindicación para la maduración / inducción del parto
c. Basándonos en la revisión de la literatura, es un proceso que obtiene baja tasa de partos vaginales
d. El embarazo múltiple se considera contraindicación para la maduración / inducción del parto

616. NO es causa de hemorragia del primer trimestre de embarazo:

a. Enfermedad trofoblástica
b. Quistes dermoides
c. Embarazo ectópico
d. Amenaza de aborto

617. Entre las indicaciones de cesárea NO está:

a. Herpes genital activo
b. Una cesárea corporal previa
c. Miomas subserosos
d. Embarazo gemelar monocorial-monoamniótico con los dos fetos en presentación cefálica

618. Las siguientes situaciones anteparto o intraparto hacen necesaria la presencia del equipo de reanimación en la sala de parto, EXCEPTO:

a. Líquido amniótico teñido de meconio
b. Presentación fetal anormal
c. Rotura de membrana de más de 24 horas
d. Antecedentes de complicación perinatal

619. Sobre recomendaciones en anticoncepción para una púerpera con lactancia materna:

a. Puede utilizarse un DIU liberador de levonorgestrel a partir de las 4 semanas posparto
b. Se puede usar anticoncepción hormonal combinada con anillo vaginal a los 3 meses posparto
c. Debe evitar la píldora de progesterona hasta los 6 meses posparto
d. Ninguna de las tres

620. María, gestante de 8 semanas nos llega a la consulta. En la anamnesis nos dice que su gestación fue lograda por FIV más ICSI. De que tipo de técnica de reproducción asistida se trata:

a. Fecundación in Vitro con ovodonación
b. Inseminación de espermatozoides en el interior del útero de la mujer
c. Fecundación in Vitro con inyección intracitoplasmástica del espermatozoide dentro del óvulo
d. Fecundación in Vitro con óvulo vitrificado

621. Sobre el Virus del papiloma humano (VPH):

a. Entre los subtipos de VPH considerados de bajo riesgo oncogénico los tipos 16 y 18 están implicados en la aparición de verrugas genitales. La infección por este genotipo rara vez evoluciona a malignidad
b. Entre los subtipos de VPH considerados de alto riesgo oncogénico destacan los tipos 6 y 11 implicados en el cáncer de cuello, vagina, vulva, pene, ano y orofaringe
c. La coilocitosis es la manifestación citológica clásica de la infección por virus del papiloma humano (VPH) en las células del epitelio cervical
d. Todas son ciertas

622. En el puerperio, a partir de cuántos días postparto comienza la regeneración hormonal del endometrio:

a. 45
b. 35
c. 25
d. 10

623. En el parto de una gestante consumidora de drogas se aconseja:

a. La analgesia epidural para el tratamiento del dolor
b. La administración de opiáceos via endovenosa para el control del dolor
c. La administración de metadona para prevenir el síndrome de abstinencia, ya que éste, en el curso del parto, puede tener un efecto desfavorable sobre el feto
d. Están aconsejadas A y C

624. Entre las causas maternas de aborto espontáneo NO está:

a. Malformaciones uterinas
b. Trabajo nocturno
c. Edad materna
d. Anomalías genéticas

625. NO forma parte del canal blando de parto:

a. El cuerpo uterino
b. El segmento inferior del útero
c. El cuello uterino
d. La vagina

626. Sobre la asistencia al parto prematuro, es FALSO:

a. Existe evidencia científica de que la episiotomia amplia disminuye la hemorragia intraventricular del recién nacido
b. Si es necesario abreviar el expulsivo, es preferible hacerlo con fórceps o espátulas
c. Se retrasará en lo posible, el pinzamiento del cordón umbilical
d. Se intentará evitar la extracción manual de placenta

627. Complicación más frecuente en el recién nacido de madre diabética:

a. Hiperglucemia
b. Hipoglucemia
c. Hipotermia
d. Hipotiroidismo

628. Según el RDL 9/2014, de 4 de julio, respecto a los tests de laboratorio requeridos en la evaluación de los donantes de sangre de cordón, se analizará:

a. La sangre de cordón
b. La de cordón y la del neonato
c. La de cordón y la dc la madre
d. Los tres tipos

629. NO implica riesgo de desarrollar una macrosomía fetal:

a. Obesidad materna

b. Excesiva ganancia ponderal durante el embarazo

c. Hiperémesis gravídica

d. Diabetes materna mal controlada

630. Qué definición es FALSA:

a. Vaginismo: brusca contracción de la musculatura perivaginal que cierra el orificio vaginal ante cualquier intento de penetración

b. Disfunción orgásmica: Incapacidad para experimentar deseo o tener sensaciones placenteras

c. Frigidez: incapacidad para disfrutar de las relaciones sexuales

d. Dispareunia: Dolor asociado a las relaciones sexuales

631. Grado en el que un estudio epidemiológico proporciona resultados similares cuando se realiza varias veces:

a. Validez

b. Fiabilidad

c. Exactitud

d. Especificidad

632. NO es un síntoma frecuente en los pródromos de parto:

a. Presión hipogástrica

b. Calambres en ingles

c. Disminución de la frecuencia de micción

d. Contracciones irregulares percibidas como molestas

633. Algoritmo de actuación ante una rotura prematura de membranas (RPM) entre las semanas 32-37:

a. Si existe madurez fetal, inducción con antibióticos

b. Si no existe madurez fetal, antibióticos, corticoides e inducción inmediata

c. Tocolíticos y antibióticos

d. Antibióticos y conducta expectante

634. NO constituye un objetivo de la Educación para la Salud:

a. informar a la población sobre formas para mejorar o proteger la salud, así como del uso eficaz de los servicios de asistencia médica

b. Prestar asistencia sanitaria esencial basada en métodos y tecnologías prácticas puestas al alcance de todos los individuos

c. Favorecer cambios en el medio ambiente que faciliten condiciones de vida y conductas saludables

d. Motivar a la población para la adquisición hábitos más saludables

635. Según el Protocolo para el Control prenatal del embarazo normal, de la SEGO (2017): Cribado universal serológico en la primera consulta del embarazo:

a. Rubeola, Sífilis, Hepatitis C

b. Rubeola, Sífilis, Toxoplasma, VIH

c. Rubeola, Sífilis, Hepatitis 5, VIH

d. Rubeola, Sífilis, Test de Chagas, VIH

636. En la exploración física del recién nacido, pueden aparecer signos potenciales de alarma:

a. Ictericia en las primeras 24 h

b. Petequias que no desaparecen a la presión

c. Manchas en la piel color café con leche

d. Los tres son signos de alarma

637. Qué movimiento entre los huesos de la pelvis se considera intrinseco sagital:

a. Abducción Ilíaca

b. Aducción Ilíaca

c. Nutación Sacra

d. Rotación interna Ilíaca

638. La diferenciación de los genitales femeninos:

a. Ocurre en la semana cuatro

b. Es evidente durante la novena semana

c. No ocurre hasta la semana 12

d. Ninguna de las tres

639. Entre las coagulopatias congénitas en la gestación, la deficiencia de Factor XI es una de las más frecuentes:

a. La mayoría de las gestantes que las padecen suelen tener problemas hemorrágicos en el parto

b. Un 50% de las gestantes que las padecen tienen problemas hemorrágicos en el parto

c. Un 20% de las gestantes que las padecen tienen problemas hemorrágicos en el parto

d. La mayoría de las pacientes que las padecen no suelen tener problemas hemorrágicos en el parto

640. En la elaboración de un protocolo de cuidados de enfermería Obstétrico-ginecológica, la fase donde se determina y seleccionan las intervenciones adecuadas para ayudar a la mujer es:

a. El diagnóstico que prioriza las necesidades

b. Valoración de las necesidades insatisfechas

c. Planificación de los cuidados

d. Ejecución de los cuidados

641. Ante una gestante con pezones invertidos antes del parto:

a. No es necesario ningún tipo de información sobre lactancia antes del parto, pues podemos estar influyendo negativamente en su decisión

b. Debemos explicarle que la lactancia será muy dificultosa y que debe adquirir pezoneras para iniciarla

c. Nos plantearemos la necesidad de valorar la funcionalidad del pezón tras el parto una vez se inicia la lactancia

d. Le recomendaremos los ejercicios de Hoffman para estirar y sacar hacia fuera el pezón, dada su evidencia de eficacia si se realizan al menos tres semanas antes del parto

642. El cribado es un test muy utilizado en salud reproductiva. Su uso bien aplicado requiere comprobar previamente algunas premisas:

a. La enfermedad a la que se dirige debe ser una importante causa de mortalidad e incapacidad

b. Los test usados en el screening deben ser aceptados por la población a la que van dirigidos

c. Debe asegurarse un seguimiento de los positivos encontrados

d. Las tres son correctas

643. Agente teratógeno relacionado con malformaciones humanas:

a. Litio

b. Vitamina A

c. Rubeola

d. Todos son agentes teratógenos

644. Según las Recomendaciones de la OMS sobre prácticas seleccionadas para el uso de anticonceptivos de 2018, la anficoncepdón en los adolescentes se caracteriza por:

a. A nivel mundial toda la población adolescente tiene acceso adecuado a la información y a los servicios de anticoncepción necesarios para proteger su salud y sus derechos sexuales y reproductivos

b. La edad en sí constituye una razón médica para negar cualquier método a las y los adolescentes

c. Es posible que los adolescentes no accedan a los servicios de anticoncepdón por temor a que no se respete su confidencialidad o a ser juzgados por los profesionales de la salud

d. Las y los adolescentes, con o sin pareja, toleran más los efectos secundarios y, por lo tanto, presentan bajas tasas de suspensión

645. La dieta idónea en la gestante diabética debería contener:

a. 30 kcal/kg del peso actual de la gestante en mujeres con peso normal

b. 30-40% de proteínas

c. En la cena se tomará el 12,5% de las calorías diarias

d. Las tres son correctas

646. Cuál es una contraindicación relativa para la extracción Y donación de sangre del cordón umbilical (DSCU):

a. Volumen recogido inferior a 100 ml

b. Líquido amniótico meconial

c. Fiebre materna superior a 38°

d. Ninguna de las tres

647. Sobre la evaluación de la eficacia, siempre que sea posible será:

a. Experimental y realizarse mediante ensayos clínicos aleatorizados

b. Lo ideal es llevarla a cabo con estudios analíticos observacionales

c. A través de estudios de casos y controles

d. Considerando el coste económico que supone

648. A lo largo del conocimiento epidemiológico se han desarrollado diferentes modelos causales. Dentro del modelo multicausal:

a. La causa se presenta como necesaria y suficiente para la enfermedad: siempre que exista causa se producirá inevitablemente enfermedad

b. Para explicar la interacción causa-efecto se utilizan modelos ecológicos como: el triángulo epidemiológico, el laberinto causal y la rueda de interacciones

c. El laberinto causal consta de tres componentes: huésped, ambiente y agente

d. El triángulo epidemiológico consta de un huésped con un núdeo ocupado por factores genéticos y un entorno formado por tres sectores: biológico, social y físico

649. La epidemiología, según Armijo, es una ciencia compleja al nutrirse de ciencias:

a. Biológicas, genéticas y humanitarias
b. Sociales, humanitarias y estadísticas
c. Biológicas, matemáticas y sociales
d. Estadísticas, biológicas y humanitarias

650. Músculos del periné femenino que forman el diafragma pélvico:

a. Isquiocavernoso, transverso superficial, esfínter estriado del ano, y constrictor bulbo-vaginal

b. Esfínter externo de la uretra y transverso profundo

c. Elevador del ano e isquicoxígeo

d. Los del plano superficial y medio

651. La placenta de inserción marginal:

a. El cordón está insertado al borde marginal de la placenta

b. Esta inserta a dos centímetros del OCI

c. Llega justo al borde del OCI (orificio cervical interno) pero no lo sobrepasa

d. No permite un parto vaginal

652. En la entrevista clínica:

a. La matrona debe realizar preguntas cerradas, que requieran una respuesta 'si' o 'no', para no perder tiempo en información no relevante

b. Establecer un contacto visual directo con la mujer, a no ser que esto sea inaceptable para su cultura

c. No es necesario realizarla en un lugar privado, tranquilo y libre de distracciones

d. Aclarar la terminología puede resultar incomodo para la mujer

653. Sobre la lactancia materna:

a. Para el tratamiento de los pezones planos o invertidos se recomienda realizar ejercicios de Hoffman durante el embarazo

b. Una embarazada que está lactando a su hijo debería abandonar la lactancia por la posible elevación de los niveles de oxitocina y el desencadenamiento de una amenaza de parto pretermino

c. El tratamiento del hipotiroidismo no interfiere con la lactancia, pero sí está contraindicada la lactancia materna si la mujer precisa tratamiento con antitiroideos

d. El síndrome de Sheehan causa fracaso de la lactancia en prácticamente todos los casos

654. Es un factor que retrasa la involución uterina en el puerperio:

a. Deambulación precoz
b. Multiparidad
c. Lactancia materna
d. Expulsión completa de restos placentarios

655. NO pertenece a la Comisión Central de Garantía de la Calidad:

a. El Director de Enfermería
b. Los Subdirectores de las Divisiones Médica y de Enfermería
c. Los Presidentes de las Comisiones Clínicas
d. El Director de Gestión

656. Instrumento dirigido a estructurar las actuaciones ante situaciones clínicas que presentan evolución predecible y describe los pasos a seguir y la responsabilidad de los distintos profesionales que intervienen:

a. Guía de Prácticas Clínicas
b. Mapa de Cuidados
c. Protocolo de Atención
d. Vía Clínica

657. Entre las Enfermedades causadas por la reparación defectuosa del DNA NO está:

a. Síndrome de Cockayne
b. Anemia de Falconi
c. Ataxia telangiectasia
d. Síndrome de Prader-Willi

658. Sobre los niveles de prevención sanitaria:

a. La secundaria busca disminuir la incidencia de una enfermedad

b. La primaria actúa en el periodo patogénico

c. La primaria está dirigida a disminuir la progresión de la enfermedad

d. La secundaria persigue impedir el progreso de la enfermedad y prevenir el surgimiento de posibles complicaciones

659. El grado de contractilidad uterina basal entre dos contracciones en el momento del parto se deberá mantener entre:

a. 8-12 mmHg   b. 13-15 mmHg
c. 16-18 mmHg   d. 20-25 mmHg

660. Según los protocolos de la SEGO, cuál NO sería un motivo de indicación de cesárea en un primer parto:

a. Presentación anómala
b. Distocias
c. Riesgo de pérdida del bienestar fetal
d. Elección materna

661. Señale la definición INCORRECTA:

a. Puerperio patológico: aquel en el regreso al estado inicial previo al embarazo se ve dificultado

b. Puerperio inmediato: las primeras 48h tras el parto

c. Puerperio precoz: hasta el 7º día tras el parto

d. Puerperio tardío: desde el 8º día hasta los 40-45 días tras el parto

662. El signo de Homans puede aparecer a la exploración en la:

a. Trombosis venosa profunda
b. Tromboembolismo pulmonar
c. Tromboflebitis filio-femoral
d. Trombosis venosa superficial

663. Sobre la estática fetal:

a. En las presentaciones cefálicas la situación fetal puede ser longitudinal, transversa u oblicua

b. En la presentación podálica se define como nalgas completas cuando las nalgas están en relación con el plano de entrada pélvico, las piernas están dirigidas hacia arriba, adosadas sobre abdomen y tronco

c. La presentación de sincipucio o de bregma es una variedad de presentación cefálica, con una ligera deflexión de la cabeza fetal. El diámetro cefálico que se ofrece a la pelvis es el fronto-occipital

d. En la práctica clínica las referencias fetales que se eligen para la presentación de vértice es el occipucio, para la de cara es la nariz, para las pélvicas es el sacro y para la presentación de hombro es el acromio

664. Ante una sospecha de vaginismo. Qué se valorará en la exploración ginecológica:

a. La conservación de los reflejos perineales y la apariencia de los genitales externos

b. El tono muscular del suelo pélvico en general y el elevador del ano en particular

c. El PH vaginal, el flujo, la turgenda y espesor de la piel

d. La sensibilidad perineal, la radiactividad del esfínter anal y la movilidad cervical

665. La citología:

a. Es el método de elección para la detección de las lesiones premalignas y el cáncer de cérvix

b. Independientemente de que la toma de la muestra sea correcta se obtienen buenos resultados

c. Su eficacia en el cribado poblacional no se ha conseguido demostrar

d. La toma de muestra vaginal es de gran utilidad para el cribado de lesiones cervicales

666. Sobre la betametasona –glucocorticoide más utilizado para la maduración pulmonar fetal–, es FALSO:

a. La dosis es de 6 mg vía intramuscular, administrando una dosis inicial y una segunda dosis a las 24 horas

b. Puede administrarse una segunda dosis a las 12 horas si el parto es Inminente

c. La SEGO recomienda la administración de corticoides antenatales a todas las gestantes con riesgo de parto prematuro entre las 24 y 34+6 semanas

d. Puede considerarse su uso en gestaciones de 23 a 23+6 semanas con riesgo de parto prematuro

667. Sobre la acreditación de tutores de formación especializada en Ciencias de la Salud:

a. El solicitante deberá haber realizado actividades de formación continuada en su área de conocimiento con un mínimo de 80 h (8 créditos de formación continuada del SNS) en los últimos 5 años

b. La acreditación tendrá efecto por un periodo equivalente a la duración del periodo formativo de la especialidad correspondiente, debiendo solicitar la reacreditación al finalizar dicho periodo

c. El solicitante de la acreditación deberá estar en posesión del título de Especialista de la especialidad de la que va a ser tutor y estar en situación de servicio activo en Centros acreditados para la docencia especializada en ciencias de la salud con, al menos, dos años de antigüedad

d. Las tres son correctas

668. Qué modelo de respuesta sexual humana incluye el concepto de 'Deseo' como una de sus fases:

a. Kinsey   b. Masters y Jhonson
c. Kaplan   d. Freud

669. Causa de la pirosis en el embarazo:

a. Aumento de las secreciones gástricas
b. Permeabilidad del cardias
c. Compresión uterina
d. Todas son ciertas

670. Las pautas de consumo de alcohol con bajo riesgo a nivel individual pueden estar asociadas a la aparición de efectos sanitarios y sociales negativos. Es FALSO:

a. No existe un límite de consumo que sea seguro, por lo que el único consumo seguro de alcohol durante el embarazo es cero

b. De todas las sustancias de abuso, el alcohol es de las más peligrosas para el desarrollo fetal

c. El Síndrome Alcohólico-Fetal con una prevalencia aproximada de 1/100 RN vivos agrupa 3 trastornos en categorías diferentes: dismorfia craneofacial, retraso de crecimiento y disfunción del Sistema Nervioso Central

d. El Síndrome de Abstinencia Neonatal es de aparición variable, desde precoz (1-2 horas trasi el parto) hasta tardía (6-10 días postparto)

671. Sobre los fármacos que se utilizan en el tratamiento de la Amenaza de Parto Pretérmino (APP):

a. Una de las pautas aceptadas de maduración pulmonar fetal es: Betametasona, 12 mg vía intramuscular cada 12 horas, dos dosis

b. El Atosiban es un antagonista de la oxitocina

c. La indometacina puede provocar un cierre tardío del conducto arterioso

d. Son ciertas A y C

672. No se considera una prueba diagnóstica de esterilidad o infertilidad:

a. Cariotipo en sangre periférica
b. Biopsia de endometrio
c. Hiperestimulación ovárica
d. Seminograma

673. La monitorización interna de la FCF fetal está contraindicada en los siguientes casos, EXCEPTO:

a. En mujeres seropositivas para la hepatitis B, C, D, E o al VIH

b. Si existe sospecha de trastornos sanguíneos fetales

c. En fetos grandes para edad gestacional

d. Si existen dudas sobre la presentación fetal

674. Es un tipo de muestreo probabilístico:

a. Muestreo en bola de nieve
b. Muestreo por cuotas
c. Muestreo por conglomerados
d. Muestreo de conveniencia

675. En el diagnóstico del embarazo múltiple mediante ecografía, es FALSO:

a. El diagnóstico sólo ha de referirse a la Identificadón al número de fetos

b. El estudio ecográfico en el primer trimestre debe realizarse mediante ecografla transvaginal. Cuando se ven dos vesículas puede asegurarse el diagnóstico de gemelaridad, pero si solamente se visualiza una soia vesícula en 5a e incluso en la 6a semana es posible la duplicación del embrión, antes de que se vea porecografía

c. En el diagnóstico de la gestación bicorial biamniótica nos encontramos que el tabique de separación es ancho y se separa en la zona de contacto con el trofoblasto dando una imagen triangular que ha dado en llamarse 'signo de lambda'

d. En el diagnóstico de la gestación monocorial biamniótica el crecimiento de ambas bolsas comprime el celoma extraembrionario uniéndose las membranas

676. Las publicaciones de colaboración Cochrane a través de 'Cochrane Library' se actualizan cada:

a. Semana
b. Mes
c. Trimestre
d. Año

677. Según la Guía de Práctica Clínica de Atención al Parto Normal en una gestación y parto de Bajo Riesgo Obstétrico (BRO) la auscultación intermitente de la FCF es un método válido y recomendable para el control del bienestar fetal durante el parto:

a. Sí, tanto usando ultrasonidos Doppler como con estetoscopio de Pinar

b. No, porque no nos permite conocer la línea de base de la FCF

c. La auscultación intermitente no supone ningún beneficio respecto a la monitorización continua por lo que no es recomendable en ningún caso

d. No, porque la única manera de conocer el buen estado fetal es la monitorización continúa de la FCF

678. Flujo menstrual infrecuente (ciclos de más de 35 días):

a. Hipomenorrea
b. Opsomenorrea
c. Oligomenorrea
d. Proiomenorrea

679. Según la SEGO, cuándo NO está indicado el uso de una Ventosa:

a. Membranas rotas
b. Dilatación completa
c. Cabeza en III plano
d. Riesgo de pérdida bienestar fetal

680. Qué es el Kernícterus:

a. La ictericia fisiológica del RN
b. Encefalopatía neonatal bilirrubínica
c. Angioma cerebral del RN
d. Ninguna de las tres

681. En el manejo de la eclampsia:

a. Las convulsiones suelen ser autolimitadas, tónico-clónicas y con una duración de menos de cuatro minutos

b. En caso de toxicidad por niveles altos de magnesemia, el tratamiento es administrar 1 gr de gluconato sódico al 10%, via endovenosa en dos minutos

c. La gestación se finalizará siempre por cesarea y de forma inmediata

d. Son correctas A y B

682. Las enfermedades profesionales:

a. Requieren un reconocimiento legal
b. Requieren un elemento inesperado o fuera de control
c. Implican lesiones
d. Ninguna de las tres

683. Requisitos del consentimiento informado:

a. Reconocible: la regla general es la forma escrita siempre

b. El momento en que se presta: un mes antes al inicio de la intervención

c. La capacidad: el paciente que ha de prestar su consentimiento siempre tiene que ser mayor de 18 años

d. Libre: quiere decir libre de vicios ya sea error, violencia o intimidación

684. Sobre el secreto profesional, en qué situación se considera que el profesional de enfermería NO lo viola:

a. En las enfermedades de declaración obligatoria (EDO) y accidentes
b. Cuando el personal sanitario se vea injustamente perjudicado
c. Por imperativo judicial ante un tribunal de justicia
d. Las tres son correctas

685. El Misoprostol, análogo sintético de la PGE1, se puede utilizar para madurar el cérvix e inducir el parto, está contraindicado en qué caso:

a. Registro normal de FCF
b. Presencia de placenta anterior
c. Antecedentes de cicatrices uterinas
d. Presencia de tres contracciones uterinas en 30 minutos

686. Sobre la situación hormonal de la menopausia, señale la FALSA:

a. Leve aumento de secreción ovárica de testosterona
b. Desequilibrio del cociente andrógenos/estrógenos
c. Aumento de los niveles circulantes de estradiol
d. Estrona como estrógeno dominante

687. Según la SEGO, es FALSO: en relación a la distocia de hombros:

a. Es un accidente obstétrico que no se puede predecir ni prevenir
b. No se recomienda la estimación del peso fetal en gestantes de bajo riesgo
c. Se recomienda practicar una cesárea electiva cuando el peso fetal estimado en mujeres diabéticas sea mayor de 4.500 g
d. Se recomienda la inducción del parto en gestantes no diabéticas con sospecha de macrosomía fetal, con el fin de prevenir la distocia de hombros

688. Embarazo y consumo de drogas:

a. En la gestante la marihuana aumenta el riesgo de enfermedades pulmonares como la bronquitis crónica y el cáncer de pulmón
b. Uno de los principales mecanismos fisiopatológicos que explica la toxicidad aguda por cocaina para el binomio materno-fetal es la vasoconstricción de vasos uterinos y fetales
c. El síndrome de abstinencia del recién nacido se asocia generalmente a los opiáceos, se inicia entre las cuatro y las venticuatro horas de vida y la duración suele ser de 8 a 14 días
d. Las tres son correctas

689. La Segunda maniobra de Leopold se realiza para conocer:

a. la posición fetal
b. la actitud fetal
c. la presentación fetal
d. Ninguna de las tres

690. Es contraindicación absoluta para la administración de las vacunas:

a. Prematuridad
b. Reacción leve a dosis de vacunas
c. Hipersensibilidad a algún componente de la vacuna
d. Tratamiento con antibiótico

691. La 'fecundabilidad' es la probabilidad de lograr un embarazo:

a. en un ciclo menstrual
b. tras una inseminación artificial
c. tras una fecundación in vitro
d. tras dos abortos consecutivos

692. El New Ballard Score (NBS) es un test utilizado para valorar la edad del neonato en semanas. En dicho test, la valoración de la madurez física se determina por:

a. La piel, el lanugo, los surcos plantares, las manos, las orejas y los genitales
b. La postura, el signo de la ventana cuadrada, rebote de brazos, ángulo poplíteo, signo de la bufanda y maniobra talón-oreja
c. Disociación toraco-abdominal, tiraje intercostal, retracción xifoidea, aleteo nasal y quejido respiratorio
d. La postura, el tono muscular, el estado sueño-vigilia, los reflejos y el llanto

693. Existen contraindicaciones verdaderas de la lactancia materna en las que se alimentará con fórmula artificial al lactante. Indique en que caso:

a. Formas graves de Galactosemia
b. Madres que son HBsAg positivas
c. Tuberculosis materna
d. Ictericia fisiológica del RN

694. NO son los signos de una buena transferencia de leche:

a. Boca humedecida y deglución audible en el bebé
b. Patrón de succión, deglución y respiración rítmico con pausas periódicas
c. Mamas duras y tensas tras la toma
d. Secreción de leche del otro pecho durante la toma

695. A qué edad es recomendable la vacuna contra el VHP:

a. En el primer año de vida
b. Independientemente de la edad, cuando se comienza a mantener relaciones sexuales
c. Justo después del primer contacto con el virus
d. Antes de su primer contacto con el virus (11-12 años)

696. Son recomendaciones adecuadas para la mujer climatérica todas EXCEPTO:

a. Realizar actividad física ayuda en la prevención de la aparición de osteoporosis
b. Disminuir la ingesta de leche y derivados por el riesgo de aparición de litiasis renal
c. Abandono del hábito tabáquico y del alcohol
d. Utilizar un método anticonceptivo eficaz hasta al menos un año desde la desaparición de las reglas

697. Respecto al fibroadenoma de mama:

a. La termografía es un buen método de diagnóstico aunque no refleja la potencialidad de crecimiento
b. Representa la primera enfermedad mamaria en orden de frecuencia
c. Su diagnóstico se realiza principalmente por citología por punción-aspiración
d. El tratamiento puede ser conservador, en mujeres jóvenes con tamaño de tumor menor a 2 cm. sin crecimiento y con todas las exploraciones negativas

698. Palpación de los ligamentos redondos en tensión, como si fueran cuerdas que tiran del segmento uterino, que aparece en la rotura uterina:

a. Signo de Bandl
b. Signo de Frommel
c. Signo de Pinard
d. Signo de Naegele

699. De las siguientes medidas de prevención, en gestantes con alto riesgo de preeclampsia, cuál tiene evidencia para ser recomendada:

a. Dieta hiperproteica e hiposódica
b. Suplementos de calcio si la dieta es pobre en él
c. Vitaminas C y E
d. Aceite de pescado y otras fuentes de ácidos grasos

700. Entre las malformaciones de la vagina NO está:

a. Ano vestíbular, vaginal o perineal
b. Duplicidad vaginal
c. Atresia vaginal
d. Agenesia vaginal

701 C	726 A	751 B	776 A
702 A	727 D	752 B	777 D
703 D	728 C	753 A	778 A
704 A	729 B	754 D	779 B
705 B	730 B	755 A	780 C
706 C	731 D	756 B	781 A
707 C	732 A	757 B	782 C
708 B	733 C	758 B	783 A
709 D	734 C	759 C	784 A
710 D	735 B	760 B	785 A
711 A	736 D	761 B	786 A
712 C	737 A	762 B	787 B
713 D	738 D	763 C	788 D
714 C	739 C	764 C	789 B
715 C	740 D	765 B	790 D
716 C	741 C	766 A	791 D
717 B	742 C	767 B	792 C
718 C	743 C	768 A	793 D
719 C	744 B	769 A	794 B
720 B	745 D	770 B	795 D
721 A	746 C	771 C	796 C
722 B	747 C	772 B	797 B
723 C	748 B	773 C	798 D
724 A	749 C	774 C	799 A
725 D	750 B	775 D	800 C

FALLOS:

701. Sobre la pubertad, es FALSO:

a. Suele establecerse alrededor de los 10-14 años, se pueden establecer como fechas límites los 8 y 16 años
b. Los cambios que se producen son el resultado de la reactivación del eje hlpotálamo-hipofisiario tras un tiempo de inactivación durante la infancia
c. La aparición de la menarquia significa la maduración del eje hipotálamo-hipofisiario
d. El vello axilar y púbico aparece como consecuencia de la acción de los andrógenos suprarrenales

702. Al realizar una historia clínica a una embarazada:

a. Escucharemos de forma activa y en un ambiente de intimidad para que pueda expresar libremente cualquier problema
b. Debemos seguir un patrón de preguntas para no salirnos de lo que nos interesa
c. Debemos estar más atentas a los antecedentes obstétricos y médicos que a las divagaciones de la gestante
d. No interesa su situación legal o personal

703. Qué información daremos a una mujer sobre el implante subdérmico como método anticonceptivo:

a. Es un método muy efectivo que no ve disminuida su acción por errores de uso, o interacciones farmacológicas
b. Se coloca intramuscular en el bíceps o tríceps del brazo no dominante de la mujer, alrededor de 6-8 cm por encima del pliegue del codo, con una duración de 3 años
c. En caso de tener antecedentes de familiares de primer grado con cáncer de mama no puede ser utilizado
d. Puede ser utilizado si hay antecedentes personales de tromboembolismo venoso

704. Sobre la gestación múltiple:

a. El signo T en la ecografía vaginal es característico de la gestación monocorial
b. El 70-80% de los embarazos múltiples espontáneos son monocoriales
c. El diagnóstico ecográfico de la corionicidad en las gestaciones múltiples es más eficaz a partir de las 15 semanas
d. La división del ovocito entre los días 9 a 12 tras la fecundación conduce a una gestación monocorial biamniótica

705. En el parto vaginal en una paciente VIH positiva NO procede:

a. Se permite el uso de oxitocina
b. Se debe realizar la ruptura prematura de membranas para acelerar el parto
c. Se deben evitar procedimientos invasivos para monitorizar el bienestar fetal
d. La instrumentación del parto se debe realizar en circunstancias muy seleccionadas

706. Capacidad de una prueba para identificar correctamente a los sujetos que padecen la enfermedad:

a. Especificidad   b. Valor predictivo positivo
c. Sensibilidad   d. Valor predictivo negativo

707. Función de las células de Sertoli:

a. Constituir la base para la formación de espermatozoides
b. Realizar la síntesis y secreción de hormonas sexuales
c. Proteger y alimentar las células germinales
d. Promover la diferencia sexual y producción de gametos

708. Afectación hemodinámica moderada en hemorragia postparto (HPP):

a. debilidad y sudoración y una pérdida hemática de 1.500-2.000 ml
b. oliguria y palidez y una caída de la TA sistólica marcada
c. taquicardia y mareo y una pérdida hemática de 1.000-1.500 ml
d. palpitaciones y sudoración y una caída de la TA sistólica profunda

709. Sobre el Coeficiente de correlación de Pearson, es FALSO:

a. Es un método estadístico paramétrico
b. Puede tomar valores entre -1 y +1
c. Requiere para su aplicación criterios de normalidad para las variables analizadas
d. Su valor r =0 indica que la correlación entre las variables es máxima

710. Sobre la infección por virus Zika en mujeres gestantes:

a. Se asocia a un mayor riesgo de microcefalia si se contrae la infección en el primer y segundo trimestre del embarazo
b. La muerte fetal y el crecimiento intrauterino retardado están asociados a contraer la infección en etapas tardías de la gestación
c. Según la OMS hay consenso científico sobre la relación causal entre este virus y la microcefalia y el síndrome de Guillain-Barré
d. Las tres son correctas

711. Sobre la glándula mamaria:

a. La mama es una glándula sudorípara modificada de origen ectodérmico
b. La cola de Cooper es una prolongación de la glándula en la porción superoexterna
c. Los ligamentos de Morgagny dan sostén a la glándula mamaria
d. Los tubérculos de Spencer son glándulas sebáceas de la areola

712. Señale la FALSA:

a. Las Guías de Práctica Clínica (GPC) son un conjunto de recomendaciones desarrolladas sistemáticamente para informar a profesionales y pacientes sobre las decisiones clínicas
b. Para su elaboración se propone una metodología que formule recomendaciones en función del nivel de la evidencia científica
c. Una vez que el grupo elaborador de la GPC dispone de un borrador avanzado es importante llevar a cabo una revisión externa independiente que incorpore a un amplio grupo de profesionales. No es necesario que participen pacientes
d. En la edición de la GPC además de realizar una versión completa, es aconsejable el desarrollo de una versión resumida, una guía rápida e información para pacientes

713. En el metabolismo de los fármacos, es FALSO:

a. Como consecuencia del metabolismo, los fármacos pueden cambiar la actividad farmacológica a otra diferente o bien formarse metabolitos activos con la misma actividad farmacológica, que puede estar aumentada o disminuida o permanecer igual, o bien se forma un metabolito tóxico

b. Hay diferentes enzimas que participan en la oxidación (proceso de metabolización), una de las más importantes es el citocromo P450

c. Durante el embarazo aumentan las concentraciones de progesterona, que inhibe el metabolismo de algunas enzimas microsomiales y por ello hay mayor sensibilidad a los fármacos

d. Hay fármacos que se unen a las proteínas, y la parte libre que queda en plasma es la que se metaboliza. Cuanto mayor es la unión a proteínas, mayor es la velocidad de biotransformación

714. En las infecciones por virus en la gestante:

a. La transmisión de un mismo virus por vía transplacentaria podría afectar a los fetos de varias gestaciones en la misma mujer

b. No se ha demostrado la existencia de una infección vírica ascendente cuando las membranas permanecen íntegras

c. La transmisión de los virus de la madre al feto por vía transplacentaria, sólo se produce cuando coincide la gestación con la primoinfección materna

d. El feto no es objeto de transmisión una vez superada la semana 14

715. Según el Tratado de Fundamentos de Obstetricia de la SEGO las causas de Anomalías Congénitas se dividen en las siguientes EXCEPTO:

a. Factores genéticos
b. Factores ambientales
c. Factores hormonales
d. Herencia multifactorial

716. Estas situaciones que podemos encontrar en un puerperio domiciliario son para derivar, o bien a urgencias, o bien al médico de familia, EXCEPTO:

a. Abdomen doloroso a la palpación más loquios anómalos con aumento del tamaño del útero para el día de puerperio en que nos encontramos

b. Fiebre de más de 38.1° C, más de dos días seguidos, tomada la temperatura por la mañana y por la tarde para mejor valoración

c. Pérdidas de orina después del parto

d. Dehiscencia total de la episiorrafia

717. Según los Criterios de Elegibilidad de la OMS de 2015, para la inserción de un DIU tras el parto:

a. Si la madre está lactando y el DIU es liberador de levonorgestrel, no se debe insertar hasta pasadas 6 semanas postparto

b. Independientemente de lactancia materna, el DIU puede insertarse en las primeras 48 horas tras el parto, salvo que aparezcan signos de sepsis puerperal

c. Un DIU de Cobre puede colocarse en cualquier momento pasados 10 días del parto normal

d. Independientemente de la carga o cantidad diaria de liberación de levonorgestrel, este tipo de DIU no puede utilizarse durante la lactancia materna

718. Sobre los métodos anticonceptivos según la OMS:

a. Es recomendable no iniciar tratamiento con anticonceptivos hormonales orales combinados hasta que la mujer tenga al menos 16 años

b. La colocación del dispositivo intrauterino (DIU) en mujeres menores de 20 años tiene más riesgos que beneficios

c. La mayoría de los estudios muestran una densidad mineral ósea disminuida a lo largo del tiempo entre las usuarias de Acetato de medroxiprogesterona

d. La utilización de la vía vaginal como método anticonceptivo hormonal combinado tiene un índice de infecciones vaginales aumentado

719. Qué medida de frecuencia en Investigación Epidemiológica utilizaremos para conocer el riesgo de padecer una enfermedad:

a. Incidencia
b. Prevalencia
c. Incidencia acumulada
d. Prevalencia añadida

720. En los cambios que se producen durante la menopausia, se encuentran los siguientes, EXCEPTO:

a. Los labios mayores se hacen prominentes y los menores llegan a desaparecer

b. Un descenso del Ph vaginal por disminución del ácido láctico

c. Una piel más fina con menos glándulas sudoríparas

d. Cambios en la voz y sequedad bucal

721. Valores del Test de tolerancia oral a la glucosa (TTOG) que propone como límite la SEGO:

a. 105-190-165-145 mg/dl
b. 95-180-155-140 mg/dl
c. 100-170-160-140 mg/dl
d. 95-185-165-145 mg/dl

722. Sobre el sulfato de magnesio como tratamiento anticonvulsivante en la preeclampsia, es FALSO:

a. Disponer de giuconato calcico en caso de toxicidad

b. Se debe suspender la administración inmediatamente después del alumbramiento

c. Suspender tratamiento si oliguria <30 ml/h

d. El sulfato de magnesio produce vasodilatadón cerebral disminuyendo el vasoespasmo y la isquemia cerebral

723. Los objetivos del control prenatal, señale la FALSA:

a. Prevenir, diagnosticar y tratar las complicaciones del embarazo

b. Aliviar molestias y síntomas menores

c. No incluye detectar enfermedades subclínicas

d. Las tres son correctas

724. La oxitocina es una hormona estimulante de:

a. Fibra muscular lísa del útero
b. Perímetro uterino
c. Fibra muscular estriada del útero
d. Endometrio

725. NO es vía de absorción tópica:

a. Cutánea
b. Ótica
c. Vaginal
d. Sublingual

726. Sobre el climaterio:

a. El cambio hormonal fundamental es la disminución en la producción de estrógenos y progesterona

b. El cambio hormonal fundamental es el aumento en la producción de estrógenos y progesterona

c. Los niveles de FSH y LH en esta etapa suelen estar bajos

d. Los niveles de gonadotropinas hipofisarias permanecen estables

727. La contractilidad global de la musculatura estriada del suelo pélvico se valora según la escala:

a. Escala de Oxford Modificada
b. Laycock método PERFECT
c. Escala de Beck
d. Escala de Oxford Modificada y Escala de la Dra Laycock según el método PERFECT

728. La línea púrpura se relaciona con:

a. El aumento de la vascularización de la vulva y la zona perineal

b. La pigmentación areolar

c. Los signos indirectos del progreso de la dilatación

d. La involución del segmento inferior del útero

729. La implantación del huevo en las caras laterales del cuerpo uterino confiere al útero una asimetría en el tacto vaginal denominado 'Signo de:

a. Noble-Budin
b. Piskacet
c. Hegar
d. Gauss

730. Sobre las Guías de Práctica Clínica, es FALSO:

a. Han experimentado un desarrollo importe en los últimos años
b. La experiencia clínica constituye la mejor evidencia para su elaboración
c. Están basadas en la mejor evidencia científica disponible
d. Se elaboran mediante una evaluación sistemática de la evidencia

731. Sobre las contraindicaciones de la lactancia materna, señale la FALSA:

a. En madres con Herpes Simple, únicamente está contraindicada si existen lesiones herpéticas activas, en los pezones o cerca de ellos
b. En los países en vías de desarrollo, el VIH materno no es una contraindicación para la lactancia materna
c. El riesgo de trasmisión de la hepatitis C a través de la lactancia materna es bajo, sólo se contraindica si la madre tiene una hepatitis activa con sintomatología clínica
d. La metadona es una contraindicación absoluta para la lactancia materna

732. Con independencia del tipo de rotura uterina que se pueda producir en una gestante en trabajo de parto bajo analgesia epidural, los signos cardinales que hacen sospechar de rotura uterina son los siguientes, EXCEPTO:

a. Hipodinamia de instauración brusca tras hiperdinamia
b. Pérdida del plano del feto y su bienestar
c. Hemorragia vaginal
d. Colapso circulatorio materno

733. Motilidad baja (40%) de los espermatozoides en un espermiograma:

a. Hipospermia
b. Oligospermia
c. Astenospermia
d. Azoospermia

734. Si tenemos un Prolapso en Estadio II, nos encontraremos que:

a. El punto más declive del prolapso se encuentra situado a más de 1 cm por encima de los restos del himen
b. El punto más declive del prolapso se encuentra situado a más de 1 cm por debajo de los restos del himen
c. El punto más declive del prolapso se encuentra en el área situada entre 1 cm por encima y 1 cm por debajo de los restos del himen
d. Hay prolapso total. La mucosa vaginal está completamente evertida

735. Durante la dilatación, qué es una 'Hiposistolia':

a. Cualquier anomalía por defecto de la dinámica uterina
b. Contracciones de menos de 25-30 mmHg de intensidad
c. Menos de 2 contracciones en 10 minutos
d. Menos de 8 mmHg de tono basal

736. Sobre los Patrones Funcionales de Gordon, es FALSO:

a. Los Patrones Funcionales de Salud describen una serie de 11 áreas relativas a la salud
b. Tienen un enfoque funcional de desarrollo y cultural que permite su aplicación a todos los ámbitos, especialidades y grupos de edad
c. Los Patrones son configuraciones de comportamientos construidos desde las descripciones del cliente y las observaciones de la enfermera
d. La naturaleza independiente de los Patrones permite entender el resultado de cada patrón individualmente

737. En la asistencia al parto de una gestación gemelar:

a. Debemos diagnosticar la estática de ambos fetos justo al comienzo del parto, pues esto condiciona la vía de finalización
b. La inducción del parto está siempre contraindicada
c. El factor fundamental para indicar la vía de finalización del parto es la edad gestacional
d. Cuando ambos fetos están en presentación cefálica la vía de finalización del parto será la cesárea electiva

738. En una gestante con hipertensión crónica bien controlada los cuidados durante la gestación deben ser:

a. Realizados por su matrona en atención primaria y derivada a segundo nivel si fuera necesario
b. Es un riesgo medio y se controlará en Centros de Atención Especializada (CAE)
c. Tras ser valorada en CAE puede volver a control por su matrona
d. Ninguna de las tres

739. Cuál de las siguientes manifestaciones clínicas NO está presente en el desprendimiento prematuro de placenta normoinserta:

a. Hemorragia
b. Dolor
c. Hipotonía uterina
d. Hipoxia fetal

740. Recomendación de salud que proporcionaremos a la embarazada:

a. Evitar la ingesta de productos elaborados con leche sin pasteurizar para prevenir el contagio por citomegalovirus
b. Evitar compartir comida y cubiertos con niños pequeños para prevenir la infección por listeria monocitogenes
c. Restringir la ingesta de sal y evitar que ésta sea yodada, ya que podría producir una sobrecarga de yodo en el organismo materno si está recibiendo suplementación con yodo
d. Recomendar realizar cinco comidas al día, evitando el 'picoteo'

741. Respecto al consumo de tabaco durante el embarazo, es FALSO:

a. Las adolescentes embarazadas fumadoras, pueden desarrollar dependencia muy rápido y convertirse en fumadoras regulares una vez que han fumado más de cien cigarrillos
b. Eliminando el tabaco en el embarazo se produce una reducción del 17% en los partos pretérminos y un 20% en el número de niños con bajo peso al nacer
c. Si una embarazada ha sido incapaz de dejar de fumar sólo con técnicas conductuales, podemos usar fármacos para el tratamiento de la dependencia de la nicotina (Bupropión, Vareniclina)
d. La mejor manera de validar la información de la paciente sobre su consumo de tabaco son los niveles de cotinina en sangre, orina, o saliva y medir el monóxido de carbono en aire espirado

742. María acaba de enterarse que está embarazada en la semana 16, tiene 40 años y después de ser informada desea someterse a un cribado de cromosomopatías. Qué pruebas tendrá que realizar:

a. Amniocentesis
b. Marcadores ecográficos, Beta HCG y PAPP-A
c. AFP, Beta HCG y uE3
d. Test de Kleihauer-Betke

743. En el acompañamiento al duelo ante una pérdida perinatal:

a. No ofrecer recuerdos del bebé para que puedan olvidarse cuanto antes de la pérdida
b. No dejar ver al bebé si existen malformaciones
c. Permitir realizar fotografías
d. Ninguna de las tres

744. Sobre el registro cardiotocográfico (RCTG):

a. Consideraremos un Registro Patológico aquel cuya FCF está entre 110-160 latidos/minutos, sin desaceleraciones y cuya variabilidad es menor de 5 latidos por minuto durante un periodo de 30 minutos
b. Una de las características de las desaceleraciones variables atípicas es la continuación posterior de la línea de base a un nivel más bajo
c. Un trazado de la FCF con aceleraciones repetidas lo consideraremos patológico si tiene una variabilidad reducida
d. Se considera un registro de la FCF sospechoso aquel con dos o más criterios no tranquilizadores o uno o más clasificado como anormal

745. Qué es FALSO sobre el término LSIL en un informe citológico:

a. Significa lesión escamosa intraepitelial de bajo grado

b. Es nomenclatura citológica del sistema de clasificación BETHESDA

c. Se corresponde con proliferación de células escamosas con núcleos anormales con poca maduración del citoplasma limitados al tercio inferior del epitelio del cuello

d. Se corresponde con la neoplasia cervical intraepitelial (CIN 2 y CIN 3) de la clasificación de Richard

746. Entre las características del Embarazo Adolescente, según la SEGO, NO está:

a. Cuando la adolescente tiene menos de 15 años se considera un riesgo médico directamente ligado a la edad por darse mayor mortalidad y morbilidad perinatal e infantil en los hijos

b. La realización de una cuidadosa historia clínica es la primera condición necesaria que permite evaluar la situación de la adolescente, su grado de madurez y la identificación de posibles factores de riesgo

c. Existe evidencia científica clara que indica que realizar más visitas de control signifique un beneficio clínico

d. Hay que prever que la visita inicial de la adolescente embarazada sea más larga que la embarazada adulta. A veces será precisa una segunda visita

747. Para considerar que un recién nacido está infectado por el VHC se precisan:

a. Dos determinaciones de PCR

b. Viremia (RNA-VHC positivo) al mes de vida

c. Viremia (RNA-VHC positivo) a partir de los 3 meses de nacido y que persista hasta los 18 meses

d. Ninguna de las tres

748. Un cariotipo 46 XY y fenotipo femenino es Síndrome de:

a. Rokitansky

b. Morris

c. Swyser

d. Son correctas B y C

749. En la fase activa de parto, la información sobre la progresión del mismo es recogida en:

a. Hoja de evolución clínica

b. Hoja de interconsulta

c. Partograma

d. Hoja de evolución de enfermería

750. Sobre la circulación fetal:

a. La sangre no oxigenada volverá hacia el corazón fetal a través de la vena cava inferior

b. El conducto venoso conecta la vena umbilical con la vena cava inferior

c. La vena cava inferior conecta con la aurícula izquierda

d. El foramen oval comunica el ventrículo derecho con el izquierdo

751. En un parto con líquido amniótico meconial NO procederemos a la aspiración endotraqueal si:

a. El recién nacido está deprimido hipotónico

b. Nace vigoroso e inicia llanto aunque el meconio sea espeso

c. No inicia respiración espontánea

d. La respiración es ineficaz

752. Cuando se aplica la escala de Goldberg, se realiza un cribado de:

a. Deterioro cognitivo

b. Ansiedad y depresión

c. Riesgo social

d. Malnutrición

753. Sobre el control de la hipertensión inducida por la gestación:

a. Un aumento de TA superior a 140 de sistólica ó 90 de diastólica, acompañado de proteinuria (2+) requiere ingreso hospitalario en la mayoría de los casos

b. Se recomendará una dieta sin sal para controlar las cifras tensionales

c. La aparición de leucocitosis es un marcador de gravedad de preeclampsia

d. Las tres son correctas

754. El consumo de cannabis durante el embarazo puede traer graves consecuencias para la salud del recién nacido. Es FALSO:

a. Después del alcohol y tabaco, el cannabis es la droga más consumida por las parejas embarazadas y madres lactantes en España fumada en combinación con tabaco

b. El 19-tetrahidrocannabinol (THC) ha demostrado ser uno de los agentes teratógenos más importantes que existen

c. El cannabis atraviesa fácilmente la placenta y la leche materna, alcanzando los receptores cannabinoides e inducen cambios en la expresión génica, ruta y en los niveles de neurotransmisores

d. Las evidencias científicas muestran que los niños y adolescentes expuestos durante el embarazo a cannabis tienen alteraciones en el desarrollo cognitivo, mayor tasa de fracaso escolar, conducta hiperactiva con falta de atención y un mayor riesgo de inicio en el consumo de drogas

755. Los proyectos y programas de promoción de la salud:

a. Han de respetar la integridad del grupo social, teniendo en cuenta la diversidad sociocultural y económica

b. Deben ser elaborados por equipos técnicos no sanitarios

c. Los aplica el personal de enfermería sin tener en cuenta el principio de justicia social

d. No deben permitir al grupo social una participación real en las decisiones que le conciernen

756. Entre los estudios de investigación, la 'Prevalencia' es:

a. el número de nuevos casos de una enfermedad dividida entre el número de personas en riesgo de padecerla, durante un periodo de tiempo dado

b. el número de personas afectadas dividido entre los individuos totales en un instante de tiempo

c. el estudio de la expansión de la enfermedad en una población

d. realizar comparaciones y sacar conclusiones sobre un grupo más grande en función de los datos de una muestra

757. Sobre la diabetes mellitus, el Grupo Español de Diabetes y Embarazo (GEDE) en su documento de consenso con la SEGO y la Sociedad Española de Diabetes (SED) desaconsejan la gestación en las siguientes situaciones, EXCEPTO:

a. Nefropatía grave

b. Niveles de hemoglobina glicosilada entre 6 y 7%

c. Retinopatía proliferativa grave

d. Cardiopatía isquémica

758. El Acuerdo de Gestión Clínica NO incluye específicamente:

a. Evaluación de los resultados

b. Reinserción social y laboral de los pacientes

c. Relación de los servicios que prestará la unidad y plan de comunicación de éstos

d. Programas de apoyo a la mejora de la unidad: de formación, investigación, calidad

759. Músculos del periné femenino que forman el diafragma pélvico:

a. Isquiocavernoso, transverso superficial, esfínter estriado del ano y constrictor bulbovaginal

b. Esfínter externo de la uretra y transverso profundo

c. Elevador del ano y el isquio

d. Los músculos del plano superficial y medio

760. Durante la gestación:

a. Disminuye el volumen sanguíneo

b. Aumentan los factores de coagulación

c. Disminuyen los leucocitos

d. Disminuyen los glóbulos rojos

761. Entre los cambios uterinos que se producen en la mujer gestante, está el signo de 'Braun-Fernwald'. Su característica principal es:

a. Cambio en la morfología y consistencia uterina por la contracción durante el tacto vaginal. Aparecen más allá de la semana 12

b. Reblandedmiento seiectivo del cuerpo uterino en la zona de implantación. Aparece entre las semanas 8 y 10

c. Consistencia blanda y pastosa del útero, y se puede apresar todo el útero con facilidad

d. Probabilidad de pellizcar la cara anterior del cuerpo uterino entre ambas manos. Aparece entre las semanas 6 y 8

762. Es FALSO:

a. Los vasos sanguíneos y las células sanguíneas son siempre de origen mesodérmico

b. Los tubos cardíacos primitivos comienzan a latir el día 31-32 de la vida embrionaria

c. En el mesodermo se diferencian unos tubos que desembocan en el seno urogenital llamados conductos mesofrénicos o de Wolf

d. El embrión bilaminar pasa a ser trilaminar al introducirse mesodermo entre el ectodermo y el endodermo

763. Si en una mujer de 65 años medimos la densidad de masa ósea (DMO) mediante absorcimetría por rayos X de energía dual (DXA) en la columna y en la cadera y obtenemos una puntuación de (-3), según criterios de la OMS. De qué diagnóstico se trata:

a. Una densidad mineral ósea normal. El riesgo de fractura es bajo en este caso y no se le recomienda tratamiento farmacológico

b. Osteopenia, Se recomienda tratamiento farmacológico si presenta más de tres factores de riesgo de fractura de huesos

c. Osteoporosis. Está indicado en principio tratamiento farmacológico

d. La densitometría no tiene utilidad hoy en día para el diagnóstico de la densidad mineral ósea. Salvo contraindicaciones individuales, el tratamiento farmacológico está indicado siempre en mujeres mayores de 65 años

764. En una gestación gemelar con ambos fetos en presentación cefálica, en qué porcentaje se estima que el segundo gemelo sea extraído por cesárea debido a la aparición de complicaciones:

a. 1%   b. 20%   c. 6%   d. 50%

765. Sobre la mola hidatiforme completa, es FALSO:

a. El síntoma más precoz y frecuente es la hemorragia vaginal

b. Puede acompañarse de hiperemesis por los bajos valores sanguíneos de 13- HCG

c. La matrona realizará control hemodinámico y del sangrado tras el legrado evacuador

d. Es aconsejable mantener perfusión intravenosa de oxitocina durante las primeras 24 horas tras evacuación

766. El diámetro submentobregmático fetal se extiende desde el submentón al centro de la fontanela bregmática y mide:

a. 9,5 cm   b. 13,5 cm
c. 12 cm   d. 10,5 cm

767. Entre las indicaciones para ser receptora de ovodonación NO está:

a. Mujeres con anomalías cromosómicas hereditarias

b. Síndrome de Rokitansky

c. Fallo ovárico prematuro

d. Bajas respondedoras a las técnicas de reproducción asistida

768. En el proceso de la embriogénesis, hoja germinativa de la que deriva el revestimiento epitelial del tracto gastrointestinal, aparato respiratorio y la vejiga:

a. Hoja germinativa endodérmica

b. Hoja germinativa ectodérmica

c. Hoja germinativa paradérmica

d. Hoja germinativa mesodérmica

769. El test combinado para la detección de cromosomopatías entre la semana 11-13,6:

a. Combina parámetros bioquímicos y ecográficos

b. Combina translucencia nucal con la biometría fetal

c. Es uno de los parámetros bioquímicos es la progesterona

d. La edad materna no influye con el resultado del test

770. En el trabajo de parto se utilizan distintas técnicas de relajación. El entrenamiento autógeno de Schultz se basa en:

a. Posiciones que producen estiramientos mantenidos

b. Sensación de pesadez y calor asociado a la relajación

c. Control de la respiración de emergencia

d. Ninguna de las tres

771. Sobre el desprendimiento prematuro de placenta normoinserta (DPPNI), es FALSO:

a. Como factor de riesgo nos encontramos el uso incorrecto de los cinturones de seguridad en un accidente de tráfico

b. El estado materno puede variar extraordinariamente, desde formas asintomáticas hasta formas graves que ponen en peligro la vida de la gestante y ocasionan la muerte fetal

c. Es la causa más frecuente de la coagulación intravascular diseminada en la gestación, apareciendo ésta en la mayoría de los DPPNI

d. En formas graves hallamos el denominado útero de Couvelaire

772. Los antibióticos de elección durante la gestación son en la mayor parte de los casos:

a. Macrólidos   b. Penicilinas y derivados
c. Cefalosporinas   d. Aminoglucósidos

773. NO es uno de los objetivos del Plan de parto/nacimiento:

a. La mujer podrá poner de manifiesto lo que considera importante en la vivencia del nacimiento de su hijo o hija

b. Hacer que la mujer se sienta implicada, poder decidir y mantener el control sobre el proceso del parto

c. Planificar el desenvolvimiento del parto y nacimiento

d. Facilitar la relación de confianza y la comunicación entra las usuarias y los proveedores de los cuidados

774. Sobre los ovarios, es FALSO:

a. La histología del ovario varía a lo largo del ciclo menstrual de la mujer

b. Las arterias del ovario proceden de la arteria ovárica y de la arteria uterina

c. La médula es la zona más externa del ovario. En la médula no hay folículos ováricos

d. La corteza: entre las células del estroma se encuentran los folículos en di ferentes estados de maduración

775. Para el diagnóstico de embarazo, en la exploración complementaria, la matrona podría observar el signo de Noble-Budin debido a:

a. Asimetría que adquiere el útero en el lugar de implantación de la placenta

b. Cambio de coloración del cérvix y resto de las mucosas genitales

c. Reblandecimiento ístmico

d. La forma globulosa que adquiere el útero, dando la sensación de ocupación de los fondos de saco laterales

776. En la interrupción voluntaria de embarazo, qué indicación clínica NO tiene un procedimiento quirúrgico:

a. Estabilidad Hemodinámica

b. Evidencia de tejidos infectados

c. Hemorragia intensa y persistente

d. Sospecha de enfermedad trofoblástica

777. Proceso por el que el epiblasto da origen a todas las capas germinativas del embrión:

a. Impronta   b. Blastulación
c. Neurulación   d. Gastrulación

778. Es una recomendación para los recién nacidos tributarios a hacer contacto piel con piel:

a. Madre próxima a 45° con el RN en posición prona entre sus pechos

b. Nada más nacer se debe insistir para que el RN se enganche al pecho

c. Madre próxima a 45° con el RN en posición supina y cabeza lateralizada para evitar aspiración

d. Son correctas B y C

779. Agente responsable del 50% de casos de la mastitis puerperal:

a. Estreptococo   b. Estafilococo aurius
c. Neumococo   d. Colibacilos

780. Para la evaluación de la estructura de un Programa de educación para la salud se tiene en cuenta:

a. Los resultados

b. La participación en las actividades

c. Los recursos didácticos y personales usados

d. Los efectos no previstos

781. Signo ecográfico característico de una gestación gemelar bicorial:

a. Signo Lambda

b. Signo T

c. Membrana de separación interamniótica fina (inferior a 2 mm)

d. Signo de Geminus

782. Un registro CTG con una FCF de 110 lat/min, con variabilidad de 15 lat/min y con una deceleración prolongada única de 150 segundos de duración se considera, según la Guía del Ministerio de Sanidad:

a. Preterminal
b. Normal
c. Sospechoso
d. Patológico

783. Germen causante de la mayoría de las infecciones urinarias en el embarazo:

a. E. Coli
b. Estreptococo B
c. Estafilococo
d. Klebsiella

784. Estaría contraindicada la lactancia materna en caso de:

a. Galactosemia
b. Hepatitis C
c. Enfermedad tuberculosa no activa
d. Diarrea de origen infeccioso

785. Inducción a las 37+3 semanas de gestación por preeclampsia, sin otros factores de riesgo, líquido amniótico claro, rotura artificial de membranas de menos de 6 horas. Tras aplicación de ventosa obtenemos un neonato que, una vez aspiradas secreciones y tras maniobras de estimulación táctil y secado, permanece en apnea y con FC de 86 lat/min, qué estára indicado en primer lugar:

a. Iniciar maniobras de RCP con ventilación con bolsa autoinflable con presión positiva (VPP) y volver a valorar la FC a los 30 segundos
b. Iniciar maniobras de RCP con dos reanimadores, combinando masaje cardíaco y ventilación con bolsa autoinflable con presión positiva (VPP). Volver a valorar la FC a los 30 segundos
c. Intubación endotraqueal y ventilación con bolsa autoinflable con presión positiva (VPP). Volver a valorar la FC a los 30 segundos
d. Antes de iniciar la ventilación, administrar adrenalina vía endotraqueal o vía venosa umbilical. Valorar la FC a los 30 segundos

786. Señale la FALSA:

a. De los psicofármacos más utilizados, el único que ha demostrado claramente ser teratógeno si se usa en el embarazo, es el carbonato de litio. Su empleo se ha asociado con un mayor riesgo de nefropatía en el feto
b. La psicosis puerperal es más fecuente en primíparas y en mujeres con alteraciones maniaco- depresivas
c. En las mujeres que presentan antecedentes de enfermedad psiquiátrica se debería realizar un adecuado consejo preconcepcional, dirigido tanto a evaluar el riesgo de la enfermedad como del tratamiento que precise
d. La esquizofrenia y la psicosis maniaco-depresiva suelen mejorar durante el embarazo, con una disminución del número de brotes

787. Para la valoración del crecimiento fetal, entre los estudios biométricos ecográfícos, uno de los siguientes parámetros NO es característico en la datación de la edad gestacional del segundo trimestre, a cuál se refiere:

a. Diámetro biparietal (DBP)
b. Volumen de líquido amniótico
c. Biometría abdominal
d. Circunferencia cefálica (CC)

788. Los residuos generados en las actividades sanitarias se clasifican en varios grupos. Cuál NO:

a. Residuos Grupo II-Residuos sanitarios no específicos
b. Residuos Grupo IV-Cadáveres y restos humanos de entidad
c. Residuos Grupo V-Residuos químicos
d. Residuos Grupo VI-Residuos radiactivos

789. Niveles de prevención de la salud definidos por la OMS:

a. Prevención primaria y secundaria
b. Prevención primaria, secundaria y terciaria
c. Prevención primaria, secundaria, terciaria y cuaternaria
d. Promoción de la salud, protección de la salud y prevención de la enfermedad

790. Cuál de los siguientes métodos NO forma parte de la etapa de establecimiento de prioridades en el diseño de un Programa de Salud:

a. Métodos de consenso
b. Método de HANLON
c. Método CENDES
d. Método PERT

791. Parámetro más concluyente como prueba de bienestar fetal:

a. Cardiotocografía externa
b. Cardiotocografía interna
c. Pulsioximetría fetal
d. Análisis de pH en sangre fetal

792. Sobre la colestasis gravídica, es FALSO:

a. Manifestación en el tercer trimestre
b. Prurito generalizado
c. Menor frecuencia en embarazo múltiple
d. Recidiva en futuras gestaciones

793. Principales causas de muerte materna según la OMS:

a. Hemorragias graves (en su mayoría tras el parto)
b. Infecciones (generalmente tras el parto)
c. Hipertensión gestacional (preeclampsia y eclampsia)
d. Las tres son correctas

794. La palpación mensuradora de Pinard se refiere:

a. Palpación del abdomen para localizar el dorso fetal en presentaciones occipito-posteriores
b. El peloteo fácil de la cabeza con desbordamiento por encima de la sínfisis del pubis
c. Presión suprapúbica con la palma de la mano en la región escapular del hombro anterior del feto
d. Empujando transabdominalmente hay falta de penetración profunda de la cabeza fetal

795. En qué momentos podemos actuar de modo preventivo, para proteger de la mutilación genital a una niña en situación de riesgo:

a. En el ámbito de la educación sanitaria en AP y salud comunitaria
b. Durante la consulta programada, dentro del programa de salud infantil
c. De manera puntual, antes del viaje de la familia con la niña al lugar de origen
d. Las tres son correctas

796. Realizamos una dilución de 10 UI de oxitocina en 500 ml de suero fisiológico. Si administramos de forma prolongada está dilución, a partir de qué velocidad podría aparecer una intoxicación acuosa:

a. 100 ml/h
b. 110 ml/h
c. 120 ml/h
d. 130 ml/h

797. En una gestarte el objetivo del control metabólico intraparto, según la SEGO, es mantener la glucemia capilar entre qué valores (mg/dl sin cetonuria):

a. 80-90
b. 70-110
c. 100-105
d. 120-130

798. Sobre el manejo activo de la tercera fase del parto:

a. La evidencia científica no recomienda el manejo activo del alumbramiento porque aumenta el riesgo de hemorragias, y la duración de la tercera etapa del parto
b. No existe evidencia científica al respecto
c. El alumbramiento espontáneo o fisiológico es el más recomendado
d. La evidencia científica recomienda el manejo activo del alumbramiento por disminuir el riesgo de hemorragias, reducir la necesidad de administrar oxitócicos y acortar la tercera etapa del parto

799. El screening para el Cáncer de cérvix se realiza mediante:

a. Citologías
b. Ecografías
c. Marcadores tumorales
d. Frotis vaginales

800. Es contraindicación de analgesia epidural:

a. Preeclampsia
b. Parto gemelar
c. Convulsiones de origen desconocido
d. Parto vaginal instrumental

801 A	826 B	851 A	876 B
802 A	827 B	852 D	877 B
803 C	828 B	853 C	878 A
804 B	829 B	854 A	879 D
805 A	830 D	855 A	880 D
806 A	831 B	856 B	881 A
807 D	832 A	857 D	882 A
808 D	833 B	858 A	883 C
809 A	834 C	859 D	884 A
810 D	835 B	860 A	885 A
811 B	836 C	861 B	886 D
812 B	837 C	862 C	887 A
813 B	838 B	863 D	888 D
814 A	839 C	864 C	889 B
815 D	840 A	865 A	890 C
816 D	841 D	866 A	891 D
817 C	842 A	867 D	892 A
818 C	843 B	868 D	893 D
819 B	844 D	869 A	894 B
820 C	845 B	870 A	895 D
821 B	846 C	871 A	896 C
822 C	847 D	872 C	897 A
823 C	848 D	873 D	898 B
824 D	849 C	874 C	899 B
825 D	850 B	875 A	900 B

FALLOS: [ ]

801. El pujo en expiración durante el periodo expulsivo del parto:

a. Orienta el pujo hacia periné anterior
b. Orienta el pujo hacia periné posterior
c. Produce una anteversión del útero
d. Desciende el diafragma y empuja hacia abajo el paquete abdominal

802. Según la clasificación de Aladjen de los ascensos transitorios de la FCF intraparto, un incremento promedio de la FCF de 17,2 +/- 5,4 latidos/minuto y duración media de 87,6 +/- 40 es un ascenso transitorio...

a. elíptico
b. periódico
c. lambda
d. omega

803. Según el informe Belmont, la obligación de respetar los valores y opiniones personales de cada individuo en las decisiones básicas que le atañen vitalmente son expresiones básicas del principio de:

a. Beneficencia
b. No maleficencia
c. Autonomía
d. Justicia

804. Entre las principales clasificaciones internacionales de problemas de salud, NO está:

a. CIE-10
b. CIP
c. CIAP-2
d. CIF

805. Sobre la neumonía en el embarazo:

a. La neumonía por varicela en la embarazada conlleva un grave riesgo de muerte
b. El riesgo de padecer neumonía es más frecuente en el primer trimestre del embarazo
c. La neumonía por varicela en la embarazada no es un riesgo grave
d. En el embarazo no se debe tratar la neumonía

806. Ingesta de energía recomendada en un lactante de 0 a 6 meses:

a. 108 kcal/kg de peso/día
b. 98 kcal/kg de peso/día
c. 78 kcal/kg de peso/día
d. 150 kcal/kg de peso/día

807. Sobre el embarazo de riesgo:

a. Todos los embarazos tienen riesgo
b. Se derivará a alto riesgo a una gestante de 25 años con IMC de 30
c. Se derivará a alto riesgo una gestante con una gestación múltiple
d. Las tres

808. Qué factor materno NO tiene influencia sobre los marcadores de anomalías cromosómicas:

a. Edad
b. Peso
c. Raza
d. Talla

809. Entre los factores de riesgo más universalmente admitidos para CA de mama está:

a. Menarquía temprana y Menopausia tardía
b. Menopausia precoz
c. Menarquía tardía
d. Multiparidad

810. En el periodo de puerperio inmediato NO se consideran complicaciones inmediatas y/o precoces:

a. Alteraciones hemorrágicas
b. Alteraciones de la eliminación
c. Tromboflebitis
d. Alteraciones sexuales

811. Qué vacuna produce una respuesta de menor duración e intensidad, precisando varias dosis en las primovacunaciones y no tiene capacidad de reproducir la enfermedad:

a. Varicela
b. Polio parenteral
c. Triple vírica
d. BCG

812. Durante el desarrollo embrionario humano en la fase de gastrulación, la capa a partir de la que se origina la hipófisis es:

a. Mesodermo
b. Ectodermo
c. Hipodermo
d. Endodermo

813. Sobre la duración del embarazo:

a. Embarazo prolongado es el que cumple las 40 semanas
b. A partir de la semana 40-41 debemos considerar la posibilidad de envejecimiento placentario
c. El volumen de líquido amniótico alcanza su máximo en la semana 22 permaneciendo estable hasta la 40
d. La incidencia de macrosomía se estima en un 35-48% en los fetos postérmino

814. La melancolía o tristeza puerperal:

a. Es el trastorno anímico puerperal observado con mayor prevalencia
b. Se define como una depresión grave que se produce a los pocos días del parto
c. Comienza durante la tercera y cuarta semana postparto
d. Conlleva riesgo de suicidio y de cronicidad

815. La figura del menor en el ámbito de las decisiones de salud:

a. Fija la mayoría de edad médica en 16 años
b. El médico responsable del acto asistencial valorará la capacidad y gravedad del riesgo en menores de 16 años. En este caso debe valorar si comprende la información clínica y terapéutica recibida, y así mismo debe valorar si consiente libremente
c. El médico conoce los criterios objetivos que le sirvieron para considerar la madurez del menor de 13 a 16 años
d. Las tres son correctas

816. Qué enfermedad NO es debida a un trastorno autosómico recesivo:

a. Fenilcetonuria
b. Intolerancia a la lactosa
c. Fibrosis quística
d. Hiperproteinemia

817. La radiografía como método de exploración fetal ha sido desplazada por la ecografía entre las que se encuentra la amniografía, sobre la que es FALSO:

a. La amniografía consiste en una radiografía de abdomen
b. Algunos autores emplearon la amniografía como prueba de vitalidad fetal
c. Si se utiliza con contraste liposoluble pueden verse malformaciones digestivas
d. La amniografia es considerada de interés para la realización de transfusiones Intraperitoneales fetales

818. Maniobra de reposición uterina mediante el puño tras una inversión uterina, por vía vaginal:

a. Johanson
b. Jackson
c. Johnson
d. Haultain

819. En medio hospitalario el primer fármaco de elección en la hemorragia postparto por atonía es:

a. Metilergometrina
b. Oxitocina
c. Carboprost
d. Misoprostol

820. Principal factor de riesgo de un acretismo placentario:

a. Síndrome de Asherman
b. Mioma submucoso
c. Placenta previa asentada sobre cicatriz uterina
d. Multiparidad

821. Sobre las trompas de falopio, es FALSO:

a. Son conductos pares musculares de aproximadamente 10 cm. de longitud
b. Están situados en el borde inferior del ligamento ancho
c. Su principal función es transportar los óvulos
d. Comunican la cavidad uterina con la cavidad abdominal

822. Se recomienda la vacunación de la tosferina en el embarazo:

a. sólo a partir de la semana 28 de gestación en gestantes no vacunadas con anterioridad o que no presenten inmunidad
b. a partir de la semana 36 de gestación, preferiblemente cerca del parto con la finalidad de proteger al neonato
c. entre la semana 28 y 36, preferiblemente entre la 28 y 32 y en cada uno de los embarazos que se produzcan
d. una vez producido el parto y sólo si la gestante no estaba inmunizada previamente, evitando el embarazo en los siguientes 3 meses

823. Durante la exploración de una puérpera en la visita puerperal a los 7 días posteriores al parto, esperamos encontrar el fondo uterino:

a. Lateralizado a la izquierda y por encima del nivel umbilical
b. Uno o dos centímetros por debajo del ombligo y con consistencia dura
c. A mitad de la línea umbilicopubiana y no doloroso a la palpación
d. No deberíamos poder palpar el fondo uterino por tener que estar intrapélvico

824. En la circulación fetal, tras el nacimiento:

a. Las arterias umbilicales permanecen abiertas de 1 a 2 horas
b. La vena umbilical permanece abierta durante varios días
c. La vena y las arterias umbilicales realizan un cierre simultáneo e inmediato al nacimiento
d. La vena umbilical sigue abierta por lo menos durante 1 minuto tras el nacimiento, para permitir la transferencia de sangre de la placenta al recién nacido

825. El Manual de organización y funcionamiento del área de obstetricia debe reflejar:

a. El organigrama de la unidad
b. La disposición física de la unidad y los recursos estructurales y de equipamiento de que dispone
c. El manual de normas sobre protocolos de la unidad
d. Las tres cosas

826. Sobre la identificación de los desgarros perineales posparto, es FALSO:

a. Una solución de continuidad del músculo elevador del ano se identifica porque hay presencia de grasa entre sus fibras
b. El color del esfínter externo es similar a la carne blanca mientras que el esfínter interno recuerda a la carne roja
c. Los desgarros perineales están infradiagnosticados
d. La identificación del desgarro de esfínter externo siempre es más fácil que la del interno

827. A partir de qué semana de gestación los neumocitos tipo II comienzan a secretar surfactante pulmonar:

a. 21
b. 24
c. 27
d. 30

828. En 1969 Ainsworth y Witting describieron los tres diferentes tipos de vínculo que pueden establecerse entre la figura materna y el hijo. Cuál NO es uno de ellos:

a. Apego seguro
b. Apego seguro evitativo
c. Apego inseguro evitativo
d. Apego inseguro ambivalente

829. En las gestaciones gemelares constituye una indicación relativa de cesárea:

a. Presentación del primer gemelo en podálica
b. Presentación cefálica del primer gemelo y no cefálica del segundo
c. Gestación con tres o más fetos
d. Embarazos gemelares monoamnióticos

830. Sobre los controles y cuidados de la madre durante el puerperio, se recomienda:

a. Que los controles y cuidados durante el puerperio hospitalario se dirijan a la identificación de signos de alarma de complicaciones
b. Prestar cuidados que faciliten la recuperación del proceso del parto y fomentar el autocuidado
c. Fomentar el cuidado del recién nacido sobre todo en cuanto alimentación e higiene, así como favorecer el vínculo
d. Las tres son correctas

831. En un programa de Educación para la salud los objetivos específicos que se refieren a lo qué se debe aprender a ser son objetivos:

a. Psicomotores
b. Afectivos
c. Cognitivos
d. Educativos

832. Sobre las mujeres inmigrantes:

a. En mujeres magrebíes, el Ramadán interfiere en la adecuada nutrición de la gestante, en la asistencia a controles prenatales y en la realización de cuidados durante el embarazo, Durante el embarazo y la lactancia, las mujeres están exentas de su realización, pero muchas lo siguen practicando
b. En mujeres de África subsahariana la tasa de gestantes portadoras de estreptococo del grupo B es claramente inferior a la de las autóctonas, Tienen mayor riesgo de preeclampsia y de hipertensión arterial respecto a la población autóctona
c. Las mujeres de Asia suelen presentar embarazos no deseados sobre todo en las segundas gestaciones. Tienen una tasa de interrupción voluntaria del embarazo muy alta
d. Las tres son correctas

833. Fases de relación de Ayuda:

a. Fase de clasificación, saber interpretar el problema del paciente
b. Fase de confrontación y reestructuración, ayudar al paciente con un cambio en su visión del problema
c. Fase de acogida, momento de poner límites al paciente
d. Fase de planificación

834. Sobre los niveles de oxitocina durante el embarazo y el parto, es FALSO:

a. Durante la gestación se mantienen unos niveles de oxitocina entre 3 y 10 micro U/ml

b. En las fases iniciales del parto las concentraciones de oxitocina pueden llegar a valores de 20 micro U/ml

c. En la fase final del proceso de dilatación hay un pico de concentración máxima

d. Los niveles de oxitocina descienden después de la salida del feto

835. El Síndrome del túnel carpiano en la embarazada se produce por la compresión de qué nervio:

a. nervio cubital

b. nervio mediano

c. nervio músculo cutáneo

d. nervio radial

836. Entre los parámetros ecográficos básicos que puntua el Test de Manning en el perfil biofísico fetal NO está:

a. La reactividad fetal

b. Los movimientos respiratorios fetales

c. El doppler de la arteria umbilical

d. El liquido amniótico

837. Señale la opción FALSA en relación a los fibroadenomas:

a. El síntoma más frecuente es la aparición de un bulto en la mama

b. A veces se asocia con dolor mamario, más o menos localizado

c. Nodulo móvil, bien delimitado y adherido a planos profundos

d. La ecografía es el método más adecuado para su diagnóstico

838. Un registro cardiotocográfico NO es sospechoso de pérdida de bienestar fetal cuando presenta:

a. Dips I o variables leves y moderados persistentes en todo el registro

b. Deceleraciones variables graves en menos del 10% de las contracciones

c. Dips II en más del 30% de las contracciones

d. Taquicardia basal con disminución de la variabilidad y de la reactividad sin causa que lo justifique

839. Regula el ciclo ovárico y endometrial:

a. El hipotálamo

b. La hipófisis

c. El hipotálamo, la hipófisis y los ovarios

d. Ninguna de las tres

840. Sobre los factores de riesgo de duelo perinatal complicado NO está:

a. Tener hijos

b. No haber explicación para lo sucedido

c. No tener familia o apoyo social

d. Coincide con otros problemas vitales importantes

841. Primigesta de 32 años ingresa con dinámica uterina regular a las 40 semanas de gestación, REM con líquido amarillo-verdoso. A la exploración cuello borrado, 6 cm de dilatación, cefálica I Plano de Hodge. La monitorización cardiotocográfica presenta un registro anormal. Se decide tomar muestra de calota fetal para pH. Cuál sería la actitud adecuada según los resultados del pH:

a. PH 7,20-7,24. Resultado normal no precisaría hacer más pH

b. PH mayor de 7,25. Repetir el pH en 1 hora si el registro de la FCF continúa patológico o antes si aparecen anomalías adicionales en el trazado

c. PH 7,20-7,24. Repetir el pH en 30 min si el registro de la FCF continúa patológico o antes si aparecen anomalías adicionales en el trazado

d. Son correctas B y C

842. Cuál valora la pérdida de orina:

a. Escala de Norton Modificada

b. Teste de Yesavage

c. Cuestionario Stop-Bang

d. Cuestionario de Zarit

843. Feto muerto que presenta la epidermis descamada en grandes colgajos en abdomen y espalda, con dermis rojiza y suturas reblandecidas con deformación de la cabeza. Su grado de maceración es:

a. Primer grado (2-8 días desde la muerte)

b. Segundo grado (9-12 días desde la muerte)

c. Tercer grado (13-20 días desde la muerte)

d. Cuarto grado (más de 20 días desde la muerte)

844. Con respecto al transporte sanguíneo y vía de administración de la oxitocina:

a. Se transporta sin unir a las proteínas y cuando se administra de forma endovenosa tiene un inicio de acción de 5 minutos con una vida media de 30 minutos

b. Se transporta unida a las proteínas y cuando se administra de forma intramuscular tiene un inicio de acción de 5 minutos con una vida media de 15 minutos

c. Se transporta unida a las proteínas y cuando se administra de forma endovenosa tiene un inicio de acción de 1 a 2 minutos con una vida media de 15min

d. Se transporta sin unir a las proteínas y cuando se administra de forma intramuscular tiene un inicio de acción de 2 a 4 minutos con una vida media de 30 a 60 minutos

845. Sobre la medición de la tensión arterial en el primer trimestre:

a. Sólo indica riesgo si es superior a 140/90 en la primera visita

b. Detecta el 50% de las preeclampsias precoces

c. Si la gestante es delgada y tiene un estilo de vida saludable puede tener tensiones superiores a 140/90 sin riesgo de padecer preeclampsia

d. Es un estándar de cuidado antenatal por su sencillez, pero detecta un 20% de preeclampsias precoces

846. NO es una trisomía:

a. Down   b. Patau

c. Turner   d. Edwards

847. NO constituye una medida de prevención secundaria:

a. Cribado de cáncer de cérvix

b. Realización periódica de mamografías

c. Exploración manual de las mamas una vez al mes

d. Vacuna de Tos ferina en la embarazada

848. En una gestante con diagnóstico de aborto, antes del tratamiento quirúrgico, qué se recomienda realizar de forma rutinaria:

a. Pruebas cruzadas

b. Profilaxis antibiótica

c. Enema de limpieza

d. Determinación de grupo y Rh

849. No es necesario realizar el cribado serológico durante el embarazo en:

a. Rubéola   b. Hepatitis B

c. Hepatitis C   d. Sífilis

850. Según la SEGO, cuál de las siguientes respuestas NO es característica de la utilización de Misoprostol en la inducción del parto:

a. Misoprostol tiene actualmente licencia para la inducción del parto en nuestro país

b. Si el Misoprostol se administra por vía oral, la dosis no debe superar los 35 pg

c. Las dosis más altas de Misoprostol se asocian con mayores tasas de estimulación uterina

d. Existe una contraindicación absoluta para la inducción del parto con Misoprostol en mujeres con cesárea previa

851. 'Eficacia' de un método anticonceptivo y 'Efectividad':

a. Eficacia es su capacidad para evitar un embarazo en condiciones ideales de uso, mientras que Efectividad se refiere a la de evitarlos en condiciones real es de uso

b. Eficacia es su capacidad para evitar un embarazo en condiciones reales de uso mientras que Efectividad se refiere a la de evitarlos en condiciones ideales de uso

c. Ambos conceptos son sinónimos

d. La efectividad de un método anticonceptivo no se puede medir, la eficacia sí

852. Antibiótico seguro durante la lactancia:

a. Fosfomicina
b. Nitrofurantoina
c. Espectinomicina
d. Los tres

853. Según la físiopatología de la 'hipoxia fetal' durante el trabajo de parto, el patrón cardiotocográfico que caracteriza a una hipoxia crónica, incluye:

a. La FCF presenta la mayor parte del tiempo desaceleraciones
b. La FCF presenta desaceleraciones, pérdida de aceleraciones, ausencia de cycling, aumento de la FCF basal y disminución de la variabilidad, entre otras
c. La FCF basal se encuentra en el límite alto de la normalidad con variabilidad reducida asociado a aceleraciones infrecuentes y ausencia de cyding, habitualmente asociado a desaceleraciones suaves
d. La FCF presenta desaceleradón aguda que dura más de 5 minutos o más de 3 minutos, junto con una disminución de la variabilidad dentro de la desaceleración

854. Durante la gestación se desencadenan una serie de mecanismos pro-coagulantes para el correcto desarrollo fetal y sellado de la placenta. Cuál NO:

a. Disminución de la RPCa (Resistencia a la Proteína C Activada)
b. Disminución de la proteína S
c. Incremento de los factores de coagulación VII, VIII, IX, X
d. Incremento de los niveles de fibrinógeno

855. Para valorar la contractibilidad de la musculatura del suelo pélvico:

a. Escala de Oxford
b. Test de severidad de Sandvik
c. Prueba de Bonney
d. King's Health Questionnaire

856. La prolactina:

a. Es liberada por el hipotálamo
b. Durante la gestación existe una inhibición competitiva de la prolactina por la presencia de progesterona y lactógeno placentario
c. Es la responsable de la contracción de las células mioepiteliales que envuelven los alvéolos
d. La secreción de prolactina tiene un ritmo circadiano que se incrementa durante el día liberando picos más altos ya que hay más tomas diurnas

857. En la regulación central de la producción de leche materna intervienen varias hormonas:

a. Hormonas tiroideas
b. Insulina
c. Prolactina y oxitocina
d. Son correctas A y C

858. Rosa, de 39 años con dos partos normales, el último hace 8 semanas, acude a la consulta de su matrona por referir pequeñas pérdidas de orina cuando tose, corre o al coger a sus hijos, Después de la anamnesis pasaríamos a realizarle una exploración física que comprendería:

a. Exploración general para valorar el estado de salud de la mujer y los aspectos antropométricos; exploración neurológica, con especial atención a los nervios de las raices sacras; valoración de la capacidad contráctil de la musculatura del suelo pélvico; exploración ginecológica y exploración especifica dirigida a evidenciar la IU de esfuerzo y la movilidad uretral
b. La exploración física irá dirigida especificamente a valorar la incontinencia urinaria de esfuerzo y ver la capacidad contráctil del suelo pélvico
c. Exploración general, test de Oxford modificado y la exploración específica ginecológica
d. Exploración general, test de Oxford modificado, y una exploración ginecológica para valorar el trofismo de los tejidos, el tipo y grado de prolapso así como objetivar la pérdida de orina y la movilidad uretral

859. Señale la FALSA:

a. La leche de las mujeres que dan a luz de manera prematura, muestra un contenido mayor en proteínas durante los primeros meses de la lactancia, con una cifra total que oscila entre 1,8 y 2,4 g/dl
b. La leche prematura muestra un contenido energético mayor que la leche a término, 58 a 70 Kcal/dl. En comparación con 48 a 64 Kcal/dl
c. Las concentraciones medias de IgA, lisozima y lactoferrina en el calostro humano prematuro, son significativamente mayores que en el calostro a término
d. La motilidad intestinal aparece como una actividad gastrointestinal irregular hacia la semana 28, evolucionando hacia una motilidad organizada, no antes de la semana 34

860. Sobre el duelo que presentan las parejas tras una muerte fetal:

a. La fase de choque o incredulidad: consiste en un periodo de aturdimiento y falta de crédito que protege a los progenitores del impacto total de la pérdida
b. La fase de nostalgia o búsqueda: durante esta etapa se produce una aceptación de la pérdida como definitiva
c. La fase de desorganización: comienza cuando la realidad de la pérdida empieza a imponerse
d. La fase de reorganización: puede durar de seis meses a un año y se caracteriza por una tristeza manifiesta, disminución de la autoestima, falta de atención y objetivos y retraimiento social

861. Sobre los estados hipertensivos en el embarazo, es FALSO:

a. La Hipertensión inducida por la gestación se define como la detección de una presión arterial diastólica superior o igual a 90 mmHg después de las 20 semanas de gestación, en dos ocasiones separadas por al menos cuatro horas, en una mujer previamente normotensa
b. La hipertensión esencial previa a la gestación constituye una situación de menor riesgo para el desarrollo de preeclampsia
c. Sólo el 20% de las mujeres que desarrollan hipertensión más allá de las 20 semanas obtendrá un diagnóstico de preeclampsia
d. El signo clínico que diferencia la hipertensión gestacional o transitoria de la preeclampsia es la proteinuria (2+ en tira reactiva de orina en dos muestras distintas)

862. Según la Sociedad Española de Anestesiología, Reanimación y Terapeútica del Dolor (SEDAR), es un método analgésico no farmacológico de ineficacia demostrada:

a. Inmersión en agua
b. Acupuntura
c. Estimulación nerviosa eléctrica transcutánea (TENS)
d. Apoyo durante el parto

863. En la primera visita prenatal, una de las intervenciones fundamentales debe ser la promoción de la salud, que incluirá estos aspectos, EXCEPTO:

a. Asesoramiento sobre cambios físicos, funcionales y psico-emocionales durante la gestación
b. Información sobre los controles y actividades que se van a realizar a lo largo del embarazo
c. Recomendaciones sobre el incremento de peso adecuado durante la gestación
d. Recomendaciones sobre las relaciones sexuales, recomendando expresamente evitarlas hasta la realización de la ecografía del primer trimestre

864. NO pertenece a la fase de valoración en el proceso de enfermería:

a. Recogida de datos
b. Validación de datos
c. Evaluación de datos
d. Organización de datos

865. El término griego 'escalera' significa:

a. Climaterio
b. Menopausia
c. Menarquía
d. Rotura folicular

866. Rubin (1961) observó a las mujeres durante el periodo del posparto inicial e identificó ciertas conductas que se repetían a medida que las mujeres asumían su nuevo rol maternal. Describió tres etapas o fases de la adaptación después del nacimiento:

a. Etapa de la aceptación, etapa del apoyo o transición y etapa de adopción de nuevas responsabilidades

b. Etapa de la negación, etapa de la negociación o transición y etapa de la aceptación y adopción de nuevas responsabilidades

c. Etapa de precontemplación, etapa de contemplación o preparación y etapa de acción y adopción de nuevas responsabilidades

d. Ninguna de las tres

867. Qué síntoma NO corresponde con una amenaza de rotura uterina:

a. Dolor abdominal

b. Elevación del anillo de Bandl

c. Aumento creciente de la dinámica uterina

d. Percepción de partes fetales a través de la pared abdominal

868. Respecto al test de Haizea-Llevant, es FALSO:

a. Es un instrumento que permite comprobar el desarrollo cognitivo, social y motor de los niños de 0 a 5 años de edad

b. Delimita las áreas de exploración en área de socialización, área de lenguaje y lógica matemática, área postural y área de manipulación

c. Se puede administrar en un corto periodo de tiempo. Los elementos a considerar en una determinada edad son menos de 20

d. Delimita las áreas de exploración en: motoras, motoras finas-adaptativas, lenguaje, personales y sociales

869. Signo radiológico de muerte intrauterina según el cuál se aprecia la presencia de gas dentro del feto como producto de la descomposición de la sangre fetal:

a. de Robert

b. de Spangler

c. de Horner

d. de Spalding

870. En la consulta preconcepcional se deben realizar actividades como:

a. Realización de citología según protocolo

b. Solicitar ecografia abdomino-pélvica

c. Recomendar ejercicios de Hoffman

d. Detección de citomegalovirus y varicela

871. Entre las malformaciones del aparato genital femenino está el Síndrome de Rokitansky que consiste en:

a. No hay útero ni vagina o hay una vagina 'ciega' pero sí ovarios funcionales

b. No se han fusionado los dos conductos de Müller, dando lugar a dos úteros, dos cuellos y en un 75% dos vaginas

c. No poseen ovarios

d. No poseen trompas de Falopio

872. Durante el desarrollo fetal, la formación del útero y el inicio de la canalización de la vagina se produce alrededor de la semana:

a. 13　　b. 15　　c. 18　　d. 22

873. La matrona es un profesional autónomo desde el punto de vista jurídico, con competencias propias. Sobre esas competencias, en España:

a. Están reconocidas en el Real Decreto 1837/2008, de 8 de noviembre

b. Las matronas están facultadas para, en caso de urgencia, atender el parto de nalgas

c. Las matronas están facultadas para, en ausencia del médico, adoptar medidas necesarias como la extracción manual de placenta, seguida en su caso del reconocimiento manual del útero

d. Las tres son correctas

874. Los cambios metabólicos en la gestante son:

a. En ayunas tiene tendencia a hipoglucemia, hiperinsulinemia e hipercetonemia

b. En la segunda mitad del embarazo los lípidos plasmáticos disminuyen

c. En ayunas tiene tendencia a hipoglucemia, hipoinsulinemia e hipercetonemia

d. En estado postprandial, tiene tendencia a hipoinsulinemia e hiperglucemia

875. Según la OMS el mejor indicador del nivel sanitario de un país es:

a. Tasa de mortalidad infantil

b. Tasa de mortalidad materna

c. Índice sintético de fecundidad

d. Tasa bruta de natalidad

876. Los Protocolos Asistenciales:

a. Son mapas asistenciales que se aplican a enfermos con una determinada patología, y que presentan curso clínico predecible

b. Son planes precisos y detallados para el estudio de un problema biomédico o para el tratamiento de una determinada enfermedad. Tienen carácter de acuerdo a cumplir

c. Son un conjunto de recomendaciones diseñadas para ayudar a profesionales o pacientes, en la selección de las mejores opciones diagnósticas y terapéuticas para una condición clínica específica. No implican obligatoriedad

d. Las tres son correctas

877. Según el sistema GRADE, sobre la calidad de la evidencia según el diseño del estudio:

a. El ECA (Estudio Controlado Aleatorizado) así como los estudios observacionales ofrecen una alta calidad de la evidencia

b. Los estudios observacionales aportan una baja calidad de evidencia

c. Los estudios transversales no son aptos para la investigación en la salud de la mujer

d. Los resultados obtenidos en a través de Estudios Controlados no randomizados son generalizables a la población

878. El consentimiento informado está relacionado con el principio bioético de:

a. Autonomía

b. Profesionalidad

c. Justicia distributivas

d. Beneficencia

879. Ante un RN con líquido amniótico meconial:

a. Aspiración faríngea cuando el recién nacido asome la cabeza

b. En recién nacido vigoroso, aspiración endotraqueal

c. En recién nacido deprimido, ventilar con mascarilla antes de realizar intubación endotraq ueal

d. En recién nacido deprimido, intubación endotraqueal y aspiración traqueal directa

880. Entre los factores de riesgo de aparición de prolapso uterino NO está:

a. Distancia ano-vulvar corta

b. El síndrome de Marfan

c. Ejercicio físico intenso

d. Mujer de raza asiática

881. Sobre el alumbramiento en el parto domiciliario, es FALSO:

a. Si comprobamos que la placenta no se ha desprendido, se realizará una tracción controlada del cordón umbilical para favorecer el alumbramiento

b. Para ayudar a que la placenta se desprenda, la madre puede miccionar además de adoptar posturas verticales. Si no lo consigue se puede considerar el sondaje vesical

c. Iniciar la lactancia materna puede favorecer el alumbramiento espontáneo

d. La evidencia científica recomienda el pinzamiento tardío del cordón umbilical

882. En el embarazo normal se observan los siguientes cambios hemáticos:

a. Aumento del volumen sanguíneo, leucocitosis, trombocitopenia y aumento del fibrinógeno plasmático

b. Disminución del volumen sanguíneo, leucopenia, trombocitopenia y aumento del fibrinógeno plasmático

c. Aumento del volumen sanguíneo, leucocitosis, trombocitopenia y disminución del fibrinógeno plasmático

d. Aumento del volumen sanguíneo, leucopenia, trombocitopenia y aumento del fibrinógeno plasmático

883. NO es un objetivo de las taxonomías enfermeras:

a. Agilizar la comunicación
b. Permitir la transmisión sistemática de información
c. Mejorar las habilidades enfermeras
d. Facilitar la identificación de vacíos de conocimiento y conocimientos relacionados entre sí

884. Paciente de 30 años que ha presentado en la citología un resultado ASC-US y un test negativo para el Virus del Papiloma Humano (VPH):

a. Realizar un CO-TEST a los 3 años
b. Realizar un CO-TEST al año
c. Repetir la citología 4-5 días después de la próxima menstruación (para mujeres no menopausicas)
d. Derivar a la consulta de ginecología

885. Con la gestación se producen cambios en la mujer. Cuál de éstos NO:

a. Aumento del volumen de reserva espiratorio
b. Leucocitosis y tendencia a trombopenia
c. Puede existir glucosuria aunque la glucemia sea normal
d. Aumento progresivo del aumento de la prolactina

886. Sobre la aspiración de secreciones, si precisa el neonato:

a. La succión debe ser siempre muy enérgica
b. Debe realizarse durante al menos 2-3 min
c. En el recién nacido prematuro la aspiración debe realizarse junto con la administración de oxígeno directo al 100%
d. Debe realizarse inicialmente por vía oral y si es necesario continuar por vía nasal

887. Qué alteración NO es patrón patológico de la frecuencia cardíaca fetal que representan una situación de hipoxia fetal:

a. Taquicardia
b. Desaceleraciones tardías
c. Desaceleraciones variables atípicas en más del 50% de las contracciones
d. Las tres lo son

888. Cuál de estos gestágenos posee mayor efecto antiandrogénico:

a. Levonorgestrel
b. Etonogestrel
c. Norgestimato
d. Dienogest

889. Recomendación NO adecuada durante el puerperio normal:

a. Es conveniente la ducha diaria, intentando evitar el baño
b. No realizar ningún tipo de actividad física
c. Se aconseja esperar a la completa cicatrización de la herida perineal para iniciar las relaciones sexuales
d. Conocer los signos de alarma que requieren atención sanitaria

890. Qué antibiótico se deposita en los huesos y los dientes si se usa durante el 2º y 3er trimestre:

a. Rifampicina
b. Estreptomicina
c. Minociclina
d. Etambutol

891. Sobre el consumo de opiáceos durante la gestación:

a. La acción tóxica directa de la droga puede ocasionar hipoglucemias severas, intolerancia a la lactosa y hemorragias conjuntivales
b. La depresión del sistema nervioso se debe principalmente al consumo de opiáceos al inicio del embarazo
c. El síndrome de abstinencia suele aparecer en el 80% de los recién nacidos de madres adictas y se inicia entre las 2 y las 6 h. después del parto
d. Alrededor del 40% de los recién nacidos con síndrome de abstinencia, al acabar éste, pueden presentar mayor irritabilidad y dificultad para tranquilizarse, conciliar el sueño y alimentarse, que a veces es susceptible de ser tratado con fenobarbital

892. Cúal de las siguientes afirmaciones sobre marcadores bioquímicos es FALSA en relación con la trisomía:

a. Los niveles de alfa-fetoproteína en sangre materna se encuentran aumentados
b. Los niveles de la fracción beta-libre de la gonadotrofina coriónica humana en plasma materno son mayores
c. La proteína A plasmática asociada al embarazo pierde su capacidad discriminativa a partir del segundo trimestre
d. Los niveles de estriol no conjugado en sangre materna se encuentran reducidos

893. Una gestante de 36 años acude en la semana 10 a la consulta de su matrona, que le indica la realización del cribado de cromosomopatías. Cuál de estas pruebas NO pedirá:

a. PAPP-A
b. Fracción libre de Beta HCG
c. Traslucencia nucal
d. Alfafetoproteína

894. Según la clasificación de la FDA sobre utilización de los fármacos en el embarazo, el paracetamol está clasificado en la Categoría:

a. A   b. B   c. C   d. D

895. La regulación legal del uso de semen de donante:

a. Es anónima, pero la usuaria y los hijos nacidos por esta técnica tienen derecho a obtener información general que no incluya su identidad
b. La elección del donante se efectúa buscando la máxima compatibilidad fenotípica
c. El número máximo de gestaciones a partir de gametos del mismo donante es de 6
d. Todas son ciertas

896. En el desprendimiento de placenta, la Maniobra de Küstner consiste en:

a. Observar la salida de sangre oscura procedente del hematoma retroplacentario
b. Comprobar que cuando la placenta se desprende, el útero pasa a tener una posición lateral y una forma alargada
c. Comprobar que al realizar una presión suprapúbica, el cordón umbilical no asciende si la placenta esta desprendida
d. Comprobar que cuando la placenta se desprende, el fondo uterino se eleva por encima del ombligo

897. Sobre el embarazo múltiple, es FALSO:

a. Los antecedentes de gemelaridad monocigota incrementan la incidencia de embarazos gemelares, más los antecedentes maternos que los paternos
b. Las gestaciones dicigotas son siempre bicoriales
c. Las gestaciones múltiples de más de dos fetos pueden originarse por combinación de gestaciones gemelares monocigotas y dicigotas
d. Se ha calculado que las dos terceras partes de las gestaciones gemelares espontáneas son dicigotas y una tercera parte monocigotas

898. NO es una Línea estratégica del Sistema Nacional de Salud:

a. Reorientación de los servicios de salud
b. Promover estilos de vida saludables durante el embarazo y el periodo de lactancia
c. Intersectorialidad en salud
d. Empoderamiento en salud

899. Entre las recomendaciones para el seguimiento y prevención en portadoras de mutación en los genes BRCA 1/2 y mujeres de alto riesgo para el cáncer de mama hereditario NO está:

a. Exploración clínica de la mama a partir de los 25 años con una periodicidad semestral
b. Resonancia mamaria cada 2 años entre los 25 y 75 años
c. Anexectomía profiláctica en mujeres > de 35 años y con su deseo reproductivo finalizado
d. Mamografía anual entre los 25 y 75 años

900. Señale lo INCORRECTO con respecto al profesional sanitario notificante de un incidente SiNASP:

a. No tiene posibilidad de consultar o modificar los datos del incidente tras enviar la notificación y recibir el mensaje que confirma el envío
b. Debe introducir el nombre y el número de historia clínica del paciente
c. Sabe que es recomendable cubrir los datos del notificante pero no es obligatorio
d. Debe introducir los resultados que el incidente tuvo sobre el paciente

901 B	926 D	951 C	976 B
902 B	927 D	952 D	977 B
903 B	928 D	953 B	978 A
904 C	929 A	954 B	979 D
905 A	930 B	955 A	980 D
906 C	931 C	956 D	981 D
907 D	932 C	957 C	982 A
908 B	933 A	958 C	983 C
909 C	934 B	959 B	984 C
910 B	935 B	960 C	985 A
911 B	936 A	961 C	986 A
912 D	937 A	962 D	987 B
913 A	938 C	963 C	988 A
914 D	939 A	964 D	989 D
915 D	940 C	965 C	990 A
916 B	941 B	966 C	991 C
917 D	942 B	967 C	992 A
918 D	943 A	968 C	993 B
919 C	944 A	969 A	994 A
920 A	945 B	970 A	995 D
921 C	946 D	971 D	996 B
922 B	947 B	972 A	997 D
923 C	948 D	973 D	998 B
924 B	949 C	974 A	999 D
925 D	950 C	975 D	1000 A

FALLOS:

901. Según el Convenio de Oviedo, se pueden utilizar técnicas de asistencia médica a la procreación para elegir el sexo de la persona que va a nacer:

a. Si, con un asesoramiento genético apropiado

b. Si, para evitar una enfermedad hereditaria grave vinculada al sexo

c. No

d. Si, mientras no tenga por finalidad la introducción de una modificación en el genoma de la descendencia

902. Sobre los ovocitos, es FALSO:

a. Al nacimiento la niña tiene entre 1 y 2 millones de ovocitos

b. La ovogonia es el estadio final del desarrollo folicular

c. En la pubertad se tienen de 300.000 a 500.000 ovocitos

d. De 400 a 500 ovocitos llegarán a la ovulación a lo largo de la edad fértil de la mujer

903. En el periodo de estabilización neonatal inicial será necesario comenzar el tratamiento mediante ventilización con ambú y mascarilla en caso de:

a. Apnea primaria

b. Apnea secundaria

c. Recién nacido de >32 semanas de edad gestacional que respira espontáneamente, la frecuencia cardíaca es >100 lat/min, pero el color global permanece cianótico (puntuación de Apgar entre 5 y 7)

d. Recién nacido de 30-32 semanas de edad gestacional que respira espontáneamente, la frecuencia cardíaca es >100 lat/min, pero el color global permanece cianótico (puntuación de Apgar entre 5 y 7)

904. Sobre la Historia Clínica, es FALSO:

a. Se regula en Ley 41/2002, de 14 de noviembre, básica reguladora de la autonomía del paciente

b. Es un instrumento destinado fundamentalmente a garantizar una asistencia adecuada al paciente

c. El personal de administración y gestión de los centros sanitarios no puede acceder a los datos de la historia clínica

d. El personal que accede a los datos de la historia clínica en el ejercicio de sus funciones queda sujeto al deber de secreto

905. Fiebre puerperal es:

a. Elevación de Tª por encima de 38ºC, tomada en más de dos ocasiones separadas al menos por 6 h., entre el segundo y el décimo día del puerperio

b. Cualquier elevación de Tª aislada por encima de 37ºC, en la primera semana postparto

c. Cualquier elevación de Tª por encima de 38ºC, en los primeros 3 días postparto

d. Elevación de Tª por encima de 38ºC, tomada en más de 2 ocasiones separadas al menos por 6 horas entre el primero y el tercer día del puerperio

906. «El tratamiento de los datos de los menores de _____ años, fundado en el consentimiento, sólo será lícito si consta el del titular de la patria potestad o tutela, con el alcance que determinen los titulares de la patria potestad o tutela». Se refiere a los menores de qué edad:

a. 6

b. 10

c. 14

d. 18

907. Acude a la primera visita de control del embarazo una gestante con amenorrea por FUR de 6+3 semanas de gestación, de 36 años de edad. Realizaremos Test de O'Sullivan:

a. Entre las semanas 24 y 28

b. En el tercer trimestre

c. En el primer trimestre

d. Ninguna de las tres

908. Gestante primípara a término sin factores de riesgo, diremos que está en período de expulsivo activo cuando:

a. Alcance 10 cm. de dilatación y no sienta necesidad de realizar pujos

b. Alcance 10 cm. de dilatación y sienta necesidad de realizar pujos

c. Cuando la presentación fetal está en I plano de Hodge

d. Cuando lleva una hora con 10 cm. de dilatación

909. Un producto 'Tangible' se clasifica se clasifica desde el punto de vista de:

a. La empresa

b. El trabajador

c. El cliente

d. El empresario

910. Sobre las Maniobras de Leopold, es FALSO:

a. Mantener a la gestante en decúbito supino y con el cabecero elevado un 25% sobre la horizontal

b. Cuando realizamos la maniobra de Pawlik, en las presentaciones de vértice, la prominencia cefálica se halla al lado contrario que las partes pequeñas

c. Cuando valoramos el polo fetal que ocupa el fondo uterino y no se palpan polos significa que el feto se encuentra en situación trasversa

d. A través de la primera maniobra de Leopold se puede hacer un cálculo de la duración del embarazo

911. Cuando el personal sanitario sospecha que una persona puede ser víctima de maltrato, no disponga de elementos de juicio suficientes para poder considerar que existe una sospecha fundada, y la posible víctima no reconozca estar en situación de maltrato, el personal sanitario debe:

a. Registrar los indicios existentes y actuación realizada en la historia clínica y derivar el caso a los Servicios Sociales
b. Registrar los indicios existentes y actuación realizada en la historia clínica y ofertar visitas de seguimiento
c. Registrar los indicios existentes y actuación realizada en la historia clínica y notificarlo al Juzgado
d. Prestar atención a los problemas detectados y derivar a los Servicios Sociales

912. Entre los factores etiológicos de desprendimiento de placenta normoinserta (DPPNI) está:

a. Tabaco y consumo de alcohol
b. Traumatismos externos
c. Cordón umbilical corto
d. Las tres son correctas

913. La triada de Virchow está relacionada con la aparición en el puerperio de:

a. Enfermedad tromboembólica
b. Depresión post-parto
c. Hemorragia puerperal
d. Endometritis

914. Durante el ciclo endometrial:

a. La fase secretora va desde el final de la menstruación hasta la ovulación
b. La fase proliferativa comienza con la ovulación hasta el inicio de la menstruación
c. La capa basal del endometrio se descama en la ovulación
d. La capa funcional del endometrio se descama en cada menstruación

915. Qué es el signo de Ahlfeld:

a. No existe ese término
b. Consiste en la compresión por encima de la sínfisis púbica con el fin de observar los movimientos del cordón
c. Se basa en observar los cambios que se producen en el útero
d. Se basa en la observación del descenso espontáneo de la pinza colocada en el cordón umbilical en el punto donde se seccionó

916. Los condilomas acuminados consisten en:

a. Erupción vesículo-postulosa con ulceración inginal
b. Lesiones con superficie irregular, de color rosado y tamaño variable en vulva y zona perianal
c. Úlcera genital dolorosa
d. Ulceraciones superficiales, vesículas y pápulas con adenopatía inguinal bilateral

917. Durante el trabajo de parto un patrón de 3 ó más contracciones de diferente intensidad cuya secuencia se repite periódicamente:

a. Taquisistolia
b. Incordinación de primer grado
c. Inversión del triple gradiente
d. Incordinación de segundo grado

918. Germen más frecuentemente implicado en la mastitis:

a. Escherichia coli
b. Estreptococo B
c. Klebsiella pneumoniae
d. Estafilococo aureus

919. NO es un factor de riesgo para las disfunciones del suelo pélvico:

a. Histerectomía
b. Obesidad
c. Gimnasia abdominal hipopresiva
d. Los tres son factores de riesgo

920. NO es criterio diagnóstico de Pre-eclampsia grave:

a. TA sistólica 150 mmHg y/o TA diastólica 100 mmHg
b. Oliguria < 500 ml en 24 horas
c. Dolor epigástrico o en hipocondrio derecho
d. Alteraciones cerebrales o visuales

921. Medida más eficaz para la prevención de la sepsis neonatal precoz:

a. La mejora de la higiene en el parto
b. Vacunación neonatal precoz de la Hepatitis B
c. El tratamiento antibiótico intraparto de madres portadoras de Streptotococo Agalactiae o Streptococo grupo B
d. Ninguna de las tres

922. La medida preventiva más eficaz para evitar la hemorragia posparto consiste en el 'Manejo activo de la tercera fase del parto', que la OMS define como «Administración de oxitocina con la salida del hombro anterior del feto...

a. pinzamiento y corte precoz del cordón umbilical y tracción controlada del mismo
b. pinzamiento tardío del cordón umbilical y tracción controlada del mismo
c. y tracción controlada del cordón umbilical
d. y masaje uterino tras la salida de la placenta

923. Qué enfermedad de transmisión sexual está producida por infección bacteriana:

a. SIDA
b. Molusco contagioso
c. Sífilis
d. Condilomas acuminados

924. Sobre la diabetes gestacional:

a. El uso de corticoides para la maduración pulmonar fetal está contraindicado por su efecto hiperglucemiante
b. Su incidencia, dependiendo de la estrategia diagnóstica empleada, puede alcanzar hasta un 12% de las gestaciones
c. En el tratamiento de la amenaza de parto pretérmino los fármacos de elección son los B- miméticos. El Atosibán no lo es por su efecto hiperglucemiante
d. En caso de inducción al parto, la diabetes gestacional provoca una resistencia al efecto de los fármacos estimulantes de la dinámica uterina que implica la necesidad de aumentar la dosis de los mismos

925. NO es un factor predisponente del embarazo prolongado:

a. Primiparidad   b. Obesidad
c. Raza blanca   d. Feto mujer

926. Sobre la maduración pulmonar fetal:

a. Betametasona es el corticoide de elección
b. La dosis de Dexametasona es: 6mg/12 horas durante 48 h. (4 dosis)
c. Se puede administrar Hidrocortisona cuando no se dispone de Betametasona y Dexametasona
d. Las tres son correctas

927. NO es una de las consecuencias de las drogas en la gestación:

a. Mortalidad infantil
b. Alteraciones en el desarrollo y crecimiento fetal
c. Disminuyen el estado de salud materno
d. Según el trimestre, no tendrían efectos

928. Sobre el embarazo y parto en adolescentes:

a. En la adolescencia temprana (11 a 13 años) la adaptación del papel maternal es mayor que en la tardía (14 a 16 años)
b. El riesgo de enfermedades de transmisión sexual suele ser menos frecuentes en los embarazos de mujeres adolescentes que en los de mujeres adultas
c. El parto en adolescentes no se considera de riesgo psicosocial ya que suelen tener ayudas familiares y sociales extras
d. Los hijos de madre adolescente están expuestos a un mayor número de factores de riesgo que los de madre adulta

929. Sobre la interrupción voluntaria del embarazo, es FALSO:

a. Debe transcurrir un plazo de al menos 5 días desde la información a la embarazada sobre derechos y prestaciones y ayudas públicas a la maternidad y la realización de la intervención
b. Debe realizarse en centro sanitario público o privado acreditado
c. Es necesario el consentimiento expreso y por escrito de la embarazada o representante legal en su caso
d. Debe practicarse la intervención por un médico especialista o bajo su dirección

930. Sobre los fármacos psicotropos en el embarazo:

a. La administración de barbitúricos puede producir un déficit de acido fólico en la madre

b. El uso de benzodiazepinas tiene una posible asociación con labio leporino y fisura palatina

c. El uso de metadona como tratamiento de sustitución está contraindicado en el embarazo

d. Ninguna de las tres

931. En el alumbramiento, qué signo se basa en la observación del descenso espontáneo de la pinza colocada en el cordón umbilical en el punto donde se seccionó:

a. Kustner

b. Brandt-Andrews

c. Ahlfeld

d. Chadwick

932. Según AEPED, el pinzamiento precoz del cordón umbilical se realiza:

a. A los 2 ó 3 minutos del nacimiento

b. En los primeros 120 segundos

c. En los primeros 60 segundos

d. Cuando el cordón deja de latir

933. Cuál de los siguientes uterotónicos utilizados (a dosis muy altas) para el tratamiento de la hemorragia postparto puede producir como efecto secundario una intoxicación acuosa:

a. Oxitocina

b. Metilergometrina

c. PgF2α (carboprost)

d. PgE1 (misoprostol)

934. Son indicaciones de la administración de la inmunoglobulina anti-D en la gestante Rh negativa no sensibilizada, EXCEPTO una:

a. Primeras 72 h tras una funiculocentesis

b. Primeras 72 h postparto y recién nacido Rh negativo

c. Primeras 72 h tras una biopsia de corión

d. Primeras 72 h postaborto

935. Sobre el epitelio vaginal, es FALSO:

a. Se origina por división de las células del estrato basal, con reemplazo continuo de la superficie

b. Posee unas glándulas que secretan un producto mucoso que lo recubre

c. El líquido mucoso es rico en nutrientes como la glucosa y ciertos aminoácidos

d. El exudado del epitelio plano estratificado contiene fagocitos, linfocitos e inmunoglobulinas tipo A

936. Sobre el Levonogestrel, utilizado como Anticoncepción de Urgencia:

a. Se excreta con la leche materna

b. En las 24-48 h su eficacia disminuye al 75%

c. Si se toman antes de la ovulación se produce aumento del pico de la LH

d. Se presenta en un único comprimido de 2,5 mg y se debe administrar en las primeras 72 horas

937. Según la Guía de práctica clínica sobre la atención al parto normal, con respecto a la monitorización fetal en el parto, es FALSO:

a. La monitorización electrónica fetal continua, comparada con la auscultación intermitente, reduce el índice de crisis convulsivas y de parálisis cerebral en el recién nacido

b. No se recomienda el uso rutinario de la pulsioximetría fetal

c. La recogida de microtoma de sangre de calota fetal es útil en la disminución de los falsos positivos de la monitorización electrónica fetal continua

d. La estimulación digital de la calota fetal tiene un alto valor predictivo negativo para el diagnóstico de acidemia fetal

938. Sobre la muerte perinatal:

a. Epidemiológicamente, la mortalidad perinatal resulta la suma de mortalidad fetal temprana y la mortalidad neonatal tardía

b. En España se considera muerte fetal tardía, la del feto con 5 o más meses de gestación y sólo se deben anotar en el legajo de abortos del Registro Civil las muertes fetales superiores a 170 días de gestación

c. Kowalsky prolonga desde la concepción hasta el final del primer año de vida

d. El periodo perinatal se extiende desde las 22 semanas de gestación (148 días) hasta una semana de vida independiente

939. En el Desprendimiento prematuro de placenta normoinserta (DPPNI) encontraremos:

a. Inicio brusco del sangrado, hemorragia interna o mixta, sangrado rojo oscuro y palpación fetal dificil

b. Inicio insidioso del sangrado, sangrado rojo oscuro, hipertonía uterina y dolor

c. Inicio brusco del sangrado, rojo brillante, placenta normoinserta y contracciones

d. Hemorragia externa, sangrado rojo oscuro, útero relajado y bienestar fetal alterado

940. Creación y revisiones realizadas en la clasificación de resultados de enfermería (NOC). Es FALSO:

a. En 1997 se publicó la 1ª edición de la NOC que incluía resultados para el usuario y el cuidador

b. La 2ª edición de la NOC, apareció en 2000, donde los resultados se presentan no sólo para el individuo, sino también para los grupos familiares y sociales

c. La 3ª y 4ª edición se publicaron en 2004 y en 2008 respectivamente, añadiendo resultados para la organización y el entorno

d. La última y 5ª edición publicada en 2013, ha incorporado 107 nuevos resultados

941. Control aconsejable en un embarazo de curso normal en mujer sana en su semana 41+2:

a. Tacto vaginal y amnioscopia si es posible

b. Control cardiotocográfico y valoración de laguna máxima de liquido amniótico

c. Ecografía con somatometría y doppler de la cerebral media

d. Inducción

942. El Consejo Interterritorial del Sistema Nacional de Salud es un órgano permanente:

a. De gestión

b. De comunicación

c. Legislativo

d. De asesoramiento

943. Sobre la depresión postparto:

a. La Edinburgh Postnatal Depression Scale (EPDS) es la escala más evaluada en el diagnóstico de la depresión posparto

b. Hay que pasar la EPDS a todas las puérperas

c. La EPDS consta de 5 preguntas y la pasan las matronas en atención primaria

d. Las mujeres con parto patológico tienen menor incidencia de depresión posparto

944. Fármaco contraindicado para el tratamiento de una gestante de 28 semanas con hipertensión arterial:

a. IECA

b. Nifedipino

c. Alfa-metildopa

d. Hidralazina

945. Antídoto que utilizaremos en caso de toxicidad con Sulfato de Magnesio:

a. Flumazenil

b. Gluconato cálcico

c. Folinato cálcico

d. Acetilcisteína

946. Dosis de ataque de sulfato de magnesio recomendada en el tratamiento anticonvulsionante de una Eclampsia es de cuántos gramos vía IV:

a. 1   b. 2   c. 3   d. 4

947. Para la realización del Test de tolerancia oral a la glucosa (TTOG) se recomienda:

a. Los tres días previos a la prueba la paciente ha de hacer una dieta restrictiva en hidratos de carbono

b. El TTOG debe realizarse en ayunas

c. Consiste en la administración de 75 gramos de glucosa

d. Las tres son correctas

948. NO es un grupo de sesgos en los estudios de casos y controles:

a. Sesgos de selección

b. Sesgos de información

c. Sesgos de confusión

d. Sesgos de análisis

949. María, gestante de 9 semanas de gestación, acude a su primera consulta con la matrona. En la anamnesis refiere que su alimentación es estrictamente vegana. Señale la FALSA:

a. Las recomendaciones de hierro son superiores para las mujeres que siguen este tipo de dieta

b. La dieta vegana tiene una total carencia de vitamina B1 2

c. La dieta vegana tiene una total carencia de vitamina B9

d. Llevar una alimentación vegana y estar embarazada no es incompatible pero es necesario prestar especial atención a ciertos aspectos de la alimentación

950. Sobre el chancro blando o cancroide, es FALSO:

a. Es una enfermedad de transmisión sexual

b. El agente etiológico es el Haemophilus ducreyi

c. Produce unas úlceras que suelen ser asintomáticas

d. Requiere de tratamiento antibiótico para su curación

951. Marco fundamental para el desarrollo de los programas de promoción de la salud y prevención de la enfermedad:

a. El centro de salud

b. El equipo de atención primaría

c. El área de salud

d. El Consejo de Salud de Zona

952. Sobre la menopausia:

a. Es un período del ciclo vital de la mujer que va desde la pérdida definitiva de la menstruación hasta los 65 años

b. Con la menopausia el ovario entra en reposo pero siguen madurando folículos

c. La edad de la menopausia ha venido adelantándose en el tiempo y cada vez se produce a una edad más precoz

d. En los primeros 5 a 10 años postmenopáusicos el ritmo de la pérdida de masa ósea en la mujer es cerca de un 2 a 5% por año

953. En una visita domiciliaria a la puérpera, el día 70 tras el parto esperamos encontrar en la exploración:

a. 'Lochia alba' y una altura de fondo de útero de 2-3 traveses por debajo de ombligo

b. 'Lochia serosa' y una altura de fondo de útero de 3 traveses sobre pubis

c. 'Lochia rubra' y una altura de fondo de útero de 3 traveses sobre pubis

d. 'Lochia rubra' y una altura de fondo de útero en sínfisis púbica

954. Qué escala valora el estado anímico ante una depresión posparto:

a. Braden

b. Edinburgo

c. Norton

d. Emina

955. Sobre el método 'canguro', es FALSO:

a. Se debería ofrecer a todas las mujeres, excepto a las madres adolescentes y aquellas con problemas sociales

b. Se coloca al niño entre los pechos de la madre. La posición en la que queda es similar a la posición de rana

c. Este método parece favorecer un adecuado desarrollo neurológico y psicomotor de los prematuros

d. En la I Reunión Internacional sobre el método madre canguro se acordó que es tributario del cuidado canguro el bebé prematuro de cualquier edad gestacional, de cualquier peso y con cualquier tipo de enfermedad

956. Para prevenir la hemorragia postparto las principales entidades científicas recomiendan el 'Manejo activo del alumbramiento', que consiste en:

a. Administrar un uterotónico durante el primer minuto de vida del recién nacido

b. Ejercer tracción controlada y mantenida del cordón umbilical

c. Masaje uterino tras la salida de la placenta

d. Las tres son correctas

957. Sobre los fetos con crecimiento intrauterino restringido o retardado en la gestación, es FALSO:

a. La morbimortalidad perinatal y neonatal está incrementada

b. En la infancia pueden padecer retraso del desarrollo motriz y neurológico

c. En la edad adulta no se está detectando mayor incidencia de alteraciones metabólicas ni enfermedades cardiovasculares

d. Los recién nacidos presentan con mayor frecuencia síndrome de distrés respiratorio

958. Sobre la comunicación verbal y NO verbal, señale la FALSA:

a. La comunicación verbal puede ser oral y escrita

b. En ocasiones hay discrepancias entre el mensaje verbal y no verbal

c. Siempre se da más crédito a lo verbal

d. La comunicación verbal y no verbal se producen simultáneamente

959. En el bebé, estos reflejos condicionan una buena técnica en relación con la lactancia materna, EXCEPTO uno:

a. de deglución

b. de Babinski

c. de búsqueda

d. de succión

960. Enfermedad materna que NO contraindica la donación de sangre de cordón umbilical:

a. Eclampsia severa

b. Mononucleosis infecciosa en los 6 meses previos

c. Brucelosis hasta 5 años de la curación

d. Esclerosis lateral amiotrófica (ELA)

961. La oxitocina sintética es uno de los fármacos que con más frecuencia se usa en el proceso del parto, es FALSO que:

a. Su eficacia queda disminuida por la acción de anestésicos generales uterorrelajantes

b. Tiene un ligero efecto antidiurético

c. Una dosis alta, especialmente si se administra en inyección rápida, provoca un efecto transitorio de contracción del músculo liso vascular, produciendo una breve hipertensión

d. La vida media es corta y su unión a proteínas plasmáticas es muy baja

962. Sobre la Enfermedad Inflamatoria Pélvica (EPI), es FALSO:

a. Con frecuencia cursa con signos y síntomas de poca intensidad y de forma subclínica

b. La Prevalencia de la EPI está directamente relacionada con las infecciones de transmisión sexual causadas por Clamidia y Gonorrea

c. El manejo de las parejas sexuales está indicado

d. El retraso en el tratamiento no se relaciona con secuelas como la infertilidad

963. Vacuna contraindicada en el embarazo:

a. Tétanos

b. Gripe

c. Fiebre Amarilla

d. Hepatitis B

964. La Guía de Práctica Clínica (GPC) sobre Consulta Preconcepcional NO recomienda en mujeres que planifican su embarazo:

a. Vacuna contra hepatitis B si no son inmunes

b. Cribado de hepatitis C si alto riesgo de infección por virus de la hepatitis C (VHC)

c. Suplementación diaria con 5 mg de ácido fólico si son diabéticas

d. Suplementación diaria con un preparado multivitamínico para evitar defectos del tubo neural

965. Según la SEGO, si no se ha administrado la profilaxis anti D en una madre Rh- y recién nacido Rh+ en las primeras 72 h tras el parto:

a. No debe hacerse si el test de Coombs indirecto es negativo

b. Debe hacerse si el test de Coombs indirecto es positivo

c. Debe hacerse profilaxis, aún puede tener algún efecto protector si es aplicada dentro de los primeros 14 días tras el parto

d. Debe hacerse profilaxis, aún puede tener algún efecto protector si es aplicada dentro de los 2 meses tras el parto

966. Como respuesta del organismo materno ante la gestación, en el aparato urinario, es FALSO:

a. Se produce un aumento del flujo plasmático renal y del filtrado glomerular
b. Puede existir glucosuria fisiológica
c. Aumenta la concentración plasmática de urea y creatinina
d. En condiciones normales no debe existir proteinuria evidente

967. Qué tipos de embarazos se deben controlar en consultas de alto riesgo:

a. Presentación podálica
b. Cesárea anterior por no descenso
c. Mal resultado neonatal anterior
d. Todas son ciertas

968. Respecto de las vulvovaginitis NO infecciosas:

a. Suelen tener una secreción vaginal aumentada
b. En la mayoría de las ocasiones es necesario realizar una biopsia de piel de vulva
c. El tratamiento consiste en evitar los agentes irritantes y en ocasiones se debe utilizar de inicio un corticoide tópico potente
d. Ninguna de las tres

969. El patrón sinusoidal de la FCF se caracteriza por ausencia de variabilidad...

a. a corto plazo con variabilidad a largo plazo normal y uniforme
b. a corto y a largo plazo
c. a largo plazo con variabilidad a corto plazo normal y uniforme
d. a corto plazo con variabilidad a largo plazo aumentada y uniforme

970. Sobre el trabajo en equipo (matronas, médicos y otros miembros del equipo de salud):

a. Supone un nivel de respeto y confianza mutua
b. No tiene un impacto positivo en la calidad de la atención que se brinda
c. Las matronas no consideran más satisfactorio su trabajo
d. Los pacientes no aprecian la calidad de la armonía

971. Alteraciones características del DPPNI (desprendimiento prematuro de placenta normoinserta):

a. Sangrado oscuro y escaso
b. Alteraciones del registro cardiotocográfico fetal
c. Hipertonía uterina
d. Las tres son correctas

972. Sobre las gestantes con leiomiomas, es FALSO:

a. La mayor parte de los miomas modifican su tamaño durante la gestación
b. El primer trimestre del embarazo es cuando más aumentan su tamaño
c. Los miomas submucosos pueden causar aborto
d. La complicación más frecuente es dolor pélvico

973. El aumento de los ácidos biliares en la Colestasis Intrahepática en el embarazo produce lo siguiente, EXCEPTO:

a. Mayor contractilidad uterina, que favorece el parto pretérmino
b. Aumento de la motilidad del colon fetal
c. Vasoconstricción de las vellosidades coriónicas placentarias
d. Restricción en el crecimiento fetal

974. Cruz lleva una hora en expulsivo tras una evolución espontánea. Al realizar un tacto observamos presentación de cara mento-posterior en III plano de Hodge:

a. Cesárea
b. Aplicación de fórceps
c. Dejar progresar el parto
d. Usar occitócicos

975. La necrosis total o parcial del lóbulo anterior de la hipófisis por hemorragia masiva durante el puerperio inmediato es el 'Síndrome de:

a. Asherman
b. Swyer
c. Cushing
d. Sheehan

976. En el diagnóstico diferencial del abruptio placentae y de la placenta previa, qué síntoma pertenecen al abruptio placentae:

a. Con las contracciones aumenta la hemorragia
b. Hay defensa del abdomen
c. Sangre roja, no hay desproporción entre la cuantía y el grado de shock
d. Útero blando

977. Según los criterios de clasificación, interpretación y manejo de la cardiotocografía de la Federación Internacional de Ginecología y Obstetricia (FIGO) en un feto con edad gestacional de 41+5 semanas, un patrón intraparto con una línea basal de 115 lpm, variabilidad de ancho de banda entre 15-20 bpm y presencia de desaceleraciones aisladas coincidentes con la contracción, se clasifica como:

a. Sospechoso
b. Normal
c. Patológico
d. Un ritmo sinusoidal

978. Dolor crónico exacerbado por la posición de pie o las relaciones sexuales genitales en mujeres que tienen venas varicosas en los ovarios o cerca de ellos:

a. Síndrome de congestión pelviana
b. Síndrome de ovario poliquístico
c. Síndrome premenstrual
d. Dismenorrea

979. En el tratamiento de las hiperdinamias NO está indicado:

a. La colocación de la mujer en decúbito lateral
b. Proceder a la amniorrexis si la bolsa está íntegra
c. Suprimir la perfusión de fármacos uterotónicos
d. La deambulación

980. Músculos que componen el plano superficial del diafragma pélvico:

a. Isquicavernosos, bulbocavernosos, transverso superficial y esfinter externo del ano
b. Transverso superficial, esfínter externo del ano, isquiococcígeos y bulbocavernosos
c. Isquiocavernosos, bulboesponjosos, transverso superficial y esfínter externo del ano
d. Son correctas A y C

981. Recomendación para la resucitación 2015 del ERC sobre la mascarilla laringea para administrar ventilación con presión positiva al RN:

a. peso ≥1.000 gr o ≥32 semanas de gestación
b. peso ≥1.500 gr o ≥32 semanas de gestación
c. peso ≥1.500 gr o ≥30 semanas de gestación
d. peso ≥2.000 gr o ≥34 semanas de gestación

982. Qué Teratógeno produce Defectos del tubo neural, anomalías cardíacas, craneofaciales y de las extremidades:

a. Ácido Vaiproico
b. Warfarina
c. Cocaína
d. Aminopterina

983. El uso de la lactancia materna en planificación familiar debe cumplir qué requisitos:

a. Amenorrea, lactancia mixta, menos de 6 semanas postparto
b. Amenorrea, lactancia materna total diurna, menos de 6 semanas postparto
c. Amenorrea, amamantamiento total, menos de 6 meses postparto
d. Amenorrea, amamantamiento casi total, menos de 6 semanas postparto

984. NO es un factor de riesgo para el embarazo múltiple:

a. Multiparidad
b. Técnicas de reproducción humana
c. Raza oriental
d. Antecedente de embarazo múltiple

985. Sobre la mastitis puerperal que aparece en los primeros días del puerperio (epidémica), cuál es el germen causal más frecuente:

a. Staphylococcus aureus
b. Streptococo Beta Hemolítico
c. Neumococo
d. Escherichia Coli

986. La anticoncepción de urgencia NO está indicada en:

a. Relación inesperada protegida
b. Fallo del cumplimiento de un anticonceptivo hormonal
c. Error de cálculo del periodo fértil con el uso de métodos naturales
d. En todo caso de violación en el que no haya una protección previa

987. Para obtener la acreditación IHAN (Iniciativa para la Humanización de la Asistencia al Nacimiento y la Lactancia) en un centro hospitalario, qué requisito NO es necesario:

a. Cumplir el Código Internacional de Comercialización de Sucedáneos de la leche materna
b. Tener al menos un 90% de lactancia materna exclusiva desde el nacimiento hasta el alta
c. Ofrecer información y apoyo a las madres que deciden no amamantar
d. Ofrecer una asistencia al parto acorde con la Estrategia de Atención al Parto Normal del SNS

988. Acude una gestante a la consulta de la matrona, al hacer la valoración inicial, la matrona observa estado de sobrepeso. Qué suplemento calórico debería recomendarle:

a. De 100-150 Kcal/ día
b. De 300-400 Kcal/ día
c. Ningún suplemento calórico
d. Ninguna de las tres

989. Si una mujer que desea parto domiciliario sufre una amniorrexis espontánea le recomendaremos esto, EXCEPTO:

a. Informar a la madre de la importancia de contactar con la matrona si observa cualquier color que no sea claro, que tiña el líquido amniótico y nos indique la presencia de meconio
b. Comprobar la temperatura corporal, el color y olor del líquido amniótico periódicamente
c. Ante la aparición de sangrado vaginal mayor a una menstruación, acudir a urgencias
d. Mientras el líquido sea claro y no tenga fiebre puede esperar el tiempo que sea necesario hasta que empiece con contracciones y se desencadene el parto

990. Entre los factores ovulares predisponentes al prolapso de cordón umbilical, NO está:

a. Inserción velamentosa de cordón umbilical
b. Embarazo múltiple
c. Placenta previa
d. Hidramnios

991. Al explorar a una tercípara en la sala de dilatación, vemos que está en dilatación completa y la presentación fetal entre II y III plano de Hodge. Con un peso fetal estimado de 3.200 gr, cuál de las siguientes presentaciones imposibilita la salida del feto si persiste la actitud fetal:

a. Presentación mentopúbica
b. Presentación occipitosacra
c. Presentación nasopúbica
d. Son correctas A y C

992. Qué fármaco es el tratamiento de elección para inducir la ovulación, consiguiendo restablecer dicha función fisiológica hasta en el 70% de los casos y que actúa como modulador selectivo de los receptores de estrógenos:

a. Clomifeno
b. Progesterona
c. Gonadotropinas
d. Metformina

993. La 'GPC de atención en el embarazo y puerperio' del Ministerio de Sanidad recomienda que en la primera visita de atención durante el embarazo se incluya:

a. La suplementación con hierro en mujeres gestantes para prevenir la anemia ferropénica del embarazo
b. El cálculo del Indice de Masa Corporal. (IMC), para identificar a aquellas mujeres que requieran un seguimiento de la ganancia del peso durante su embarazo
c. La realización sistemática de una citología cervical para valorar el riesgo de cáncer de cérvix
d. La suplementación obligatoria con complejos multivitamínicos durante la gestación como prevención de carencias alimentarias

994. Loquios predominantemente hemáticos:

a. Lochia rubra
b. Loquios rosáceos
c. Lochia alba
d. Lochia serosa

995. Algunos problemas de salud deben considerarse en el diagnóstico diferencial de los síntoma vasomotores asociados a la menopausia:

a. El hipertiroidismo cursa con menstruaciones Irregulares, sudores y cambios de humor
b. Etiologías de cambios en el ciclo menstrual como la hiperprolactinemia
c. La toma de ciertos medicamentos que tienen entre sus efectos secundarlos, los sofocos y episodios de sudoraclón profusa
d. Las tres son correctas

996. Influencia del embarazo sobre la farmacocinética:

a. El vaciado gástrico está aumentado durante el embarazo
b. No hay evidencias de que el metabolismo hepático se altere durante la gestación normal
c. Los fármacos que se eliminan por orina sin ser modificados tienen una eliminación más lenta
d. La absorción de fármacos por vía transcutánea es más lenta

997. Sobre la Vacunación de la Tosferina en el embarazo:

a. Se debe administrar a todas las mujeres embarazadas con FPP en estaciones de alta incidencia de Tosferina
b. No se debe administrar a embarazadas de alto riesgo pasadas las 32 SG
c. Se debe administrar a todas las mujeres en los meses previos al embarazo como medida de salud preconcepcional
d. Se debe administrar a toda mujer embarazada preferiblemente entre las 27-32 SG

998. NO es un factor de riesgo en la aparición de cáncer de cérvix:

a. Tabaco
b. Dispositivo intrauterino (DIU)
c. Anticoncepción hormonal
d. Inmunosupresión

999. Según la Oncoguía de prevención de cáncer de cuello de útero de la SEGO (2014), sobre las pruebas de cribado del cáncer de cérvix, es FALSO:

a. El cribado con prueba de Virus del papiloma humano (VPH) no está indicado para mujeres menores de 30 años debido a la prevalencia elevada en este grupo de edad
b. El cribado entre 30 y 65 años debe realizarse preferentemente con una prueba de VPH clínicamente validada cada 5 años
c. La toma de la muestra debería realizarse en un medio preferiblemente réflex, es decir, sobre el mismo material utilizado para la prueba VPH lo que posibilita el estudio diferido con citología o pruebas adicionales
d. El Cribado conjunto con citología y prueba de VPH cada 5 años (co-test) en las mujeres entre 30 y 65 años aporta una mayor sensibilidad en relación a la prueba de VPH

1000. El método Canguro ofrece múltiples beneficios tanto para el RN prematuro como para el a término:

a. Mejora los parámetros fisiológicos y disminuye los episodios de apneas
b. Aumentan las concentraciones de cortisol, hormona relacionada con el estrés
c. Aumenta la actividad motora y muscular
d. Disminuye la ganancia ponderal

1001 **A**	1026 **A**	1051 **C**	1076 **D**
1002 **C**	1027 **B**	1052 **B**	1077 **B**
1003 **D**	1028 **A**	1053 **C**	1078 **A**
1004 **D**	1029 **C**	1054 **D**	1079 **B**
1005 **A**	1030 **A**	1055 **A**	1080 **A**
1006 **D**	1031 **D**	1056 **C**	1081 **B**
1007 **D**	1032 **D**	1057 **D**	1082 **A**
1008 **C**	1033 **C**	1058 **B**	1083 **B**
1009 **C**	1034 **C**	1059 **A**	1084 **D**
1010 **C**	1035 **A**	1060 **D**	1085 **A**
1011 **D**	1036 **C**	1061 **D**	1086 **C**
1012 **D**	1037 **C**	1062 **C**	1087 **A**
1013 **C**	1038 **D**	1063 **C**	1088 **D**
1014 **A**	1039 **C**	1064 **B**	1089 **A**
1015 **C**	1040 **B**	1065 **A**	1090 **C**
1016 **D**	1041 **C**	1066 **B**	1091 **C**
1017 **D**	1042 **A**	1067 **D**	1092 **A**
1018 **A**	1043 **B**	1068 **C**	1093 **B**
1019 **A**	1044 **B**	1069 **D**	1094 **A**
1020 **C**	1045 **B**	1070 **D**	1095 **D**
1021 **C**	1046 **A**	1071 **B**	1096 **D**
1022 **D**	1047 **D**	1072 **D**	1097 **D**
1023 **A**	1048 **B**	1073 **A**	1098 **B**
1024 **B**	1049 **A**	1074 **D**	1099 **D**
1025 **B**	1050 **C**	1075 **B**	1100 **B**

FALLOS:

1001. Según la SEGO y la Guía de Práctica Clínica sobre la Atención al Parto Normal del Ministerio de Sanidad, cuál de los siguientes registros cardiotocográficos se consideraría sospechoso:

a. FCF de 150 latidos/minuto, con desaceleraciones variables típicas con más del 50% de contracciones durante unos 90 minutos

b. Ausencia total de variabilidad sin deceleraciones y FCF de 140 latidos/minuto

c. Deceleración prolongada única de 4 min

d. FCF de 170 lat/min, variabilidad >5 latidos/minuto, una desaceleración prolongada única de 2 min y aceleraciones presentes

1002. Sobre la Enfermería basada en la evidencia (EBE), es FALSO:

a. La PBE (práctica basada en la evidencia) la integran 4 elementos: investigación, experiencia profesional, las expectativas, preferencias y valores de los usuarios y los recursos disponibles

b. La PBE consta de 5 etapas consecutivas: formulación de la pregunta, búsqueda de la mejor respuesta en las fuentes de información a nuestro alcance, evaluación crítica de la evidencia encontrada, implementación de la evidencia en la práctica y evaluar las consecuencias de aplicar la intervención elegida

c. Según la 'Agency for Healthcare Research and Quality' la Clasificación de la evidencia científica excluye los estudios de tipo cualitativo

d. Una barrera para la implementación de la EBE es la limitación dada por el idioma inglés

1003. Excepcionalmente, podrán ser mantenidos en su integridad los datos de valor:

a. histórico
b. estadístico
c. científico
d. Los tres

1004. Teniendo en cuenta la edad de la pareja como causa de esterilidad, qué órgano es el que antes manifiesta el envejecimiento:

a. El útero
b. El testículo
c. La próstata
d. El ovario

1005. Sobre la población española adulta y menor de 65 años, señale el problema de salud que es más frecuente en el hombre que en la mujer:

a. Cáncer colorrectal
b. Osteoporosis
c. Depresión
d. Enfermedades autoinmunes

1006. Indicación de cesárea en la gestante diabética:

a. Peso fetal estimado superior a 4.000 g
b. Retinopatía diabética
c. Cesárea anterior y percentil > 70
d. PFE superior a 4.500 g

1007. En la reanimación de un recién nacido a término:

a. Se aconseja retrasar unos 30-60 segundos el pinzamiento de cordón en todos los casos

b. La técnica de compresiones torácicas recomendada es la de los dos dedos en contraposición con la técnica de los pulgares

c. El ratio de compresiones/ventilación recomendado es de 5/1

d. El electrocardiograma de tres derivaciones es el método más preciso de control de la frecuencia cardíaca

1008. NO constituye una causa del parto precipitado:

a. La resistencia baja anómala de las partes blandas del conducto de parto

b. La presencia de contracciones uterinas anormalmente fuertes

c. La expulsión de meconio

d. La ausencia de sensaciones dolorosas

1009. Vulvovaginitis. Es FALSO:

a. En la vulvovaginitis candidiasica el agente causal más frecuente es la variedad Candida Albicans

b. Uno de los denominados 'Criterios de Amsell' para diagnóstico de vulvovaginitis bacteriana es el 'hedor de aminas' (característico olor a pescado) al añadir gotas de solución de hidróxido potásico a un portaobjetos con secreción vaginal

c. En el embarazo, como tratamiento para la vulvovaginitis candidiasica, el clotrimazol de 100 mg. en su presentación de óvulos vaginales, no es una alternativa terapéutica admisible

d. El metronidazol es una alternativa terapéutica de tratamiento tanto en las vaginosis bacteriana como en la producida por la Trichomona Vaginalis

1010. Según el Documento de consenso para el seguimiento de la Infección por el VIH en relación con la Reproducción, Embarazo, Parto y Profilaxis de la transmisión vertical del niño expuesto de 2018, es FALSO:

a. Es obligatorio ofrecer a toda embarazada la información adecuada y la realización de la serología frente al VIH

b. La serología frente al VIH se debe indicar en la primera visita, tras ofrecerle una información adecuada al respecto, y ha de realizarse lo antes posible

c. Se recomienda repetir la prueba en el tercer trimestre únicamente a las mujeres con presencia de factores de riesgo

d. En mujeres con prácticas de riesgo para la infección por el VIH durante la gestación, especialmente si su pareja está infectada, se repetirá la prueba al menos una vez cada trimestre

1011. La diabetes gestacional NO está relacionada con la aparición en el feto y en el neonato de:

a. Macrosomía
b. Miocardiopatía hipertrófica
c. Enfermedad de la membrana hialina
d. Cromosomopatías

1012. NO es una contraindicación para la realización de una medición del pH fetal intraparto:

a. Sospecha de coagulopatía fetal
b. Gestante portadora Hepatitis C
c. Gestante portadora de VIH
d. Craneotabes fetal

1013. Alteración menstrual que cursa con sangrado cíclico de frecuencia normal pero con flujo en cantidad y/o duración excesiva:

a. Proiomenorrea
b. Opsomenorrea
c. Menorragia
d. Menometrorragia

1014. Cuál de estas contraindicaciones de los anticonceptivos orales es una contraindicación relativa:

a. La depresión
b. Antecedentes de tromboflebitis, embolia o accidente cerebrovascular o patología coronaria
c. Hepatopatías en actividad
d. Tumores hormonodependientes

1015. Un prolapso genital en el que se observa que la porción más distal del prolapso está 1-2 cm por debajo del himen (orificio vaginal externo), se cataloga como prolapso Grado:

a. I   b. II   c. III   d. IV

1016. Entre los siete pilares de la Calidad Asistencial definidos por Avedis Donabedian, NO está:

a. Efectividad   b. Aceptabilidad
c. Legitimidad   d. Accesibilidad

1017. NO se considera factor de riesgo para la atonía uterina:

a. La infección intraamniótica
b. El embolismo de liquido amniótico
c. La sobredistensión uterina: embarazo múltiple, polihidramnios y macrosomía fetal
d. El parto prematuro

1018. Qué test valora el grado de dependencia de la nicotina:

a. Fagerström
b. Pfeiffer
c. Zarit
d. Barber

1019. Entre las causas de los abortos de repetición NO está:

a. Síndrome de ansiedad generalizada
b. Insuficiencia lútea
c. Síndrome antifosfolipidico
d. Translocación cromosómica balanceada de uno de los progenitores

1020. Según el art. 63 del Código deontológico de la enfermería española, la enfermera/o:

a. Respetará siempre las áreas competenciales de los otros miembros del equipo de salud, aunque deba ceder parte de su autonomía profesional
b. Colaborará diligentemente con los otros miembros del equipo de salud pudiendo delegar funciones que le son propias y para las cuales no están los demás debidamente capacitados
c. Respetará siempre las áreas competenciales de los otros miembros del equipo de salud, pero no permitirá que se le arrebate su autonomía profesional
d. Está obligada/o a denunciar cuantas actitudes negativas observe hacia el paciente en cualquiera de los miembros del equipo de salud, sólo si el paciente lo denuncia

1021. Sobre las competencias en formación y docencia de la matrona, es FALSO:

a. Permiten la supervisión, tutorización, evaluación y seguimiento de los residentes durante su formación
b. Deben seguir el Código de ética de la Confederación Internacional de Matronas
c. Se desarrollan tras finalizar la formación reglada de la especialidad ya que esta no incluye criterios evaluables para definir su grado de consecución
d. Incluyen la docencia pregraduada, especializada y continuada de los profesionales

1022. Método de elección habitual para el diagnóstico precoz del embarazo:

a. El diagnóstico clínico
b. El diagnóstico biológico
c. El diagnóstico inmunológico
d. El diagnóstico ecográfico

1023. Sobre los procesos que se realizan en la técnica de fecundación in vitro, es FALSO:

a. La punción folicular se realiza a las 24 horas de administrar hormona gonadotropina coriónica
b. A las 4-6 horas de la punción folicular se inseminan los ovocitos
c. La transferencia se realiza a los 2-3 días después de la fecundación
d. En la fase lútea se utiliza progesterona natural micronizada

1024. Cuándo es deseable que la gestante en proceso de parto ingrese en la maternidad:

a. En la fase pasiva del parto. Cuando note contracciones uterinas cada 20 minutos
b. En la fase activa del parto, con contracciones uterinas regulares, borramiento cervical >50% y 3-4 cm de dilatación
c. Cuando la gestante expulse el tapón mucoso
d. Cuando la gestante comience con contracciones escasas y poco molestas

1025. Según recomienda la publicación 'Cuidados desde el Nacimiento' del Ministerio de Sanidad, el tiempo de contacto piel con piel de la madre con el recién nacido sin ninguna interrupción debería ser de al menos cuántos minutos:

a. 30
b. 50
c. 60
d. 120

1026. Es FALSO: Sobre 'La práctica clínica y las actividades mínimas y guardias' del programa oficial de la especialidad de Enfermería Obstétrico-Ginecológica (Matrona) según la Orden SAS/1349/2009, de 6 de mayo:

a. El 70%-80% de la formación clínica debe realizarse en Atención Especializada y el 30%-20% en Atención Primaria y Comunitaria
b. Al concluir el periodo de formación, la matrona ha vigilado y asistido a 40 mujeres gestantes de riesgo
c. Al finalizar el periodo de formación, la matrona ha tenido que asistir un mínimo de 80 partos normales
d. Se aconseja la realización de entre 2 y 4 guardias mensuales

1027. La primera división meiótica en la ovogénesis produce:

a. Ovocito maduro y tres corpúsculos polares
b. Ovocito secundario y primer corpúsculo polar
c. Oogonia
d. Ovocito primario

1028. Sobre la endometritis, es FALSO:

a. Su prevalencia es menor en cesáreas que en partos vaginales
b. Un elevado número de tactos vaginales es un factor de riesgo
c. La rotura prematura de membranas de más de 6 horas de duración es un factor de riesgo
d. La monitorización interna es un factor de riesgo

1029. Sobre la Clasificación Diagnóstica de las Lesiones Mamarias (BI-RADS):

a. BIRADS 1: Malignidad confirmada
b. BIRADS 6; Exploración normal
c. BIRADS 2: Negativa (probabilidad de cáncer igual a la población general)
d. BIRADS 0: Hallazgos probablemente benignos

1030. Las vellosidades coriales contactan con el miometrio pero NO lo invaden:

a. Placenta Acreta
b. Placenta Increta
c. Placenta Percreta
d. Placenta Previa

1031. Son signos de sospecha de desprendimiento placentario:

a. Sensación de peso y vacío vaginal
b. Percepción de cese del sangrado por parte de la parturienta
c. Descenso y lateralización del útero
d. Percepción de contracciones por parte de la parturienta

1032. Según la 'Estrategia para la Salud Sexual y Reproductiva' del Ministerio de Sanidad, en situaciones de pérdida perinatal son recomendaciones para el personal sanitario que atienda a los padres y familia:

a. Respetar la decisión de los padres de no querer ver y abrazar a su hijo
b. Asesorar a la madre sobre cómo inhibir la lactancia materna
c. Ofrecer la posibilidad de conservar recuerdos del bebé
d. Las tres son ciertas

1033. Contracción involuntaria de los músculos que rodean la bóveda vaginal impidiendo la penetración por el pene, haciéndola dolorosa:

a. Dispareunla
b. Vaginosis
c. Vaginismo
d. Vaginitis

1034. NO es síntoma de amenaza de aborto:

a. Hemorragia leve o moderada
b. Un orificio cervical externo cerrado
c. Un orificio cervical externo abierto
d. La presencia de dolor en el hipogastrio

1035. Durante el embarazo coinciden los tres elementos de la triada de Virchow:

a. Estasis venoso, hipercoagubilidad y daño o lesión endotelial
b. Estasis venoso, celulitis y daño o lesión endotelial
c. Tromboflebitis, hipercoagubilidad y daño o lesión endotelial
d. Trombosis venosa profunda, tromboflebitis y daño o lesión endotelial

1036. El motivo de la rotación intrapélvica de la cabeza fetal ha sugerido varias hipótesis. Según la Teoría de Borrell y Fernstrom:

a. La forma ovoide de la cabeza fetal serla la causante de la rotación
b. La incurvación del canal del parto obligaría, si la cabeza no girase a anterior, a una incurvación lateral de la columna cervical de menor flexibilidad que su flexión dorsal
c. La particular inserción de los músculos elevadores del ano es lo que produce la rotación
d. El efecto que produce la contracción sobre la cabeza fetal produce la rotación

1037. Sobre el embarazo gemelar:

a. Los gemelos bicigóticos son siempre del mismo sexo
b. Los gemelos monocigóticos pueden tener distinto grupo sanguíneo
c. Los embarazos gemelares monocoriales-biamnióticos son de gemelos monocigóticos
d. Los gemelos con mayor mortalidad son los bicoriales-biamnióticos

1038. Entre las siguientes actuaciones en la distocia de hombros, es FALSO:

a. Reconocimiento rápido de la situación y petición de ayuda
b. Realización de maniobras específicas para el desprendimiento de los hombros impactados
c. Evitar realizar fuerzas excesivas sobre los tejidos fetales y maternos
d. Resolución en un periodo de tiempo prolongado

1039. El sulfato de magnesio se utiliza para el tratamiento de la eclampsia:

a. Su antídoto es el carbonato de calcio
b. Puede causar convulsiones si se administra en exceso
c. Se puede administrar por vía IM o IV
d. La reacción de paro respiratorio es idiopática y específica de la paciente

1040. Sobre las presentaciones cefálicas anómalas, es FALSO:

a. La posición occipito-posterior enlentece el proceso del parto
b. Cuando aparece una cabeza parcialmente deflexionada es una presentación de cara
c. En una presentación de frente el parto no es viable
d. En la presentación de cara el parto sería viable aunque dificultoso

1041. Qué porcentaje de eventos adversos relacionados con las infecciones nosocomiales son evitables según el Estudio Nacional de Eventos Adversos relacionados con la hospitalización (ENEAS):

a. 50,01%
b. 45,30%
c. 56,60%
d. 30,30%

1042. Las anomalías cromosómicas denominadas Trisomías son:

a. Síndrome de Down (T21), síndrome de Patau (T13) y síndrome de Edwards (T18)
b. Síndrome de Down (T21), síndrome de Patau (T18) y síndrome de Edwards (T13)
c. Síndrome de Down (T21), síndrome de Patau (T13) y síndrome de Turner (T45)
d. Síndrome de Down (T21), síndrome de Edwards (T13) y síndrome de Turner (T18)

1043. La línea divisoria entre la fecundación y el comienzo del desarrollo embrionario se establece cuando:

a. Se fusionan las membranas celulares del oocito y el espermatozoo
b. Se rompen las membranas entre los pronucleos masculino y femenino y se unen sus cromosomas
c. Concluye la segunda división meiótica del oocito
d. Las tres son correctas

1044. Sobre la Moxibustión, es FALSO:

a. Es un método de versión fetal que pertenece a la medicina tradicional
b. El punto de estimulación está situado cerca del ángulo externo de la uña del primer dedo del pie
c. Puede estimularse con agujas, con frío o con el calor que desprende la combustión de la planta Artemisa Vulgaris
d. Las tres son correctas

1045. NO se corresponde con la investigación cuantitativa:

a. La objetividad es la única forma de alcanzar el conocimiento, por lo que se utiliza la medición exhaustiva y controlada, intentando buscar la certeza del mismo
b. Fuerte en términos de validez interna, débil en validez externa, lo que se encuentra tras la investigación no es generalizable a la población
c. Concepción lineal de la investigación a través de una estrategia deductiva
d. Al existir relación de independencia entre el sujeto y el objeto, el investigador tiene una perspectiva desde afuera

1046. Sofía es una embarazada sana, con una gestación normal. La Guía de práctica clínica de atención en el embarazo y puerperio del Ministerio de Sanidad recomienda para ella un modelo en el que:

a. su atención sea coordinada por matronas y médicos de familia
b. su atención la coordinen obstetras
c. su atención prenatal la coordinen exclusivamente matronas
d. su atención sea coordinada por médicos de familia y tocólogos

1047. Proceso por el que las células germinativas primordiales se transforman en óvulos y espermatozoides maduros para su fecundación:

a. Meiosis
b. Ovogénesis
c. Espermatogénesis
d. Gametogénesis

1048. La acondropiasia se hereda debido a un patrón de herencia:

a. Autosómica recesiva
b. Autosómica dominante
c. Recesiva ligada a X
d. Poligénica

1049. Sobre el alumbramiento, es FALSO:

a. La duración de la tercera etapa del parto es importante porque la prevalencia de la emorragia post parto (HPP) se incrementa cuando su duración se acorta

b. El periodo de alumbramiento espontáneo tiene una duración menor de 60 minutos en el 95% de las mujeres

c. La duración de la tercera etapa del parto se considera prolongada si no se completa en los 30 minutos posteriores al nacimiento del neonato con manejo activo

d. Se recomienda la utilización rutinaria de oxitocina para la profilaxis de la hemorragia posparto

1050. Ante condilomas en los genitales sospecharemos:

a. Herpes genital

b. Vaginosis bacteriana

c. Virus del Papiloma Humano

d. Ectoparásitos

1051. En qué caso están indicadas las copas blandas para realizar una ventosa obstétrica:

a. Variedades posteriores o transversas

b. Partos menos complicados

c. Variedades deflexionadas

d. Caput considerable

1052. Según la SEGO, para cribado durante el primer trimestre de embarazo, qué factor NO se considera de alto riesgo para la diabetes gestacional (DG):

a. Obesidad (IMC > 30Kg/m2)

b. Edad < 25 años

c. Historia de diabetes mellitus en familiares de primer grado

d. Resultados obstétricos previos que hagan sospechar una DG no diagnosticada (p.ej. mocrosomía)

1053. En ética profesional se debe tener en cuenta la confidencialidad y la intimidad. La intimidad:

a. Se aplica sólo a relaciones de personas entre sí o con instituciones

b. Concierne a la difusión de la información previamente revelada

c. Se aplica a los individuos con respecto a los otros

d. Controlada por la persona a la cual se ha abierto el ámbito de la intimidad

1054. 'Proiomenorrea' es:

a. Menstruación con sangrado intenso o prolongado

b. Sangrado fuera de la menstruación

c. Ausencia de menstruación

d. Ciclos menores de 21 días

1055. Según la SEGO, son contraindicaciones relativas de la versión externa las siguientes, EXCEPTO:

a. Malformación uterina

b. Cardiopatía materna

c. Dos cesáreas anteriores

d. Alteraciones de la coagulación

1056. Durante el embarazo se debe realizar el cribado serológico sistemático de Hepatitis B. Con estos resultados de marcadores serológicos para hepatitis B: HBsAg Negativo; anti-HBc Positivo; anti-HBs Positivo:

a. Inmune debido a la vacunación contra la hepatitis B

b. Hepatitis B crónica

c. Inmune debido a una infección natural

d. Hepatitis B aguda

1057. Rosa acude a la consulta por sensación de pequeñas pérdidas de orina cuando coge a su bebé de dos meses y medio, cuando tose o hace algún esfuerzo. Después de hacerle una valoración planeamos un programa de rehabilitación de suelo pélvico con ella. Entre las actividades a realizar:

a. Ejercicios de la musculatura del suelo pélvico y ejercicios de movilización diafragmática

b. Clase práctica sobre concienciación corporal con corrección postural

c. Educación sanitaria sobre adquisición de hábitos de vida saludables: práctica de deportes de bajo impacto, evitar bebidas excitantes, estreñimiento, obesidad, etc.

d. Las tres son correctas

1058. Sobre el diagnóstico diferencial de Placenta Previa (PP) y Desprendimiento Prematuro de Placenta Normo insertada (DPPNI), es FALSO:

a. Durante la contracción en el DPPNI disminuye el sangrado mientras que en la PP aumenta

b. El pronóstico fetal en la PP es bueno y en el DPPNI el éxitus es superior al 95%

c. En la monitorización fetal de la DPPNI con frecuencia aparecen signos de riesgo de pérdida de bienestar fetal

d. Cuando la causa es PP el sangrado por vía vaginal es abundante y rojo

1059. Sobre el sufrimiento fetal, es FALSO:

a. Las distocias dinámicas constituyen la causa menos frecuente de sufrimiento fetal

b. La inserción anómala del cordón puede originar sufrimiento fetal

c. Anemia o malformaciones cardiacas fetales pueden originar sufrimiento fetal

d. Con la analgesia epidural, por la vasodilatación, puede disminuir la irrigación del espacio intervelloso

1060. Es causa de alteración del patrón succión-deglución en el neonato:

a. Síndrome de Riley-Day

b. Síndrome de Móbins

c. Miastenia gravis

d. Las tres lo son

1061. Sobre la postura para el amamantamiento:

a. Nada más nacer se debe indicar a las madres en que postura dar el pecho según el criterio profesional

b. La postura hace referencia a la forma en que es colocado el bebé para que amamante

c. La posición es poco relevante para el éxito de la lactancia, lo que importa es la postura del bebe

d. En la postura de crianza biológica la madre está semireclinada

1062. Volumen mínimo de sangre fetal necesario para que se produzca una sensibilización Rh:

a. 0,4 ml

b. 0,6 ml

c. 0,1 ml

d. 0,2 ml

1063. En el cribado metabólico neonatal las enfermedades que se estudian además del hipotiroidismo congénito y la fenilcetonuria son las siguientes, EXCEPTO:

a. Fibrosis quística

b. Acidemia glutárica tipo 1

c. Deficiencia del acil-coenzima A desidrogenasa de cadena corta

d. Anemia falciforme

1064. En el taller 'Que la osteoporosis no te pare' que queremos desarrollar desde el centro de salud en combinación con el ayuntamiento, tenemos pensado una serie de actividades de fomento de la actividad física en mujeres mayores osteoporóticas que ya tenemos reclutadas y cuyas edades oscilan entre 61 y 72 años. Entre estas actividades físicas cuál sería la más DESACONSEJADA:

a. 30 minutos de natación tres veces a la semana combinado con 30 minutos de paseo al aire libre

b. Ejercicios de gimnasia sin salto, entre ellos flexiones de espalda en colchoneta y rotaciones de cintura

c. Baile de salón en pareja

d. Tai-Chi

1065. Cuál de estas actividades de promoción en las maternidades es más eficaz para asegurar un buen inicio de la lactancia materna:

a. El contacto piel con piel inmediato
b. Conocer por parte de los profesionales los beneficios de la lactancia materna
c. Entrega de documentos o folletos escritos sobre la lactancia materna
d. Limitación de la publicidad de sucedáneos de leche materna en las instituciones

1066. Qué vacuna NO debe ser administrada en el embarazo:

a. Gripe
b. Rubéola
c. Tétanos
d. Hepatitis B

1067. No es un síntoma de la menopausia:

a. Atrofia genito-urinaria
b. Inestabilidad vasomotora
c. Acentuación o aparición de osteoporosis
d. Telarquia prematura

1068. Ante la sospecha de una hemorragia transplacentaria, Test que mide el volumen de eritrocitos fetales en sangre materna para cuantificar la hemorragia y ajustar la dosis de gammaglobulina anti-D:

a. Test de Clements
b. Test de Gluck
c. Test de Kleihauer-Betke
d. Test de Silverman

1069. Sobre el tratamiento de los datos referidos a la interrupción voluntaria de embarazo, es FALSO:

a. Los centros que hayan procedido a una interrupción voluntaria de embarazo deberán cancelar de oficio la totalidad de los datos de la paciente una vez transcurridos 5 años
b. En el momento de la primera recogida de datos de la paciente se le asignará un código que será utilizado para identificarla en todo momento
c. El informe de alta será entregado exclusivamente a la paciente o persona autorizada por ella
d. Con el fin de mejorar la continuidad asistencial, las informaciones relacionadas con la interrupción voluntaria del embarazo se conservarán en la historia clínica general de la usuaria, accesibles a personal sanitario

1070. El aumento súbito de Hormona Luteinizante (LH) produce cambios importantes en el ciclo ovárico y endometrial. Cuál NO:

a. Desencadena la ovulación
b. Se reanuda la primera división meiótica para formar los oocitos secundarios
c. Se inicia la fase secretora en el endometrio
d. Aumenta la producción de estrógenos

1071. Qué fórceps es más útil para los casos de asinclitismo marcado:

a. Naegele
b. Kjelland
c. Simpson
d. Piper

1072. Cuál de los siguientes métodos anticonceptivos tiene el índice de Pearl más bajo:

a. Coitus interruptus
b. Diafragma
c. Esponja vaginal
d. DIU con Levonorgestrel

1073. Es una posible complicación de la fototerapia convencional:

a. Síndrome del niño bronceado
b. Diarrea acuosa
c. Lesión retiniana
d. Las tres

1074. Sobre la lactancia materna, es FALSO:

a. Parece tener cierta protección frente a linfomas y algunos otros tipos de cáncer
b. Mejora en la madre el contenido en calcio de los huesos al llegar a la menopausia
c. Los niños amamantados tienen un mejor desarrollo dental con menos problemas de ortodoncia y caries
d. Disminuye el riesgo materno de síndrome antifosfolfpídico

1075. La deshidratación hipernatrémica asociada a lactancia materna inadecuada puede producir graves complicaciones en el bebé:

a. No se puede prevenir
b. Se produce por un vaciado ineficaz de la mama
c. Obliga a inhibir la lactancia materna
d. En los signos iniciales se observan deposiciones y micciones del bebé abundantes

1076. Entre la Estrategia de Seguridad del Paciente del SNS, NO se considera práctica clínica segura:

a. Promover el uso seguro del medicamento
b. Promover el diseño y desarrollo de estrategias para el abordaje de eventos adversos graves en los centros sanitarios
c. Promover la identificación inequívoca del paciente
d. Promover la creación de protocolos para la eliminación de residuos sanitarios

1077. Qué es la 'Fiabilidad' de los datos recogidos en un proceso de evaluación de un programa de salud:

a. Si el dato mide lo que se espera que mida
b. Si la medida tiene capacidad de producir resultados constantes cuando es aplicada repetidas veces
c. Si los datos son subjetivos
d. Si la herramienta de medida está estandarizada

1078. NO es un signo ecográfico de probable benignidad en una tumoración ovárica:

a. Tamaño mayor de 5 cm
b. Contenido anecoico de la tumoración
c. Ausencia de ascitis
d. El valor predictivo de la ecografía es mayor para las tumoraciones benignas que para las malignas

1079. Qué actividades requiere la utilización de remifentanilo (IV) en la analgesia con opioides:

a. Revisión de las constantes vitales cada hora
b. Se recomienda monitorizar la saturación de oxígeno materna y administrar oxígeno suplementario
c. No requiere ninguna actividad especial
d. Este tipo de analgesia no existe

1080. Cuál de estos cambios endocrinos NO se dan en la perimenopausia:

a. Disminución de la FSH
b. Estradiol normal o incluso elevado por aumento de la actividad de la aromatasa
c. Disminución de la progesterona
d. Descenso de la hormona anti-mülleriana

1081. Sobre el Desprendimiento Prematuro de Placenta Normoinserta (DPPNI), es FALSO:

a. La posibilidad de desprendimiento placentario se debe considerar siempre en las mujeres que están siendo evaluadas por un traumatismo externo agudo
b. La incidencia de DPPNI oscila entre el 1 y el 4%
c. La intensidad de los síntomas clínicos presentados no siempre refleja el grado de extensión de la separación placentaria
d. El desprendimiento placentario es un diagnóstico fundamentalmente clínico ya que la sensibilidad de la ecografía para este diagnóstico oscila entre el 25-50%

1082. Sobre la Sobrecarga oral de glucosa (SOG) con 100 gr realizada en una gestante, es FALSO:

a. La semana previa a su realización se recomendará a la embarazada la ingesta de una dieta que no sea restrictiva en hidratos de carbono
b. Para su correcta realización es necesario un ayuno previo de 8 a 14 horas
c. Una glucemia de 220 mg/dl a la hora de la SOG y de 165 mg/dl a las 3 horas se considera diagnóstico de Diabetes Mellitus Gestacional
d. Durante la realización de la prueba la gestante debe estar sentada y sin fumar

1083. Cuál seria la dosis de oxitocina intravenosa (iv) más adecuada para el alumbramiento dirigido:

a. 2-3 unidades IV en bolo
b. 5-10 unidades IV en bolo
c. 10 unidades en 500 cc. de Suero fisiológico
d. 10 unidades intrarnuscular (IM)

1084. Entre los efectos adversos mayores de los anticonceptivos hormonales combinados NO está:

a. Tromboembolismo Venoso
b. Infarto Agudo de Miocardio, Accidente Cerebro Vascular Agudo
c. Cáncer de mama, Cáncer de cérvix
d. Colelitiasis

1085. En la Reanimación Cardiopulmonar de la gestante:

a. La American Heart Association, en sus actualizaciones de 2015, recomienda el desplazamiento uterino hacia la izquierda si el fundus se encuentra a la altura del ombligo o por encima, en lugar de colocar a la mujer en una inclinación lateral izquierda
b. En caso de obstrucción de la vía aérea, aplicar maniobra de Heimlich
c. Las pautas de uso del desfibrilador son distintas que para el resto de los adultos
d. Las posibilidades de supervivencia del feto son muy bajas, por lo que no está indicada la cesárea en ningún caso

1086. NO es un objetivo de la reanimación neonatal:

a. Minimizar la pérdida inmediata de calor
b. Establecer la respiración y la expansión pulmonar normales
c. Aumentar la PO2 venosa
d. Apoyar y facilitar un adecuado gasto cardíaco

1087. Probabilidad de que el resultado de una prueba diagnóstica sea negativo en una persona sana:

a. Especificidad
b. Sensibilidad
c. Valor predictivo negativo
d. Valor predictivo positivo

1088. En la acomodación de la cabeza fetal en el estrecho superior de la pelvis:

a. La cabeza fetal orienta su diámetro biparietal en el diámetro transverso de la pelvis
b. La sutura sagital de la cabeza fetal coincide con el diámetro anteroposterior de la pelvis
c. La cabeza fetal utiliza para el encajamiento en el estrecho superior las variedades posteriores con más frecuencia que las anteriores
d. La cabeza fetal utiliza con frecuencia uno de los diámetros oblicuos de la pelvis

1089. Sobre la biopsia curial:

a. Tiene la misma utilidad diagnóstica que la amniocentesis y puede realizarse entre las 10 y 14+6 semanas de gestación
b. La única vía de acceso es transcervicai, dejando la vía transabdominal para la amniocentesis
c. Precisa profilaxis antibiótica
d. La tasa de abortos tras la técnica es mayor que en la amniocentesis

1090. Sobre los métodos anticonceptivos, es FALSO:

a. En los anticonceptivos hormonales, la vía transdérmica y la vaginal comparten el mismo mecanismo de acción
b. Los de sólo gestágenos aumentan la densidad del moco dificultando el paso al espermatozoide
c. En los de sólo gestágenos, cuando la mujer deja la lactancia hay que cambiar a ACHO combinados
d. El DIU 13.5 de Levonogestrel es ideal especialmente para nulíparas y adolescentes

1091. Sobre la información de métodos anticonceptivos en el puerperio para madres lactantes, es FALSO:

a. Puede iniciarse la anticoncepción con DIUs de cobre y liberadores de levonorgestrel a partir de la cuarta semana
b. Con el acetato de Ulipristal 30 mg es recomendable extraer y desechar la leche durante la semana siguiente a su utilización
c. La píldora post-coital de 1,5 mg de levonorgestrel no es segura durante la lactancia
d. Puede iniciarse anticoncepción hormonal combinada a los seis meses posparto

1092. Las fórmulas exactas para calcular los intervalos de confianza en la inferencia estadística, tienen en cuenta:

a. El nivel de confianza, la desviación estándar y el tamaño de la muestra
b. El tamaño de la muestra, el nivel de confianza y la media muestral
c. La desviación estándar, la media muestral y el nivel de confianza
d. Los estadísticos descriptivos de tendencia central y el tamaño de la muestra

1093. En el puerperio, a partir de qué día comienza la fase hormonal de regeneración del endometrio:

a. 10   b. 20   c. 40   d. 60

1094. Según los resultados de los estudios españoles sobre la frecuencia de eventos adversos en diferentes ámbitos asistenciales (ENEAS, APEAS, EARCAS, SYREC y EVADUR):

a. Una de las utilidades del estudio Estudio Nacional de Eventos Adversos relacionados con la hospitalización (ENEAS) fue poner en la agenda del Sistema Nacional de Salud la prioridad estratégica de seguir las recomendaciones basadas en la evidencia
b. El estudio Estudio de Eventos Adversos en Atención Primaria (APEAS) sirvió para poner de manifiesto la alta frecuencia y gravedad de los eventos adversos en el primer nivel asistencial
c. La incidencia de eventos adversos relacionados con la asistencia sanitaria y su distribución por categorías en los hospitales españoles es menor a la de los estudios realizados en países americanos
d. El tanto por ciento de efectos adveráos prevenibles en Atención Primaria, según el estudio APEAS, fue del 98%

1095. Según el Ministerio de Sanidad, un Producto sanitario NO puede ser utilizado en seres humanos con fines de:

a. Diagnóstico, prevención, control, tratamiento o alivio de una enfermedad
b. Diagnóstico, control, tratamiento, alivio o compensación de una lesión o de una deficiencia
c. Investigación, sustitución o modificación de la anatomía o de un proceso fisiológico
d. Comerciales y publicitarios

1096. El objetivo de la segunda maniobra de Leopold es el diagnóstico de:

a. La presentación y situación fetal
b. La presentación y posición fetal
c. La posición y actitud fetal
d. La posición y situación fetal

1097. Entre los principios de la Teratología NO está:

a. La susceptibilidad a la terafogenia depende del genotipo del producto de la concepción y de cómo interactúa esta composición genética con el ambiente
b. La susceptibilidad a los teratógenos varía según la etapa de desarrollo en el momento de la exposición
c. Las manifestaciones de desarrollo anormal dependen de la dosis y el tiempo de exposición a un teratógeno
d. Las manifestaciones de desarrollo anormal son malformaciones, retardo del crecimiento, trastornos funciones pero nunca la muerte

1098. Es FALSO:

a. Todas las células proceden de la división de otra célula y, para volver a dividirse, pasan por dos fases o periodos: interfase y división
b. En la metafase de la mitosis los cromosomas alcanzan el estado de máxima condensación y se sitúan en los polos de la célula
c. En la primera división meiótica, las cromátidas hermanas formadas por la duplicación de cada cromosoma se comportan como una unidad, y cuando se recombinan, lo hacen con las cromátidas del otro cromosoma
d. En la mujer, la única célula que tiene 'n' moléculas de ADN, es decir 23 cromosomas cada una con una sola cromátida, es el segundo corpúsculo polar

1099. Para qué sirven los planos de Hodge:

a. Sirven para medir la pelvis desde el exterior
b. Son cinco
c. Son tres y sirven para valorar el progreso de la cabeza fetal
d. Sirven para valorar el descenso de la presentación en el interior del canal del parto

1100. Ante una cifra de pH menor de 7,20 en sangre fetal obtenida intraparto en la calota fetal:

a. Repetir la muestra en 30 minutos si el registro de la FCF continua patológico, o antes si aparecen nuevos parámetros de anormalidad
b. Parto urgente
c. Continuar el parto y reevaluar la necesidad de repetir pH
d. Es una cifra normal y el parto puede continuar

1101 **B**	1126 **B**	1151 **A**	1176 **C**
1102 **C**	1127 **C**	1152 **D**	1177 **B**
1103 **D**	1128 **B**	1153 **B**	1178 **A**
1104 **C**	1129 **A**	1154 **C**	1179 **D**
1105 **A**	1130 **A**	1155 **D**	1180 **A**
1106 **C**	1131 **A**	1156 **C**	1181 **D**
1107 **A**	1132 **C**	1157 **A**	1182 **B**
1108 **A**	1133 **A**	1158 **A**	1183 **B**
1109 **D**	1134 **D**	1159 **C**	1184 **A**
1110 **B**	1135 **C**	1160 **C**	1185 **B**
1111 **B**	1136 **A**	1161 **C**	1186 **A**
1112 **B**	1137 **B**	1162 **C**	1187 **B**
1113 **D**	1138 **A**	1163 **C**	1188 **B**
1114 **C**	1139 **D**	1164 **B**	1189 **C**
1115 **D**	1140 **C**	1165 **A**	1190 **C**
1116 **B**	1141 **A**	1166 **D**	1191 **C**
1117 **B**	1142 **A**	1167 **B**	1192 **C**
1118 **A**	1143 **D**	1168 **C**	1193 **D**
1119 **A**	1144 **B**	1169 **C**	1194 **C**
1120 **C**	1145 **D**	1170 **D**	1195 **C**
1121 **C**	1146 **C**	1171 **A**	1196 **B**
1122 **D**	1147 **C**	1172 **B**	1197 **C**
1123 **B**	1148 **C**	1173 **C**	1198 **A**
1124 **D**	1149 **C**	1174 **B**	1199 **A**
1125 **C**	1150 **B**	1175 **D**	1200 **C**

FALLOS:

1101. Qué tipo de aislamiento tendríamos que realizar en una paciente embarazada ingresada en la Unidad de Embarazo Patológico con enfermedad por Neisseria meningitidis:

a. Aislamiento de contacto
b. Aislamiento para gotitas
c. Aislamiento respiratorio
d. Aislamiento estricto

1102. Sobre el método 'piel con piel':

a. Se considera precoz si se inicia en las primeras 24 h
b. Hay que vestir completamente al recién nacido y cubrirlo por encima con una toalla o arrullo precalentados
c. Si no se observa ninguna contraindicación el recién nacido puede estar en contacto precoz piel con piel durante todo el periodo de transición y sensitivo, sin que sea ininterrumpido (mínimo entre 50 y 70 minutos, y deseable 120 minutos)
d. Las tres son correctas

1103. Es contraindicación absoluta para planificar un parto en domicilio:

a. Cesárea anterior
b. Gran multiparidad
c. Situación social no estable
d. Gemelos

1104. Entre las infecciones de transmisión sexual, en cuál aparecen los condilomas acuminados:

a. Infección por chlamydia trachomatis
b. Infección por gonococos
c. Virus del papiloma humano
d. Herpes Genital

1105. Cuál de estos vasos sanguíneos NO derivan directamente en la Vena Cava Inferior durante la vida fetal:

a. Vena Umbilical
b. Conducto venoso
c. Venas hepáticas
d. Ninguno de los tres deriva

1106. Sobre los tipos de estudios clínicos, es FALSO:

a. Los estudios transversales también se denominan de prevalencia
b. Si ha existido manipulación pero no aleatorización son estudios 'cuasi experimentales'
c. Los estudios de casos y controles son estudios Experimentales
d. Los estudios ecológicos son estudios No Experimentales

1107. Tomás y Ana acuden a una sesión de Educación sanitaria individual en el embarazo. Preguntan a la matrona por el método Bradley de psicoprofilaxis obstétrica. En él se considera clave:

a. La presencia y el apoyo de la pareja durante el parto, para el éxito de la mujer en el logro de un parto natural
b. Los ejercicios de yoga durante el embarazo
c. El desarrollo de la conciencia del momento presente a través de la meditación
d. Que cada mujer pueda escoger el modo en que dará a luz siguiendo sus propios instintos

1108. En el mecanismo del parto de vértice, la rotación intrapelvica tiene por objeto hacer coincidir con el diámetro anteroposterior del estrecho inferior qué diámetro cefálico del feto:

a. suboccipitobregmático
b. suboccipitofrontal
c. occipitofrontal
d. biparietal

1109. Entre las posibles causas de Oligoamnios NO está:

a. Alteraciones cromosómicas: triploidías, trisomía 18, síndrome de Tumer
b. Muerte fetal
c. Hipertensión
d. Gestación múltiple

1110. En una exploración vaginal a una gestante en proceso de parto nuestro punto guía es la frente. Ello nos indica que el diámetro de la cabeza fetal es:

a. submentobregmático
b. occipitomentoniano
c. ocdpitofrontal
d. suboccipitobregmático

1111. NO se relaciona con la enfermedad inflamatoria pélvica:

a. Embarazo ectópico
b. Cáncer de ovario
c. Dolor pélvico crónico
d. Infertilidad

1112. Elaboró la técnica del grupo nominal:

a. Delphi
b. Delbecq
c. Milton Terris
d. Delphos

1113. Según la SEGO, las recomendaciones de cribado para Cáncer de Cérvix con el nivel de evidencia más alto y la recomendación fuerte a favor sería:

a. Citología cervical entre los 25 y 30 años y posteriormente cada tres años
b. Entre 30-65 años prueba VPH cada 5 años
c. El Cribado a las menores sanas de 25 años, no esta indicado
d. Las tres son correctas

1114. El olor de la vagina 'a pescado' es signo de:

a. Candidiasis
b. Tricomoniasis
c. Vaginosis
d. Las tres

1115. Conocer el porcentaje de madres que alimentan a sus hijos con lactancia materna exclusiva a los seis meses en un Área de Salud es un estudio:

a. Cualitativo
b. Cuantitativo experimental
c. Cuantitativo descriptivo longitudinal
d. Cuantitativo descriptivo transversal

1116. Sobre las actividades a realizar tras una interrupción voluntaria del embarazo, es FALSO.:

a. Administrar gammaglobulina anti-D si procede
b. Citar para una primera revisión a los 30 días
c. Explicar y entregar por escrito información sobre los cuidados en el postoperatorios y la medicación prescrita
d. Toma de constantes vitales

1117. Cuál de estos signos y síntomas NO está dentro de la clínica habitual de la placenta previa:

a. La primera hemorragia suele ser de aparición espontánea y nocturna
b. Dolor intenso
c. Hemorragia de sangre roja
d. Las hemorragias tienden a hacerse cada vez más frecuentes y graves

1118. Proveer liderazgo clínico facilitando la mejora de la práctica basada en la evidencia y el mantenimiento de la competencia, es función de:

a. Supervisor/a Responsable de Matrona
b. Directoria de Enfermería
c. Directoria de Gestión
d. Director/a de Gerencia

1119. Diámetro que utiliza la presentación fetal para su entrada en la pelvis:

a. conjugado obstétrico
b. anatómico
c. interespinoso
d. transverso útil

1120. Entre las medidas preventivas para tratar la osteoporosis NO está:

a. Realizar ejercicio físico regular
b. Evitar el sobrepeso
c. Iniciar tratamiento con estrógenos desde el inicio de la menopausia y continuar de por vida
d. Tener una buena dieta rica en calcio y vitamina D

1121. Qué test es específico para el control de la madurez fetal:

a. Coombs
b. Bishop
c. Clemens
d. O'Sullivan

1122. Mujer de 40 años acude a nuestra consulta de Atención Primaria para ver qué dieta ha de seguir. Refiere que se ha comprado un libro sobre consejos dietéticos hace meses. Ha decidido que quiere empezar a adelgazar ya. Según el Modelo de Etapas del Cambio o Transtéorico en qué fase se encuentra:

a. Precontemplación
b. Acción
c. Contemplación
d. Preparación

1123. En el manejo de las pacientes cardiópatas de alto riesgo durante el trabajo de parto, parto y puerperio, es FALSO:

a. En general, se recomienda el parto vaginal, pues comparado con la cesárea provoca cambios menos bruscos de volumen, menor pérdida hemorrágica y menos complicaciones de coagulación e infecciosas
b. Durante la dilatación, la gestante debe estar en decúbito lateral izquierdo y se debe realizar una monitorización hemodinámica intensiva (intraarterial) durante el parto sin excepción
c. La analgesia epidural es de elección, precedida de una adecuada precarga de volumen
d. El posparto inmediato también puede ser peligroso. La oxitocina se debe usar siempre en infusión continua y evitar bolos intravenosos

1124. Cuál tiene menos calcio:

a. 125 gramos de yogur natural
b. 200 ml. de leche de vaca
c. 30 gramos de queso curado
d. 200 ml. de leche de soja natural

1125. Sobre el cáncer ginecológico, es FALSO:

a. El carcinoma escamoso es el cáncer de cérvix más frecuente
b. El cáncer de ovario más frecuente es el adenocarcinoma seroso
c. El tipo de virus de papiloma humano (VPH) que con más frecuencia se asocia a la neoplasia de vulva es el 18
d. La prueba de Schiller con solución de lugol no debe realizarse en pacientes alérgicas al yodo

1126. El derecho de acceso a la información pública podrá ser restringido cuando suponga un perjuicio para (indicar la FALSA)

a. las relaciones exteriores
b. las funciones administrativas
c. la protección del medio ambiente
d. la política económica y monetaria

1127. Es FALSO: respecto a las fuentes de información:

a. Según el tipo de fuente de información se clasifican en: primarias, secundarias y terciarias
b. Según el nivel de procesamiento se establecen 6 niveles de evidencia de las fuentes de información
c. Son fuentes de información secundarias los libros de texto en papel o electrónico
d. Las Guías de Práctica Clínica incluidas en el Portal Guía Salud no son de obligado cumplimiento ni sustituyen el juicio clínico de los sanitarios

1128. NO es una característica del puerperio fisiológico:

a. Una leucocitosis sin neutrofilia
b. Una leucocitosis con neutrofilia
c. Una tendencia a la hipercoagulabilidad
d. Bradicardia y disminución del gasto cardíaco

1129. En la agrupación que realiza la SEGO de las causas de hemorragia postparto (HPP), entre los factores de riesgo que intervienen en la HPP por inversión uterina, NO está:

a. Manipulación intrauterina fetal
b. Multiparidad
c. Placenta de inserción fúndica
d. Tracción excesiva del cordón umbilical

1130. Se consideran causas maternas de hipoxia fetal:

a. Anomalías anatómicas del canal del parto
b. Anomalías de inserción placentaria
c. Macrosomía
d. Hipertonía derivada del uso de oxitocina

1131. Según la Guía de Práctica Clínica de atención en el embarazo y puerperio en la analítica del segundo trimestre se sugiere determinar:

a. el ácido úrico en suero, como signo de alerta de preeclampsia en mujeres normotensas
b. la urea en suero, como signo de alerta de preeclampsia en mujeres normotensas
c. la creatinina en suero, como signo de alerta de preeclampsia en mujeres normotensas
d. el nivel de filtración glomerular, como signo de alerta de preeclampsia en normotensas

1132. Indique la FALSA:

a. Las malformaciones son ocasionadas por factores ambientales o genéticos, o de ambos tipos, que actúan independientemente o en forma simultánea
b. Las disrupciones provocan alteraciones morfológicas de las estructuras una vez formadas y se deben a procesos destructivos
c. Las deformaciones obedecen a fuerzas no mecánicas que moldean una parte del feto durante un período prolongado
d. Un síndrome abarca un grupo de anomalías que se presentan al mismo tiempo y que tienen una causa especifica común

1133. Mujer de 23 años que acude al Punto de Atención Continuada (PAC) tras acabar de sufrir una situación de violencia sexual en su domicilio y por su actual pareja, que no es el padre de sus dos hijos de 4 y 7 años. Llega sola, nerviosa, a simple vista le observamos una mancha de sangre en el oído y moratones en la cara interna de los brazos que intenta tapar, dice que su pareja ahora NO está en casa y que los hijos están en casa de la abuela. Qué estará indicado hacer según la 'Guía técnica do proceso de atención ás mulleres en situación de violencia de xénero'7:

a. Avisar al 061, gestionar el traslado urgente al hospital con servicio de ginecología

b. Ofrecerle una habitación para que pueda asearse y tranquilizarse, asimismo se le ofrecerá algo de comer para que pueda reconfortarse y nos cuente los hechos pormenorizadamente

c. Si la mujer se niega al traslado al centro hospitalario se debe respetar su decisión ya que el derecho de autonomía del paciente le ampara. Se concertará una nueva cita con su médico/a de familia del centro de salud dentro de los tres días siguientes para que reevalúe su decisión

d. Todas son actuaciones correctas

1134. Según la Guía de Práctica Clínica sobre la atención al Parto Normal del Ministerio de Sanidad, cuando se sospecha un retardo de la fase activa de la primera etapa de parto, es INCORRECTO:

a. Que si las membranas están intactas se proceda a la amnlorrexis

b. Establecer el diagnóstico de retardo de la dilatación, cuando 2 horas después de la amniorrexis el progreso es menor de 1 cm

c. Ofrecer la estimulación con oxitocina una vez que se establece el diagnóstico de retardo de la dilatación

d. Que 2 horas después de iniciada la perfusión de oxitocina, si el progreso de la dilatación es inferior a 2 cm, considerar la posibilidad de practicar una cesárea

---

1135. El embarazo prolongado presenta una serie de características clínicas en el feto:

a. Mayor frecuencia de hiperglucemia

b. Niveles bajos de eritropoyetina

c. Piel seca y arrugada

d. Las tres son correctas

1136. Sobre el proceso enfermero, es FALSO:

a. Consta de 5 etapas correlativas y relacionadas entre sí de forma que cada una de ellas depende de la anterior y condiciona la siguiente: Valoración, evaluación, diagnóstico, planificación y ejecución

b. Permite la valoración objetiva de los resultados obtenidos por la aportación enfermera, aumentando la satisfacción de los profesionales

c. Proporciona un método organizado para gestionar y administrar el cuidado eficaz y eficiente tanto en términos humanos como económicos

d. La Enfermería es la 'ciencia del cuidado' que abarca en sus planteamientos las necesidades y las respuestas humanas

---

1137. En el diagnóstico diferencial entre obstrucción de un conducto galactóforo y una mastitis:

a. En la mastitis es bilateral y la obstrucción unilateral

b. En la mastitis hay manifestación sistémica con sintomatología gripal y en la obstrucción no

c. En la obstrucción la fiebre es menos de 38,5 y en la mastitis superior

d. En la mastitis hay enrojecimiento, calor y rubor y en la obstrucción no

---

1138. Cociente entre la desviación típica y el valor de la media aritmética:

a. Coeficiente de variación

b. Varianza

c. Error estándar de la media

d. Mediana

1139. Entre los beneficios del contacto piel con piel NO está:

a. Reduce el llanto al nacer

b. Mejora la interacción madre-recién nacido

c. Mantiene la temperatura del neonato

d. Aumenta los niveles de cortisol y noradrenalina del recién nacido

---

1140. La 'Teoría de la diversidad y la Universalidad de los cuidados culturales' es de:

a. Hildergarde Peplau

b. Mayra Levine

c. Madeleine Leininger

d. Imágenes King

1141. Según las últimas revisiones sistemáticas publicadas, el uso de técnicas de relajación durante el parto:

a. Puede ayudar a las mujeres durante el parto al distraerlas del dolor y la tensión

b. Puede reducir la tasa de cesáreas

c. No se ha informado de que pueda reducir la tasa de parto instrumental

d. Son correctas A y C

1142. En el puerperio:

a. Durante las visitas domiciliarias puerperales se asesorará y proporcionará asistencia sobre los cuidados para la mujer y el Recién Nacido

b. Se deben realizar un mínimo de tres visitas puerperales tras el alta hospitalaria para controlar la evolución normal de esta etapa

c. La prevención de complicaciones en esta etapa incluye informar a la mujer que debe consultar por la aparición de sintomas como: fiebre, dolor en la pantorrilla, presencia de entuertos o estreñimiento pertinaz

d. Son correctas A y C

1143. En la inmunización pasiva:

a. Se administra un antígeno apropiado (completo muerto, subunidad purificada o toxina modificada)

b. Se consigue inmunidad de larga duración

c. Se consigue inmunidad humoral y memoria inmunitaria específica al antígeno

d. Se administran anticuerpos protectores preformados

1144. Según el Protocolo para el Control prenatal del embarazo normal, de la SEGO (2017), qué vacunas se pueden poner durante el embarazo:

a. Las vacunas con virus atenuados, si la paciente no está bien inmunizada

b. Las vacunas con toxoides, bacterianas o con virus inactivos pueden ser usadas durante la gestación y la lactancia

c. La vacuna de la varicela, si existe riesgo de contagio

d. La vacuna de la rubeola, entre la semana 25 y 32 de la gestación, si la madre no estaba ya vacunada

---

1145. En una gestante cardiópata debemos tener en cuenta las siguientes consideraciones durante el parto, EXCEPTO:

a. Las contracciones uterinas se asocian con un aumento de la tensión arterial, del gasto cardíaco y de la frecuencia cardíaca así como un aumento en el consumo de oxígeno

b. Se administrará profilaxis antibiótica para evitar la endocarditis bacteriana a gestantes con defectos congénitos, enfermedad cardíaca reumática o pacientes con prótesis valvular

c. La elección del tipo de parto dependerá de la estabilidad de la madre pero, en general, se deberá permitir el parto vaginal evitando los expulsivos prolongados

d. Tras el parto, la descompresión del sistema aorto-cava disminuye de forma brusca el retorno venoso y puede causar un incremento de la precarga que puede no ser tolerado en el corazón cardiópata

1146. Qué datos obtenidos de la historia clínica de una mujer de 55 años le aumentarán el riesgo de fractura ósea? Obesa, IMC 32; tratamiento hormonal sustitutorio por síntomas vasomotores desde hace 6 meses; a tratamiento con hipolipemiantes (estatinas) por hipercolesterolemia y a tratamiento con corticoides desde hace 4 meses por artritis reumatoide:

a. La obesidad
b. El tratamiento hormonal sustitutorio
c. El tratamiento con corticoides
d. El tratamiento con estatinas

1147. El testículo es un glándula mixta. Sobre su función endocrina, es FALSO:

a. Su función principal es la producción de testosterona
b. La testoterona depende de hormonas hipotalámicas e hipofisarias
c. Las células de Sertoli son las células especializadas que tienen como función secretar testoterona
d. El testículo también fabrica estrógenos a dosis reducidas

1148. Tacto vaginal: Cérvix posterior, consistencia media, borrado 20%, permeable 1 cm, presentación cefálica plano SESI Libre. A qué puntuación del test de Bishop corresponde:

a. 0   b. 1   c. 2   d. 3

1149. Según la GPC sobre embarazo y puerperio, cuándo se recomienda usar la escala de Edimburgo para valorar la presencia de Depresión postparto:

a. En el último trimestre de embarazo para identificar factores de riesgo
b. En las primeras 2 semanas postparto para hacer un diagnóstico precoz
c. En las 6 primeras semanas
d. A los 3 meses postparto

1150. Sobre la Educación sanitaria grupal, es FALSO:

a. Permite trabajar con todo tipo de público: personas sanas, enfermas, familiares, y otros profesionales
b. No requiere una mayor planificación que la educación sanitaria individual pero tiene mayor coste
c. Ofrece muchas modalidades de trabajo, como los grupos de aprendizaje, terapéuticos, de apoyo, de ayuda mutua, etc
d. La educación prenatal grupal ha demostrado un alto grado de satisfacción en los futuros padres

1151. El descenso de los testículos a las bolsas escrotales se produce normalmente:

a. Entre las semanas 28 y 32 de gestación
b. A los tres años
c. Entre las semanas 18 y 24 de gestación
d. En el primer mes de vida

1152. Sobre un Centro de Salud IHAN (Iniciativa para la Humanización de la Asistencia al Nacimiento y a Lactancia):

a. Los requisitos para obtener la acreditación, se resumen en siete pasos
b. Se debe respetar el Código Internacional de Comercialización de Sucedáneos de leche materna
c. Si una madre no amamanta a su hijo, los profesionales sanitarios le ofrecerán su apoyo y se asegurarán de que utilizan fórmulas infantiles de forma correcta
d. Las tres son correctas

1153. Con qué factores NO está relacionada la aparición de un DPPNI:

a. Consumo de cocaína
b. Diabetes gestacional
c. Déficit del factor V de Leyden
d. Carencias nutricionales

1154. Si durante la atención de una puérpera en la sala de observación puerperal o durante las 2 horas tras el parto refiere dolor intenso en los genitales:

a. Informar y explicar a la puérpera que es debido a los entuertos y proporcionarle analgésicos
b. Hay que considerar que es lógico y positivo puesto que está desapareciendo el efecto dé la analgesia epidural y recuperando la sensibilidad
c. Explorar los genitales para descartar un hematoma perineal
d. Tomar constantes vitales y esperar a que pase a planta para iniciar la analgesia

1155. Respecto al proceso de maduración de los gametos femeninos en el periodo prenatal, es FALSO:

a. Las oogonias proliferan por división mitótica durante la vida fetal temprana
b. El folículo primordial está formado por el oocito primario y células foliculares aplanadas
c. El folículo primario está formado por el oocito primário, la zona pelúcida y células foliculares
d. El oocito primario finaliza su primera división meiótica justo antes del nacimiento

1156. Momento del ciclo en que aparecen signos morfológicos indicativos del comienzo de la regresión del cuerpo lúteo:

a. días 21 a 22   b. días 27 a 28
c. días 23 a 26   d. días 19 a 20

1157. Dentro del marco de educación para la salud, es FALSO:

a. La entrevista sanitaria sería un método indirecto de educación para la salud
b. El objetivo esencial del proceso de enseñanza es lo aprendido y no la información aportada
c. La retención promedio es un 30% de lo que se oye, un 50% de los que se ve y un 70% de lo que se hace
d. Los métodos bidireccionales con implicación emocional son los más eficaces

1158. Las Unidades de Trabajo de Parto y Recuperación (UTPR) por su forma de gestionar clínicamente el proceso asistencial del parto, así como su estructura física y equipamiento, se encuentran dentro de las Unidades:

a. Integradas
b. Individuales
c. Coordinadas
d. Secuenciales

1159. NO es un factor que puede producir en la gestante una morbimortalidad perinatal superior a la población general:

a. Edad materna ≤ a 15 años y ≥ a 35 años
b. Padecer una enfermedad médica que coincide con la gestación
c. Nivel socioeconómico alto
d. Antecedentes reproductivos adversos

1160. Cuál de estos tipos de Incontinencia urinaria NO está entre los más frecuentes en la consulta de ginecología:

a. Incontinencia urinaria de esfuerzo
b. Incontinencia de urgencia
c. Incontinencia por rebosamiento
d. Incontinencia urinaria mixta

1161. Sobre la valoración del perfil biofísico fetal con el test de Manning:

a. En los primeros estadios de la hipoxia, se suprimen los movimientos corporales y el tono fetal
b. Precisa un período de observación de veinte minutos para cada variable
c. Una puntuación de 6 significa: sospeche la posibilidad de hipoxia
d. Cuando la variable FCF se puntúa con 0 es porque el grado de hipoxemia es profundo y duradero

1162. Según el Grupo Español de Diabetes y Embarazo (GEDE) en su documento de consenso con la SEGO y la Sociedad Española de Diabetes (SED), tras el parto se debe realizar una reclasificación metabólica de la Diabetes Gestacional. Para ello se llevará a cabo una sobrecarga oral de glucosa con 75 gr una vez finalizada la lactancia y/o a partir de qué semana tras el parto:

a. 3-4   b. 5-6   c. 6-8   d. 10-12

1163. La administración inhalada de óxido nitroso:

a. Supone una alternativa no farmacológica para el alivio del dolor intraparto
b. Disminuye la contractilidad uterina
c. Puede producir náuseas y mareos en la gestante
d. Es segura siempre que se mezcle con oxigeno y la concentración de óxido nitroso sea superior al 50%

1164. Sobre la clorhexidina, es FALSO:

a. Tiene actividad antimalárica
b. Es un derivado del amonio cuaternario
c. Es incompatible con tensoactivos aniónicos
d. Necesita ser protegida de la luz

1165. Acerca de que proporcionen muestras gratuitas de leche de inicio a las madres en centros sanitarios:

a. Es una violación del Código Internacional de Comercialización de Sucedáneos de la Leche Materna
b. Es adecuado ya que ayuda a las madres
c. Es aceptable si ponen claramente que la leche materna es el mejor alimento para el lactante
d. Ninguna de las tres

1166. El Sistema Intrauterino Liberador de Levonorgestrel (LNG-DIU):

a. Proporciona una elevada eficacia anticonceptiva. (IP: 0,1%)
b. Reduce el sangrado menstrual abundante
c. Mejora la dismenorrea en mujeres con endometriosis y reduce el tamaño de los miomas
d. Las tres son correctas

1167. Ante un recién nacido que presenta una frecuencia cardiaca de 105 latidos por minuto, flacidez, llanto débil y quejumbroso, acrocianosis y responde a estímulos con muecas y llanto débil, daremos una puntuación del Test de Apgar de:

a. 7   b. 5   c. 4   d. 6

1168. Si administramos sulfato de magnesio como profilaxis de las convulsiones en la gestante:

a. Administrar 1 gr de gluconato sódico por vía intravenosa en caso de toxicidad
b. Posible aumento de la frecuencia respiratoria
c. Determinar el magnesio sérico si la diuresis es menor de 30 ml/h
d. Son correctas A y C

1169. Qué hormona NO se sintetiza en la placenta:

a. Gonadotropina coriónica humana
b. Lactógeno placentario
c. Prolactina
d. Leptina

1170. Sobre la amniocentesis, es FALSO:

a. El riesgo de corioamnionitis se estima en un 0,05%
b. La gestación múltiple no es contraindicación para su realización
c. Se puede realizar una amniocentesis precoz en las semanas 10-13, extrayendo 1 ml/semana de líquido amniótico
d. Permite el estudio serológico de la muestra obtenida

1171. Es un criterio de exclusión para la donación de sangre de cordón, según el programa Concordia:

a. Si se ha inyectado drogas alguna vez en su vida
b. Si se ha hecho algún tatuaje hace 6 meses
c. Gestación < 37 semanas
d. Si se ha sometido a una endoscopia en el último año

1172. Los cuidados centrados en el desarrollo en neonatología:

a. Tienen por objetivo principal el desarrollo sostenible y perdurable del medio ambiente dentro de las unidades de neonatología
b. Su introducción ha supuesto un cambio en la sistematización de la asistencia de los neonatos ingresados
c. Incluyen el apoyo a la lactancia excepto para los niños con una edad gestacional inferior a las 32 semanas y/o un peso inferior a 1.500 gr
d. Están dirigidos sólo a recién nacidos con un peso superior a 1.500 gr. y/o edad gestacional superior a 32 semanas

1173. Lactancia Ineficaz: la madre o el lactante experimentan insatisfacción o dificultad con el proceso de amamantamiento. Cuál es una intervención opcional adicional:

a. Asesoramiento a la lactancia
b. Manejo de la nutrición
c. Grupo de apoyo
d. Cuidados del niño prematuro

1174. Señale la FALSA:

a. El análisis critico de artículos científicos es parte del proceso de la práctica basada en la evidencia
b. Para llevar a cabo un correcto análisis crítico no es necesario tener conocimientos sobre metodología, estadística ni sobre el efecto a estudiar
c. Al analizar críticamente artículos científicos debemos evaluar cuidadosamente el título, los autores y la introducción
d. Debemos determinar la contribución del estudio al conocimiento y evaluar si se evitó el sesgo

1175. Los objetivos y las recomendaciones de la Estrategia de Atención al Parto Normal del Ministerio de Sanidad se han formulado teniendo en cuenta qué eje transversal de equidad:

a. Diversidad de capacidades
b. Multiculturalidad
c. Perspectiva de género
d. Los tres

1176. La leucorrea acuosa, abundante, mal oliente, de color amarillo-verdoso, que puede aparecer incluso con sangrado es propia de la infección por:

a. Candida albicans
b. Gardnerella
c. Tricomonas
d. Clamidias

1177. Qué inmunoglobulina pasa de la madre al feto a través de la placenta y le ofrece inmunidad:

a. IgA   b. IgG   c. IgM   d. IgE

1178. En Educación para la prevención del consumo de tabaco durante el embarazo es adecuado informar a la embarazada sobre los efectos del tabaco en la gestación. Indique la FALSA:

a. El tabaco, aunque perjudicial, no ha podido relacionarse con un aumento de mortalidad perinatal
b. El tabaco se relaciona con un aumento de la prematuridad
c. La nicotina atraviesa la barrera placentaria
d. El consumo de tabaco se ha asociado con una reducción de peso al nacimiento

1179. Sobre el partograma, es FALSO:

a. Su objetivo es un seguimiento adecuado del trabajo de parto
b. La revisión Cochrane de 2008 sobre el partograma concluyó que no es posible recomendar su uso rutinario
c. Tanto la OMS como las sociedades y entidades científicas recomiendan su uso
d. Es más que un mero instrumento de registro, nos indica como debemos actuar

1180. Presencia de nodulos en el amnios que con frecuencia entran en contacto con la placa coriónica compuestos por detritos epidérmicos fetales:

a. Amnios nodoso o metaplasia escamosa
b. Quiste del amnios
c. Cordones amnióticos
d. Amnios difuso

1181. Entre la sintomatología de la menopausia a medio plazo se encuentran entre otras:

a. Cambios cardiovasculares
b. Osteoporosis
c. Sofocos y sudoración nocturna
d. Atrofia genitourinaria

1182. Es FALSO que según la revisión de Cochrane publicada en 2013, las posiciones verticales o caminar durante la etapa de dilatación:

a. Acortan la fase de dilatación
b. No influyen sobre el riesgo de cesárea
c. Disminuyen el uso de epidural
d. Disminuyen la posibilidad de que el recién nacido ingrese en UCI neonatal

1183. Cuándo se considera que la entrada en la pelvis está estenosada:

a. Si el diámetro anteroposterior más corto es menor de 10,5 cm o el diámetro transverso más grande es menor de 11,5 cm
b. Si el diámetro anteroposterior más corto es menor de 10 cm o el diámetro transverso más grande es menor de 12 cm
c. Si el diámetro anteroposterior más corto es menor de 11 cm o el diámetro transverso más grande es menor de 12,5
d. Ninguna de las tres

1184. Betty acude a tu consulta en la semana 24 y le aconsejas realizar test de O'Sullivan:

a. La prueba se puede realizar en cualquier momento del día e independientemente de que exista o no toma previa de alimentos
b. Ingerir los tres días antes de realizarlo una dieta diaria que contenga entre 150 y 300 gr. de carbohidratos
c. Realizarlo en ayunas
d. Realizarlo tras un descanso nocturno mínimo de 8 horas

1185. En una gestante diagnosticada de diabetes gestacional, qué criterio de los siguientes NO se considera como buen control metabólico:

a. Glucemia prepandrial <95 mg/dl
b. Glucemia postpandrial 140 mg/dl a la hora
c. Hemoglobina glicosilada dentro de los límites de la normalidad
d. Glucemia postpandrial <120 mg/dl a las 2 horas

1186. El intento de parto vaginal en una cesárea anterior NO está contraindicado en caso de:

a. Cesárea segmentaria transversa previa
b. Histerotomía o miomectomía previa con entrada en la cavidad uterina
c. Rotura uterina previa
d. Tres o más cesáreas previas

1187. Es factor de riesgo de osteoporosis:

a. Menarquia tardía
b. Consumo habitual de café
c. Hipotiroidismo
d. Son correctas B y C

1188. Nuligesta de 25 años, diagnosticada ya de síndrome de ovario poliquístico. Pesa 94 kg y mide 1,53; acné y vello rasurado en mejillas y mentón; ciclos muy irregulares con períodos entre reglas de hasta cinco meses. Sería INCORRECTO:

a. Realizar una prueba de tolerancia oral a la glucosa
b. Como ya está diagnosticada, repetir periódicamente tanto el estudio hormonal (FSH LH y testosterona) como el estudio periódico de los quistes ováricos por ecografía con el fin de controlar la evolución del síndrome del ovario poliquístico
c. Recomendar bajar de peso con una dieta adecuada y ejercicio físico, porque muchas veces puede recuperar las ovulaciones y menstruar más regularmente
d. Si desea gestación, la primera línea a seguir es bajar de peso. Si aún así no se embaraza, el fármaco de primera elección es el citrato de clomifeno

1189. Contraindicaciones de la inducción del parto:

a. Feto muerto
b. Coléstasis gravídica
c. Infección herpética genital activa
d. Rotura precoz de membranas y edad gestacional superior a 34 semanas

1190. NO es una anomalía del cordón:

a. En la inserción marginal, el cordón está insertado a menos de 1,5 cm del reborde placentario
b. En la inserción velamentosa, el cordón se inserta sobre las membranas amnióticas, fuera del tejido placentario
c. En la procidencia de cordón se produce la caída del mismo por delante de la presentación fetal con las membranas intactas
d. En la lateroincidencia el cordón se sitúa lateralmente y junto a la presentación sin rebasarla y sin asomar a nivel de cuello, con membranas rotas o intactas

1191. Es contraindicación absoluta para el tratamiento tocolítico:

a. Rotura prematura de membranas amnióticas
b. Hemorragia genital sin riesgo para la vida de la gestante
c. Infección amniótica
d. Sospecha de crecimiento intrauterino retardado

1192. Los gemelos siameses pigópagos están unidos por:

a. el tórax
b. la cabeza
c. la espalda
d. las extremidades

1193. Una de las pruebas analíticas solicitadas a la mujer embarazada durante el primer trimestre es la hormona estimulante del tiroides (TSH), debido a la frecuente asociación entre embarazo y disfunción tiroidea:

a. La TSH materna atraviesa la barrera placentaria, pero la T3 y T4 no la atraviesan
b. El tiroides fetal comienza a concentrar yodo desde la semana 24 y no tiene el control hipofisario mediante la THS hasta el parto
c. Una TSH de 0, 85 mUlil en la analítica del primer trimestre indicaría hipotiroidismo
d. La infertilidad, antecedente de aborto o parto pretérmino es un factor de riesgo de disfunción tiroidea en el embarazo

1194. Según la North American Nursing Diagnosis Association:

a. No se contempla ningún dominio referente a la sexualidad
b. El dominio 8 corresponde a la sexualidad y la clase 3 a la reproducción, sin ningún diagnóstico enfermero aprobado
c. El dominio 8 corresponde a la sexualidad y la clase 3 a la reproducción con dos diagnósticos enfermeros aprobados
d. El dominio 8 corresponde a la sexualidad y la clase 3 a la reproducción con cuatro diagnósticos enfermeros aprobados

1195. Sobre la rubeola:

a. Si la paciente no es inmune se debe vacunar aunque ya esté embarazada
b. Si se ha vacunado 4 meses antes de quedarse embarazada hay alto riesgo de malformaciones
c. Se puede vacunar aunque esté lactando
d. Ninguna de las tres

1196. Son factores de riesgo de diabetes gestacional todos EXCEPTO:

a. Obesidad materna antes de la gestación (IMC mayor o igual a 30)
b. Antecedentes familiares de diabetes en cualquier grado
c. Haber tenido un feto de más de 4.000 gr
d. Todos los anteriores son factores de riesgo de diabetes gestacional

1197. Sobre la investigación cualitativa, es FALSO:

a. La recogida de datos se produce en el contexto de la relación entre participante e investigador
b. Tiene cuatro enfoques: fenomenología, teoría fundamental, etnografía e historia
c. Incluye los tipos de investigación descriptiva, correlacional y experimental
d. Los investigadores precisan de sus propios valores y experiencias para permitir que surjan realidades de las personas que experimentan un fenómeno

1198. Sobre la herencia autosómica recesiva, es FALSO:

a. De las enfermedades que siguen este patrón, la más conocida es la hipercolesterolemia familiar
b. Los varones y las mujeres tienen la misma probabilidad de padecer y transmitir la enfermedad
c. El gen defectuoso (alelo anómalo) se localiza en un autosoma
d. En este patrón de herencia, padres normales (no enfermos) pueden tener hijos enfermos

1199. Parámetros del Índice Tocolitico de Baumgarten:

a. Contracciones, rotura prematura de membranas, hemorragia, dilatación
b. Contracciones, paridad, hemorragia, dilatación
c. Paridad, rotura prematura de membranas, hemorragia, dilatación
d. Paridad, rotura prematura de membranas, hemorragia, contracciones

1200. En demografía la Tasa es:

a. Proporción que indica la frecuencia de un evento
b. Parámetro estático
c. Parámetro que incorpora una idea dinámica de un proceso en la colectividad/población a lo largo del tiempo
d. No hace referencia al tiempo

1201 **D**	1226 **D**	1251 **D**	1276 **D**
1202 **A**	1227 **B**	1252 **A**	1277 **A**
1203 **B**	1228 **B**	1253 **B**	1278 **D**
1204 **D**	1229 **C**	1254 **B**	1279 **A**
1205 **C**	1230 **D**	1255 **A**	1280 **A**
1206 **A**	1231 **C**	1256 **D**	1281 **D**
1207 **B**	1232 **A**	1257 **B**	1282 **D**
1208 **D**	1233 **C**	1258 **B**	1283 **A**
1209 **C**	1234 **A**	1259 **D**	1284 **B**
1210 **D**	1235 **D**	1260 **A**	1285 **A**
1211 **B**	1236 **C**	1261 **C**	1286 **B**
1212 **D**	1237 **A**	1262 **A**	1287 **B**
1213 **D**	1238 **D**	1263 **B**	1288 **C**
1214 **C**	1239 **C**	1264 **B**	1289 **D**
1215 **D**	1240 **D**	1265 **A**	1290 **D**
1216 **B**	1241 **A**	1266 **B**	1291 **B**
1217 **B**	1242 **B**	1267 **C**	1292 **D**
1218 **B**	1243 **C**	1268 **D**	1293 **B**
1219 **C**	1244 **D**	1269 **B**	1294 **D**
1220 **D**	1245 **D**	1270 **D**	1295 **C**
1221 **A**	1246 **A**	1271 **B**	1296 **C**
1222 **B**	1247 **D**	1272 **B**	1297 **B**
1223 **A**	1248 **A**	1273 **D**	1298 **D**
1224 **C**	1249 **D**	1274 **B**	1299 **D**
1225 **C**	1250 **D**	1275 **A**	1300 **B**

FALLOS:

1201. Es FALSO:

a. La radiografía convencional no debe utilizarse para el diagnóstico de osteoporosis

b. La presencia de fracturas vertebrales, es un factor de riesgo de futuras fracturas

c. El diagnóstico de osteoporosis se debe realizar mediante la densitometría de masa ósea

d. La ecografía sirve para valorar la osteoporosis

1202. En cúal de estas situaciones está MENOS indicado el tratamiento mediante fecundación in vitro o con microinyección espermática en una pareja:

a. Defectos moderados de la calidad espermática

b. Alteraciones inmunológicas con trascendencia reproductiva

c. Lesión severa de las trompas de Falopio

d. Endometriosis moderada o severa

1203. Sobre las vías de absorción de medicamentos:

a. La vía genitourinaria es una vía de absorción inmediata o directa. La vascularización de la vagina permite el paso a la circulación sistémica de medicamentos sin efecto de primer paso hepático

b. En la vía sublingual la absorción se producirá a través de la mucosa sublingual. Es una vía de absorción mediata o indirecta

c. En la vía rectal la absorción del fármaco es regular, rápida y completa. Se trata de una vía de absorción inmediata o directa

d. La vía subcutánea es una vía parenteral, lenta y sostenida si usamos soluciones acuosas

---

1204. NO es factor de riesgo de Enfermedad pélvica inflamatoria (EPI):

a. Presencia de infección de Transmisión Sexual

b. Antecedentes de instrumentaciones Ginecológicas

c. Historia previa de EPI

d. Partos vaginales

1205. A partir de qué fecha se puede realizar la amniocentesis:

a. Inmediatamente a un test de embarazo positivo

b. En la 7ª-8ª semana de gestación

c. En la 15ª semana de gestación

d. En la 22ª semana de gestación por si se necesita abortar dentro de la ley

---

1206. 'Asertividad' es:

a. Comunicarse en términos positivos

b. Saber ponerse en el lugar del otro

c. Practicar comunicación interactiva

d. Ninguna de las opciones es correcta

1207. Qué temas deberían abordarse en las sesiones de educación maternal para dar cabida a todas las opciones disponibles para las parejas asistentes. Señala la FALSA:

a. Ejercicios respiratorios para el control del dolor

b. Lactancia materna y lactancia artificial incluyendo información sobre marcas de leche artificial más parecidas a la leche materna

c. Alternativas al parto hospitalario

d. Información sobre los cuidados que recibirá el/la recién nacido/a

---

1208. Placenta que consta de un lóbulo principal donde habitualmente se inserta el cordón y de uno o varios lóbulos accesorios de pequeño tamaño unidos al principal por vasos fetales:

a. Placenta capsular

b. Placenta membranosa

c. Placenta fenestrada

d. Placenta succenturiata

1209. En la fase de expulsivo, es FALSO que:

a. La matrona desaconsejará la posición supina

b. La sedestación es factor protector del trauma perineal

c. La posición de cuadripedia se asocia a mayor dolor lumbar

d. La verticalidad en el expulsivo se asocia a un parto más corto

---

1210. Hemorragia excesiva durante la menstruación y a intervalos irregulares:

a. Polimenorrea

b. Hipermenorrea

c. Metrorragia

d. Menometrorragia

1211. Una usuaria de anticonceptivos hormonales combinados vía oral refiere aumento de mastalgia con la toma de éstos. Posible solución para disminuir este efecto:

a. Aumentar la dosis de etinil-estradiol para compensar el efecto del gestágeno que lleve el preparado

b. Cambiar a un preparado de dosis bajas de etinil-estradiol y reducir los intervalos libres de tomas; descansar sólo 4 (pauta 24 + 4) días en cada ciclo o 7 días cada 3-4 meses

c. Usar cualquier gestágeno menos la drospirenona ya que aumenta la retención hídrica y favorece el edema

d. Ninguna de las tres

1212. NO constituye un componente para la formulación de preguntas clínicas mediante el formato PICO:

a. Problema
b. Tratamiento
c. Resultado
d. Conclusión

1213. Qué valor hemodínámico permanece sin cambios en el embarazo:

a. Resistencia vascular pulmonar
b. Presión coleidosmótica
c. Presión capilar pulmonar
d. Presión venosa de las extremidades superiores

1214. Las articulaciones sacroilíacas permiten movimientos de deslizamiento:

a. Durante la nutación, la base del sacro se inclina hacia atrás y las crestas ilíacas se alejan de la línea media
b. Durante la contranutación, la base sacra se proyecta hacia delante y las crestas iliacas hacia la línea media
c. Durante la nutación, la base sacra se proyecta hacia delante y las crestas ilíacas hacia la línea media
d. Durante la contranutación, la base del sacro se inclina hacia atrás y las crestas ilíacas descienden ligeramente

1215. Son complicaciones fetales del embarazo gemelar:

a. Aumento de edemas
b. Síndrome varicosos
c. Dificultad de movimiento
d. Ninguna de las tres

1216 En el diagnóstico clínico de gestación, cuál es el signo genital de aparición más precoz, respecto a la amenorrea:

a. Gauss
b. Osiander
c. Goodell
d. Chadwick

1217. El sistema de notificación y registro de incidentes y eventos (Si-NASP):

a. La notificación es obligatoria
b. La información introducida es totalmente confidencial
c. Sólo deben notificarse aquellos incidentes que hayan producido daño al paciente
d. Las tres son correctas

1218. NO es un efecto producido por el tabaco sobre la gestación:

a. Abortos y partos prematuros
b. Todos estos efectos no están demostrados
c. Aumenta el bajo peso de los recién nacidos al nacimiento
d. La concentración de nicotina está aumentada en el líquido amniótico, sangre fetal y leche materna

1219. La respuesta sexual incluye estas etapas EXCEPTO:

a. Congestión genital
b. Resolución
c. Vestibulitis vulvar
d. Orgasmo

1220. Según la evidencia científica (Revisión Cochrane, 2016) sobre los beneficios del contacto piel con piel (CPP), señale la FALSA:

a. La revisión de los estudios muestra efectos positivos y estadísticamente significativos sobre la lactancia materna entre uno y cuatro meses después del nacimiento
b. Los recién nacidos presentan niveles más altos de glucosa tras el contacto piel con piel
c. Se comprueba una mejor estabilidad cardiorrespiratoria entre los recién nacidos que han realizado CPP
d. Entre los recién nacidos que han estado en CPP, disminuye significativamente la muerte súbita del lactante

1221. Sobre las Guías de Práctica Clínica (GPC):

a. Son un conjunto de recomendaciones basadas en una revisión sistemática de la evidencia y en la evaluación de los riesgos y beneficios de las diferentes alternativas, con el objetivo de optimizar la atención sanitaria a los pacientes
b. Está compuesta por varios protocolos
c. Es un documento dirigido a facilitar el trabajo clínico, elaborado mediante una síntesis de información que detalla los pasos a seguir ante un problema asistencial específico
d. También se denominan Vías Clínicas

1222. Marcos presenta disfunción eréctil:

a. La causa es orgánica en contadas ocasiones
b. Kaplan propone la abstinencia inicial del orgasmo
c. El tratamiento farmacológico incluye antidepresivos tricíclicos y testosterona
d. Para lograr una penetración, el pene debe ejercer una fuerza de entre 3 y 6 kilogramos

1223. Sobre la distocia de hombros (DH):

a. La parálisis de Klumpke afecta a la mano y su posible deformación en garra
b. El pH de cordón umbilical desciende durante la DH siendo el riesgo de acidosis muy alto si el intervalo entre la salida de la cabeza y los hombros dura entre 3 y 5 minutos
c. El 80% de las DH se producen en fetos macrosómicos
d. La maniobra de Barnum consiste en la extracción manual del hombro anterior

1224. La encuesta PSQ ('Prenatal Self-Evaluation Questionnaire') elaborada por R. Lederman (1984-1986) evalúa 7 dimensiones psicosociales que deberíamos valorar en las consultas prenatales. Sobre lo que tendría una influencia positiva en la propia vivencia del proceso. Es FALSO:

a. Disponibilidad de la abuela durante el proceso de gestación y tras el parto
b. Aceptación del nieto por parte de la abuela y el reconocimiento de la hija como madre (por parte de su propia madre)
c. La calidad de la relación con la pareja tiene un efecto neutro
d. Asistencia a clases de preparación al parto

1225. El aumento del nivel del volumen plasmático, así como el gasto cardíaco durante la gestación dará lugar a:

a. Aumento de la concentración de urea y creatinina en plasma
b. Disminución de la reabsorción tubular
c. Aumento del flujo plasmático renal y de la filtración glomerular
d. Todas son ciertas

1226. Tania. de 15 años, acude a su médico de familia y solicita una prueba de embarazo, que resulta positiva. Recibe información por parte de su doctora sobre dónde dirigirse si desea abortar, y sobre el control habitual del embarazo, derivándola al servicio de Obstetricia. En este caso la actuación de la médico ha sido:

a. Correcta
b. Incorrecta porque debería haber informado a los padres de la menor, sus tutores legales
c. Incorrecta ya que el consentimiento de Tania para realizar la prueba no es válido, precisa autorización por su representante legal
d. Hubiese sido correcta si Tania se acoge a la situación de 'menor madura', y la doctora hubiese valorado esta capacidad y la hubiese dejado reflejada en la historia clínica

1227. Según la Estrategia de Seguridad del Paciente del SNS, los eventos adversos más frecuentes relacionados con la hospitalización son los relacionados con:

a. los cuidados
b. la medicación
c. la infección nosocomial
d. un procedimiento

1228. La membrana exocelómica de Heuser se forma a partir de:

a. Células del epiblasto
b. Células del hipoblasto
c. El mesodermo esplácnico
d. El mesodermo somático

1229. Entre las pautas que recomendaría a una gestante cardiópata en el seguimiento del embarazo, parto y puerperio, NO está:

a. Evitar la anemia
b. En una cardiopatía bien controlada se recomienda el parto vaginal a término
c. Recomendar reposo tras el parto, sin deambular
d. Dieta hiposódica y control de la ganancia ponderal

1230. Sobre los componentes de la sexualidad:

a. Los componentes de la sexualidad son el sexo, la identidad de género, el rol de género y la orientación de los deseos
b. Los componentes biológicos de la sexualidad, son los cromosomas, las gónadas y los genitales
c. La identidad de género y sexual es un proceso que tiene que ver con factores de carácter biológico-cultural y de historia personal de cada individuo
d. Las tres son correctas

1231. Quién estableció el concepto de análisis gráfico de trabajo de parto o Partograma en 1954:

a. Castle
b. Philpott
c. Friedman
d. Hodge

1232. Es causa fetal de oligoamnios:

a. Meningocele
b. Onfalocele
c. Gestación múltiple
d. Atresia esofágica

1233. La 'Tasa de Reproducción' es el número de:

a. niñas y niños nacidos por cada 1.000 mujeres de 15 a 49 años
b. niñas y niños nacidos por cada 100 mujeres de 15 a 49 años
c. niñas nacidas por cada 100 mujeres de 15 a 49 años
d. niñas nacidas por cada 100 mujeres de 14 a 50 años

1234. En qué grupo de recién nacidos se concentra la mayor mortalidad y morbilidad neonatal:

a. En los prematuros extremos por debajo de las 28 semanas de gestación o con peso inferior a 1.000 gr
b. En recién nacidos con peso inferior a 2.500 gr
c. En recién nacidos entre 32 y 35 semanas de gestación
d. En los fetos postmaduros de más de 42 semanas de gestación

1235. Indique la correcta:

a. La tasa de mortalidad materna es el número de defunciones maternas durante el embarazo, parto y puerperio por cada 100.000 nacidos vivos
b. La tasa de mortalidad neonatal es el número de recién nacidos que mueren antes de alcanzar los 28 días de edad, por cada 1.000 nacidos vivos en un año
c. La tasa de fertilidad en adolescentes es la cantidad de nacimientos por cada 1.000 mujeres de entre 15 y 19 años de edad
d. Las tres son correctas

1236. En qué caso debe realizarse el test de O'Sullivan entre las semanas 24 y 28:

a. Edad >35 años
b. Antecedentes de hijos macrosómicos
c. En todas las gestantes
d. Obesidad (IMC>30)

1237. Sobre la psicología perinatal, es FALSO:

a. Está orientada a la prevención, cuidado, apoyo, diagnóstico e intervención en las familias exclusivamente en el proceso que precede al nacimiento
b. La orientación se focaliza en la promoción de la salud mental en lo relativo a la concepción, 'embarazo, parto, puerperio y crianza
c. Se hace prevención de patología en salud mental de la mujer durante el embarazo y el puerperio
d. Facilita el establecimiento de un buen vínculo entre la madre y el bebé

1238. Es un efecto secundario de la corticoterapia:

a. Descompensación metabólica en gestantes diabéticas
b. Edema agudo de pulmón
c. Hipoglucemia en gestantes no diabéticas
d. Son correctas A y B

1239. NN es una maniobra de segundo nivel en una distocia de hombros:

a. Rubin
b. Woods
c. Gaskin
d. Jacquemier

1240. Durante el segundo trimestre de embarazo, la Trisomía 21 se detecta porque:

a. La affafetoproteína está aumentada
b. La inhibina A está disminuida
c. El Estradiol no conjugado está aumentado
d. La ß-HCG está aumentada

1241. Según Nightingale son cinco los puntos esenciales para asegurar la salud en las casas:

a. Aire puro, agua pura, alcantarillado eficaz, limpieza y luz
b. Agua pura, alcantarillado eficaz, limpieza, luz y corriente
c. Aire puro, alcantarillado eficaz, limpieza, luz y temperatura
d. Aire puro, agua pura, limpieza, luz y seguridad

1242. Una mujer que lleva 3 meses dando lactancia materna exclusiva a su hijo, comenta en el taller de lactancia que su bebé lleva unos días que 'parece que rechaza el pecho y mama menos'. Con respecto a la 'huelga de lactancia' qué recomendación NO le daría:

a. Aumento del acunamiento, caricias y caminar con el lactante en brazos
b. Retrasar las tomas para que el bebé sienta más hambre y coja mejor el pecho
c. Ofrecer el pecho en ambiente tranquilo y sin distracciones
d. Descartar cualquier cuadro médico en el bebé como otitis media, fiebre, candidiasis oral, dentición

1243. Sobre las Comisiones clínicas hospitalarias:

a. Son grupos unidisciplinares que se constituyen para coordinar y asesorar sobre una determinada materia
b. La selección de los miembros de cada comisión se realizará por libre designación
c. Entre sus actividades está la elaboración y aprobación de normas y protocolos de práctica clínica
d. Son dos: la comisión de tumores y la comisión de farmácia y cirugía del hospital

1244. El sangrado uterino anómalo (SUA) de causa anovulatoria es más frecuente en (señale la INCORRECTA):

a. Mujeres obesas
b. Periodo premenopáusico
c. Adolescencia
d. En mujeres hipertensas

1245. Entre las metrorragias del primer trimestre, es FALSO:

a. Amenaza de aborto: hemorragia leve o moderada, orificio cervical externo (OCE) cerrado y latido cardiaco fetal (LCF)+
b. Aborto en curso: importante pérdida de sangre, presencia de contracciones, OCE abierto y LCF-
c. Aborto incompleto: OCE abierto, LCF- y restos de gestación en interior de útero
d. El signo de Hartman es indicativo de mal pronóstico en la evolución

1246. Enfermedad Trofoblástica Gestacional. Control Post evacuación. Indique la FALSA:

a. Determinación de B-HCG a las 96 horas
b. Administrar gammaglobulina anti-D en pacientes Rh (-)
c. Requiere seguimiento posterior protocolizado
d. Control de constantes y pérdida hemática

1247. Identifique la FALSA de las opciones siguientes en relación a el Dispositivo Intrauterino (DIU):

a. El uso de los dispositivos intrauterinos actuales con o sin antibióticos profilácticos es seguro

b. El DIU de cobre insertado a partir de los 40 años no es preciso retirarlo hasta 1 año después de la menopausia

c. El DIU en adolescentes comporta un mayor riesgo de expulsión por la nuliparidad y de infecciones de transmisión sexual

d. Está contraindicado tras un aborto de primer trimestre, sea espontáneo o inducido

1248. Desprendimiento placentario. Cuando la placenta comienza a desprenderse por su zona central y al aparecer por la vulva se visualiza en primer lugar su cara fetal, decimos que el desprendimiento se ha producido por el mecanismo de:

a. Schultze   b. Duncan
c. Ahfeld   d. Küstner

1249. Sobre las infecciones puerperales, es FALSO:

a. Se considera que padece una infección toda puérpera que presenta una temperatura superior o igual a 38°C en al menos dos determinaciones separadas por un intervalo de 6 horas, excluyendo las primeras 24 horas postparto

b. Presentan una mayor incidencia de endometritis postparto las mujeres con vaginosis bacteriana y las portadoras genitales de Estreptococo Agalactiae, enterococos o enterobacterias

c. En ausencia de anemia, pérdida importante de sangre o patología cardiaca, toda taquicardia persistente durante cualquier fase del puerperio debería hacer sospechar infección puerperal, aunque la paciente esté apirética

d. La expulsión de los loquios puede interrumpirse acumulándose en el interior del útero y dando lugar a un cuadro infeccioso llamado 'loquiometra' que son loquios altamente infectantes, con aspecto purulento

1250. Desde la perspectiva epidemiológica, entre los criterios que acumulan evidencia científica y que permiten postular la existencia de una relación causal, NO está:

a. Constancia de la asociación y reproductibilidad

b. Fuerza de asociación

c. Plausabilidad biológica

d. irreversibilidad

1251. Según el Convenio de Oviedo, en relación con el genoma humano, la selección del sexo:

a. Se admite siempre

b. Sólo se admite cuando tenga por finalidad la introducción de una modificación en el genoma de la descendencia

c. No se admite en ningún caso

d. Sólo se admite en los casos que sea preciso para evitar una enfermedad hereditaria grave vinculada al sexo

1252. Método clínico utilizado en neonatología para estimar la Edad Gestacional del RN basado en la observación de 7 características físicas y 6 neurológicas:

a. Test de Ballard

b. Test de Usher

c. Test Capurro

d. Test de Portman

1253. En sala de parto ante un RN postérmino con líquido amniótico meconial, llanto enérgico, buen tono muscular, está sonrosado y su frecuencia cardíaca es de 120 lat/min:

a. El primer paso debe ser la intubación endotraqueal y aspiración de la tráquea para eliminar el meconio; después se debe ventilar

b. No está indicada la intubación y aspiración de tráquea, el secado y aspiración superficial del meconio presente en boca y nariz serán los pasos a seguir. Dárselo a la madre

c. Tras aspirar la boca y la nariz con una sonda, colocarlo en decúbito lateral derecho y realizar un lavado gástrico para eliminar restos de meconio

d. Ante el riesgo de desarrollar un síndrome de aspiración meconial, una vez intubado y aspirada la tráquea se debe ingresar en una Unidad de Cuidado Neonatal para vigilar su evolución

1254. Sobre los protocolos de cuidados obstétricos-ginecológicos, es FALSO:

a. En general ayudan a la toma de decisiones en un plan de cuidados

b. No pueden ser conjuntos para dos disciplinas profesionales

c. Permiten unificar criterios de actuación

d. Reducen el riesgo de reclamaciones judiciales

1255. Sobre el progreso de la dilatación cervical y el descenso de la presentación fetal, éstos dependen fundamentalmente de la coordinación de los siguientes elementos del parto. Señala la INCORRECTA:

a. Conjugado obstétrico

b. Tamaño y estática fetal adecuada

c. Dinámica uterina regular coordinada y eficaz

d. Capacidad pélvica adecuada y canal blando normal

1256. Qué vacuna le podemos administrar a una embarazada:

a. Rubeola   b. Varicela
c. Sarampión   d. Tétanos

1257. Ante una gestante cardiópata con arritmias sintomáticas qué fármacos antiarrítmicos son los más seguros durante la gestación:

a. Amiodarona

b. Digoxina

c. IECA

d. Warfarina

1258. Según la SEGO, en la primera semana postparto, es FALSO que:

a. Los niveles de estrógeno y progesterona disminuyen

b. Los niveles de FSH y LH aumentan

c. La temperatura no debe superar los 38°C

d. Aparece leucocitosis sin neutrofilia

1259. NO es un factor de riesgo de diabetes gestacional:

a. Obesidad (IMC >25)

b. Macrosomía propia, de la gestante al nacimiento

c. Antecedentes obstétricos desfavorables en gestaciones previas o en gestación actual, como hidramnios, pielonefritis, aborto habitual o preeclampsia

d. Edad materna < 30 años

1260. En los individuos, el sexo NO se designa a través de:

a. Mandatos de género

b. Cromosomas

c. Genitales

d. Gónadas

1261. Según Kendal, los procesos adaptativos que aparecen en las distintas etapas de desarrollo son:

a. Biológicos, sociales y culturales

b. Culturales, políticos, económicos y sociales

c. Fisiológicos, cognitivos, conductuales y emocionales

d. Ninguna de las tres

1262. Para confirmar o suplementar la datación obstétrica para estimar la edad gestacional en los RN se usa:

a. La exploración del método modificado de Dubowitz

b. La ecografía del primer trimestre de embarazo

c. La valoración del proceso de adaptación cardiorrespiratoria

d. La exploración del método modificado de Vermont

1263. Milena está embarazada de 13 semanas y acude a tu consulta. Valorando la analítica observas que carece de inmunidad para la toxoplasmosis. Cuál de los siguientes consejos NO daría:

a. Lavar con agua y jabón todos los cubiertos y superficies que estuvieran en contacto con carne cruda

b. Antes de comer jamón cocido, congelarlo durante 24 h al menos a -20° C

c. Evitar trabajos de jardinería y si los realiza, pondrá guantes protectores y a continuación lavarse las manos

d. Ponerse guantes para manipular frutas y verduras y lavarse las manos tras hacerlo

1264. Para mejorar la atención de los profesionales en la pérdida perinatal NO es necesario:

a. Facilitar refuerzos en el turno en que se produzca la muerte fetal para que la atención sea más exclusiva a la mujer y su pareja por los mismos profesionales

b. Combinar personal experimentado con profesionales noveles e intentar que sean siempre los mismos profesionales los que se encarguen de estas situaciones ya que tienen la experiencia necesaria para saber manejarlas

c. Disponer de un lugar exclusivo y crear espacios para hablar de estas situaciones

d. Dejarse enseñar por los progenitores, que pueden responder desde las mil caras del duelo

1265. Es contraindicación absoluta del DIU liberador exclusivamente de hormona:

a. Cáncer de mama actual
b. Embarazo
c. Sangrado vaginal inexplicado
d. Enfermedad inflamatoria pélvica actual

1266. Una deficiencia o ausencia de la capa de Nitabuch se relaciona con qué cuadro:

a. Vasa previa
b. Placenta ácreta
c. Desprendimiento prematuro de placenta normalmente inserta
d. Placenta previa oclusiva total

1267. NO es una característica del DIU:

a. Es un método anticonceptivo reversible
b. Es un método de larga duración
c. Es una varilla flexible que se coloca en el introito
d. El DIU con Levonogestrel provoca cambios morfológicos en el endometrio

1268. Qué tipo de pelvis tiene forma ovalada de delante hacia atrás:

a. Ginecoide   b. Androide
c. Sigmoide   d. Antropoide

1269. Como miembro de un equipo de investigación que ha llevado a cabo un ensayo clínico aleatorizado usted es responsable de revisar si el artículo que se encuentran preparando para publicar en una revista científica cumple los estándares exigidos. Qué lista se comprobación utilizaría:

a. COREQ   b. CONSORT
c. PRISMA   d. STROBE

1270. La actitud ante el diagnóstico de muerte fetal NO incluye:

a. Información y soporte psicológico a la gestante y su pareja
b. Prevención de efectos negativos sobre la salud materna
c. Orientación sobre futuras gestaciones
d. Eludir hablar del feto fallecido

1271. Sobre la anemia en el embarazo:

a. Los suplementos de hierro para prevenir la anemia, tienen ventajas para la madre y el feto y carecen de efectos secundarlos
b. El sulfato ferroso es el tratamiento más adecuado, dada su eficacia y bajo coste
c. El 95% de las anemias del embarazo son debidas a déficit de hierro
d. Las tres son correctas

1272. Sobre el síndrome de hiperestimulación ovárica, es FALSO:

a. Se pautará una dieta hiposódíca e hiperproteica
b. Se indicará a la paciente reposo absoluto
c. Se realizará un control de la ingesta de líquidos y diuresis, así como el control del peso o del perímetro abdominal para detectar una progresión del cuadro
d. Una de las complicaciones más temidas es la trombosis venosa profunda (TVP)

1273. En el asinclitismo posterior la sutura sagital...

a. se encuentra hacia delante y por ello se presenta el parietal anterior
b. está hacia atrás y por tanto, es el parietal anterior el que se presenta
c. está hacia atrás y por tanto es el parietal posterior el que se presenta
d. se encuentra hacia delante y por ello se presenta el parietal posterior

1274. El músculo elevador del ano se encuentra:

a. En el plano músculo-aponeurótico medio del perineo anterior
b. En el plano profundo o diafragma pélvico del perineo anterior
c. En el plano músculo-aponeurótico superficial del perineo anterior
d. En el perineo posterior

1275. Primigesta de 32 años ingresa con dinámica uterina regular a las 40 semanas de gestación, REM con líquido amarillo-verdoso. A la exploración cuello borrado, 3cm de dilatación, cefálica 1 Plano de Hodge. La monitorización cardiotocográfica presenta un registro NO tranquilizador. Qué características presentaría este patrón:

a. FCF de 165 lat/min, variabilidad menor de 5 lat/min durante más de 50 min y desaceleraciones variables típicas con más del 50% de las contracciones y ausencia de aceleraciones
b. FCF de 180 lat/min, variabilidad menor de 5 lat/min durante más de hora y media, presencia de desaceleraciones variables atípicas con más del 50% de las contracciones y alguna desaceleración tardía
c. FCF de 160 lat/min, variabilidad mayor 5 lat/min y presencia de tres aceleraciones en 30 min
d. FCF de 180 lat/min, ausencia de variabilidad y reactividad, sin presencia de desaceleraciones

1276. Sobre los factores predisponentes de la mastitis:

a. Disminución de las defensas maternas relacionadas con el posparto y el estrés
b. Uso rutinario de cremas preventivas de grietas que dificultan una buena adhesión boca-pezón
c. Tomas poco frecuentes o programadas de antemano
d. Las tres son correctas

1277. El desarrollo de un proceso de duelo patológico puede desencadenarse secundariamente a:

a. Evitar que los padres vean y toquen a su hijo muerto
b. Dar información suficiente
c. Desaconsejar un embarazo precoz
d. Aconsejar la conveniencia de realizar la necropsia:

1278. NO es indicación de la inseminación artificial conyugal:

a. Factor masculino leve
b. Factor cervical inhóspito
c. Esterilidad de origen desconocido
d. Ninguna de las tres

1279. Sobre la gestación gemelar:

a. La situación y la presentación más frecuentes en la gestación gemelar son dos fetos en presentación cefálica
b. Los fenómenos de división cigótica incrementan el riesgo de anomalías cromosómicas
c. El factor más importante que determina el pronóstico de una gestación gemelar es la cigosidad
d. En la gestación bicorial biamniótica la división del ovocito tiene lugar en la fase de blastómeros

1280. Señale cual es la técnica conservadora de reanimación fetal intraútero MENOS eficaz en caso de bradicardia fetal:

a. Oxigenación materna con flujo de 5 l/min al 25% mediante gafas nasales
b. Posición de decúbito lateral izquierdo
c. Perfusión intravenosa de 500-1000 cc de suero salino fisiológico o Ringer en 10-15 min
d. Suspensión de oxitocina. Si es preciso, administración de tocolisis

1281. Cuál de los siguientes vestigios anatómicos NO se corresponde con la estructura vascular propia de la circulación fetal:

a. Ligamento redondo — Vena Umbilical
b. Ligamentos abdominales Arterias umbilicales
c. Ligamento arterioso — Conducto Arterioso
d. Agujero de Botal — Agujero oval

1282. Sobre el alivio del dolor en la asistencia al parto domiciliario, es FALSO:

a. Son útiles los baños y duchas de agua caliente

b. Se recomiendan masajes y calor húmedo localizado

c. Si la gestante solicita en cualquier momento ayuda farmacológica para aliviar el dolor se procederá al traslado de la mujer al hospital, donde pueden ofrecerle métodos farmacológicos

d. Nuestro cuidado debe basarse en ayudar a la mujer a hacer frente al dolor mediante técnicas de relajación pudiendo recurrir de forma excepcional a fármacos analgésicos

1283. Según la ley 14/2006, de 26 de mayo, sobre técnicas de reproducción humana asistida, número máximo de hijos generados con gametos de un mismo donante:

a. 6   b. 4   c. 3   d. 2

1284. Además de los antihemeticos y de la rehidratación, qué vitamina está indicada en el tratamiento de la hiperemesis gravídica:

a. A   b. B6   c. C   d. E

1285. La glucosa de la madre llega al hijo a través de la placenta por:

a. difusión facilitada

b. pinocitosis

c. trasporte activo

d. difusión simple

1286. Sobre la Prueba de Tolerancia a la Oxitocina, es FALSO:

a. Se considera no concluyente si se producen deceleraciones de la FCF provocadas por contracciones de más de 90 segundos de duración

b. Se considera positiva ante la presencia de deceleraciones tardías en el 30% de las contracciones

c. Precisa de 3 contracciones en 10 minutos de buena intensidad y de una duración de 40-60 segundos

d. Tiene un valor predictivo negativo del 99,8% y un valor predictivo positivo del 8,7-14,9%. Es por tanto un test muy específico, pero poco sensible

1287. En los elementos constitutivos de la infraestructura para la mejora de la calidad del SNS, el registro de buenas prácticas:

a. Recopila las buenas prácticas que le indica el Consejo Interterritorial

b. Recoge información sobre aquellas prácticas que ofrezcan una innovación o una forma de prestar un servicio mejor a la actual

c. Recoge información sobre aquellas prácticas que hayan resultado un problema potencial de seguridad para el paciente

d. Describe los procesos por los cuales se diagnostica, trata o cuida un problema de salud

1288. Marta parió hace 5 días y acude a tu consulta. Qué consejos sobre higiene le darías:

a. Realizar lavados vaginales frecuentes con gel de ph ácido

b. Ralizar baños en bañera hasta que deje de sangrar

c. No usar tampones

d. Utilizar vestimenta axustada y ropa interior de fibras sintéticas para facilitar la transpiración

1289. Para realizar ejercicios abdominales sin riesgo durante el embarazo:

a. Mantener las costillas abiertas independientemente del tipo de respiración

b. Coordinación entre abdominales y periné

c. Trabajar conjuntamente abdominales y dorsales

d. Las tres son correctas

1290. Primera etapa del proceso de enfermería:

a. evaluación

b. validación

c. diagnóstico

d. valoración

1291. NO es un factor de riesgo de la infección de la episiotomía:

a. Episiotomías prolongadas

b. Expulsivo extrahospitalario

c. Sutura con técnica inadecuada

d. Episiotomías con desgarro que dificultan la sutura

1292. Factor protector del cáncer de ovario:

a. El uso de anovulatorios orales

b. Los embarazos

c. La lactancia materna

d. Los tres lo son

1293. Regla más utilizada para el cálculo de la edad gestacional:

a. Wahl-Berutti

b. Naegele

c. Pinard

d. French-Shark

1294. Es FALSO:

a. El cortisol, la prolactina y la progesterona son hormonas antiinsulínicas

b. El hiperinsulinismo al que está expuesto el feto de madres diabéticas es el responsable de la mayoría de alteraciones que se observan en el mismo, especialmente de la macrosomía y de la hipoglucemia

c. El metabolismo materno es predominantemente anabólico en la primera mitad de la gestación y catabólico en la segunda

d. En el feto de madres diabéticas la glucogenolisis y la neoglucogénesis están aumentadas

1295. El síndrome de abstinencia en el RN se da con menos frecuencia en:

a. Hijos de madres alcohólicas

b. Hijos de madres adictas a opiáceos

c. Hijos de consumidoras de cocaína

d. Hijos de gestantes tratadas con barbitúricos

1296. Según la Sociedad Española de Anestesiología, Reanimación y Terapéutica del Dolor (SEDAR), respecto al uso de analgesia inhalatoria con óxido nitroso. Es FALSO:

a. Hay que hacer 4-5 respiraciones profundas consecutivas, 30-45 segundos antes del pico de la contracción uterina

b. Una contraindicación es la presencia de otitis reciente o sinusitis

c. No cruza la barrera placentaria

d. Las tres son correctas

1297. La anticoncepción mediante implantes dérmicos:

a. Presenta una efectividad teórica superior a la real

b. Presenta un índice de Pearl inferior a 1%

c. No produce alteraciones en el patrón de sangrado menstrual

d. Debe posponerse 4 semanas tras el parto con lactancia materna

1298. Al concluir el periodo de formación, la matrona residente deberá haber realizado como mínimo las siguientes actividades bajo adecuada supervisión, EXCEPTO

a. Vigilar y asistir a 40 mujeres gestantes de riesgo

b. Llevar a cabo un programa de Educación Maternal en 2 grupos de mujeres

c. Asistir a un mínimo de 80 partos normales

d. Asistir a 10 parturientas que presentan factores de alto riesgo

1299. Se relaciona con el maltrato prenatal:

a. La falta de cuidado del propio cuerpo, consciente o inconsciente

b. La ingestión de drogas o sustancias psicotrópicas por parte de la mujer durante el proceso de gestación

c. El producido indirectamente al recién nacido por parte de la persona que maltrata a la mujer en proceso de gestación

d. Las tres son correctas

1300. Función del lactógeno placentario:

a. Mantiene el cuerpo lúteo hasta la semana 12 de gestación

b. Moviliza las grasas maternas y su metabolismo en ácidos grasos para que atraviesen la placenta

c. Forma corticoides fetales

d. Transmite anticuerpos maternos al feto

1301 **D**	1326 **C**	1351 **B**	1376 **D**
1302 **B**	1327 **B**	1352 **C**	1377 **C**
1303 **B**	1328 **B**	1353 **A**	1378 **C**
1304 **D**	1329 **A**	1354 **B**	1379 **C**
1305 **A**	1330 **D**	1355 **C**	1380 **A**
1306 **B**	1331 **D**	1356 **B**	1381 **A**
1307 **A**	1332 **A**	1357 **D**	1382 **C**
1308 **C**	1333 **D**	1358 **A**	1383 **C**
1309 **C**	1334 **D**	1359 **C**	1384 **B**
1310 **D**	1335 **A**	1360 **A**	1385 **C**
1311 **D**	1336 **C**	1361 **C**	1386 **B**
1312 **A**	1337 **C**	1362 **D**	1387 **B**
1313 **D**	1338 **D**	1363 **A**	1388 **D**
1314 **A**	1339 **A**	1364 **D**	1389 **A**
1315 **D**	1340 **B**	1365 **D**	1390 **B**
1316 **D**	1341 **D**	1366 **A**	1391 **B**
1317 **A**	1342 **D**	1367 **C**	1392 **C**
1318 **C**	1343 **C**	1368 **D**	1393 **B**
1319 **D**	1344 **B**	1369 **D**	1394 **D**
1320 **D**	1345 **A**	1370 **C**	1395 **A**
1321 **B**	1346 **D**	1371 **A**	1396 **B**
1322 **B**	1347 **C**	1372 **B**	1397 **A**
1323 **A**	1348 **C**	1373 **C**	1398 **A**
1324 **D**	1349 **A**	1374 **C**	1399 **C**
1325 **D**	1350 **B**	1375 **A**	1400 **B**

FALLOS:

1301. Actuación de enfermería en la planta de patología obstétrica con una paciente que presenta placenta previa:

a. Nunca tacto vaginal
b. Reposo
c. Vigilar signos vitales
d. Las tres son correctas

1302. Recomendaciones y objetivos de control durante gestación en la mujer embarazada con diabetes pregestacional (indique la FALSA):

a. Automonitorización de glicemia capilar preprandial, 1 hora tras haber iniciado la ingesta, antes de acostarse y eventualmente a las 4 h de la madrugada
b. Necesidad de realizar determinaciones de cetonuria basal cuando la glicemia capilar supere los 140 mg / dl
c. Objetivos: HbA1C <6% o lo más cercana posible a la normalidad sin hipoglucemias severas
d. Glicemias preprandiales y nocturnas 70-95 mg/dl

1303. Taquipnea en el recién nacido es la frecuencia respiratoria mayor de cuántas respiraciones por minuto:

a. 80
b. 60
c. 40
d. 10

1304. La placenta sintetiza:

a. Progesterona
b. Hormona del crecimiento
c. Gonadotrofina coriónica
d. Las tres son correctas

1305. Sobre la LH:

a. El pico de la LH es el responsable de la ovulación
b. La ovulación ocurre a las 48 horas tras el pico máximo de LH
c. El útero es el responsable de la ovulación
d. Durante el embarazo el cuerpo lúteo se mantiene por la LH

1306. Según la SEGO la afección hemodinámica de la hemorragia postparto se considera leve si existe:

a. Pérdida hemática de 500-1000 ml (10-15%), ninguna caída de presión arterial sistólica y síntomas/signos de palpitaciones, mareos y taquicardia
b. Pérdida hemática de 1.000-1.500 ml (15-25%), caída de la presión arterial sistólica ligera 80-100 mmHg y síntomas/signos de debilidad, sudor y taquicardia
c. Pérdida hemática de 1.500-2.000 ml (25-35%), caída de la presión sistólica marcada 70-80 mmHg y síntomas/signos de inquietud, palidez y oliguria
d. Pérdida hemática de 2.000-3.000 ml (35-45%), caída de la presión arterial sistólica profunda 50-70 mmHg y síntomas/signos de colapso, disnea y anuria

1307. Cuándo aparece la línea primitiva:

a. Días 14-15
b. Días 16-18
c. Días 19-20
d. Días 20-21

1308. Gozarán de los derecho derivados del principio de igualdad de trato y de la prohibición de discriminación por razón de sexo:

a. Las mujeres
b. Los hombres
c. Todas las personas
d. Las mujeres y los niños menores de 16 años

1309. El índice de Pearl de un método anticonceptivo mide:

a. La reversibilidad
b. La tolerabilidad
c. La eficacia
d. La seguridad

1310. Son principios básicos de la actuación del educador en el desarrollo de temas de salud:

a. Tener en cuenta los recursos que rodean al alumno
b. Facilitar el intercambio de experiencias
c. Promover la participación
d. Todos son principios básicos

1311. En una presentación de vértice, Qué parte fetal se relaciona con la pelvis materna para determinar la posición:

a. Mentón
b. Sacro
c. Acromión
d. Occipucio

1312. Entre los factores de riesgo para embarazo ectópico, NO está:

a. Anticoncepción hormonal oral combinada
b. Técnicas de reproducción asistida
c. Cirugía tubárica previa
d. Enfermedad inflamatoria pélvica

1313. En su unidad asistencial tiene a una mujer G1 P0 34 semanas con diagnóstico de preeclampsia severa. Para la prevención de convulsiones se le pauta tratamiento con sulfato de magnesio. Qué controles rutinarios NO debe seguir:

a. Diuresis horaria que debería de ser mayor de 25-30 ml/h
b. Control del reflejo patelar
c. Control de la frecuencia respiratoria que debe ser mayor a 14 respiraciones por minuto
d. Magnesemia diaria

1314. Según Friedman, la fase de latencia puede durar en primíparas:

a. de 6 a 18 h y de 2 a 10 h en multíparas
b. de 2 a 10 h y de 8 a 16 h en multíparas
c. de 4 a 10 h y de 8 a 16 h en multíparas
d. de 6 a 12 h y de 12 a 18 h en multíparas

1315. La evaluación final del/de la Enfermero/a Interno/a Residente podrá recoger las siguientes calificaciones. Señale la FALSA:

a. Positiva
b. Positiva destacada
c. Negativa
d. No evaluable

1316. En patología funicular una laterocidencia es un desplazamiento del cordón:

a. sobre si mismo
b. por delante del feto
c. alrededor del feto
d. Ninguna de las tres

1317. Aspecto de una secreción vaginal que puede orientarnos hacia el diagnóstico de una vaginosis bacteriana:

a. Leucorrea no muy abundante de color gris, olor a pescado y baja viscosidad
b. Leucorrea poco abundante de color blanco o crema y consistencia espesa
c. Leucorrea abundante, de color amarillento y mal olor
d. Leucorrea escasa de color verdoso y aspecto mucopurulento

1318. Menorragia significa Regla...

a. Iirregular y poco frecuente
b. Escasa
c. Abundante
d. Dura pocos días

1319. En investigación, 'Planteamiento formal de una relación esperada entre dos o más variables en una población específica':

a. Objetivo
b. Estudio de investigación
c. Investigación cuantitativa
d. Hipótesis

1320. Loquios predominantemente hemáticos:

a. Lochia alba
b. Lochia rosáceos
c. Lochia serosa
d. Lochia rubra

1321. Ventaja de la educación sanitaria individual:

a. Es más eficiente, menor coste
b. Es muy efectiva al adaptarse a las características del paciente
c. La motivación y la autoestima es mayor
d. Facilita el cambio de actitudes y creencias

1322. Tratamiento de elección de una infección del canal del parto por el estreptococo beta agalactiae, en una gestante:

a. Rifampicina
b. Penicilina
c. Tetraciclina
d. Cloranfenicol

1323. El síndrome de EDWARDS se trata de una trisomía del cromosoma:

a. 18   b. 16   c. 21   d. 15

1324. Según la SEGO se asumen como factores de riesgo de la distocia de hombros:

a. Madre joven
b. Primiparidad
c. Sexo femenino del feto
d. Antecedentes de macrosomía

1325. NO es factor de riesgo de preeclampsia:

a. Obesidad
b. Nuliparidad
c. Hipertensión crónica
d. Antecedentes de placenta previa

1326. Cuál es con mayor frecuencia el primer síntoma del hematoma vulvar en el puerperio inmediato:

a. Fiebre
b. Hipotensión
c. Dolor perineal intenso
d. Anemia

1327. NO es una característica de deceleración variable atípica, según la Guía Clínica de Asistencia al Parto Normal del Ministerio de Sanidad (2010):

a. Deceleración bifásica (forma W)
b. FCF basal más alta que la previa tras la deceleración
c. Pérdida de variabilidad durante la deceleración
d. Todas son características de deceleraciones variables atípicas

1328. En los cambios que se producen durante la menopausia, se encuentran los siguientes, EXCEPTO:

a. Los labios mayores se hacen prominentes y los menores llegan a desaparecer
b. Un descenso del pH vaginal por disminución del ácido láctico
c. Una piel más fina con menos glándulas sudoríparas
d. Cambios en la voz y sequedad bucal

1329. En una gestación gemelar bicorial- biamniótica la división completa del huevo se produce tras la fecundación:

a. En las primeras 72 h
b. Entre el 4°-8° día
c. Entre el 9°-14° día
d. Después del día 14

1330. La matrona de atención especializada puede realizar diferentes actividades. Señala la FALSA:

a. Inicio precoz de la lactancia materna
b. Valoración y cuidados al recién nacido sano
c. Elaboración de la historia clínica
d. Asistencia al parto distócico

1331. Manifestación clínica que nos encontramos en la atonía uterina:

a. Pérdida hemática visible
b. Útero aumentado de tamaño subinvolucionado
c. Taquicardia y agitación
d. Las tres son correctas

1332. Las apneas en el recién nacido tienen su mecanismo de producción en:

a. Origen central, obstructivas, mixtas
b. Apneas primarias, apneas secundarias
c. Sepsis, ductus persistente
d. Malformación Sistema Nervioso Central (SNC)

1333. Está hablando con Lidia para comunicarle la muerte de su bebé. Qué entiende usted por escucha activa:

a. Permitir que pueda hablar y expresar sus sentimientos
b. Mostrar asertividad
c. Utilizar palabras de refuerzo
d. Las tres son correctas

1334. Señale la FALSA:

a. En el distrés respiratorio leve, el neonato presenta taquipnea y tiraje leve tras el parto. No hay evidencia de infección y, por lo general, es un cuadro que se normaliza en 6-8 horas y no requiere oxígeno suplementario. La radiografía del tórax es normal
b. La taquipnea transitoria del neonato es más frecuente en los que son a término, está asociada a los partos por cesárea y también puede producirse por aspiración de líquido amniótico claro. El diagnóstico es claramente clínico, ya que radiológicamente no se aprecian signos definitorios
c. El síndrome de aspiración del meconio se da excepcionalmente en los neonatos prematuros; la fisiopatología se basa en la dificultad respiratoria del neonato por un pulmón ocupado por líquido amniótico meconial
d. En caso de sospecha de aspiración meconial siempre debe aplicarse ventilación con mascarilla y presión positiva

1335. El cromosoma en anillo se asocia con:

a. Deleción
b. Inversión
c. Duplicación
d. Translocación

1336. Prueba estadística adecuada para comparar más de dos muestras independientes:

a. Prueba $\chi2$
b. Prueba t de Student
c. ANOVA
d. Regresión

1337. La gestación gemelar en la que la división del cigoto se ha realizado entre los días 8 y 13 postfertilización, da lugar a una gestación:

a. Bicorial biamniótica
b. Monocorial biamniótica
c. Monocorial monoamniótica
d. Siameses

1338. La testosterona, hormona responsable del desarrollo de los caracteres sexuales secundarios masculinos, se produce en:

a. Los conductos mesonéfricos o de Wolff
b. Las células de Sertoly
c. Las glándulas de Cowper
d. Las células de Leydig

1339. El pujo en espiración durante el periodo expulsivo del parto. Señale la INCORRECTA:

a. Orienta el pujo hacia el periné posterior
b. Supone una compresión más progresiva sobre la musculatura del periné, permitiendo una mejor distensión
c. Permite orientar el pujo hacia el periné anterior
d. El periné sufre menos traumatismo, está más relajado

1340. Tras la Prueba de Sobrecarga Oral de 100 g de Glucosa, señale qué resultados son diagnóstico de diabetes gestacional (correspondiendo a: basal, 1 hora, dos horas y 3 horas):

a. 110 mg/dl, 187 mg/dl, 162 mg/dl, 140 mg/dl
b. 110 mg/dl, 185 mg/dl, 166 mg/dl, 140 mg/dl
c. 110 mg/dl, 187 mg/dl, 160 mg/dl, 143 mg/dl
d. 110 mg/dl, 185 mg/dl, 164 mg/dl, 143 mg/dl

1341. Factores de riesgo de la Torsión Ovárica (indique la FALSA):

a. Suele aparecer en jóvenes
b. Antecedentes de tumoración anexial previamente diagnosticada
c. Hiperestimulación ovárica
d. Actividad del paciente (a menor actividad mayor frecuencia de torsión ovárica)

1342. Qué patrón de la frecuencia cardíaca fetal (FCF) resulta menos tranquilizador:

a. Desaceleraciones variables sin atipias
b. Taquicardia compensadora
c. FCF de 100 lpm con variabilidad normal
d. Patrón sinusoidal marcado

1343. Sobre los cambios producidos durante el embarazo, es FALSO:

a. Relajación del músculo liso de esófago, estómago, intestino delgado y colon (tendencia de estreñimiento)
b. Alteraciones en el pH de la saliva y en su actividad enzimática (tendencia a las caries dentales)
c. Aumento de masa muscular estriada (tendencia a lesiones musculoesqueléticas)
d. Aumento del umbral del sabor y apetito (tendencia a los antojos y pica)

1344. Se puede amamantar en caso de infección por SARS-CoV-2:

a. No, si el contagio es por aerosoles
b. La OMS, recomienda mantener el amamantamiento llevando a cabo en todo momento las medidas preventivas del protocolo
c. Sí, pero es preciso pasteurizar la leche materna en caso de su extracción para la administración al recién nacido
d. En recién nacidos pretérmino, se utilizará la lactancia artificial con leche de formula

1345. La bacteriuria asintomática significativa presenta:

a. Presencia en orina obtenida por micción espontánea de más de 100.000 colonias/ml del mismo germen
b. Presencia de más de 100.000 colonias/ml de un germen grampositivo en orina obtenida por micción espontánea
c. Presencia de células de descamación de vías bajas y leucocituria en sedimento de orina
d. Ninguna de las tres

1346. Tras la atención al nacimiento de un neonato a término por cesárea programada que se encuentra realizando el puerperio inmediato al pecho, piel con piel con su madre, usted va a proceder a realizar la profilaxis oftalmológica:

a. Va a realizar la profilaxis de forma rutinaria puesto que se va a cumplir el plazo límite de las dos horas de vida, interrumpiendo momentáneamente la lactancia
b. Le explica a la madre que no es necesario realizar la profilaxis oftálmica porque el neonato no ha tenido contacto con la vagina materna
c. Va a usar como primera opción nitrato de plata y, como segunda, pomada de tetraciclina al 3%
d. A pesar de ser una cesárea programada, le aplica la profilaxis oftálmica porque esta medida reduce drásticamente la incidencia de oftalmía gonocócica

1347. Gestación patológica que tiene como síntoma la tetania uterina:

a. Placenta previa
b. Embarazo ectópico
c. Desprendimiento prematuro de la placenta normoinserta
d. Mola hidatídica

1348. Sobre los exámenes y análisis necesarios antes de iniciar el uso de anticonceptivos orales (AOCs), según la OMS, es FALSO:

a. En el caso de mujeres sanas, no hay exámenes ni análisis esenciales ni obligatorios antes de iniciar el uso de AOCs
b. Es aconsejable medir la presión arterial antes de iniciar el uso de AOCs
c. El análisis de laboratorio de rutina contribuye de manera considerable al uso seguro y eficaz del AOCs
d. La exploración mamaria no contribuye de manera considerable al uso seguro y eficaz del ACOs

1349. Cuál es la efectividad de la amniorrexis artificial rutinaria y de la perfusión rutinaria de oxcitocina:

a. No existen pruebas de diferencias en el tipo de nacimiento, duración del parto o resultados neonatales entre la amniorrexis rutinaria y uso de oxitocina frente a un manejo mas conservador de la primera etapa del parto
b. La duración del parto es menor en las amniorrexis artificiales
c. El uso de la oxcitocina disminuye la duración de la etapa de dilatación
d. Ninguna de las tres

1350. El suelo pélvico en conjunto desempeña diferentes funciones. Señale la INCORRECTA:

a. Cierra la pelvis ósea y sostiene las vísceras pélvicas
b. No tiene un papel importante en el coito
c. Desempeña un papel fundamental en el mantenimiento de la continencia
d. Garantiza la estabilidad de la región lumbopélvica junto con el músculo transverso del abdomen y los músculos cortos espinales

1351. Para la adquisición de las competencias profesionales, la matrona en formación deberá desarrollar a lo largo de su periodo formativo, entre otras, las siguientes competencias específicas. Es FALSO:

a. Llevar a cabo actividades de detección precoz de cáncer de cuello uterino
b. Asistir y supervisar la evolución del neonato sano durante los dos primeros meses de vida
c. Asistir a la mujer en el proceso de parto
d. Promover los procesos fisiológicos de salud matemo-infantil, de salud sexual, reproductiva y climaterio y apoyar la no intervención en ausencia de complicaciones evitando intervenciones innecesarias

1352. En el proceso de parto qué farmaco está indicado cuando el Ph capilar fetal es igual o inferior a 7,24 sin que exista acidosis materna:

a. Oxitocina
b. Ergotínicos
c. B-miméticos
d. Las tres son correctas

1353. En el estudio bioquímico de sangre del cordon umbilical realizado en el postparto qué valores se consideran normales:

a. pH en arteria umbilical ≥ 7,20 y ph en vena umbilical ≥ a 7,25
b. pH en arteria umbilical ≥ 7,15 y ph en vena umbilical ≥ 7,30
c. pH en arteria umbilical ≥ 7,05 y ph en vena umbilical ≥ 7,10
d. No se realizan este tipo de determinaciones

1354. Es FALSO:

a. Las infecciones urinarias son más frecuentes en la gestación
b. Las pielonefritis son más frecuentes en el lado izquierdo
c. Durante la gestación existe un aumento del filtrado glomerular a partir de la semana 12
d. La bacteriuria asintomática requiere tratamiento en la gestación

1355. Al aconsejar sobre un metodo anticonceptivo tendremos en cuenta:

a. Existe un método de aplicación universal en función de la edad de la pareja
b. El método anticonceptivo a utilizar, siempre lo decide la pareja
c. No existe un método de aplicación universal y por lo tanto la elección por parte de los usuarios, implica una opción individual ante las ventajas e inconvenientes que éste presenta con respecto a los demás
d. Ninguna de las tres

1356. Qué estructura pélvica fracasa en el cistocele lateral:

a. Los parametrios
b. La inserción de la fascia en el arco tendíneo
c. Los ligamentos utero-sacros
d. Fracaso y elongación de los ligamentos redondos

1357. Según los criterios médicos de elegibilidad para el uso de Anticonceptivos OMS 2015 Cuál de estos fármacos NO está considerado categoría 3 ó 4 para los anticonceptivos hormonales combinados:

a. Lamotrigina
b. Carbamazepina
c. Rifampicina
d. Ritonavir

1358. Qué recomendaría a una mujer que toma anticoncepción hormonal oral combinada, que consulta por olvido de una pastilla sin que haya transcurrido más de 12 horas desde el momento que se la toma habitualmente:

a. Toma de la píldora olvidada
b. Uso de la anticoncepción postcoital de emergencia
c. utilizar simultáneamente un método de barrera durante el resto del ciclo
d. Iniciar un envase nuevo

1359. 'Monocigóticos' o 'univitelinos' en una gestación gemelar son cuando:

a. dos óvulos distintos son fecundados por dos espermatozoides distintos
b. un óvulo es fecundado por dos espermatozoides distintos
c. un óvulo es fecundado por un espermatozoide y posteriormente se divide en dos embriones idénticos
d. Ninguna de las tres es correcta

1360. NO se consideran indicadores de un buen agarre en la Lactancia Materna:

a. Mentón libre
b. Boca del lactante muy abierta (120°)
c. Mejillas redondas, llenas (no hundidas) cuando succiona
d. Labios hacia fuera, evertidos

1361. La Food and Drug Administration (FDA) establece una clasificación de los fármacos según su seguridad en el embarazo en categorías:

a. Categoría A, B, C, D y E
b. Categoría A, B y C
c. Categoría A, B, C, D y X
d. Categoría A, B, C y X

1362. Sobre la asistencia de un parto pretérmino es FALSO que:

a. Siempre que sea posible se debe permitir su evolución espontánea, evitando las maniobras de extracción fetal
b. La incidencia de sufrimiento fetal intraparto es más alta en los fetos pretérmino que a término
c. Los patrones de la FC del feto pretérmino suele mostrar una línea basal superior y una variabilidad menor que en el feto a término
d. En la cesárea pretérmino son menos frecuentes las complicaciones intraoperatorias

1363. Sobre el accretismo placentario, es FALSO:

a. Es más frecuente en mujeres jóvenes (< 20 años)
b. Su riesgo se incrementa en casos de cesárea anterior
c. La placenta previa es un factor que favorece su aparición
d. En casos seleccionados cabe la posibilidad de tratamiento conservador dejando la placenta in situ

1364. Sobre las medidas de prevención del contagio de estas infecciones en mujeres embarazadas, es FALSO:

a. Citomegalovirus: lavado de manos frecuente con agua y jabón o con soluciones antisépticas sin aclarado tras el contacto con secreciones nasales y saliva de niños que acudan a guarderías o centros infantiles
b. Toxoplasmosis: evitar comer carne cruda, lavar frutas y verduras antes de su consumo en crudo y emplear guantes cuando se trabaje en huertos y jardines
c. Listeriosis: evitar tomar leche cruda y quesos no pasteurizados
d. Parvovirus: se pueden compartir alimentos, bebidas, utensilios o cubiertos incluso con hijos

1365. Sobre las características presentes en el transcurso de enfermar, es FALSO:

a. La amenaza (percibida cuando la enfermedad altera las expectativas de futuro o se percibe como un proceso que conduce a la muerte)
b. El malestar (incluye las propias dolencias físicas y el malestar psicológico)
c. La ansiedad: es una alteración del estado emocional secundario a los temores e incertidumbre que sugiere el desarrollo de la enfermedad
d. La plena confianza (en relación al sistema sanitario, a los cuidados, a las instalaciones etc.)

1366. Sobre los aspectos jurídicos del Plan de Parto, es FALSO:

a. Cuando las mujeres no acepten un tratamiento serán dadas de alta forzosa
b. La intervención de residentes en formación durante la atención al parto debe ser aprobada por la paciente
c. La mujer tiene el derecho de conocer e identificar a todos los profesionales presentes en el parto
d. La matrona está obligada al deber de información y al respeto de las decisiones adoptadas libre y voluntariamente por la paciente

1367. Sobre las alteraciones del ciclo menstrual:

a. Hipomenorreas: la pérdida hemática es menor de 180-200 ml por ciclo
b. Menorragias: recoge aquellas situaciones donde hay una pérdida hemática no coincidente con la menstruación
c. Dolicomenorreas: la duración es superior a los 7 días
d. Todas son ciertas

1368. Sobre la involución uterina:

a. Al final de la primera semana del puerperio el útero tiene el tamaño de una gestación de 12 semanas y el fondo se palpa por encima del pubis
b. Hasta 12 meses después del parto el útero no adquiere el tamaño normal no gestante
c. Al final de la segunda semana es un órgano totalmente intrapélvico
d. Son correctas A y C

1369. La tetralogía de Fallot clásica NO incluye:

a. Estenosis de la arteria pulmonar
b. Comunicación interventricular
c. Hipertrofia de ventrículo derecho
d. Estenosis mitral

1370. Sobre la vaginosis bacteriana, es FALSO:

a. Se produce un descenso de los bacilos de Doderlein y la presencia de Gardenella vaginalis y Mycoplasma hominis
b. Aunque se puede trasmitir por vía sexual, no se considera una ITS
c. Suele darse inflamación vulvar y vaginal
d. Se caracteriza por un flujo blanquecinogrisáceo, homogéneo, excesivo

1371. Seguimiento adecuado para quienes utilizan un implante subdérmico como método anticonceptivo:

a. No se necesita una visita de seguimiento de rutina
b. La usuaria debe acudir a revisión del método a los 3 meses
c. Se aconseja que la usuaria regrese a las 6 semanas para analizar los efectos secundarios
d. La usuaria debe acudir a revisión del método a los 6 meses y al año

1372. Entre las complicaciones de la placenta previa NO está:

a. Malposición fetal
b. Insuficiencia renal
c. Placenta acreta
d. Embolia de líquido amniótico

1373. En una distocia de hombros, primera maniobra que realizará:

a. Puzzos
b. Ortolani
c. Mc Roberts
d. Ninguna de las tres

1374. Sobre los derechos de los padres en el ámbito sanitario durante el proceso del nacimiento, y de los del recién nacido hospitalizado:

a. Los padres tienen derecho a prestar su consentimiento expreso y verbal, para cuantos exámenes o intervenciones se quiera someter al niño o a la niña, y cuyo propósito sea de investigación o docente
b. Los padres tienen derecho a recibir los informes de alta de forma concisa y sin aclaraciones
c. El recién nacido tiene derecho a ser tratado de forma respetuosa y digna, evitándole sufrimientos y dolor innecesarios
d. Ninguna de las tres

1375. Trastorno genético caracterizado por talla baja, cardiopatía, rasgos faciales típicos y alteraciones esqueléticas:

a. Síndrome de Noonan
b. Síndrome de Nanook
c. Síndrome de Newman
d. Síndrome de Niemann

1376. Es un factor de riesgo obstétrico para la inversión uterina puerperal:

a. Miomas en el fondo uterino
b. Extracción manual de placenta
c. Maniobra de Credé realizada de forma enérgica
d. Inserción fúndica de la placenta

1377. Sobre los movimientos del feto dentro de la pelvis, es FALSO:

a. Desprendimiento cefálico: comienza a aparecer progresivamente el feto (frente, boca, mentón...)
b. Rotación externa: el feto realiza una restitución de su posición con una rotación externa se coloca en la misma posición que tenía al entrar en la pelvis
c. Parto de los hombros: el feto pasa de presentar el diámetro fronto occipital (12 cm) a presentar el menor diámetro cefálico (suboccipito-bregmático de 9,5 cm)
d. Acomodación al estrecho superior: puede ocurrir en las últimas semanas del embarazo o una vez iniciado el trabajo de parto

1378. Sobre la longitud del cordón umbilical:

a. Oscila entre 30 y 80 cm
b. Un cordón corto se asocia con inversión del útero, rotura o desgarro del mismo, desprendimiento de placenta
c. Ambas son ciertas
d. Ninguna lo es

1379. Entre las contraindicaciones para la lactancia materna en países desarrollados NO está:

a. Madre infectada por VIH
b. Niño con galactosemia
c. Madre portadora de hepatitis A
d. Madre consumidora de cocaína

1380. La delección parcial de un cromosoma para dar lugar al síndrome de Angelman se produce en:

a. Delección en el cromosoma materno
b. Delección en el cromosoma paterno
c. Delección parcial en el cromosoma 5
d. Delección del gen SRY

1381. Según la Guía de práctica clínica sobre la atención al parto normal del Ministerio de Sanidad:

a. Se recomienda el manejo activo del alumbramiento
b. No se recomienda la utilización rutinaria de oxitocina en el manejo de la tercera fase del parto
c. La duración de la tercera fase del parto se considera prolongada si no se completa en los 30 minutos posteriores al nacimiento con alumbramiento espontáneo
d. Se recomienda la administración de 5 UI de oxitocina lenta para la profilaxis de la hemorragia posparto

1382. En qué ITS aparecen los condilomas acuminados:

a. Infección por chlamydia trachomatis
b. Infección por gonococos
c. Virus del papiloma humano
d. Herpes Genital

1383. Según las recomendaciones del Ministerio de Sanidad, qué hay que tener en cuenta antes de administrar analgesia epidural:

a. Se recomienda hacer un estudio rutinario de la coagulación previamente a la analgesia neuroaxial en las mujeres sanas que estén de parto
b. La precarga por la vía intravenosa es importante y debe administrarse rutinariamente antes de la analgesia epidural con dosis bajas o con analgesia intradural-epidural combinadas
c. Se recomienda informar a la parturienta de que la analgesia neuroaxial es el método más eficaz para aliviar el dolor, pero que puede producir hipotensión, retención urinaria, fiebre y alargar la segunda etapa del parto, lo cual incrementa el riesgo de parto instrumental
d. Las tres son correctas

1384. El secreto profesional viene regulado por el Código Deontológico de la enfermería española y por el Código Penal:

a. El profesional que divulgue secretos ajenos a los que haya accedido por razón de oficio será castigado con una pena de 6 meses de prisión
b. La regulación del secreto profesional en el Código Deontológico de la Enfermería Española se recoge en los artículos 19, 20 y 21
c. Si un profesional divulga secretos de otra persona incumpliendo su obligación de sigilo será castigado con pena de inhabilitación de un año y multa
d. La regulación jurídica se recoge en el Título X del código penal en el artículo 189

1385. Qué situación favorece que aparezca un prolapso del cordón umbilical:

a. Cuando hay buena adaptación fetal al estrecho inferior de la pelvis
b. Cuando hay buena adaptación fetal al estrecho superior de la pelvis
c. Cuando no hay adaptación fetal al estrecho superior de la pelvis
d. Cuando el eje cefalocaudal del feto es paralelo a la columna vertebral de la madre

1386. Qué objetivos marca la exploración ecográfica que se realiza entre las semanas 18 y 20:

a. La estimación de la normalidad fetal y de su entorno

b. El número de fetos y el diagnóstico de anomalías estructurales y marcadores de cromosomopatías

c. La vitalidad embrionaria, la estimación de la edad de gestación y la patología del primer trimestre

d. Exclusivamente la existencia de latido fetal

1387. NO actúa como anticonceptivo de emergencia (AE):

a. DIU de cobre

b. DIU hormonal

c. Píldora de acetato de ulipristal de 30 mg, en dosis única

d. Píldora de levonorgestrel de 1,5 mg, en dosis única

1388. Una de las complicaciones del recién nacido, tras la resolución de una distocia de hombros es:

a. Acroparestesia de Schultz

b. Parálisis de Erb-Duchenne

c. Parálisis de Klumpke

d. Son correctas B y C

1389. Entre las modificaciones cardíacas que suele experimentar una mujer embarazada NO está:

a. El gasto cardíaco disminuye durante el primer trimestre

b. Durante el embarazo el corazón aumenta su tamaño un 10-20% por hipertrofia del músculo cardíaco

c. El diafragma se eleva y desplaza al corazón hacia arriba y hacia la izquierda

d. De forma precoz se produce un aumento de la frecuencia cardíaca en 15-20 lat/min

1390. Pelvis que presenta un diámetro anteroposterior corto y un diámetro transverso ancho, y cuyas paredes laterales son paralelas, las espinas ciáticas poco pronunciadas y el sacro corto:

a. Pelvis antropoide

b. Pelvis platipeloide

c. Pelvis ginecoide

d. Pelvis androide

1391. Proceso patológico que consiste en la fecundación de un ovocito por dos espermatozoides:

a. Capacitación

b. Dispermia

c. Espermiogénesis

d. Espermigénesis

1392. Sobre la NIC, es FALSO:

a. Incluye toda la gama de intervenciones enfermeras desde la práctica general hasta las áreas de especialidades

b. Es una estructura organizativa de uso sencillo

c. No se relaciona con otras clasificaciones enfermeras

d. Establece un proceso y una estructura de mejora continua

1393. Según la GPC de lactancia del 2018:

a. Ante una pérdida de peso excesiva se recomendará a la madre que amamante un mínimo de 6 tomas en 24h

b. En un recién nacido, se considera pérdida excesiva de peso si es mayor del 7% al segundo día de nacimiento

c. Si a las 72 horas tras el parto no se ha producido la subida de leche, se puede considerar que existe retraso en la lactopoyesis

d. La presión inversa suavizante es una técnica compleja que sirve para aumentar la producción de leche materna y debe ser aplicada por un profesional sanitario experto en lactancia

1394. El síntoma más constante para definir la infección puerperal es la fiebre. Fiebre en el puerperio es la temperatura superior a los:

a. 38,5° C en cualquier momento del puerperio

b. 38,5° C excepto las 24 horas tras el parto

c. 38° C en cualquier momento del puerperio

d. 38° C excepto las 24 horas tras el parto

1395. Qué autocuidados se recomiendan a una gestante con problemas de varices:

a. Ejercicios de flexión, extensión y rotación de los tobillos

b. Reposo absoluto

c. Tratamiento farmacológico

d. No favorecer el drenaje venoso con medias elásticas

1396. Placenta que se extiende por fuera del borde placentario de tal forma que en la cara fetal sólo el centro tiene revestimiento amniótico mientras que una zona periférica importante queda desnuda de recubrimiento por sus membranas:

a. Succenturiata

b. Circumvallata

c. Marginata

d. Bipartita

1397. El secreto profesional es el compromiso de:

a. no divulgar aquello que es conocido mediante el desempeño de una profesión, compromiso que es adquirido por el profesional mediante un pacto tácito que realiza con la sociedad por el hecho de asumir una profesión

b. no comentar aquello que es conocido mediante el desempeño de una profesión, excepto en el ámbito profesional

c. no comentar aquello que se conoce en el ámbito profesional, excepto si es un dato irrelevante para la vida del paciente

d. no divulgar aquello que es conocido mediante el desempeño de una profesión, compromiso que queda anulado si las condiciones laborales son malas

1398. Sobre la Sífilis:

a. La sífilis precoz ocurre durante el primer año de la infección

b. El Treponema pallidum tiene un crecimiento rápido en medios de cultivo de laboratorio

c. En la transmisión de la sífilis durante el embarazo cuanto más reciente sea la infección materna menor es la probabilidad de que afecte al feto

d. Cuando el cribado prenatal de la sífilis es positivo se realizara una prueba treponémica para confirmar el diagnóstico y se iniciará el tratamiento inmediatamente después del parto

1399. Es necesario que una mujer vacunada de VPH continúe realizándose citologías rutinarias de cribado:

a. No, si ya está vacunada, no hay que hacerle citologías de cribado

b. Sí, pero sólo durante los 5 años siguientes tras la vacunación

c. Sí, porque la vacuna no protege contra todos los tipos del VPH y no se conoce la duración de la protección asociada a la vacuna

d. Ninguna de las tres

1400. La lesión producida por el Treponema Pallidum en el área genital en su primer estadio se caracteriza por:

a. Un gran polimorfismo de lesiones cutáneo-mucosas situadas en la vulva y periné los primeros diez días

b. Una ulceración indurada, generalmente única, elevada, redondeada, rojiza, limpia e indolora

c. Una lesión inicial tipo pápula que se ulcera y da lugar a un granuloma indoloro, blando y eritematoso

d. Pequeñas pápulas pruriginosas, duras y levemente elevadas en labios mayores y monte de Venus

1401 **D**	1426 **D**	1451 **C**	1476 **B**
1402 **C**	1427 **D**	1452 **A**	1477 **D**
1403 **B**	1428 **A**	1453 **B**	1478 **D**
1404 **D**	1429 **B**	1454 **D**	1479 **B**
1405 **D**	1430 **A**	1455 **B**	1480 **B**
1406 **D**	1431 **A**	1456 **B**	1481 **D**
1407 **C**	1432 **D**	1457 **A**	1482 **D**
1408 **D**	1433 **B**	1458 **B**	1483 **D**
1409 **C**	1434 **A**	1459 **C**	1484 **D**
1410 **C**	1435 **D**	1460 **A**	1485 **B**
1411 **A**	1436 **C**	1461 **A**	1486 **C**
1412 **D**	1437 **D**	1462 **B**	1487 **B**
1413 **C**	1438 **D**	1463 **D**	1488 **C**
1414 **C**	1439 **A**	1464 **C**	1489 **A**
1415 **D**	1440 **C**	1465 **B**	1490 **B**
1416 **B**	1441 **C**	1466 **D**	1491 **B**
1417 **B**	1442 **A**	1467 **B**	1492 **B**
1418 **D**	1443 **A**	1468 **B**	1493 **A**
1419 **C**	1444 **A**	1469 **D**	1494 **B**
1420 **C**	1445 **A**	1470 **C**	1495 **B**
1421 **A**	1446 **C**	1471 **B**	1496 **B**
1422 **D**	1447 **A**	1472 **C**	1497 **C**
1423 **B**	1448 **D**	1473 **C**	1498 **B**
1424 **B**	1449 **B**	1474 **D**	1499 **B**
1425 **C**	1450 **C**	1475 **C**	1500 **A**

FALLOS:

1401. Sobre la curva característica operativa de receptor o Curva ROC, es FALSO:

a. Sirve para evaluar la capacidad de una prueba diagnóstica o de cribado para discriminar entre individuos afectados o sanos
b. Al acercarse la curva a la esquina superior izquierda del sistema de coordenadas, el rendimiento de la prueba mejora
c. El área bajo la curva es una medida de validez para una prueba de cribado y debe ser mayor que 0,5
d. La curva representa la relación entre la tasa de verdaderos positivos y la tasa de falsos positivos, relacionándola con la prevalencia de la enfermedad que se estudia

1402. En el manejo intraparto de una paciente con preeclampsia grave a la que se está administrando sulfato de magnesio, es FALSO:

a. Tener disponible gluconato cálcico para tratar una posible intoxicación
b. Realizar sondaje vesical permanente y control horario de diuresis
c. Retirar la perfusión de sulfato de magnesio tras el alumbramiento
d. Valorar signos de depresión respiratoria

1403. Según la Guía de práctica clínica de atención en el embarazo y puerperio del Ministerio de Sanidad estaría recomendado:

a. En mujeres que planifican su embarazo recomendar el consumo de sal yodada y preparados multivitamínicos diarios que contengan ácido fólico y yodo para evitar defectos de tubo del tubo neural
b. Determinar el ácido úrico en suero en la analítica de segundo trimestre como un signo de alerta de preeclampsia en mujeres normotensas
c. Ofrecer cribado universal para la colonización de estreptococo B a partir de la semana 38 de gestación para disminuir el riesgo de sepsis neonatal
d. Establecer el diagnóstico de anemia en el embarazo cuando la hemoglobina es inferior a 10,5 g/dl en el primer trimestre

1404. Sobre las recomendaciones de ácido fólico (vitamina B9) en la gestación, es FALSO:

a. La dosis de suplemento recomendada es de 400 microgramos al día
b. Se utiliza como tratamiento en la anemia megaloblástica aguda
c. El suplemento antes del embarazo reduce la prevalencia de los defectos del tubo neural
d. En mujeres con historia familiar o antecedentes de defectos del tubo neural, la dosis recomendada de ácido fólico es 500 microgramos al día

1405. NO está relacionado con un aumento de probabilidad de isoinmunización Rh:

a. Amniocentesis
b. Embarazo ectópico
c. Alumbramiento manual
d. Diabetes gestacional

1406. En qué caso la mascarilla laríngea puede ser considerada una alternativa a la mascarilla facial o a la intubación traqueal para administrar ventilación con presión positiva a un recién nacido:

a. peso >1.000 gr. o con >30 semanas
b. peso >1.000 gr. o con >32 semanas
c. peso >1.500 gr. o con >33 semanas
d. peso >2.000 gr. o con >34 semanas

1407. Según la clasificación de Grannum de la madurez placentaria, a qué tipo se refiere la siguiente descripción ecográfica: 'Gran depósito cálcico a todos los niveles. La placa basal y corial son ecorrefringentes, con tabiques que se fusionan entre sí, dibujando los cotiledones':

a. Tipo I
b. Tipo II
c. Tipo III
d. Tipo IV

1408. Sobre el cáncer ginecológico, es FALSO:

a. Una vez adquirida la infección por Virus del Papiloma Humano (VPH), aproximadamente la mitad de las mujeres se negativizarán para VPH a los 6 meses gracias a su propio sistema inmunitario
b. La localización más frecuente de la malignización de un foco endometriósico se encuentra en el tejido ovárico
c. La zona de transformación del cérvix es donde asienta con más frecuencia el cáncer de cérvix, especialmente el tipo escamoso
d. El melanoma vulvar se localiza principalmente en labios mayores

1409. Según las recomendaciones de la OMS 'Cuidados durante el parto para una experiencia de parto positiva (2018)', en la primera fase de parto:

a. Se informará a las mujeres que se ha establecido una duración media de 8h en la fase latente de la primera fase de parto
b. La fase latente se caracteriza por una progresión más lenta de la dilatación hasta los 2-3 cm
c. La duración de la fase activa del periodo de dilatación generalmente no excede las 12 h en primíparas
d. La duración de la fase activa del periodo de dilatación generalmente no excede las 5 h en multíparas

1410. Inicialmente, en el diagnóstico de la situación fetal, se realizará:

a. Ecografía
b. Localización tono fetal
c. Palpación del abdomen
d. Radiografía de abdomen

1411. Reflejo cutáneo plantar extensor en el recién nacido:

a. Reflejo de Babinski
b. Reflejo de Galant
c. Reflejo de Moro
d. Reflejo de Land

1412. Podemos considerar tumores benignos de mama todos, EXCEPTO:

a. Fibroadenoma
b. Neoplasia papilar intraductal correspondiente con papiloma central solitario
c. Adenosis adenomioepitelial
d. Enfermedad de Paget

1413. En la inyección de agua estéril como técnica alternativa para el alivio del dolor del parto:

a. El lugar de administración será la zona vulvar
b. La cantidad a inyectar será de 2-3 mililitros
c. El pico de efecto máximo se produce a los 30-40 minutos
d. Ninguna de las tres

1414. Sobre el Comité clínico que interviene en el supuesto de interrupción voluntaria del embarazo (IVE), es FALSO:

a. Es un órgano colegiado de carácter consultivo
b. Es designado por el órgano competente de cada Comunidad Autónoma
c. No es necesaria la existencia de un comité clínico en cada Comunidad Autónoma
d. Intervienen confirmando o no el diagnóstico previo, de enfermedad extremadamente grave e incurable

1415. Para que se produzca una comunicación efectiva:

a. Son factores determinantes en el proceso comunicativo, las potencialidades del comunicador, los valores y las actitudes éticas, el conocimiento de sí mismo, la personalidad y sus componentes y la retroalimentación o feed-back
b. Cabe citar como obstáculos comunicativos que desvirtúan la comunicación: la defensa psicológica, la utilización inadecuada de la redundancia y los distintos filtros
c. La capacidad de escucha se ve afectada cuando el receptor va ensayando la respuesta, se compara con el interlocutor, filtra las expectativas o juzga al interlocutor
d. Las tres son correctas

1416. Sobre la adaptación fisiológica en la gestación:

a. La glándula tiroidea sufre un aumento de tamaño como consecuencia del aumento de producción de hormonas tiroideas
b. Durante la gestación la elevación del diafragma modifica la posición del corazón dirigiéndose la punta hacia el cuarto espacio intercostal
c. La excreción de bicarbonato está disminuida para compensar la alcalosis respiratoria
d. Son correctas B y C

1417. El bebé no está tomando suficiente leche en los primeros días si:

a. Realiza al menos 8 tomas en 24 h
b. Al 5°-6° día las heces se observan meconiales-verdosas
c. Se observa un aumento del número y volumen de las micciones
d. El color del bebé es normal, la piel firme y está activo y alerta

1418. Modelo de educación sexual cuyo objetivo es favorecer la aceptación positiva de la propia identidad sexual y el aprendizaje de conocimientos y habilidades que permitan vivir las diferentes posibilidades de la sexualidad en cada edad libremente:

a. Modelo médico o preventivo
b. Modelo moral
c. Modelo revolucionario
d. Modelo biográfico o profesional

1419. En la técnica de reproducción asistida el proceso denominado 'capacitación espermática' es:

a. el recuento de espermatozoides
b. el proceso de formación de células germinales maduras
c. el proceso por el que se consiguen los espermatozoides con mayor probabilidad de fecundar al óvulo de una muestra de semen
d. Es colocar a nivel tubárico dos óvulos y espermatozoides para que estos últimos se encarguen de fecundar a los óvulos en el tercio externo de las trompas

1420. Sobre la aplicación de masaje lumbosacro durante el parto:

a. La evidencia científica no muestra una mejor experiencia emocional del parto en gestantes tratadas con masoterapia
b. El masaje lumbosacro intenso se denomina 'effleurage'
c. Los impulsos nerviosos generados por el masaje compiten por los receptores cerebrales tanto como los impulsos del dolor
d. Las tres son correctas

1421. Sobre los Cuidados Centrados en el Desarrollo (CCD):

a. Control de la luz, el ruido y la implicación de las familias es fundamental para el cuidado adecuado del recién nacido
b. La Sociedad Española de Neonatología recomienda que el nivel de ruido no supere los 50 dB
c. No debe ser una prioridad la implantación de la lactancia materna en recién nacidos pretérmino
d. Primará la farmacología ante la analgesia no farmacológica para el tratamiento del dolor

1422. Entre las funciones de la trompa de Falopio NO está:

a. Ayudar al desplazamiento de los espermatozoides
b. Transportar el óvulo del ovario al útero
c. Facilitar la fecundación
d. Segregar hormona gonadotropina coriónica

1423. Respecto al diagnóstico y atención de un aborto espontáneo, es FALSO:

a. En un embarazo evolutivo la hormona ß-HCG duplica su valor cada dos días aproximadamente en un embarazo intrauterino viable
b. Hay evidencia para recomendar la profilaxis antibiótica rutinaria antes de realizar el tratamiento quirúrgico del aborto
c. Después de realizar la aspiración uterina, no es necesario utilizar la legra metálica de forma rutinaria
d. La administración vaginal de misoprostol es la más eficaz de todas las vías de administración empleadas

1424. Sobre la atención sanitaria ante la muerte perinatal es FALSO que:

a. Es una de las áreas más desatendidas en los sistemas de salud de todo el mundo
b. La matrona no es el profesional de referencia a lo largo del proceso del duelo
c. La escasa formación y especialización en el duelo perinatal por parte de los profesionales es uno de los factores que interviene de manera negativa
d. Es necesario adaptar la comunicación de los profesionales sanitarios a las características socioculturales y religiosas de la pareja

1425. En cuál de las siguientes condiciones está indicada la inyección intracitoplasmática de espermatozoides:

a. Semen > 2 x 10 millones de espermatozoides móviles progresivos
b. Trompas obstruidas
c. Semen < 2 x 10 millones de espermatozoides móviles progresivos
d. Trompas permeables

1426. Entre las siguientes prácticas en la atención al parto, cuáles debieran ser eliminadas:

a. Masaje y estiramiento del periné durante la segunda fase del parto
b. Posición rutinaria de litotomía con o sin estribos durante el parto
c. Infusión intravenosa de rutina en el parto
d. Las tres son correctas

1427. Sobre los resultados NOC es FALSO que:

a. Constan de una etiqueta, una definición y una lista de Likert de cinco puntos
b. Se pueden utilizar para controlar el progreso, o ausencia de progreso, a lo largo de un proceso de cuidados
c. Se pueden relacionar con diagnósticos NANDA y Patrones funcionales de Gordon
d. Se clasifican en Clases y Grupos

1428. Causa más frecuente de discapacidad intelectual:

a. Abuso de alcohol por parte de la madre
b. Anomalías genéticas
c. Exposición a agentes infecciosos
d. Ninguna de las tres

1429. Marco territorial básico de Atención Primaria a la Salud con una demarcación geográfica y poblacional concreta:

a. El Área de Salud
b. La Zona de Salud
c. El Centro de Salud
d. La Gerencia de Área

1430. Dosis recomendada de ácido fólico para la prevención de defectos del tubo neural en la mujer que planea embarazo y en las primeras semanas del mismo y que tiene un antecedente de interrupción de un embarazo previo por mielomeningocele fetal:

a. Al menos 4 mg
b. 0,4 mg
c. 1 mg
d. 10 mg

1431. NO es una recomendación a las mujeres embarazadas NO inmunes a toxoplasmosis:

a. Congelar la carne varios días a -9º C antes de consumirla reduce significativamente el riesgo de infección por toxoplasma
b. Pelar o lavar las frutas y verduras a fondo reduce significativamente el riesgo de infección por toxoplasma
c. El cribado prenatal de la toxoplasmosis no cumple los criterios necesarios para considerarlo eficaz
d. Lavar los utensilios y las manos con agua jabonosa tras manipular alimentos reduce el riesgo de infección por toxoplasma

1432. Sobre la monitorización bioquímica en el parto:

a. La acidosis metabólica tiene mejor pronóstico que la acidosis respiratoria
b. Un pH de calota fetal de 7,12 indica una acidosis muy grave
c. La PCO2 fetal normal durante el parto se sitúa entre 15-25 mmHg
d. La monitorización bioquímica determina de manera absoluta la existencia o no de un compromiso de la salud fetal

1433. Sobre la jerarquización de necesidades en la Pirámide de Maslow:

a. Prioridad 1: necesidades de seguridad y protección
b. Prioridad 3: necesidades sociales
c. Prioridad 5: necesidades de autoestima
d. Prioridad 4: necesidad de autorrealización

1434. Antagonista de la oxitocina:

a. Atosiban
b. Rifampicina
c. Hidralacina
d. Omeprazol

1435. Está realizando la reanimación, siguiendo el algoritmo de reanimación de la Sociedad Española de Neonatología, de un neonato a término tras un parto con líquido amniótico meconial. Tras el nacimiento, en los 30 primeros segundos de vida, aunque presenta un buen tono muscular, NO ha iniciado llanto ni respiración espontánea, por lo que usted procede a (señale la FALSA):

a. Colocarlo bajo una fuente de calor
b. Posicionar la cabeza para mantener la vía aérea abierta
c. Aspirar secreciones (sonda 12-14 Fr)
d. No secar ni estimular para evitar la impactación del meconio en el territorio pulmonar

1436. Causa más frecuente de vulvovaginitis:

a. La candidiasis vaginal
b. La clamidiasis
c. La vaginosis bacteriana
d. La Trichomoniasis

1437. Parámetros que se cuantifican con el Test de Silverman Andersen:

a. Movimientos toraco-abdominales, tiraje intercostal, coloración de piel y mucosas, aleteo nasal y quejido espiratorio
b. Movimientos toraco-abdominales, frecuencia respiratoria, retracción xifoidea, aleteo nasal y quejido espiratorio
c. Movimientos toraco-abdominales, tiraje intercostal, respuesta a estímulos, aleteo nasal y quejido espiratorio
d. Movimientos toraco-abdominales, tiraje intercostal, retracción xifoidea, aleteo nasal y quejido espiratorio

1438. Las actividades encaminadas a la prevención de las ITS se agrupan en diferentes líneas de acción o grupos de actividades, uno de éstos es INCORRECTO:

a. Vigilancia epidemiológica
b. Evaluación y manejo de los contactos sexuales de personas con ITS
c. Educación para la salud y promoción de sexo seguro
d. Recomendación de abstinencia sexual

1439. Sobre el tratamiento de la amenaza de parto prematuro:

a. La hidratación oral o intravenosa reduce la incidencia del parto pretérmino
b. Se recomienda administrar tocolíticos para el tratamiento de la amenaza de parto prematuro
c. Se recomienda la tocólisis para completar un ciclo de corticoides
d. No debe aplicarse la tocólisis si hay alguna contraindicación para prolongar la gestación

1440. Entre los derechos colectivos del personal estatutario NO está:

a. El derecho a la libre sindicación
b. El derecho a la huelga
c. El derecho a la formación continuada
d. El derecho a la reunión

1441. El derecho de todos los españoles a disfrutar de una vivienda digna y adecuada:

a. Es un derecho fundamental
b. Es una libertad pública
c. Es un principio rector de la política social y económica
d. Ninguna de las tres

1442. NO se considera droga estimulante del Sistema Nervioso Central:

a. Nafta
b. Nicotina
c. Xantinas
d. Crack

1443. Qué movimientos posibilitan el desplazamiento del óvulo y del cigoto por la trompa:

a. Movimientos peristálticos de la musculatura lisa
b. Barrido centrífugo de los cilios de las células que recubren la mucosa interna de la trompa
c. Efecto de succión centrífugo por las diferencias de presión entre la cavidad uterina y la cavidad abdominal
d. Las tres son correctas

1444. El concepto de 'deseo' en la respuesta sexual humana fue introducido por:

a. Kaplan
b. Masters y Johnson
c. Basson
d. Lopiccolo

1445. Sobre la mastitis, es FALSO:

a. La afectación es bilateral y el dolor y signos inflamatorios son leves
b. Se acompaña de síntomas generales (fiebre, escalofríos)
c. Las mastitis infecciosas y no infecciosas se diferencian por el recuento de leucocitos y bacterias en una muestra de leche
d. No está indicado suspender la lactancia

1446. Cuándo NO está indicado el estudio microbiológico vaginal:

a. Seguimiento habitual del embarazo
b. Sospecha de infección de transmisión sexual
c. Previo a la colocación de un DIU
d. Amenaza de parto pretérmino

1447. Qué profesional puede notificar al SINASP un incidente que ha ocasionado un daño a un paciente si lo recibe por información indirecta:

a. Cualquier profesional sanitario que lo identifique
b. Sólo personal facultativo y de enfermería que lo identifique
c. Sólo puede notificarlo el personal implicado en el incidente
d. Únicamente la enfermera responsable del paciente

1448. Constituye un factor de riesgo para el cáncer de vulva:

a. Nuliparidad
b. Mutación del gen BRCA-2
c. Menopausia precoz
d. Obesidad

1449. Sobre la evaluación de un programa sanitario, es FALSO que:

a. Le eficacia mide la consecución de unos objetivos en condiciones ideales
b. La efectividad mide la relación entre costes y beneficios
c. La eficacia es cuantitativamente mayor que la efectividad
d. La utilidad valora los años de vida ganados ajustados por calidad

1450. Prueba más indicada para confirmar una infección o una enfermedad cromosómica grave del feto, en la semana 19 de embarazo:

a. Biopsia corial
b. Amniocentesis
c. Funiculocentesis
d. Ecografía simple no invasiva

1451. Sobre el Síndrome del túnel carpiano durante la gestación, es FALSO:

a. Se debe a la compresión del nervio mediano a su paso por el túnel carpiano
b. El aumento excesivo de peso y la retención hídrica son factores predisponentes para la aparición de este cuadro en el embarazo
c. Las manifestaciones clínicas son más intensas durante el día
d. El tratamiento se basa en la colocación de una férula de descarga en la muñeca para mantenerla en una posición neutra

1452. Lía, G2 P0 C1 (placenta previa hace 2 años) 39+4 semanas de gestación. Embarazo de curso normal sin factores de riesgo salvo por la cesárea anterior. PFE 3.900 gr. Acude a urgencias por pérdida de LA por vagina (EGB-) y contracciones. TV: cérvix centrado, borrado, blando, consistencia media, 5 cm cef SES. RCTG: FCF reactiva. DU espontánea regular 5 contracciones cada 10 minutos. Solicita analgesia epidural y se coloca RCTG continuo. Se queda con un EVA de 2 tras la epidural. Al cabo de 1 hora de la epidural comienza con dolor suprapúbico continuo, brusco que NO cede y bradicardia fetal. Está muy agitada y luego experimenta mareo. No se registra dinámica uterina. Cuando va a colocarle un electrodo interno de FCF NO alcanza el cuello uterino. Qué sospecharías:

a. Rotura uterina y prepararía a la paciente para una cesárea urgente
b. Hipertonía y administraría tocolíticos y medidas de resucitación fetal intraútero
c. Desprendimiento de placenta e prepararía cesárea urgente
d. Prolapso de cordón y realizaría un nuevo tacto vaginal buscando el cordón

1453. Puede atravesar la barrera placentaria y llegar al feto:

a. IgA   b. IgG   c. igE   d. IgM

1454. Es FALSO:

a. La esperanza de vida y la mortalidad son indicadores del estado de salud de una población
b. A natalidad de un país y su mortalidad son indicadores que nos muestran su grado de desarrollo
c. El gasto en salud de un país es la parte del PIB destinada a gastos sanitarios. La OMS recomienda que sea de al menos 5% y en España es aproximadamente de un 7%
d. No son indicadores de salud reproductiva la edad de la mujer en la primera relación sexual, el uso de anticoncepción en las relaciones sexuales, la cobertura y acceso a planificación familiar de la población general

1455. Cómo se clasifican las distocias dinámicas:

a. Hipodinamias e hipotonías
b. Hipodinamias, hiperdinamias e incoordinaciones uterinas
c. Hipersistolia, taquisistolia e hipertonía
d. Hiperdinamias e incoordinaciones uterinas

1456. Según la SEGO, es contraindicación relativa de analgesia epidural:

a. Hipertensión grave refractaria al tratamiento
b. Tatuaje en la zona de punción
c. Si han transcurrido menos de 12 h. de administrar heparina de bajo peso molecular
d. Infección general sin tratamiento

1457. El prolapso de cordón se asocia a estos factores, EXCEPTO:

a. Primiparidad
b. Prematuridad
c. Maniobras obstétricas, como la versión externa
d. Cordón umbilical largo

1458. Cuál de las siguientes combinaciones de métodos anticonceptivos se considera 'doble método':

a. Vasectomía y píldora
b. Preservativo e implante subdérmico
c. Preservativo y espermicida
d. Anticoncepción oral y métodos naturales

1459. Indique la FALSA:

a. Los ligamentos anchos del útero se subdividen en tres partes: mesometrio, mesosalpinx y mesovario
b. Las arterias de la trompa uterina proceden de la arteria uterina y de la arteria ovárica
c. Los folículos se encuentran en diferentes estados de maduración entre las células de la médula ovárica y del estroma cortical
d. El clítoris interno consta de dos cuerpos cavernosos, dos crura y el vestíbulo clitoral

1460. A su llegada al turno tiene en el puerperio a un RN a término, Brais, que nació hace una hora por parto eutócico. Parto de inicio espontáneo ayer de noche, rotura de membranas desconocida (LA claro). Su madre 21 años G2 P0 AI 39+2 semanas de gestación a la que se le han administrado dos dosis de penicilina. Portadora de EGB en orina en el primer trimestre. Desea dar lactancia materna. Brais es un RN con Apgar 8/9 que presenta un peso normal (pendiente de confirmar) y un pH arterial 7.23 y venoso 7.33. Al revisar la historia neonatal de este RN le parece que tiene un riesgo elevado de sepsis neonatal. Resto de la historia sin hallazgos relevantes. Cuáles serían los signos y síntomas de una sepsis precoz que debe vigilar:

a. Alteraciones en el control de la temperatura (tanto fiebre como hipotermia), anorexia y dificultades para alimentarse, apatía y taquicardia inexplicable
b. Únicamente es valorable la fiebre especialmente si la madre tuvo fiebre o febrícula
c. A las doce horas de vida se le realiza un hemograma y PCR de control para valorar la sospecha o presencia de infección
d. Palidez, relleno capilar lento, ictericia, cianosis, respiración irregular

1461. Fármaco de elección en trabajo de parto en gestante con infección por HIV y más de 400 copias/ml de RNA:

a. Zidovudina   b. Efavirenz
c. Lamivudina   d. Nevirapina

1462. En la Enfermedad Inflamatoria Pélvica (EIP) es característico el dolor hipogástrico:

a. En el lateral correspondiente a la trompa afectada
b. Bilateral
c. En el lateral afectado con ausencia de dolor a la movilización del cérvix uterino
d. En el lateral afectado independiente de la postura, el movimiento y el ejercicio

1463. Sobre a la fractura de la clavícula del recién nacido como complicación en el parto:

a. Se detecta parálisis braquial de Duchenne-Erb
b. Se detecta parálisis de Déjerine-Klumpke
c. Hay que hacer la maniobra de Ortolani para descartar la fractura de la clavícula
d. Son correctas A y B

1464. La citología de Papanicolau es:

a. una exploración uterina a través del histeroscopio
b. una exploración de los genitales internos mediante una sonda ecográfica
c. un estudio ginecológico de células tomadas del cérvix y vagina
d. Se realizan para evitar el número de biopsias

1465. Manifestación más frecuente del síndrome antifosfolipídico en la gestación:

a. Preeclampsia
b. Trombosis
c. Malformaciones congénitas
d. Roturas prematuras de membrana

1466. Sobre los fenómenos que acontecen en el ciclo ovárico de la mujer, es FALSO:

a. Se divide en fase de maduración folicular y fase lútea
b. La maduración completa de un folículo dura aproximadamente 85 días
c. Generalmente un sólo folículo madura por completo cada vez y los demás sufren atresia
d. Los folículos primordiales evolucionan a folículos primarios > folículos secundarios > folículos preantrales > folículo dominante > folículo terciario (de Graaf)

1467. En que infección genital es característico una leucorrea abundante y autoinfectante:

a. Cándida
b. Gonococo
c. Clamydia
d. Trichornona

1468. Sobre la tocolisis en las Amenaza de Parto Prematuro (APP):

a. Ha logrado disminuir significativamente las tasas de prematuridad
b. Sirve para demorar el parto el tiempo necesario para el tratamiento con corticoides
c. Si la prolongación de la gestación es de pocos días, no disminuye la morbimortalidad perinatal
d. La hiperhidratación, para inhibir la liberación de oxitocina, es una práctica extendida, sobretodo en embarazos múltiples

1469. Si en el proceso de maduración cervical con dispositivo de liberación controlada de prostaglandinas, previo a la inducción al parto, aparece actividad uterina excesiva:

a. Se considera taquisistolia la presencia de más de cuatro contracciones en 10 min
b. Se considera hipertonía ante la existencia de una contracción uterina durante más de 3 min sin darse relajación uterina completa
c. En caso de actividad uterina excesiva debe retirarse el dispositivo de liberación controlada de prostaglandinas e iniciar la inducción con oxitocina
d. En caso de alteración de la monitorización fetal, se deben instaurar las medidas de reanimación necesarias, encaminadas a prevenir el riesgo de pérdida de bienestar fetal que pueden incluir: la colocación de la madre en decúbito lateral, administración de tocolíticos, administración de sueroterapia y en caso necesario valorar la realización de lavados vaginales tras la administración de Misoprostol

1470. Sobre las maniobras de primer nivel para resolver una distocia de hombros, según la SEGO, es FALSO:

a. Tratan de modificar la estática y dinámica del feto desde el exterior
b. Se recomienda que la primera maniobra que se realice sea la maniobra de McRoberts con presión suprapúbica
c. La maniobra de Rubin busca la aducción de los hombros
d. La maniobra de Gasking tiene una efectividad del 83%

1471. Sobre el puerperio, es FALSO:

a. Según PIAM, la visita puerperal en atención primaria es preferible realizarla en los primeros 8 días postparto
b. El puerperio inmediato comprende los primeros 10 días después del parto
c. Los loquios están formados por bacterias, decidua y células epiteliales
d. Los 'loquia alba' son loquios más cremosos por la presencia leucocitos y cristales de colesterol

1472. Según la SEGO, sobre obesidad y embarazo, es INCORRECTO:

a. La definición de obesidad se realiza en función del índice de masa corporal (IMC)
b. El sobrepeso se define como un IMC >25 kg/ m2, en grado de pre-obesidad hasta un IMC de 29.9 kg/ m2
c. La tasa de detección de malformaciones o de marcadores de aneuploidía es significativamente mayor en mujeres obesas respecto a la población general de gestantes
d. Las recomendaciones dietéticas y las modificaciones en el estilo de vida son intervenciones efectivas para prevenir las complicaciones del embarazo asociadas a la obesidad

1473. El linfogranuloma venéreo está producido por:

a. Neisseria gonorrhoeae
b. Virus del papiloma
c. Chlamydia trachomatis
d. Virus del Herpes Simple

1474. Los valores: pH< 7.25, P CO2 entre 40-50 mmHg y Exceso de Bases < -12 mEq/L indican:

a. Acidosis respiratoria
b. Acidosis mixta
c. Alcalosis respiratoria
d. Acidosis metabólica

1475. Según el Plan en Gestión de la Calidad y Seguridad del Paciente de la Gerencia Regional, las infecciones relacionadas con la atención sanitaria suponen qué porcentaje de los costes de no seguridad:

a. el 35%
b. el 47%
c. el 75%
d. el 91%

1476. Frecuencia cardiaca considerada normal en el RN sano (lat/min):

a. 140-180
b. 120-160
c. Menos de 120
d. 80-100

1477. Qué efectos adversos se EXCLUYEN de la notificación al SINASP:

a. Incidentes relacionados con la seguridad que no llegaron al paciente
b. Incidentes relacionados con la seguridad que llegaron al paciente pero no le causaron daño
c. Eventos adversos
d. Infracciones graves con implicaciones legales obvias

1478. En los casos de violencia de género, a quién corresponde el tratamiento del maltratador:

a. Las competencias de intervención y tratamiento de los maltratadores para su recuperación y reinserción corresponden al Ministerio de Interior e instituciones a él vinculadas
b. Las competencias en materia sanitaria sobre o maltratador son las que tengan que ver con las necesidades de atención derivadas de su estado de salud por lo que debemos remitirlo a la unidad de salud mental para modificar su comportamiento violento
c. Si el maltratador o a su pareja solicitan ayuda a los servicios sanitarios para la modificación de su conducta violenta se les ofrecerá información sobre los recursos disponibles en su comunidad autónoma para casos como el suyo
d. Son correctas A y C

1479. Cambio hormonal que se inicia en la perimenopausia:

a. Aumento de la Inhibina B
b. Disminución de la Hormona Antimülleriana
c. Disminución de la FSH
d. Todas las respuestas son correctas

1480. El síndrome de Klinefelter se corresponde con los siguientes caracteres clínicos, EXCEPTO:

a. Son varones estériles
b. Presentan 45 cromosomas
c. Atrofia testicular
d. Ginecomastia

1481. Fórceps especialmente indicado para la extracción del polo cefálico en la presentación de nalgas:

a. Levret
b. Laufe
c. Simpson
d. Piper

1482. Infecciones de transmisión sexual sometidas a vigilancia epidemiológica a nivel estatal:

a. Herpes simple, Herpes zoster y sífilis
b. Sífilis, estreptococo pyógenes e infección gonocócica
c. Estreptococo beta agalactiae, infección gonocócica, linfogranuloma venéreo, trichomoniasis vaginal, infección por Chlamydia trachomatis (serovares L1, L2, L3)
d. Sífilis, sífilis congénita, infección gonocócica, linfogranuloma venéreo, infección por Chlamydia trachomatis (serovares D-K)

1483. La leucorrea de color amarillo verdoso, espumoso y maloliente, cuyo agente etiológico es un protozoo, es propia de la infección por:

a. Clamidias
b. Cándida Albicans
c. Entamoeba histolytica
d. Tricomonas

1484. Es causa de involución uterina incorrecta:

a. Expulsión incompleta de restos placentarios
b. La retención urinaria
c. La infección puerperal
d. Las tres lo son

1485. 'Gestión encaminada a asegurar de forma rápida, ágil y sencilla el abordaje de los problemas o de la situación desde una visión centrada en los usuarios':

a. Gestión de casos
b. Gestión de procesos
c. Gestión clínica
d. Ninguna de las tres

1486. En España, número máximo de hijos nacidos con gametos de un mismo donante:

a. 8   b. 9   c. 6   d. 5

1487. NO corresponde a la fase de la Planificación del Proceso Enfermero:

a. Establecimiento de prioridades
b. Enunciado de diagnósticos
c. Selección de Intervenciones y actividades
d. Registro del Plan

1488. Sobre la Candidiasis vaginal (señale la FALSA):

a. La candidiasis vaginal es la causa más frecuente de vaginitis en Europa
b. Este tipo de vulvovaginitis no es considerada enfermedad de transmisión sexual
c. Si la Cándida Albicans se identifica en un cultivo hay que iniciar tratamiento aún en ausencia de síntomas
d. Puede formar parte de la flora vaginal normal sin dar lugar a patología

1489. No se considera tratamiento de primera elección de las náuseas y vómitos del embarazo durante las primeras semanas de gestación:

a. Tietilperacina
b. Acupuntura y acupresión
c. Piridoxina
d. Jengibre

1490. Según el test de Silverman-Anderson, un recién nacido que presenta mínimo aleteo nasal, quejido respiratorio audible con estetoscopio, tiraje intercostal y retracción esternal apenas visibles y respiración toracoabdominal sincronizada, presentaría:

a. Normal o leve dificultad respiratoria
b. Dificultad respiratoria moderada
c. Importante dificultad respiratoria
d. Este test no valora la dificultad respiratoria

1491. Morfológicamente el endometrio se puede dividir en:

a. Capa proliferativa y capa secretora
b. Capa basal y capa funcional
c. Capa decidual y estroma
d. Estrato esponjoso y estrato compacto

1492. Los órganos de participación en el control y vigilancia de la gestión del Instituto Nacional de Gestión Sanitaria, corresponden a:

a. La Secretaria General de sanidad y la Comisión Provincial
b. El Consejo de Participación y las Comisiones ejecutivas territoriales
c. La Dirección General de Control y las Comisiones de Seguimiento territoriales
d. La Dirección General de Salud Pública, Calidad e Innovación y Comisiones de Seguimiento territoriales

1493. En el grupo de educación maternal en el que participa Lola surgen dudas sobre el Plan de parto:

a. El momento ideal para su elaboración es entre las 28-32 semanas
b. Sustituye a la información aportada en la consulta
c. No es un documento de valor legal
d. Es un documento consultivo para las mujeres

1494. Sobre el preservativo, es FALSO:

a. Su eficacia real ronda el 86%
b. El uso de lubricantes de base acuosa interfiere en su eficacia
c. Protege contra las infecciones de transmisión sexual
d. Los antimicóticos vaginales pueden dañar los preservativos de látex

1495. El cese brusco de las contracciones uterinas, durante el trabajo de parto, nos hace pensar en:

a. Placenta previa
b. Rotura uterina
c. Desprendimiento prematuro de placenta
d. Inversión uterina

1496. Según recomienda la publicación 'Cuidados desde el Nacimiento' del Ministerio de Sanidad, el tiempo de contacto piel con piel de la madre con el recién nacido, sin ninguna interrupción, debería ser de al menos:

a. 30 min
b. 50 min
c. 60 min
d. 120 min

1497. Sobre el alta voluntaria del paciente, es FALSO:

a. Se propone al paciente o usuario en caso de no aceptar el tratamiento prescrito
b. Si el paciente no acepta firmar el alta voluntaria, la dirección del centro sanitario podrá disponer el alta forzosa en las condiciones reguladas por la ley
c. La dirección del centro tiene potestad para desalojar al paciente del hospital, si éste no accede a la firma del alta voluntaria
d. En el caso que el paciente no acepte el alta, la dirección del centro lo pondrá en conocimiento del juez

1498. La relación compresión-ventilación de 15 compresiones y 2 ventilaciones en la reanimación de un recién nacido debe considerarse si:

a. Se trata de un recién nacido de edad gestacional inferior a 30 semanas
b. Se sospecha que la parada cardiorrespiratoria es por causa cardiaca
c. Tras 30 segundos de compresiones torácicas y ventilación con presión positiva correctamente efectuadas no hay respuesta
d. Hay un sólo reanimador efectuando las maniobras

1499. Laura G2P1 41+4 sem EGB (+). Usted le está practicando una inducción por embarazo cronológicamente prolongado. RAM hace 5 h que objetiva la presencia de LA meconial. Epidural puesta hace dos horas. El TV ahora mismo es: cérvix centrado, borrado, blando, 6 cm, cefálica SES. Fluye líquido meconial. RCTG continuo: FCF reactiva con basal de 165 l/min, variabilidad superior a 5 l/min y deceleraciones típicas en más del 50% de las contracciones en los últimos 90 min. La dinámica uterina es de 3-4 contracciones cada 10 min. Usted ha estado realizando cambios posturales maternos pero el registro NO mejora con los cambios de decúbito. También ha hecho en este último tacto vaginal una estimulación de la calota fetal que NO ha producido ascenso de la FCF. Cómo clasificaría este registro y qué haría:

a. Se trata de un registro normal y continuaría la inducción
b. Se trata de un registro patológico, por lo que avisaría al obstetra para valoración
c. Se trata de un registro no tranquilizador, por lo cual avisaría al obstetra para valoración
d. Se trata de un registro no valorable, por lo que la actitud correcta sería la aplicación de medidas se resucitación fetal intraútero

1500. Sobre el parto normal, y a la luz de la evidencia disponible, es FALSO:

a. Antes de una exploración vaginal deben emplearse soluciones antisépticas
b. Se recomienda la atención profesional continua
c. Se debe alentar a la embarazada a adoptar la postura que le sea más cómoda en la fase activa del parto
d. En mujeres con analgesia neuroaxial se recomienda dirigir los pujos una vez completada la fase pasiva de la segunda etapa del parto

1501 **C**	1526 **B**	1551 **D**	1576 **C**
1502 **C**	1527 **C**	1552 **D**	1577 **A**
1503 **C**	1528 **C**	1553 **C**	1578 **B**
1504 **D**	1529 **A**	1554 **B**	1579 **D**
1505 **C**	1530 **C**	1555 **A**	1580 **A**
1506 **C**	1531 **D**	1556 **C**	1581 **A**
1507 **A**	1532 **B**	1557 **B**	1582 **A**
1508 **C**	1533 **B**	1558 **D**	1583 **D**
1509 **C**	1534 **A**	1559 **D**	1584 **C**
1510 **B**	1535 **B**	1560 **B**	1585 **A**
1511 **A**	1536 **C**	1561 **D**	1586 **A**
1512 **D**	1537 **A**	1562 **A**	1587 **D**
1513 **D**	1538 **C**	1563 **D**	1588 **C**
1514 **C**	1539 **D**	1564 **B**	1589 **A**
1515 **A**	1540 **D**	1565 **D**	1590 **D**
1516 **D**	1541 **D**	1566 **C**	1591 **C**
1517 **A**	1542 **A**	1567 **C**	1592 **C**
1518 **A**	1543 **A**	1568 **A**	1593 **D**
1519 **B**	1544 **B**	1569 **B**	1594 **D**
1520 **D**	1545 **B**	1570 **B**	1595 **C**
1521 **C**	1546 **C**	1571 **D**	1596 **C**
1522 **C**	1547 **A**	1572 **C**	1597 **C**
1523 **C**	1548 **C**	1573 **C**	1598 **C**
1524 **D**	1549 **D**	1574 **D**	1599 **C**
1525 **B**	1550 **A**	1575 **C**	1600 **A**

FALLOS:

1501. El embarazo produce cambios en la anatomía y fisiología de la mujer. Las modificaciones a nivel genital, vulva, vagina, adquieren una coloración azulada/violácea o rojo intenso debido al incremento de su vascularización e hiperemia en la piel. Esto se conoce cómo 'Signo de:

a. Küstner
b. Hegar
c. Jaquemier-Chadwick
d. Noble-Budin

1502. En qué caso está indicada la terapia antirretroviral en una gestante con infección por HIV:

a. En aquella con una alta carga viral
b. En embarazadas con bajo recuento de CD4
c. En todos los casos de embarazo e infección por HIV
d. Cuando es necesario por la salud materna

1503. Según el Comité Asesor de Vacunas de la Asociación Española de Pediatría (CAV-AEP), en sus recomendaciones para el 2019, NO está:

a. Realizar esfuerzos para incorporar la vacunación sistemática de la dTpa en adolescentes y el Papiloma Humano en varones de 12 años, la vacunación antirrotavirus y la vacunación antimeningococo B en lactantes, así como la inmunización antimeningocócica con vacuna tetravalente (Men ACWY) a los 12 meses y a los 12-14 años
b. Vacunación frente a varicela, con dos dosis, a los 15 meses y a los 3-4 años, pudiendo aplicarse la segunda dosis en forma de vacuna tetravírica (SRPV)
c. La vacuna frente a rotavirus (RV) se administra en dos dosis en la forma pentavalente y tres dosis en la forma monovalente
d. En caso de vacunación de rescate o acelerada, no es necesario reiniciar la pauta de vacunación si ya se han administrado dosis previas, sino complementarla independientemente del intervalo transcurrido desde la última dosis

1504. Vacuna contraindicada durante el embarazo:

a. Tétanos
b. Cólera
c. Meningococo
d. Fiebre amarilla

1505. La anticoncepción durante el posparto y lactancia. Señale la FALSA:

a. Método de elección el preservativo
b. La anticoncepción hormonal sólo gestágenos de la 6ª semana al 6º mes
c. La anticoncepción hormonal combinada tras la primera menstruación
d. DIU en las primeras 48 horas o tras 4 semanas

1506. Es un método no farmacológico de alivio del dolor durante el parto de eficacia demostrada:

a. Inyección dérmica con suero fisiológico
b. Hipnosis
c. Apoyo continuo durante el parto
d. Estimulación eléctrica transcutánea (TENS)

1507. La producción de leche depende de:

a. Prolactina
b. Estrógenos
c. Progesterona
d. Testosterona

1508. En mujeres inmunodeprimidas, el cribado de cáncer de cérvix se realizará:

a. Se inicia a los 21 años y hasta los 30 años se utiliza como prueba de cribado el Co-tets con citología y VPH trianual
b. De los 25 a los 30 años se realizará citología anual y a partir de los 30 años detección VPH trianual si no recibe tratamiento antirretroviral activo
c. Se realizará citología anual de los 21 a los 30 años
d. La prueba de cribado de elección será la detección de VPH y se iniciará a los 25 años

1509. Según la Guía de Práctica Clínica sobre el abordaje de síntomas vasomotores y vaginales asociados a la menopausia y la postmenopausia del SNS, la menopausia es:

a. Cese de la menstruación durante 12 meses consecutivos con disminución de hormona foliculoestimulante (FSH) y hormona luteinizante (LH)
b. Período de la vida de la mujer que se extiende de 2 a 6 años después de la menstruación
c. Cese permanente de la menstruación que resulta de la pérdida de la actividad folicular ovárica con un déficit de estradiol
d. Cese de la menstruación con disminución de andrógenos y aumento de estradiol

1510. Cuál es la diferencia entre procidencia de cordón y procúbito de cordón:

a. La procidencia es un prolapso franco mientras que el procúbito es un prolapso oculto
b. En la procidencia está la bolsa rota mientras que en el procúbito está íntegra
c. En la procidencia el cordón está delante de la presentación mientras que en el procúbito está al lado, sin sobrepasarla
d. En la procidencia el cordón no asoma por la vagina mientras que en el procúbito, sí

1511. Entre los factores de riesgo sociodemográficos en la gestación NO está:

a. Índice de masa corporal (IMC) mayor de 27
b. Alcoholismo
c. Riesgo laboral
d. Edad materna mayor de 35 años

1512. Sobre el abordaje de la sexualidad en la adolescencia:

a. Hay que tener en cuenta el perfil y los deseos de la usuaria en cuanto a las preferencias anticonceptivas
b. Es útil trabajar con adolescentes para mejorar su nivel de autoestima y para que aprendan a decir 'no'
c. Uno de los objetivos de la Consulta Jove es dar información y educación para la salud sobre las prácticas de riesgo
d. Las tres son correctas

1513. Sobre la menopausia, es FALSO:

a. El estrógeno circulante principal es la estrona
b. El estroma del ovario posmenopáusico y de la glándula suprarrenal siguen secretando concentraciones importantes de testosterona
c. Las concentraciones circulantes de LH (Hormona Luteinizante) y FSH (Hormona Folículo Estimulante) están aumentadas
d. Inicialmente la síntesis de progesterona está aumentada, inducida por las fases foliculares más cortas

1514. 'Amniorrexis espontánea durante el proceso de dilatación, sin haber alcanzado la dilatación completa':

a. Rotura prematura de membranas
b. Rotura tempestiva de membranas
c. Rotura intempestiva precoz de membranas
d. Rotura intempestiva tardía de membranas

1515. Sobre la anticoncepción durante el puerperio:

a. Los anticonceptivos hormonales combinados se pueden iniciar a las 3 semanas tras el parto, sin lactancia materna, porque los parámetros de coagulación y fibrinólisis se han normalizado
b. La OMS aconseja en las mujeres que no amamantan a sus bebés el uso de anticonceptivos hormonales combinado antes de 21 días tras el parto para evitar embarazo si el parto ha sido por cesárea
c. El uso de anticonceptivos hormonales combinados en mujeres con lactancia materna se aconseja cuando la lactancia se ha establecido correctamente
d. Los progestágenos se pueden utilizar como anticonceptivos pero no se deben usar en puerperio sin lactancia materna porque no son suficientemente efectivos

1516. Qué hormonas intervienen en la lactogénesis:

a. Los estrógenos
b. La progesterona y la prolactina
c. El lactógeno placentario, el cortisol y la insulina
d. Las tres son correctas

1517. Sobre anticoncepción de urgencia:

a. Puede prevenir más del 95% de los embarazos cuando se utiliza dentro de los 5 días posteriores a la relación sexual no protegida
b. El único método de anticoncepción de urgencias que se utiliza es la píldora anticonceptiva de urgencia
c. Los DIU de levonorgestrel son el método más eficaz de anticoncepción de urgencia
d. La anticoncepción de urgencia puede interrumpir un embarazo establecido y dañar al embrión en desarrollo

1518. Sobre la incontinencia urinaria de urgencia, es FALSO:

a. Es debida a la contracción inadecuada del músculo detrusor (hipoactividad)
b. Es la pérdida involuntaria de orina asociada o inmediatamente precedida de urgencia miccional
c. Suele acompañarse de aumento de la frecuencia diurna y nocturna
d. En el 80% de casos la causa es idiopática

1519. Los desgarros perineales se clasifican en 4 grados, uno de los cuales se subdivide a su vez en 3 categorías. Cuál:

a. II
b. III
c. I
d. IV

1520. La interrupción voluntaria del embarazo en España puede realizarse a petición de la mujer dentro de las primeras:

a. 22 semanas
b. 20 semanas
c. 15 semanas
d. 14 semanas

1521. El estudio de bienestar fetal en gestaciones de bajo riesgo NO está indicado antes de la semana:

a. 38   b. 39   c. 40   d. 41

1522. NO es característico de las desaceleraciones tardías de Hon o Dip II:

a. El comienzo de la deceleración es posterior al comienzo de la contracción
b. La pérdida y la recuperación de la línea de base, se hace de forma gradual
c. En general carecen de significado patológico, sobre todo si son de corta duración
d. Son debidos a una hipoxia fetal causada por la reducción en el flujo de sangre materna

1523. En qué se divide el fórnix vaginal:

a. En fondo de saco derecho e izquierdo
b. En fondo de saco anterior y posterior
c. En fondo de saco anterior, posterior y dos laterales
d. Ninguna de las tres

1524. Indique la definición CORRECTA:

a. Los cuatro principios básicos de la bioética son beneficencia, dignidad, justicia y autonomía
b. El código ético de la confederación internacional de matronas contempla que 'las matronas suministran cuidados a las mujeres y a las familias con niños, respetando su diversidad cultural, a la par que abogan por potenciar las prácticas de cada cultura'
c. Se entiende por 'objeción de conciencia' la negativa del profesional sanitario a realizar ciertos actos o tomar parte en determinadas actividades que forman parte de su ejercicio profesional y produzcan lesiones al paciente
d. Ninguna de las tres

1525. Respecto al peso de la placenta:

a. Una placenta normal pesa una octava parte del peso fetal a término
b. Una placenta de peso elevado es signo de hydrops fetal
c. Una placenta de peso elevado corresponde a una madre con HTA
d. Una placenta pequeña corresponde a una madre con anemia

1526. De los siguientes hallazgos en la exploración del recién nacido a término, cuál será posteriormente estudiado para descartar patología:

a. Hemorragia subconjuntival
b. Himen abombado
c. Secreción de líquido blanquecino por pezón
d. Palpación borde del hígado a 2 cm del reborde costal derecho

1527. Sobre la valoración enfermera, es FALSO:

a. Los Patrones funcionales de Marjory Gordon son 11
b. La valoración es la etapa que comprende la recogida, validación, organización y registro de datos
c. La organización de datos de la valoración no depende del modelo enfermero elegido sino de las intervenciones seleccionadas
d. Las necesidades básicas de Virginia Henderson son 14

1528. Está recomendado el uso de la maniobra de Kristeller:

a. Sí, es eficaz en la reducción de la duración de la segunda etapa del parto
b. Sí, sobre todo en parturientas multíparas
c. No, en ningún caso
d. Ninguna de las tres

1529. Se puede diagnosticar ciertamente un embarazo si:

a. Se escucha latido cardíaco diferente al materno
b. Presenta amenorrea acompañada de náuseas y vómitos
c. Polaquiuria con aumento de peso y de las mamas
d. En los tres casos

1530. El Documento sobre Estándares y Recomendaciones para Maternidades Hospitalarias del Ministerio de Sanidad (2009) define que los criterios de admisión de una mujer en trabajo de parto en las Maternidades Hospitalarias son:

a. Dinámica uterina dolorosa y deseo de la mujer de ingreso

b. Dinámica uterina dolorosa y dilatación > 5 cm

c. Dinámica uterina regular, borramiento cervical > 50% y una dilatación de 3-4 cm

d. Dinámica uterina regular, borramiento cervical > 80% y una dilatación de 2-3 cm

1531. NO son sesgos de información u observación:

a. Criterios diagnósticos incorrectos

b. Omisiones

c. Instrumentos de medida no adecuados

d. Estudio a doble ciego

1532. En la Estrategia de Atención al Parto Normal se establece una primera evaluación:

a. Al cabo de un año

b. A los tres años

c. A los cinco años

d. Anualmente

1533. Sobre la asistencia al alumbramiento, según la Guía de Práctica Clínica sobre la Atención al Parto Normal del SNS, es FALSO que:

a. Se considera un alumbramiento prolongado a partir de 30 minutos tras un manejo activo del mismo

b. Se considera un alumbramiento prolongado a partir de 30 minutos tras un manejo expectante

c. Las mujeres deben ser informadas (preferiblemente durante la gestación) de que el manejo activo de la tercera etapa del parto acorta su duración, disminuye el riesgo de hemorragia posparto y la necesidad de oxitocina terapéutica

d. El alumbramiento espontáneo o fisiológico es una opción si la mujer lo solicita

1534. NO es un principio fundamental de la Bioética según la Declaración Universal de Bioética y Derechos Humanos de la UNESCO:

a. Autonomía y responsabilidad colectiva

b. Respeto de la diversidad cultural y del pluralismo

c. Consentimiento

d. Privacidad y confidencialidad

1535. Complicaciones más frecuentes en el puerperio tardío:

a. Infección puerperal

b. Alteraciones mamarias

c. Alteraciones de eliminación

d. Hemorragias

1536. Durante la gestación el tabaco incrementa estos riesgos, EXCEPTO:

a. Subfertilidad

b. Fetos pequeños para la edad gestacional

c. Preeclampsia

d. Rotura prematura de membranas

1537. Principal momento de paso de hematíes fetales a la sangre materna capaz de producir isoinmunización:

a. Durante el parto y alumbramiento

b. Durante la versión externa

c. Durante la biopsia corial

d. Durante la implantación

1538. Maniobra en la que se realiza la extracción manual del brazo posterior en una distocia de hombros:

a. Maniobra de Zavanelli o de Zarate

b. Maniobra de Mazzanti

c. Maniobra de Jacquemier o de Bamum

d. Maniobra de Somersault

1539. Participaron en la elaboración de la 'Guía de práctica clínica sobre atención al parto normal':

a. Ginecólogos/as, pediatras y matronas

b. Profesionales de diferentes disciplinas implicadas en la atención del parto

c. Mujeres pertenecientes a asociaciones involucradas en el fomento de los cuidados adecuados antes, durante y después del parto

d. Son correctas B y C

1540. Según la Guía de Práctica Clínica del SNS, el cribado vagino-rectal de EGB:

a. Se realizará a toda gestante entre semana 35-37, incluso a aquellas gestantes con cesáreas programadas

b. Hasta un 6% de mujeres portadoras de EGB son indetectables al cribado antenatal

c. El riesgo de sufrir sepsis neonatal secundaria a EGB es inferior en el grupo al que se le realiza el cribado universal

d. Las tres son correctas

1541. Sobre la preeclampsia, es FALSO:

a. La preeclampsia se define como hipertensión que aparece después de la 20 semana de gestación y se acompaña de proteinuria

b. La aparición de convulsiones tipo 'gran mal' en una gestante no epiléptica y con Preeclampsia se denomina 'Eclampsia'

c. La Preeclampsia añadida a Hipertensión crónica comporta un empeoramiento del estado materno-fetal

d. La Preeclampsia en un embarazo previo no aumenta el riesgo de preeclampsia en el embarazo actual

1542. Según el Índice de Phelan o Índice de líquido amniótico, se considera oligoamnios si el índice de líquido amniótico es inferior a:

a. 5 cm   b. 8 cm   c. 12 cm   d. 14 cm

1543. Qué edulcorante debería evitarse en la medida de lo posible en la gestación:

a. Sacarina

b. Estevia

c. Aspartamo

d. Acesulfamo de potasio

1544. Sobre el cribado neonatal de la Fenilcetonuria (indique la FALSA):

a. La Fenilcetonuria afecta a 1 de cada 12000 recién nacidos

b. Es debida a mutaciones en el gen de la fenilalanina hidroxilasa. Esta enzima hidroxila la fenilanina y la convierte en arginina

c. El déficit de fenilalanina hidroxilasa da lugar a un acúmulo de fenilalanina

d. La restricción de fenilcetonuria ha de iniciarse en los primeros días de vida y antes de que aparezcan los síntomas clínicos

1545. Respecto al Plan de Parto y Nacimiento, es FALSO:

a. Un buen momento para la elaboración del Plan de Parto y Nacimiento son las semanas 28-32

b. El plan de parto tiene como objetivo planificar el desarrollo del parto y nacimiento

c. Es un documento en el que la mujer puede expresar sus preferencias, necesidades, deseos y expectativas sobre el proceso de parto y nacimiento

d. Este documento no sustituye a la información que proporciona el equipo profesional

1546. El Plan asistencial que se aplica a los pacientes con una determinada patología y que presentan un curso clínico predecible corresponde a:

a. Una Guía de Cuidados

b. Una Guía de Práctica Clínica

c. Una Vía Clínica

d. Un Proceso Asistencial Integrado

1547. Sobre la endometriosis, es FALSO:

a. Se estima que más del 90% de las afectadas de endometriosis presenta síntomas

b. Los síntomas clásicos son: dismenorrea, dolor pélvico, dispareunia y disquecia

c. Los principales mecanismos implicados en la aparición del dolor son: la inflamación, la infiltración nerviosa y las adherencias

d. La sintomatología mejora tras la menopausia y durante la gestación

1548. Sobre bases de datos, es FALSO:

a. EMBASE es una base de datos en el área de Medicina y Farmacología que posee un cobertura especialmente amplia en medicamentos

b. SCIELO es una biblioteca online de revistas científicas en ciencias de la salud

c. LILACS recoge información en ciencias de la salud desde 1982 de la literatura anglosajona

d. ENFISPO es una base de datos de artículos en Fisioterapia, enfermería y podología producida por la universidad complutense de Madrid

1549. Sobre la eclampsia, es FALSO:

a. Es la consecuencia final de una pre-eclampsia mal controlada o imposible de controlar

b. Se caracteriza por un cuadro de convulsiones y coma

c. En el 50% de los casos aparece durante el embarazo

d. Las complicaciones asociadas incluyen edema pulmonar y rotura uterina

1550. El método Hanlon que tiene por finalidad lograr una mayor precisión en la toma de decisiones para el establecimiento de prioridades dentro de un programa de salud se basa en 4 aspectos:

a. Magnitud y gravedad del problema, eficacia de la solución y factibilidad de la intervención

b. Prevalencia del problema, coste económico, disponibilidad de recursos y legalidad de la intervención

c. Efectividad y aceptabilidad de la intervención, legalidad de la solución y disponibilidad de recursos

d. Ninguna de las tres respuestas es cierta

1551. NO corresponde a la información previa al consentimiento, en las interrupciones voluntarias de embarazo (IVE):

a. Se informará sobre las ayudas públicas disponibles para mujeres embarazadas

b. Se aportarán datos sobre los centros disponibles, para recibir información sobre anticoncepción y sexo seguro

c. Se informará sobre los centros en los que la mujer pueda recibir voluntariamente asesoramiento antes y después de la interrupción del embarazo

d. En la IVE no se informa previamente, se hace en el mismo acto quirúrgico

1552. Factores de riesgo para solicitud de test de O'Sullivan en el primer trimestre, señale la FALSA:

a. Historia de diabetes en familiares de primer grado

b. Obesidad definida como IMC > 30

c. Antecedentes obstétricos desfavorables (abortos de repetición, muerte fetal sin causa conocida, macrosomía fetal, malformaciones u otro dato obstétrico o perinatal sugestivo de diabetes)

d. Edad menor o igual a 18 años, y fumadora

1553. Sangrado vaginal indoloro o dolor leve en hipogastrio, antes de la semana 20 de gestación, con cérvix cerrado, tamaño uterino acorde a la edad gestacional y actividad cardiaca positiva:

a. Gestación normoevolutiva

b. Aborto en curso

c. Amenaza de aborto

d. Aborto retenido

1554. Medida preventiva correcta en caso de una distocia de hombros en una gestante diabética con un peso fetal estimado superior a 4.500 gr.:

a. Inducir el parto en la semana 40

b. Programar una cesárea electiva

c. Indicar anestesia epidural para facilitar un parto instrumentado

d. No hay medidas preventivas

1555. En una presentación cefálica occipito ilíaca anterior (OIDA/OIIA), tras el encajamiento, se produce una rotación intrapélvica de la cabeza fetal. La relación entre los diámetros pélvicos y cefálicos será:

a. Diámetro suboccipitobregmático fetal con el anteroposterior del estrecho inferior de la pelvis

b. Diámetro biparietal fetal con el anteroposterior de la pelvis

c. Diámetro suboccipitobregmático fetal con el transverso del estrecho superior de la pelvis

d. Ninguna de las tres

1556. En una reanimación neonatal, es FALSO:

a. El laringoscopio debe ser de pala recta

b. Si se precisa un expansor de volumen, se recomienda una solución cristaloide

c. La vía de elección para la administración de medicamentos será la arteria umbilical por su fácil acceso

d. El uso de Naloxona está contraindicado en madres adictas a drogas

1557. Paciente ingresada con rotura prematura de membranas. Actuación de enfermería:

a. Deambulación precoz

b. Vigilar pérdidas de líquido amniótico

c. Dieta líquida

d. Ninguna de las tres

1558. Factor que más aumenta el riesgo de Desprendimiento Prematuro de Placenta Normalmente Inserta (DPPNI):

a. Gestación en adolescentes

b. Oligoamnios

c. Diabetes tipo I

d. Factores hipertensivos del embarazo

1559. NO es un derecho reconocido en la carta de los derechos sexuales y reproductivos de OMS de 1995:

a. Protección a las mujeres que corren riesgo de aborto impuesto

b. A la información correcta y no sexista sobre sexualidad y sobre riesgos y efectividad de métodos de regulación de la fertilidad

c. Protección sobre los matrimonios sin consentimiento

d. Protección sobre mujeres en riesgo de mutilación genital femenina con excepción de aquellos países donde está legalizada esta práctica

1560. Qué puntuación en el test de APGAR obtendría un recién nacido que a los 5 minutos de vida se aprecia el cuerpo sonrosado y las extremidades azules, su frecuencia cardíaca es de 85 latidos/minuto, no responde a la estimulación táctil pero presenta cierta flexión de las extremidades y su respiración es lenta e irregular:

a. 3   b. 4   c. 5   d. 6

1561. Sobre los suplementos en el embarazo, es FALSO que:

a. No existen estudios bien diseñados que demuestren la utilización universal de suplementos multivitamínicos durante la gestación

b. La administración de vitamina B6 para la prevención de defectos de caries dentales en las embarazadas no está justificada

c. Se recomienda suplemento de Calcio, únicamente en gestantes con riesgo de padecer HTA y en Comunidades Autónomas donde el aporte de este mineral en la dieta es bajo, para prevenir hipertensión y preeclampsia

d. Se recomienda el uso de vitamina D sólo a las mujeres vegetarianas

1562. Según la Guía de Cuidados desde el Nacimiento publicada por el Ministerio de Sanidad la recomendación más eficaz para la prevención de la enfermedad hemorrágica del recién nacido es administrarle:

a. 1 mg de vitamina K por vía intramuscular a la hora de vida

b. 1 mg de vitamina K por vía oral en las primeras horas de vida

c. 6 gotas de vitamina K por vía oral a los alimentados con lactancia materna exclusiva

d. 2 mg de vitamina K por vía oral al nacimiento, seguido, en los lactados al pecho total o parcialmente, de 1 mg oral semanalmente hasta la 69 semana de vida

1563. NO es una fuente terciaria de información:

a. Guías de práctica clínica

b. Informes de la AETS (Agencia de Evaluación de Tecnologías Sanitarias)

c. Bases de datos de MBE (Medicina Basada en la Evidencia)

d. Base de datos CUIDEN

1564. Cuál es la prueba para el diagnóstico de la acidosis fetal intraparto:

a. Monitorización electrónica de la FCF

b. Determinación del pH de sangre fetal

c. Análisis del ECG fetal

d. Pulsioximetría fetal

1565. Noa, G2P1 ingresa para cesárea programada por presentación podálica en semana 39. Desea dar lactancia materna. Según el Comité de Lactancia Materna de la AEP, qué actividad NO está contemplada para la humanización del nacimiento en una cesárea:

a. Facilitar el proceso, le explicaría a la madre que voy a intentar poner al RN piel con piel con ella. Pediría al anestesista colaboración como bajar el arco de protección todo lo posible o colocar los electrodos de monitorización en la espalda y soltar los brazos tras el nacimiento para que la madre pueda abrazar a su bebé

b. Intentaría que el proceso de piel con piel en quirófano durase lo más posible, al menos 1 5 minutos durante los cuales vigilaría al RN tratando de interferir lo menos posible en el proceso

c. Interrumpiría el contacto precoz ante complicaciones maternas, neonatales o deseo materno

d. Secaría a conciencia al RN para que inicie una toma lo antes posible, ya que el tiempo de contacto será breve

1566. En un RN tras ventilar 30 seg. con presión positiva y oxígeno libre, cuándo sería conveniente seguir exclusivamente con la ventilación:

a. Frecuencia cardiaca superior a 100 lat/min y buen color

b. Frecuencia cardiaca inferior a 60 lat/min

c. Frecuencia cardiaca superior a 60 lat/min

d. Ninguna de las tres

1567. Gestante con diabetes gestacional controlada con dieta que tiene una buena adherencia al tratamiento. Se objetivan en la última semana unos valores de 159, 144 y 165 mg/dl una hora tras la cena:

a. Los valores son normales y se recomienda seguir con su control habitual

b. Se debe pautar insulina de acción lenta antes del desayuno

c. La paciente requiere un tratamiento adicional con insulina ultrarrápida teniendo que administrarla justo al iniciar la cena

d. Con dichos resultados la gestarte debe continuar su perfil glucémico al menos durante 1 semana más para decidir si iniciamos tratamiento con insulina

1568. La formación y competencias de las Matronas, están definidas en:

a. Orden SAS/ 1349/ 2009

b. Real Decreto 55/ 2005

c. Ley 41/ 2002

d. Ley 2/ 2010

1569. Tipo de análisis económico que se realiza cuando todos los conceptos incluidos NO se hallan en términos económicos:

a. Análisis coste-utilidad

b. Análisis coste-efectividad

c. Análisis coste-beneficio

d. Análisis porcentaje de coste

1570. La 'Estrategia de Atención al Parto Normal' en el SNS:

a. Presenta algunas pequeñas modificaciones interautonómicas

b. Las recomendaciones de la Guía de práctica clínica sobre la atención al parto normal están basadas en las mejores evidencias científicas disponibles

c. Es de cumplimiento obligatorio en los hospitales del territorio español

d. Se publicó en 2004

1571. En el inicio de la pubertad se considera fundamental:

a. Elevación de LH

b. Elevación de FSH

c. Aumento de la secreción de cortisol

d. Incremento de la hormona liberadora de gonadotropinas

1572. Según los criterios médicos de elegibilidad para el uso de anticonceptivos de la OMS, un método es 'Categoría 4' si:

a. No hay restricción en el uso del método anticonceptivo, es decir, se puede usar el método siempre

b. Las ventajas del uso del método anticonceptivo superan los riesgos teóricos y probados, es decir, se pueden usar casi siempre

c. Representa un riesgo para la salud inadmisible, es decir, no se puede usar

d. Los riesgos teóricos o probados superan las ventajas del uso del método anticonceptivo, es decir, se puede usar el método con precaución

1573. Según los criterios médicos de elegibilidad de la OMS, un método anticonceptivo es de categoría 3 si:

a. No se debe usar el método

b. En general, use el método

c. El uso del método generalmente no se recomienda, a menos que otros métodos más adecuados no estén disponibles o no sean aceptados

d. Use el método en cualquier circunstancia

1574. Qué método anticonceptivo se aconsejará cuando la actividad sexual adquiere estabilidad, con un incremento en la frecuencia y un mayor conocimiento de la pareja:

a. El dispositivo intrauterino (DIU)

b. Los métodos naturales

c. Un combinado de preservativo y espermicidas

d. La anticoncepción hormonal

1575. Respecto al pinzamiento tardío de cordón:

a. No mejora los niveles de hierro en el neonato

b. Incrementa de forma leve el riesgo de hemorragia postparto

c. Se recomienda realizarlo tras el cese de latido en el cordón

d. Para realizarlo la gestación tiene que haber llegado al menos a la semana 40

1576. Está demostrado que las gestaciones gemelares son de alto riesgo y es necesario extremar los cuidados y seguimiento del embarazo para detectar precozmente complicaciones. Señala la FALSA sobre el embarazo gemelar:

a. La zigosidad determina el riesgo de enfermedades genéticas, mientras que la corionicidad determina el riesgo de complicaciones gestacionales, y por lo tanto el pronóstico y el seguimiento de la gestación. El mayor riesgo gestacional lo suponen las gestaciones monocoriales monoamnióticas. Estas gestaciones estaría incluso indicado finalizarlas en la semana 32

b. En la gestación monocorial la circulación compartida a través de anastomosis vasculares condiciona el desarrollo de importantes riesgos a los hay que añadir las complicaciones específicas de la gestación monoamniótica (accidentes de cordón). Las complicaciones específicas más frecuentes son la transfusión feto-fetal (TFF), grave en 12% de los casos, y el CIR selectivo

c. Debido al riesgo aumentado de preeclampsia en embarazos gemelares se debe realizar toma de TA, peso y control de proteinuria en todas las visitas prenatales. Además debemos cerciorarnos de que la gestante está con pauta de AAS (entre la semana 11 -12 y la 36) para prevención de dicha patología (salvo alergia, intolerancia o alteraciones de la coagulación)

d. Las complicaciones maternas son más frecuentes que en la gestación única e incluyen complicaciones gestacionales y complicaciones del parto y puerperio. Las principales complicaciones son: hiperemesis gravídica, edema por retención hídrica, estados hipertensivos del embarazo (x3), anemia, colestasis intrahepática (x2), enfermedad tromboembólica, edema agudo de pulmón, hemorragia obstétrica (PPOT, DPPNI, hemorragia puerperal), hígado graso agudo del embarazo

1577. 'Episodios de disminución de la FCF cuya pendiente inicial es rápida y abrupta. El tiempo entre el comienzo y el nadir de la deceleración es inferior a 30 segundos con una duración de la deceleración mayor o igual a 15 segundos pero inferior a 2 min. y el retorno a la línea de base también suele ser rápido'. Son deceleraciones:

a. Variables

b. Tardías

c. Prolongadas

d. Precoces

1578. El pujo natural que aparece de forma refleja por la compresión de la presentación fetal sobre el músculo elevador del ano es pujo espontáneo...:

a. en inspiración y con la glotis abierta

b. en espiración y con la glotis abierta

c. en inspiración y con la glotis cerrada

d. en espiración y con la glotis cerrada

1579. Las mutaciones génicas se manifiestan como:

a. Deleciones y translocaciones
b. Procariotas y eucariotas
c. Poliploidías, aneuploidías o euploidías
d. Sin sentido, por pérdida de sentido, por corrimiento de la lectura o silenciosa

1580. En un cambio de turno, usted recibe la información clínica de una gestante en trabajo de parto en UTPR. Se trata de una tercigesta, secundípara, con bolsa rota, que está usando analgesia epidural y que acaba de entrar en la segunda etapa de parto (fase de expulsivo). Señale la duración normal de esta fase que recoge la Guía de Práctica Clínica de Atención al Parto Normal (Ministerio de Sanidad) en este supuesto:

a. Hasta 2 h en expulsivo pasivo y 1 en activo
b. Hasta 1 h en expulsivo pasivo y 1 en activo
c. Hasta 2 h en expulsivo pasivo y 2 en activo
d. Hasta 1 h en expulsivo pasivo y 2 en activo

1581. Es un factor de riesgo implicado en el cáncer de endometrio:

a. Hiperestrogenismo mantenido sin oposición de progestágenos
b. Hipertiroidismo
c. Menarquia tardía
d. Menopausia precoz

1582. Con la histerosalpingografía, se valora:

a. La forma y permeabilidad de las trompas
b. La integridad funcional del endometrio
c. Los efectos de la progesterona sobre el endometrio
d. La integridad funcional del ovario

1583. Alteración característica del desprendimiento prematuro de la placenta normoinserta:

a. Dolor importante por irritación pentoneal
b. Hipotonía uterina
c. Alteración de la FCF
d. Son correctas A y C

1584. Cuál de las siguientes hormonas tiene un efecto diabetógeno en la gestación, aumentando la resistencia a la insulina y dejando glucosa libre para el uso fetal:

a. Estrógenos
b. Progesterona
c. Lactógeno placentario
d. Hormona coriónica

1585. A qué diagnóstico se corresponde la clínica de amenorrea, HCG (+) y dolor abdominal de intensidad variable con predominio en una de las fosas ilíacas:

a. Embarazo ectópico
b. Amenaza de aborto
c. Abruptio placentae
d. Infección del tracto urinario

1586. Escala más recomendada en el diagnóstico de la depresión postparto según la Guía de práctica clínica de atención al embarazo y puerperio del Ministerio de Sanidad:

a. de Edinburgh
b. de Bristol
c. de Braden
d. de Norton

1587. Qué produce el cuerpo lúteo, cuando el oocito es fecundado, para mantener el embarazo:

a. LH y FSH
b. LH y Progesterona
c. Hormona Gonadotropina Coriónica
d. Progesterona y Estradiol

1588. Dotación cromosómica 2n+n:

a. Duplicación
b. Trisomia
c. Triploidia
d. Monosomia

1589. La gestación es un proceso fisiológico en el que se producen modificaciones cardíacas en la gestante. Señale el enunciado INCORRECTO:

a. El corazón aumenta su tamaño un 20% por hipoatrofia del músculo cardíaco
b. El gasto cardíaco crece durante el primer trimestre hasta un 25-50%
c. La frecuencia cardíaca se incrementa en 15-20 lpm
d. El volumen sistólico aumenta durante el primer trimestre y se normaliza en la semana 20

1590. Qué factores se deben tener en cuenta en la valoración del riesgo laboral de la gestante:

a. Agente físico, químico y biológico
b. Psicosociales
c. Ergonómicos
d. Las tres son correctas

1591. Ante la sospecha de cáncer de mama qué prueba diagnóstica es definitiva:

a. Punción aspiración con aguja fina (PAAF)
b. Mamografía
c. Biopsia
d. Termografía

1592. Según la Estrategia Europea de Salud (2013), el rol sanitario sigue siendo el profesional que ha adquirido sus competencias mediante formación reglada, pero su posicionamiento frente a los beneficiarios es de colaborador y facilitador, puesto que reconoce en estos su capacidad para tomar el control de sus vidas en los procesos de salud y enfermedad (Health, 2013). Esto conlleva una disposición en la que el sanitario y cliente se enriquecen, según Karlsen de todo EXCEPTO:

a. Escucha activa
b. Apoyo
c. Dirección
d. Interacción bidireccional

1593. A partir de qué semana recomendaría la realización de una amniocentesis:

a. 12   b. 13   c. 14   d. 15

1594. Sobre las medidas de cuidados en una cesárea, es FALSO:

a. Profilaxis antitrombótica con heparina vía subcutánea 24 horas sin otros factores de riesgo
b. Profilaxis antitrombótica prolongada si inmovilización, obesidad extrema, antecedentes familiares
c. Profilaxis antitrombótica prolongadas en mujeres con trombofilias, síndrome antifosfólípido, antecedentes de trombosis venosa profunda
d. Profilaxis antitrombótica prolongada en mujeres mayores de 40 años

1595. La investigación cuantitativa:

a. No se puede generalizar
b. Los datos contienen mucha información
c. Está orientada al resultado
d. Es una investigación de carácter holístico

1596. Enfermedad de Transmisión Sexual causada por un protozoo:

a. Sífilis
b. Candidiasis
c. Tricomoniasis
d. Herpes genital

1597. Sobre la Candidiasis vaginal (señale la FALSA):

a. La clínica se caracteriza por prurito y escozor vulvovaginal, sensación de quemazón, dispareunia, disuria
b. Las paredes vaginales aparecen eritematosas y la vulva edematosa y eritematosa
c. Siempre aparece alteración de la secreción vaginal
d. Entre el 10 y el 50% de las mujeres en edad reproductiva son portadoras asintomáticas

1598. En caso de hospitalización del neonato, el subsidio de maternidad podrá ampliarse hasta un máximo de cuántas semanas:

a. 15   b. 6   c. 13   d. 12

1599. La oxitocina:

a. En infusiones prolongadas tiene efecto diurético
b. En administración intramuscular su respuesta dura 120 minutos
c. Tras la inyección intravenosa actúa rápidamente, con un periodo de latencia inferior a 1 minuto
d. Las tres son correctas

1600. La línea de patogenicidad consta de dos periodos:

a. Periodo de incubación y periodo de manifestaciones clínicas
b. Periodo de latencia y periodo de transmisibilidad
c. Periodo de manifestaciones clínicas y periodo de transmisibilidad
d. Periodo de incubación y latencia

1601 **B**	1626 **C**	1651 **A**	1676 **A**
1602 **A**	1627 **C**	1652 **C**	1677 **C**
1603 **C**	1628 **C**	1653 **A**	1678 **C**
1604 **C**	1629 **D**	1654 **B**	1679 **A**
1605 **D**	1630 **D**	1655 **B**	1680 **A**
1606 **D**	1631 **B**	1656 **D**	1681 **C**
1607 **D**	1632 **C**	1657 **C**	1682 **C**
1608 **B**	1633 **D**	1658 **C**	1683 **A**
1609 **A**	1634 **A**	1659 **B**	1684 **C**
1610 **B**	1635 **D**	1660 **A**	1685 **D**
1611 **C**	1636 **B**	1661 **B**	1686 **D**
1612 **D**	1637 **D**	1662 **A**	1687 **C**
1613 **C**	1638 **B**	1663 **D**	1688 **C**
1614 **C**	1639 **B**	1664 **C**	1689 **C**
1615 **A**	1640 **D**	1665 **D**	1690 **B**
1616 **C**	1641 **A**	1666 **A**	1691 **D**
1617 **D**	1642 **D**	1667 **D**	1692 **C**
1618 **B**	1643 **A**	1668 **A**	1693 **A**
1619 **C**	1644 **D**	1669 **C**	1694 **B**
1620 **A**	1645 **D**	1670 **D**	1695 **C**
1621 **A**	1646 **C**	1671 **C**	1696 **D**
1622 **A**	1647 **D**	1672 **C**	1697 **D**
1623 **A**	1648 **B**	1673 **D**	1698 **B**
1624 **A**	1649 **C**	1674 **D**	1699 **D**
1625 **D**	1650 **D**	1675 **B**	1700 **D**

FALLOS:

1601. Factores predisponentes para padecer una candidiasis:

a. Rutina diaria de higiene genital
b. El embarazo, los tratamientos con antibióticos, y la diabetes
c. Anticonceptivos hormonales orales
d. Niveles bajos de hierro en plasma

1602. Respecto al índice de líquido amniótico (ILA) es FALSO:

a. Se considera hidramnios cuando el índice de líquido amniótico es mayor de 15
b. Se considera oligoamnios severo cuando el índice de líquido amniótico es < 5
c. Se considera oligoamnios leve cuando el índice de líquido amniótico es entre 5 y 8
d. El índice de líquido amniótico se obtiene sumando la medida ecográfica del diámetro vertical mayor de cada uno de los cuatro cuadrantes del útero

1603. La planificación en Educación para la Salud requiere:

a. Introducción y la comunicación
b. Análisis, ejecución y evaluación
c. Plan, programa y proyecto
d. Son correctas A y B

1604. Tras una agresión sexual acaecida hace unas 90 horas a una paciente de 18 años y con calendario vacunal completo que acude al servicio de Urgencias:

a. Tratamiento con levonorgestrel
b. Administración de profilaxis de hepatitis B
c. Administrar profilaxis de ETS (Enfermedades de Transmisión Sexual) y profilaxis de VIH (Virus Inmunodeficiencia Humana)
d. Profilaxis con toxoide antitetánico

1605. Entre los modelos teóricos utilizados para el diseño de proyectos educativos, el de Prochaska y DiClemente NO contempla qué fase:

a. Precontemplación
b. Mantenimiento
c. Recaída
d. Apoyo psicológico

1606. De los siguientes signos de embarazo, señale el INCORRECTO:

a. Signo de Chadwick: hacia la 6-8 semanas el cuello se ablanda y aparece un color azulado cianótico en el cuello y parte superior de la vagina, debido a la hiperemia
b. Signo de Piskacek: la implantación del huevo en las caras laterales del cuerpo uterino confiere al útero una asimetría en el tacto vaginal
c. Signo de Pinard (a partir de la 16ª semana): durante el examen bimanual, sensación de peloteo de la presentación fetal por la gran proporción de líquido amniótico respecto al volumen fetal
d. Signo de Gauss: en contraste con el reblandecimiento generalizado del tracto genital, se observa un aumento en la consistencia de los ligamentos uterosacros y sacroilíacos

1607. Es requisito para la práctica de un fórceps:

a. Dilatación completa   b. Cabeza encajada
c. Bolsa amniótica rota   d. Los tres

1608. Indique la correcta:

a. Aumento en la frecuencia de la micción, con náuseas matutinas, tensión mamaria y leucorrea, son signos que constata la matrona para diagnosticar el embarazo
b. Palpación del útero con distinta consistencia y que rebasa la sínfisis púbica con amenorrea de más de un ciclo son signos indicativos de embarazo
c. Otros síntomas que refiere la señora como indicadores de embarazo son cloasma, línea alba, movimientos
d. Las tres son ciertas

1609. Fármaco causante de un fallo ovárico permanente:

a. Ciclofosfamida   b. Metotrexato
c. Doxorrubicina   d. 5- fluoracilo

1610. Carmen, G2P1 39+3 semanas, ingresa en trabajo de parto. No factores de riesgo obstétrico. TV: ex de multípara, centrándose, blando, borrado 60%, dilatación 7 cm, cefálica SES, bolsa íntegra prominente. EGB (-). No desea epidural pero refiere un EVA de 8 y solicita óxido nitroso para alivio del dolor. Sería INCORRECTO:

a. Informarle de que puede producir mareos náuseas, vómitos y somnolencia
b. Involucrar a su pareja en el proceso, pidiéndole que sujete la boquilla del óxido nitroso para que tenga sentimiento de participación y disminuir además el cansancio materno
c. Explicar el procedimiento y acompañar a la mujer durante su uso, pidiéndole que empiece a inhalar el óxido nitroso lo más precozmente posible al inicio de la contracción
d. Se debe tener en cuenta por parte de la paciente la presencia de un déficit de vitamina B12 o estar a tratamiento con dicha vitamina

1611. Qué cantidad de calcio diario hay que recomendar a una mujer postmenopáusica con osteoporosis:

a. 500-800 mg/día   b. 900-1100 mg/día
c. 1300-1500 mg/día   d. 1600-2000 mg/día

1612. En el desarrollo y evolución de una gestación normal, podemos encontrar:

a. Épulis   b. Ptialismo
c. Signo de Oslander   d. Los tres

1613. Qué dos parámetros se miden en el perfil biofísico modificado para el control del bienestar fetal anteparto:

a. Amnioscopia y test no estresante
b. Tono corporal fetal y volumen de líquido amniótico
c. Test no estresante y volumen de líquido amniótico
d. Volumen de líquido amniótico y flujometría Doppler

1614. Principios básicos de la bioética derivados del informe Belmont:

a. Libertad de decisión, responsabilidad, no maleficencia y justicia
b. Responsabilidad, beneficencia, no maleficencia y autonomía
c. Beneficencia, no maleficencia, autonomía y justicia
d. Responsabilidad, justicia, autonomía y beneficencia

1615. En el servicio de urgencias de obstetricia ingresa Eva, de 32 años con náuseas, vómitos, dolor abdominal y ascitis. Está realizando un tratamiento de fertilidad con un ciclo de estimulación ovárica. Sospechamos síndrome de hiperestimulación ovárica, usted comprueba la presencia de signos, síntomas y complicaciones a los que se asocia habitualmente, entre ellos NO está:

a. Leucopenia
b. Alteraciones hepáticas (niveles aumentados de GOT y GPT)
c. Alteraciones electrolíticas (hiponatremia e hiperpotasemia)
d. Hemoconcentración

1616. Según la SEGO, dentro del control prenatal del embarazo normal, señale la recomendación INCORRECTA en cuanto al cribado de infecciones:

a. Realizar cribado de enfermedad de Chagas a mujeres de origen latinoamericano (excepto islas del Caribe)
b. No es necesario hacer cribado sistemático de Hepatitis C en el embarazo
c. Realizar cribado sistemático de toxoplasmosis en el embarazo
d. Realizar cribado universal de rubeola en la primera consulta de embarazo

1617. Sobre la gestación gemelar:

a. Los gemelos dicigóticos son siempre del mismo sexo
b. Los gemelos monocigóticos pueden tener grupos sanguíneos diferentes
c. Los gemelos bicoriales-biamnióticos presentan la tasa de mortalidad más alta
d. Los embarazos monocoriales-biamnióticos son de gemelos monocigóticos

1618. Objetivo de la segunda maniobra de Leopold:

a. Diagnóstico de la presentación fetal y obtener cierta información sobre la situación
b. Diagnóstico de la posición y de la situación fetal
c. Estimar la duración del embarazo en función del tamaño del útero
d. Relación entre la presentación y la pelvis

1619. Durante el alumbramiento NO es un signo de desprendimiento placentario:

a. Ahlfeld
b. Schroeder
c. Piskacek
d. Küstner

1620. Según la GPC de lactancia del 2018, son signos de buena ingesta de leche materna en el bebé los siguientes, EXCEPTO:

a. De 5-8 pañales desechables mojados en 24h y al menos 3 deposiciones amarillas mostaza entre el 2-4 día de vida
b. De 1-2 pañales desechables mojados en 24h y la expulsión de meconio negro verdoso pastoso en las primeras 48h
c. De 5-6 pañales desechables mojados en 24h y al menos 3 deposiciones amarillas mostaza entre los 6 días-6 semanas de vida
d. A partir de las 6 semanas de vida, algunos bebés presentan heces amarillas, blandas, más voluminosas y menos frecuentes siendo la referencia también los 5-6 pañales mojados en 24h

1621. Según la Guía de Práctica Clínica sobre el abordaje de síntomas vasomotores y vaginales asociados a la menopausia y la postmenopausia del SNS, en mujeres con síntomas vasomotores durante la peri y postmenopausia, cuál es la eficacia y seguridad de la fitoterapia:

a. La recomendación de usar extractos naturales o sintéticos de la soja es débil
b. Se sugiere utilizar cimicífuga racemosa en mujeres con síntomas vasomotores
c. La recomendación de usar extractos naturales o sintéticos de la soja es fuerte
d. Sólo se recomienda cimifuga racemosa a mujeres en tratamiento con fármacos hepatotóxicos

1622. Durante el embarazo:

a. Aunque supone una severa alteración orgánica, las modificaciones son fisiológicas y el profesional debe conocer el alcance de esas modificaciones para anticiparse a estados patológicos
b. El flujo sanguíneo uterino aumenta de 20-40 veces lo que se compensa gracias a la potente irrigación que le aporta la arteria aorta
c. Debido a los mayores requerimientos sanguíneos, se produce una anemia fisiológica que el organismo intenta compensar aumentando el hematocrito
d. Para compensar los requerimientos respiratorios, el diafragma se desplaza hacia abajo aumentando la capacidad torácica

1623. Sobre el Método Hanlon:

a. Tiene en cuenta los parámetros magnitud, gravedad, eficacia y factibilidad
b. Tiene en cuenta los parámetros magnitud, eficiencia, factibilidad y repercusión social
c. Tiene en cuenta los parámetros magnitud, eficacia, factibilidad y repercusión social
d. El Método Hanlon sirve para identificar problemas

1624. Atiende usted a Rosa, G3 C1 AI 40+2 sem EGB (-). Inducción por edad materna (42 años). Lleva 90 min con un registro cardiotocográfico patológico por lo que avisa al obstetra y se decide realizar una confirmación de bienestar fetal mediante pH de calota fetal. El resultado es 7.18. TV: ex centrándose, borrado 50%, consistencia rígida, 5 cm de dilatación. Cef SES. La paciente está con epidural, por tanto:

a. Explicarle a la madre y al acompañante el significado del resultado y preparar para cesárea urgente antes de 30 minutos
b. Colocarle a la madre el STAN si disponemos de él y repetir la determinación en media hora
c. Iniciar medidas de reanimación fetal intraútero: suspender la perfusión de oxitocina, cambios posturales y oxígeno
d. Ayudar a la extracción fetal lo más rápido posible mediante parto instrumental o cesárea urgente

1625. Los derechos de los usuarios del SMS relacionados con la promoción de la salud y la atención y asistencia sanitaria vienen reconocidos en la Ley:

a. 41/2002, de 14 de noviembre
b. 33/2011, de 4 de octubre
c. 14/1986, de 25 de abril
d. 3/2009, de 11 de mayo

1626. En su centro de salud está usted preparando una presentación para los padres que han decidido alimentar a sus hijos con alimentación artificial. Cuál de los siguientes consejos NO incluiría:

a. Recomendación de preparaciones líquidas. Lavado de manos antes de preparar las tomas y limpieza a conciencia de tetinas y biberones conservándolos en lugares limpios
b. Preparación de cada toma antes de su administración y, en caso de preparar varias juntas, conservarlas en nevera
c. Esterilizado de biberones y tetinas
d. Administración de tomas de modo que emulen en lo posible a la lactancia materna: cambiando al bebé de brazo en cada toma, alimentándolo sólo su madre, alimentación a demanda

1627. ¿Qué permite el examen morfologico del recien nacido? Señala la FALSA:

a. Confirmar el sexo de recién nacido
b. Detectar malformaciones congénitas visibles
c. Realizar una auscultación cardiaca y pulmonar para detectar complicaciones
d. Detectar lesiones producidas durante el parto

1628. Para el control prenatal del embarazo normal qué recomendación sobre suplementación de folatos es FALSA:

a. La mujer sin el antecedente de embarazo afectado por defectos del tubo neural (DTN) que planifica su gestación debe tomar 0,4 mg/día de ácido fólico

b. La mujer con antecedente de un embarazo afectado por defectos del tubo neural (DTN) que planifica su gestación debe tomar 5 mg/día de ácido fólico

c. El riesgo de defecto del cierre del tubo neural disminuye aunque el suplemento con folato sea irregular

d. La recomendación de ingesta de folatos debe ser diaria desde al menos un mes antes de la gestación y durante los tres primeros meses del embarazo

1629. En la práctica clínica obstétrico-ginecológica la elección de un modelo de cuidados dependerá de:

a. De las necesidades del receptor al que irán dirigidos nuestros cuidados

b. Del contexto en el que se van a realizar los cuidados

c. Del interés que el análisis que la/el especialista puede hacer

d. De las tres cosas

1630. NO es factor de riesgo asociado a distocia de hombros:

a. Diabetes

b. Sexo masculino del feto

c. Periodo expulsivo prolongado

d. Preeclampsia con hipertensión crónica añadida

1631. En el caso del cribado combinado de aneuploidías del I trimestre la ecografía debe hacerse entre las semanas:

a. 10 y 12

b. 11 y 13

c. 15 y 16

d. 9 y 11

1632. Entre los objetivos del entrenamiento sofrológico en la educación maternal NO están:

a. Conocer el esquema corporal

b. Disminuir la tensión, ansiedad o angustia

c. Disminuir la voluntad y la concentración

d. Aumentar la autoestima, la seguridad y el control emocional

1633. Qué otro alimento le recomendarías a una mujer en la menopausia como aporte de calcio, además de los productos lácteos:

a. Pescado

b. Frutos secos

c. Verduras

d. Los tres son fuente de calcio

1634. Sobre la Hepatitis C en el embarazo, es FALSO:

a. La gestación agrava el curso de la infección

b. La hepatitis C no afecta al curso de la gestación

c. La coinfección con VIH aumenta el riesgo de transmisión vertical de la hepatitis C

d. No se recomienda tratamiento en la gestante, ni inmunoglobulinas en el recién nacido

1635. La priorización de un problema de salud de una gestante en la consulta de la matrona se realiza en base a:

a. Los factores relacionados con el problema

b. La capacidad de la mujer de aprender

c. Los conocimientos de la matrona sobre el tema

d. La importancia del problema

1636. En el cuidado de la gestante, es FALSO:

a. Se recomienda realizar cultivo de orina en todas las mujeres embarazadas en la primera visita del embarazo para detectar la presencia de bacteriuria asintomática para prevenir el riesgo de infección del tracto urinario superior y de bajo peso al nacer

b. Se recomienda ofrecer profilaxis prenatal rutinaria con una administración de 600 µg (3.000 UI) de inmunoglobulina anti-D a las mujeres embarazadas Rh negativo y no sensibilizadas para reducir el riesgo de sensibilización

c. Se sugiere que en las gestantes sin riesgo de complicaciones se valoren los siguientes factores de riesgo de diabetes gestacional durante las primeras visitas del embarazo: IMC≥30 kg/m2, antecedentes de hijos macrosómicos con peso al nacer ≥4,5 kg, antecedentes de diabetes gestacional, o antecedentes familiares de primer grado de diabetes; realizar un cribado de diabetes gestacional durante el primer trimestre en aquellas mujeres con antecedentes de diabetes gestacional; repetir el cribado entre las semanas 24 y 28 de gestación en las que se identifique cualquiera de los factores de riesgo de diabetes gestacional con un resultado negativo en el cribado del primer trimestre

d. Se recomienda no administrar la vacuna atenuada de la gripe durante el embarazo ya que está contraindicada

1637. Sobre el embarazo:

a. Provoca desmineralización de los dientes por lo que hay mayor riesgo de caries e incluso de pérdida de piezas dentales

b. El aumento de peso se debe a cambios en el metabolismo de los hidratos de carbono con el fin de conseguir niveles de glucosa adecuados para que el feto pueda satisfacer sus necesidades

c. La retención urinaria es un síntoma frecuente y se debe al aumento de tamaño del útero, lo que produce sensación de hinchazón y frecuentes infecciones urinarias

d. Ninguna de las tres

1638. Según las últimas recomendaciones internacionales en materia de reanimación neonatal, es INCORRECTO:

a. El pinzamiento tardío del cordón umbilical en recién nacidos prematuros que no requieren reanimación entre 30-60 segundos

b. La intubación y la aspiración rutinaria a todo recién nacido deprimido

c. Mantener la temperatura del recién nacido entre 36,5 y 37,5° C

d. El paro cardíaco en los neonatos es fundamentalmente por asfixia, de modo que comenzar la ventilación sigue siendo lo principal en la reanimación inicial

1639. Sobre el uso de implantes subdérmicos para la fertilidad:

a. Con el implante de etonogestrel (Implanon®) el retorno de la fertilidad puede retrasarse unos meses

b. Se recupera inmediatamente después de retirarlos

c. Pueden transcurrir hasta nueve meses para recuperar los ciclos anovulatorios, igual que con el acetato de medroxiprogesterona

d. Se ha observado mayor incidencia de gestaciones gemelares tras el uso prolongado de implantes subdérmicos

1640. Señale la FALSA, en relación a la clínica del ectópico:

a. En estadios precoces asintomático, acompañada de amenorrea

b. Hemorragia vaginal de escasa intensidad (involución de la decidua)

c. Dolor unilateral, bajo vientre, tipo cólico, intermitente, doloroso a la movilización cuello

d. Metrorragia de aparición brusca

1641. Según la Guía de Práctica Clínica sobre la atención al parto normal del SNS, es INCORRECTO que en la prevención del trauma perineal:

a. Se recomienda la realización de masaje perineal durante la segunda etapa del parto

b. Se recomienda posibilitar la aplicación de compresas caliente durante la segunda etapa del parto

c. Se recomienda la protección activa del periné mediante la técnica de deflexión controlada de la cabeza fetal y pidiendo a la mujer que no empuje

d. Se recomienda no utilizar la aplicación de anestésico local en spray como método para reducir el dolor perineal durante la segunda etapa del parto

1642. Actuación de enfermería en una gestante con edemas en miembros inferiores:

a. Vigilar la tensión arterial

b. Derivar para tratamiento con diuréticos

c. Recomendarle que evite la compresión de los miembros inferiores

d. Son correctas A y C

1643. Tras el parto los estrógenos sufren un evidente descenso para iniciar su recuperación a partir de la tercera semana del puerperio...:

a. en ausencia de lactancia materna
b. si la mujer lacta
c. independientemente de si lacta o no
d. en embarazos a término

1644. Los modelos de Educación para la Salud son:

a. Modelo biomédico
b. Modelo preventivo
c. Modelo comunitario
d. Las tres son correctas

1645. NO está recomendado (grado de recomendación B) en el tratamiento de la preeclampsia grave:

a. Labetalol
b. Sulfato de magnesio
c. Hidralacina
d. Bloqueantes de los receptores de la Angiotensina

1646. En el síndrome de Down se puede encontrar:

a. Tonicidad pasiva normal y descenso de la tonicidad activa
b. Baja tonicidad activa y pasiva
c. Tonicidad pasiva baja con tonicidad activa más conservada
d. Tonicidad pasiva alta junto con una alta tonicidad activa

1647. Según el sistema GRADE, en relación a la calidad de la evidencia según el diseño del estudio:

a. El ECA (Estudio Controlado Aleatorizado), así como los estudios observacionales, ofrecen una alta calidad de la evidencia
b. Los estudios observacionales aportan una alta calidad de evidencia si son randomizados
c. Los estudios transversales no son aptos para la investigación en la salud de la mujer
d. Los resultados obtenidos a través de Estudios Controlados randomizados son generalizables a la población

1648. Los Ligamentos redondos del útero son:

a. unos pliegues laminares de peritoneo que transcurren desde la pared lateral de la pelvis hacia el útero y contienen la trompa uterina en su parte superior
b. dos cordones de unos 12 cm que se insertan en ambos cuernos uterinos, por debajo de la salida de la trompa, y se extienden hacia la pared abdominal hasta el conducto inguinal, insertándose en los labios mayores
c. dos cordones de unos 10 cm ubicados inferiormente al mesometrio que se extienden desde el cérvix y la zona superior de la vagina hasta las paredes laterales de la pelvis
d. dos cordones de unos 12 cm que se insertan en ambos cuernos uterinos, por encima de la salida de la trompa, y se extienden hacia la pared abdominal hasta el conducto inguinal, insertándose en los labios menores

1649. Cuando se diagnostica una placenta retenida, qué actuación está indicada:

a. No se recomienda el tratamiento con metilergometrina
b. No se recomienda el tratamiento con prostaglandina E2
c. En ausencia de hemorragia, se puede esperar hasta una hora antes de intentar la extracción manual
d. No se recomienda la inyección de oxitocina en la vena umbilical

1650. 'Hemorragia de implantación' o Signo de:

a. Friedman
b. Chadwick
c. Hegar
d. Hartman

1651. Factores de riesgo de la endometriosis:

a. Mujeres en edad fértil
b. Raza negra
c. Nivel socioeconómico bajo
d. Ciclos menstruales largos y menstruaciones cortas

1652. Cuál de los siguientes patrones de la FCF es más preocupante:

a. FCF de 100 lpm con variabilidad normal
b. Desaceleraciones variables sin atipias
c. Patrón sinusal marcado
d. Taquicardia compensadora

1653. En la fisiología de la respuesta sexual, 'periodo que comienza cuando se produce un estímulo o inducción sexual de cualquier tipo':

a. Intumescencia
b. Detumescencia
c. Orgasmo
d. Deseo

1654. Efecto del tabaco en el feto:

a. Riesgo de muerte súbita
b. Retraso del crecimiento intrauterino
c. Sin riesgo si el consumo es <10 cigarrillos/día
d. Malformaciones asociadas a la exposición intrauterina de tabaco

1655. Es FALSO respecto a la anatomía de la pelvis que:

a. La sínfisis del pubis es una articulación cartilaginosa que une los dos huesos del pubis
b. El promontorio del sacro es la prominencia que forma la unión entre la cuarta y la quinta vértebra lumbar
c. La mayor parte de la irrigación del contenido de la pelvis proviene de ramas de la arteria iliaca interna o hipogástrica
d. La pelvis mayor carece de importancia desde un punto de vista obstétrico

1656. Debe hacerse un cultivo de la leche materna ante la sospecha de infección, EXCEPTO:

a. En casos de mala evolución tras 48 horas de tratamiento antibiótico adecuado
b. Cuando se trate de una mastitis recurrente
c. Cuando la paciente no pueda tomar los antibióticos de primera elección:
d. Ante cualquier dolor alrededor del pezón

1657. Sobre el Asinclitismo:

a. La desviación lateral de la cabeza fetal hacia una posición más anterior o posterior en la pelvis se conoce como sinclitismo normal
b. Si la sutura sagital alcanza el promontorio sacro, se conoce como asinclitismo posterior
c. En la oblicuidad de Litzmann marcada, el examinador puede palpar con facilidad la oreja más posterior del feto
d. En el trabajo de parto normal los grados pronunciados de asinclitismo son la regla

1658. Resultado anatomopatológico de una citología que señala la existencia de un HSIL. Respecto al HSIL, es FALSO:

a. Su significado es lesión escamosa intraepitelial de alto grado
b. Nomenclatura citológica correspondiente al sistema de clasificación Bethesda
c. En la clasificación de lesiones premalignas de cuello de útero se corresponde con un CIN-I
d. Se deberá derivar a la paciente con citología HSIL a consulta de Colposcopia

1659. El parto vaginal es MENOS probable en caso de presentación:

a. de sincipucio
b. de cara, mento posterior
c. de cara, mento anterior
d. podálica, nalgas completas

1660. El 85-90% de los cánceres de ovario se corresponde con:

a. Carcinoma epitelial
b. Tumores de células germinales
c. Tumores del estroma
d. Tumores grasos

1661. Es contraindicación absoluta de la anticoncepción oral combinada:

a. Inmediatamente en los abortos de primer y segundo trimestre
b. Antecedente de tromboembolismo venoso
c. Enfermedad benigna de mama
d. Mujer mayor de 45 años sana

1662. El síndrome HELLP presenta estas características, EXCEPTO:

a. La presencia de hipertensión arterial es constante
b. La incidencia es mayor en mujeres de raza blanca, añosas y multíparas
c. Aproximadamente entre el 20-25% de preeclampsias graves acaban en HELLP
d. Aproximadamente el 30% de los casos se desarrollan en las 48 horas postparto

1663. Tras el parto los estrógenos:

a. Inhiben la liberación de prolactina (PRL)
b. Estimulan la liberación de prolactina (PRL)
c. Causan la contracción de las células mioepiteliales
d. Los niveles sanguíneos descienden después del parto, ayudando al inicio de la lactancia

1664. En Educación para la salud se utiliza la tormenta de ideas como técnica formativa y se corresponde con una técnica de:

a. encuentro
b. análisis de la situación
c. investigación en el aula
d. desarrollo de habilidades

1665. Sobre las CIE:

a. La Clasificación Internacional en Atención Primaria (CIAP) trata de clasificar los motivos de consulta
b. La CIE-9 fue revisada y modificada en 1978
c. La CIE-10 se desarrolló en 1992 y su propósito fue rastrear estadísticas de mortalidad
d. Las tres son correctas

1666. En la gestante, el método de actividad física de Pilates aumenta la:

a. elasticidad, flexibilidad y fuerza
b. torsión, la fuerza y la musculatura
c. flexibilidad y la hiperlordosis lumbar
d. la fuerza, elasticidad y musculatura

1667. Sobre los efectos psicosociales de la hospitalización, es FALSO:

a. Aislamiento
b. Despersonalización (ropa, número de habitación, horarios, higiene…)
c. Dependencia forzosa (habitación compartida, intimidad-cuidados…)
d. Todos los pacientes se adaptan perfectamente al entorno hospitalario

1668. Síndrome de Ballantyne:

a. Hidropesía generalizada ó anasarca feto-placentario
b. Ictericia grave del recién nacido
c. Anemia idiopática hemolítica del recién nacido
d. Ictericia fisiológica del recién nacido

1669. Cuál de estas estructuras vasculares fetales tiene la sangre más oxigenada:

a. Hipogástricas
b. Conducto Arterioso
c. Conducto Venoso
d. Arterias Umbilicales

1670. Sobre la atención al parto de una mujer trasplantada, es FALSO:

a. Es imprescindible la monitorización continua de la FCF y la dinámica uterina
b. No hay contraindicación para la analgesia epidural
c. Es necesario profilaxis antibiótica si hay que realizar procedimientos invasivos
d. La vía de elección será la cesárea electiva

1671. Vía de administración de las vacunas, como consideración general, en el caso de las personas con tratamiento anticoagulante:

a. Intramuscular
b. Intradérmica
c. Subcutánea
d. Intravenosa

1672. Podrá interrumpirse el embarazo por encima de las 14 semanas de gestación cuando concurra alguna de estas circunstancias, EXCEPTO:

a. Que no se superen las 22 semanas de gestación y siempre que exista grave riesgo para la vida o salud de la embarazada y así conste en un dictamen médico con anterioridad a la intervención por un médico especialista distinto del que la practique o dirija. En caso de urgencia por riesgo vital para la gestante podrá prescindirse del dictamen
b. Que no se superen las 22 semanas de gestación y siempre que exista riesgo de graves anomalías en el feto y así conste en un dictamen emitido con anterioridad a la intervención por dos médicos especialistas distintos del que la practique o dirija
c. Que no se hayan sobrepasado las 16 semanas de gestación, se alegue un riesgo para la salud psíquica materna y exista consentimiento expreso y manifiesto de la gestante
d. Cuando se detecte en el feto una enfermedad extremadamente grave e incurable en el momento del diagnóstico y así lo confirme un comité clínico

1673. Durante el desarrollo fetal, es FALSO que:

a. Hacia la semana 26, todas las partes de los ojos están desarrolladas
b. De la semana 27 a la 30, el cerebro del feto crece rápidamente
c. De la semana 35 a 37, el feto tiene patrones de sueño definidos
d. De la semana 22 a 25 se presentan brotes mamarios en ambos sexos

1674. En una episiotomía habitualmente se utilizan las tijeras:

a. de Littler
b. de Metzenbaum
c. de Kelly
d. de Mayo

1675. Sobre el embarazo prolongado, es FALSO:

a. Existen dos tipos de gestación prolongada, la fisiológica y la patológica
b. El neonato ha sufrido una restricción crónica de nutrientes y oxígeno y ha consumido sus reservas grasas para sobrevivir
c. En su etiología pueden estar involucrados factores de tipo familiar y hormonal
d. Desde el punto de vista biológico, la duración normal de la gestación oscila entre 36-44 semanas

1676. Sobre la anatomía de la vulva, es FALSO:

a. Los labios menores carecen de glándulas sebáceas
b. Los labios mayores tienen glándulas sudoríparas
c. El vestíbulo es la zona comprendida entre los labios menores
d. La parte posterior de los labios menores se fusiona para constituir la horquilla perineal

1677. Es herencia autosómica recesiva:

a. Hipercolesterolemia familiar
b. Síndrome de MARFAN
c. Talasemia α
d. Poliposis colónica familiar

1678. NO es característico de la rotura completa del útero:

a. Dolor abdominal agudo que suele aparecer en el acmé de una contracción uterina intensa y que se describe como 'sensación de desgarro'
b. Cese brusco de las contracciones, con una aparente mejoría y alivio del dolor al cesar la actividad uterina
c. El patrón de la frecuencia cardíaca fetal es normal durante todo el proceso
d. El tacto vaginal puede mostrar la recesión de la presentación

1679. Cuál de los siguientes factores se considera de riesgo intraparto a la hora del control de la FCF:

a. Analgesia epidural
b. Diabetes gestacional
c. Crecimiento intrauterino retardado
d. Hipertensión arterial

1680. Cuando en un muestreo el investigador selecciona a los participantes que pertenecen a ciertas categorías de edad, con un diagnóstico determinado, se denomina muestreo:

a. Intencional o intencionado
b. Aleatorio simple
c. Sistemático
d. Por racimos

1681. En una exploración vaginal de una gestante con contracciones encontramos: 3 cm de dilatación cervical, borramiento del 70%, consistencia blanda, posición posterior y la presentación fija. Índice de Bishop:

a. 4   b. 6   c. 8   d. 10

1682. Fuentes utilizadas en demografía estática:

a. Censos, tasa mortalidad materna y tasa fertilidad en adolescentes
b. Padrón, registro civil y tasa bruta de natalidad
c. Censos, padrón y registro civil
d. Ninguna de las tres

1683. Fases secuenciales para la mejora continua de la calidad:

a. Planificar, analizar, implantar y revaluar
b. Planificar los recursos materiales
c. Verificar el cumplimiento correcto del plan diseñado
d. Ninguna de las tres

1684. Según la Asociación Española de Pediatría, sobre la alimentación enteral del RN pretérmino es FALSO:

a. La succión aparece entre las 18 y 24 semanas de gestación
b. A las 33-34 semanas de gestación se empieza a estar maduro para coordinar la succión, la deglución y la respiración
c. Los recién nacidos pretérmino alimentados exclusivamente con leche materna presentan una masa ósea superior a los alimentados con fórmulas suplementadas, durante el primer año de vida
d. La alimentación con leche materna, a largo plazo se ha asociado con menor riesgo de hipertensión, mejor perfil lipídico y niveles de proinsulina, es decir, menor riesgo cardiovascular

1685. Indique la correcta:

a. Los indicadores de salud reflejan el estado de salud de la persona valorando las condiciones que puedan influir en ella como el medio, los servicios de salud y los factores socioeconómicos
b. Es un objetivo de la actuación de los poderes públicos, la educación sanitaria integral y con perspectiva de género sobre salud sexual y salud reproductiva
c. La cartera de servicios de matrona incluye la atención a la mujer en determinadas situaciones de violencia de género
d. Las tres son correctas

1686. Recomendación que se debe tener en cuenta respecto al alivio del dolor en el parto según la Guía de Práctica Clínica sobre la Atención al Parto Normal (2010):

a. Inmersión en agua caliente como método eficaz de alivio de dolor durante la fase precoz de la primera etapa del parto
b. Utilización de pelotas de parto como método de alivio del dolor ya que varios estudios demuestran su efectividad
c. Estimulación nerviosa transcutánea (TENS) debe ser una opción a valorar para el alivio del dolor en mujeres con el parto establecido
d. Masaje y el contacto físico tranquilizador como método de alivio del dolor durante la primera y segunda etapa del parto

1687. La hidroterapia durante el parto:

a. Está contraindicada con las membranas rotas
b. Alarga el periodo de dilatación
c. La inmersión debe producirse cuando la dilatación sea de al menos 5 cm
d. La temperatura del agua debe oscilar entre 50-55 º C

1688. NO es una recomendación del uso de fármacos durante la gestación:

a. Evitar el uso de fármacos de reciente comercialización
b. Desconfiar de la inocuidad de cualquier fármaco
c. Conocer que las características farmacocinéticas y farmacodinámicas del feto y de la madre coinciden en la gestación
d. Considerar la posibilidad de embarazo en toda mujer en edad fértil

1689. A nivel molecular, el proceso de implantación embrionario, consta de las siguientes etapas, EXCEPTO:

a. Adhesión pinópoda
b. Invasión
c. Diapédesis
d. Aposición

1690. En la clasificación de la evidencia según Sackett ocuparía el nivel 5, es decir, la peor evidencia disponible:

a. Estudios de cohortes
b. Opiniones de expertos
c. Metaanálisis de estudios clínicos
d. Estudio de casos y controles

1691. NO es una patología 'Benigna' del cuello uterino:

a. Ectopia
b. Metaplasia
c. Pólipos cervicales
d. Todas se consideran patologías 'Benignas'

1692. Respecto al uso de ácido acetilsalicílico (AAS) como prevención secundaria de la preeclampsia:

a. La OMS desaconseja esta actividad preventiva
b. Se recomienda la administración de AAS en dosis bajas (25-50 mg)
c. La profilaxis con AAS resulta más eficaz si se administra por la noche (al acostarse)
d. Debe iniciarse el tratamiento a partir de la semana 20 y continuar durante todo el embarazo

1693. En un estudio realizado con niños autistas, con síndrome de Down, con déficit de atención por hiperactividad y con psicosis infantil, cuál es el nivel de medida de la variable tipo de trastorno:

a. Nominal
b. Ordinal
c. De Intervalo
d. De Razón

1694. Señale la FALSA:

a. La pelvis mayor actúa como recipiente del feto durante la gestación y lo orienta al inicio del proceso de encajamiento en el parto
b. En la excavación pelviana, zona ósea que separa el estrecho superior del inferior se halla el diámetro transverso
c. El segundo plano de Hodge es el que pasa por el borde inferior del pubis, y por su parte posterior, por la segunda vértebra sacra
d. Se entiende por situación la relación existente entre el eje longitudinal del feto y el de la madre

1695. La notocorda ayuda a formar:

a. Los cuerpos vertebrales
b. El plegamiento cefalocaudal del embrión
c. El núcleo pulposo de los discos intervertebrales
d. Las apófisis transversas y espinosas

1696. Según la SEGO, respecto a los abortos de repetición (AR), es FALSO:

a. Se define como la pérdida espontánea de 2 o más gestaciones
b. Aproximadamente en un 3%-5% de parejas con AR se detecta una anomalía cromosómica estructural equilibrada en uno de los progenitores
c. El útero septo/subsepto es la malformación congénita que con más frecuencia se asocia al AR
d. Existe una sólida relación entre la mutación del factor V Leiden y la mutación G20210A del gen de la protrombina tanto en las pérdidas fetales tardías como en el caso de los abortos de repetición

1697. NO es específico para valorar la calidad de vida de la mujer durante el climaterio y menopausia:

a. Escala Cervantes
b. Escala MENCAV
c. Índice de Kupperman
d. Escala Edimburgo

1698. Un desgarro perineal es de Grado IV cuando existe:

a. Lesión del esfínter anal externo menor del 50%
b. Lesión del esfínter anal y la mucosa
c. Lesión de los músculos de la pelvis (no del esfínter)
d. Lesión del esfínter anal externo menor del 25%

1699. NO es contraindicación absoluta de la lactancia materna:

a. Drogas: Heroína, Cocaína, Anfetaminas
b. Virus de la Inmunodeficiencia Humana (VIH)
c. Quimioterapia y Radioterapia
d. Infecciones bacterianas

1700. NO forma parte del cribado de aneuploidías del primer trimestre:

a. PAPP-A
b. Fracción libre de la Beta HCG
c. Translucencia nucal
d. Alfafetoproteína

1701 **A**	1726 **A**	1751 **D**	1776 **A**
1702 **C**	1727 **D**	1752 **D**	1777 **C**
1703 **C**	1728 **C**	1753 **D**	1778 **D**
1704 **A**	1729 **B**	1754 **B**	1779 **D**
1705 **D**	1730 **D**	1755 **C**	1780 **D**
1706 **C**	1731 **D**	1756 **C**	1781 **B**
1707 **D**	1732 **A**	1757 **D**	1782 **C**
1708 **B**	1733 **A**	1758 **B**	1783 **D**
1709 **A**	1734 **D**	1759 **B**	1784 **C**
1710 **C**	1735 **A**	1760 **C**	1785 **D**
1711 **C**	1736 **D**	1761 **C**	1786 **D**
1712 **D**	1737 **B**	1762 **B**	1787 **B**
1713 **B**	1738 **A**	1763 **D**	1788 **D**
1714 **D**	1739 **C**	1764 **A**	1789 **B**
1715 **C**	1740 **C**	1765 **B**	1790 **C**
1716 **A**	1741 **B**	1766 **B**	1791 **A**
1717 **C**	1742 **C**	1767 **D**	1792 **C**
1718 **A**	1743 **B**	1768 **A**	1793 **C**
1719 **A**	1744 **C**	1769 **B**	1794 **A**
1720 **B**	1745 **A**	1770 **D**	1795 **B**
1721 **B**	1746 **D**	1771 **B**	1796 **D**
1722 **B**	1747 **C**	1772 **A**	1797 **C**
1723 **C**	1748 **D**	1773 **A**	1798 **D**
1724 **D**	1749 **A**	1774 **D**	1799 **A**
1725 **A**	1750 **B**	1775 **A**	1800 **B**

FALLOS:

1701. NO es un modelo de calidad aplicable en Atención Primaria:

a. Esquema Reder
b. Modelo Europeo de Excelencia
c. Normas ISO
d. Joint Comission of Accreditation of Health Care Organization (JCAHO)

1702. Según Leonor Walker, el Ciclo de la Violencia:

a. Consta de las siguientes fases: Precontemplación, Acumulo de tensión, Explosión o agresión y Reconciliación o 'luna de miel'
b. Las fases nunca se repiten de manera cíclica
c. En la fase de 'acumulación de tensión' la paciente suele presentar angustia, ansiedad, miedo y conductas de evitación
d. En la medida en que los comportamientos violentos se van afianzando y ganando terreno, la fase de reconciliación o 'luna de miel' tiende a ser mas duradera

1703. Durante el proceso de placentación, las vellosidades coriales pueden penetrar de forma anormal en la pared uterina. Cuando las vellosidades coriales están en contacto con la capa muscular se trata de placenta:

a. Increta
b. Precreta
c. Acreta
d. Espuria

1704. NO se corresponde con las recomendaciones de la SEGO sobre la ganancia ponderal durante la gestación:

a. Mujeres con peso normal IMC (Indice de masa corporal) de 18,5 - 24,5): incremento de 9,5 - 12 kg
b. Mujeres con sobrepeso: incremento de 7-12 kg
c. Mujeres con obesidad (IMC mayor de 30): incremento de 5-9 kg
d. Gestaciones gemelares en mujeres con peso normal: incremento de 16,8 - 24,5 kg

1705. NO es una recomendación en situaciones de muerte fetal y perinatal:

a. Ofrecer la posibilidad de tener algún recuerdo del bebé
b. Respetar y apoyar completamente los deseos de los padres que declinan vera su hijo
c. Dar información escrita además de verbal
d. En la muerte fetal temprana (<22 semanas) se desaconseja obtener recuerdos

1706. Es una Base de datos específica de Enfermería:

a. Medline
b. Cochrane
c. Cuiden
d. Teseo

1707. La OMS propone un ciclo vital familiar centrado en la mujer. Qué fase se caracteriza por el inicio de emancipación de los hijos:

a. Formación
b. Extensión
c. Disolución
d. Contracción

1708. Hemorragias uterinas que duran más de 7 días o en las se produce una pérdida de sangre superior a los 80 mi durante la menstruación:

a. Polimenorrea
b. Menorragia
c. Metrorragia
d. Dismenorrea

1709. La clínica de la placenta previa:

a. Metrorragia, aparición 7-8 mes, brusca, inesperada, sin dolor
b. Útero duro, hipertonía y contracciones
c. Sangre oscura, coagulada
d. Afectación fetal

1710. La corioamnionitis como infección clínica del líquido amniótico, placenta, membranas y, eventualmente, del feto, tiene como vía de contagio más frecuente:

a. Vía transparietal (amniocentesis, funiculocentesis, transfusión intrauterina)
b. Vía hematógena o transplacentaria
c. Vía ascendente o transcervical
d. Vía descendente o transvulvar

1711. Frecuencia respiratoria media en el neonato (resp/min.):

a. 20-22
b. 25-35
c. 40-60
d. 20-40

1712. Tras un parto vaginal espontáneo, con líquido meconial espeso, nace un recién nacido vigoroso que inicia el llanto inmediatamente:

a. Aspirar las vías aéreas cuando el recién nacido asome la cabeza por la vagina
b. Compresión del tórax, mientras se traslada al recién nacido a la cuna de reanimación para la aspiración de las vías aéreas
c. Proceder a la intubación endotraqueal para eliminar todo meconio posible
d. Realizar los cuidados de rutina, es decir, secado y contacto piel con piel sin aspiración de tráquea

1713. La tasa de mortalidad neonatal tardía incluye en el numerador los fallecidos...

a. tras del primer mes de vida
b. entre los días 7 y 28
c. hasta el día 7 de vida
d. con menos de 28 días

1714. Sobre el manejo de la lactancia materna, es FALSO:

a. El bebé debe mamar unas 10-12 tomas en 24 h. durante los 3 primeros días de vida
b. Se debe observar como mínimo dos tomas y comprobar que el agarre y la posición sean correctos
c. Controlar el peso cada 24 horas y los signos indirectos de ingesta adecuada de leche: deposiciones y micciones
d. Utilizar procedimientos para ayudar en la lactancia como tetinas y chupetes

1715. Fenómeno por el que se forman las tres capas germinales:

a. Segmentación
b. Formación de la notocorda
c. Gastrulación
d. Neurulación

1716. En un registro cardiotocográfico, cuando la amplitud de banda es de 5-25 latidos por minuto hablamos de 'Variabilidad:

a. normal
b. reducida
c. ausente
d. aumentada

1717. Los receptores de qué vacuna deben evitar el uso de salicilatos durante las seis semanas posteriores a la vacunación por riesgo de aparición del Síndrome de Reye:

a. Vacuna frente a Meningitis C
b. Vacuna frente a Tétanos Difteria
c. Vacuna frente a Varicela
d. Vacuna frente a Polio I, II, III

1718. La hipertensión inducida por el embarazo suele presentarse a partir de la semana:

a. 20   b. 16   c. 24   d. 28

1719. En el mecanismo de acción de los implantes subcutáneos, NO está:

a. Amenorrea
b. Alteración del moco cervical
c. Alteración de la ovulación
d. Interferencia en el eje hipotálamo hipófisis ovario

1720. Qué maniobra se utiliza para descartar la displasia congénita de cadera en el recién nacido:

a. Test de Silverman
b. Ortolani-Barlow
c. Denver
d. Test de Ballard

1721. Se ha descrito un aumento de complicaciones en gestantes receptoras de ovodonación. Cuál es FALSA:

a. Preeclampsia
b. Sangrado durante el primer trimestre con incremento de la tasa de aborto
c. Diabetes gestacional
d. Alteraciones placentarias y tasa de cesáreas

1722. NO se trata habitualmente desde los modelos tradicionales de preparación al parto o educación maternal:

a. Control del dolor
b. Participación de una red social amplia (familia, amigos y servicios comunitarios)
c. Trabajo corporal
d. Adquisición de conocimientos y habilidades sobre las necesidades y cuidados del recién nacido

1723. Según el Grupo Español de Diabetes y Embarazo (GEDE) en su documento de consenso con la SEGO y la Sociedad Española de Diabetes (SED), tras el parto de gestante con diabetes gestacional insulinodependiente (ID) se debe realizar una reclasificación metabólica de la diabetes. Para ello se realizará la sobrecarga oral de glucosa con 75 gramos:

a. En la primera semana tras el parto y/o finalizada la lactancia
b. Entre las 4-5 semanas tras el parto y /o finalizada la lactancia
c. A partir de las 6-8 semanas tras el parto y/o finalizada la lactancia
d. A partir de las 10-12 semanas tras el parto y/o finalizada la lactancia

1724. Mujer que presenta hemorragia posparto tras una cesárea por preeclampsia grave. En caso de fracaso de oxitocina endovenosa. Siguiente opción terapéutica:

a. Ligadura de arterias hipogástricas
b. Taponamiento uterino
c. Metilergometrina intramuscular
d. Carboprost intramuscular

1725. Según la evidencia, entre las consecuencias de la mutilación genital femenina sufrida por otra persona distinta a la mujer mutilada, está:

a. Alcoholismo en los maridos de mujeres mutiladas
b. Mayor tasa de suicidio en madres de niñas mutiladas
c. Mayor incidencia de macrosomía fetal
d. Mayor niveles de estrés en los profesionales que atienden el parto de estas mujeres

1726. Ante la sospecha de un cáncer de cuello uterino diagnosticado durante la gestación. Se realizará cotización:

a. Siempre que sea un cáncer invasivo
b. Independientemente del estadio
c. En el tercer trimestre
d. Una vez finalizada gestación

1727. Entre la información que se le debe proporcionar a la mujer en su primera visita de embarazo, NO está:

a. Medidas de prevención de toxoplasmosis
b. Información sobre hábitos nocivos como tabaco, alcohol y drogas
c. Higiene buco-dental
d. Signos de parto

1728. Sobre las características de la relación enfermera paciente, es FALSO:

a. La relación terapéutica y la relación social deben ser consideradas cualitativa y cuantitativamente distintas
b. Para desarrollar una relación de ayudase requieren conocimientos y habilidades específicas
c. La relación terapéutica no tiene una estructura y evoluciona de acuerdo a un proceso indeterminado
d. La relación terapéutica implica un proceso de crecimiento personal

1729. Respecto al autocuidado de la embarazada durante el control prenatal. Es FALSO:

a. Siempre que el embarazo curse con normalidad no es necesario modificar o interrumpir los hábitos sexuales
b. No hay evidencia científica de que el incremento ponderal elevado influya en la morbilidad materno fetal
c. La actividad física de la gestante viene determinada por su tolerancia al esfuerzo recomendando en todo caso realizar ejercicio físico moderado
d. Las varices son frecuentes sobre todo al final de la gestación. Evite las ropas ajustadas. Descanse con las piernas elevadas. Es aconsejable utilizar medias elásticas hasta la cintura

1730. En el test de Silverman, qué valor se considera de mejor pronóstico:

a. 8   b. 5   c. 2   d. 0

1731. Sobre la lactancia materna en paritorio, es FALSO:

a. Favorecer desde el primer momento del nacimiento el contacto piel-piel entre madre y RN
b. No separar al RN de su madre para procedimientos innecesarios (peso, identificación…). El 90% de los RN hace la 1ª toma espontánea, permaneciendo al menos 70 minutos en estrecho contacto piel con piel
c. La valoración de una adecuada succión viene determinada por un buen enganche (posición) y una buena calidad de succión (buena succión en uno o ambos pechos)
d. Iniciar la lactancia tras los procedimientos como profilaxis ocular, peso, identificación

1732. Hormonas causantes de la hiperemesis gravídica:

a. Beta-HCG y Progesterona
b. Lactógeno placentario y estrógeno
c. Oxitocina y prolactina
d. Oxitocina y adrenalina

1733. Al dispensar anticoncepción de emergencia (1.500 mg de levonorgestrel) informaremos a la usuaria de que:

a. puede sufrir o no alteraciones en la menstruación y que debe acudir para descartar la gestación si no sangra después de 21 días desde la fecha de la toma
b. puede sufrir amenorrea
c. puede sufrir sangrado persistente
d. debe esperar sangrado tras 7 ó 10 días

1734. Es un dato cuantitativo continuo:

a. Número de hijos
b. Clase social
c. Estado civil
d. Peso

1735. Según la SEGO, cuáles son los objetivos de la ecografía del segundo trimestre:

a. El diagnóstico de anomalías estructurales y marcadores de cromosomopatías
b. El diagnóstico de anomalías en el volumen del líquido amniótico
c. Estimar el crecimiento fetal
d. Estudio del flujo feto-placentario con Doppler

1736. NO es factor de riesgo de Desprendimiento prematuro de placenta normoinserta (DPPNI):

a. Accidente de tráfico
b. Preeclampsia
c. Feto de sexo varón
d. Vasa previa

1737. En los casos en los que el feto nace muerto, la madre tendrá derecho al subsidio por maternidad:

a. Sólo cuando la gestación ha llegado a término
b. Sólo cuando ha superado los 180 días de gestación
c. Siempre
d. En ningún caso

1738. Según el RD 2210/1995, por el que se crea la Red Nacional de Vigilancia Epidemiológica, el plazo para comunicar los nuevos casos de aquellas enfermedades objeto de declaración obligatoria es de:

a. La semana
b. El mes
c. La quincena
d. Ninguno. La comunicación se debe realizar en el momento de su aparición

1739. Sobre la actividad de los estrógenos, es FALSO:

a. Son los responsables de la aparición y mantenimientos de los caracteres sexuales femeninos
b. Son los responsables de las transformaciones durante la fase folicular del ciclo
c. En el metabolismo del calcio, estimulan la reabsorción ósea
d. En el balance hidrosalino, retienen sodio y agua

1740. Niveles de acción en las maniobras de reanimación del RN:

a. Cuna calor, foco de luz, fuente de oxígeno, reloj
b. Equipo ventilación, equipo canalización umbilical, medicación
c. Estabilización, ventilación, masaje cardiaco, medicación, fluidos
d. Dependerá de las necesidades del recién nacido

1741. Tras un parto eutócico nace un recién nacido en apnea, hipotónico. La matrona corta el cordón umbilical y lo lleva a la cuna de reanimación. A los 45 segundos el RN necesita:

a. ventilación con presión positiva con oxígeno fluyente al 100% a una frecuencia de 20 ventilaciones por minuto
b. ventilación por presión positiva con aire ambiente a una frecuencia de 30=60 ventilaciones por minuto
c. intubación directa con oxígeno
d. seguir con la estimulación táctil y secado hasta valoración del test de Apgar al minuto

1742. Son contraindicaciones relativas para la realización de una versión cefálica externa a término:

a. Infecciones maternas activas por VIH, VHC, VHB
b. Tratamiento materno con heparina
c. Hiperextensión de la cabeza fetal
d. CIR II por causas fetales o placentarias

1743. Qué actividad está contraindicada para una gestante con placenta previa:

a. La toma de las constantes vitales
b. Hacerle un tacto vaginal
c. La canalización de una vía venosa
d. El control de la frecuencia cardíaca fetal y de la dinámica uterina

1744. Sobre las alteraciones de la placenta, es FALSO:

a. En la placenta extracorial, el tejido placentario no se halla totalmente recubierto por las membranas ovulares
b. Las calcificaciones son depósitos de sales de calcio que pueden observarse mediante ecografía
c. El corioangioma placentario es una tumoración maligna de predominio vascular
d. En la placenta acreta, las vellosidades contactan con el miometrio pero no lo invaden

1745. Según el Procedimiento Operativo para la selección de donantes de sangre de cordón umbilical del Centro de Transfusión de la Comunidad de Madrid de 2018 En qué caso se admitiría la donación:

a. Se detecta Estreptococo tipo B y se ha llegado a poner una dosis de antibiótico previa al parto
b. Rotura de membranas hace 26 horas
c. El peso de la madre es de 58 kg
d. Embarazo gemelar bicorial biamniótico adrid

1746. Circunstancias en las que un recién nacido sano NO debería requerir temporalmente un suplemento:

a. Retraso en la lactogénesis II con consumo inadecuado en el recién nacido
b. Dolor intolerable durante la succión no aliviable con ninguna intervención
c. Retención de restos placentarios por parte de la madre
d. Pérdida excesiva de peso de un 5%

1747. Una paciente a las 34 semanas de gestación, se presenta con prurito intenso y pruebas de funcionamiento hepático levemente elevadas:

a. Pancreatitis
b. Hipertiroidismo
c. Colestasis del embarazo
d. Alergia a la progesterona

1748. Beneficio del acompañamiento a la mujer durante el parto:

a. Duración del parto más corta
b. Mayor satisfacción en la vivencia del parto
c. Menor número de cesáreas y de partos instrumentales
d. Las tres son correctas

1749. Según su amplitud, las deceleraciones de la FCF pueden ser:

a. Leves, moderadas y profundas
b. Corta, moderada y larga
c. DIP I y DIP II
d. Ninguna de las tres

1750. Sobre los bancos de leche materna, es FALSO:

a. La leche almacenada en los bancos se dispensa según criterio médico a cualquier niño que lo precise
b. Los bancos se encuentran únicamente en las unidades neonatales
c. Allí la leche es pasteurizada generalmente mediante método Holder y luego congelada y almacenada hasta su distribución
d. Su función es el almacenamiento, recogida, procesamiento, y dispensación de leche materna con todas las garantías sanitarias a todos los recién nacidos e lactantes que lo precisen

1751. El útero bicorne es una malformación dependiente de:

a. Malformación dependiente de los conductos de Wolff
b. Anomalías del seno urogenital
c. Síndrome de Rokitansky
d. Malformaciones de los conductos de Müller

1752. Sobre el cordón umbilical, es FALSO:

a. Los vasos del cordón están recubiertos por una sustancia denominada Gelatina de Wharton
b. Está compuesto por dos arterias y una vena
c. Las arterias llevan sangre venosa
d. Existe una patología que es el desprendimiento prematuro del cordón normoinserto

1753. Alteración característica del desprendimiento prematuro de placenta normoinserta (DPPNI):

a. Alteraciones del registro cardiotocográfico fetal
b. Ausencia de dolor abdominal
c. Hipertonía uterina
d. Son correctas A y C

1754. Sobre las vacunas en el embarazo:

a. El tétano se pone a las 20 semanas de gestación y una dosis única
b. Se debe conocer el calendario vacunal para saber si ha padecido o no la rubéola y así poder vacunarla 3 meses antes del embarazo
c. No se puede vacunar a la embarazada
d. No se vacuna a la gestante del tétano a partir de la semana 28

1755. Niveles de acción en las maniobras de reanimación del RN:

a. Cuna de calor, foco de luz, fuente de oxígeno y reloj
b. Equipo de ventilación, equipo de canalización umbilical y medicación
c. Estabilización, ventilación, masaje cardiaco y medicación y fluidos
d. Dependerá de las necesidades del recién nacido

1756. El educador sexual debe:

a. Saber explicar los métodos anticonceptivos
b. Conocer diferentes técnicas de dinámica de grupos
c. Adoptar actitudes abiertas y comprensivas respecto a la sexualidad de sus educandos
d. No tener ningún trastorno relacionado con la sexualidad

1757. En materia de seguridad del paciente, es FALSO:

a. Los eventos adversos relacionados con la asistencia sanitaria son un problema de salud pública por su magnitud, trascendencia y posibilidad de prevención
b. Los sistemas de notificación permiten informar de los incidentes relacionados con la atención sanitaria facilitando oportunidades de aprendizaje para evitar su repetición
c. La principal limitación de los sistemas de notificación es la infranotificación
d. Las prácticas seguras son aquellas intervenciones orientadas a proteger al profesional sanitario en el cumplimiento de sus actos profesionales y de sus funciones

1758. En una gestante con amenaza de parto prematuro, entre qué semanas está indicado el tratamiento de maduración pulmonar fetal:

a. 16-23
b. 24-34
c. 35-57
d. 35-40

1759. Sobre el cáncer de mama:

a. Las mujeres de raza asiática tienen mayor predisposición
b. Por encima de los 75 años el riesgo disminuye
c. Alrededor del 50-60% de los cánceres de mama son hereditarios
d. Las mujeres con cáncer de mama no tienen más riesgo que las demás en padecerlo en la otra mama

1760. Para identificar los criterios de buen inicio de la lactancia materna, la Guía de práctica clínica sobre lactancia materna del SNS, nos indica que se debería realizar una valoración del patrón adecuado de excretas del recién nacido. Qué le haría pensar en una ingesta insuficiente y riesgo de deshidratación:

a. En el primer día de vida presenta una o más deposiciones meconiales
b. Al segundo día de vida presenta una o mas deposiciones meconiales o heces de transición de color marrón o verdoso
c. Al cuarto día de vida presenta micciones escasas o rojizas, o de color amarillo intenso
d. Al sexto día de vida presenta de cuatro a seis micciones de orina transparente y amarilla

1761. Son enfermedades de declaración obligatoria urgente:

a. Gripe, peste, sarampión y fiebre amarilla
b. Fiebre q, poliomielitis, rabia y triquinosis
c. Cólera, rubeola, sarampión y botulismo
d. Sífilis, lepra, poliomielitis y rubéola

1762. El riesgo de muerte fetal es 5 veces superior a la media si la gestante presenta:

a. Hipertensión crónica
b. LES (lupus eritematoso sistémico)
c. Edad materna ≥ de 40 años
d. Gestación múltiple

1763. Síntoma más frecuente de un carcinoma endometrial:

a. El marcador Ca 120 elevado
b. El dolor pélvico
c. La dispareunia
d. Sangrado o secreción vaginal anormal

1764. Paciente de 21 años, nulípara, que acude a la consulta por referir dolor intenso a nivel de la parte baja de abdomen, coincidente con el primer día de menstruación que se acompaña de náuseas, vómitos, mareos e irritabilidad y dolor tipo cólico que cede en 24-48 horas. Sospechará:

a. Dismenorrea primaria
b. Dismenorrea secundaria
c. Amenorrea
d. Metrorragia

1765. Según la OMS, sobre la sexualidad, es FALSO:

a. Es un aspecto central del ser humano presente a lo largo de su vida
b. Abarca al sexo, las identidades y roles de género pero excluye el erotismo, el placer y la orientación sexual
c. Está influida por la interacción de factores biológicos, psicológicos, sociales, económicos, políticos y culturales
d. Está influida por factores éticos, legales, históricos, religiosos y espirituales

1766. Actuaciones ante una gestante de 10 semanas que acude a su primera visita en el Centro de Salud para iniciar control de gestación:

a. Historia clínica, valoración riesgo obstétrico, solicitud de hemograma y bioquímica
b. Historia clínica, valoración riesgo obstétrico, analítica del primer trimestre donde incluiremos como norma un sedimento de orina
c. Historia clínica y valoración riesgo obstétrico
d. Historia clínica y citología

1767. NO se corresponde con una rotura uterina completa:

a. Alteraciones de la FCF
b. Hemorragia vaginal, trastornos hemodinámicas maternos y shock
c. Dolor abdominal
d. Intensa actividad uterina (contracciones que se suceden cada 1 o 2 minutos)

1768. Es un efecto adverso materno del Ritrodine:

a. Hiperglucemia
b. Bradicardia
c. Hiperpotasemia
d. Inhibición de la agregación plaquetaria

1769. Los tabiques deciduales aparecen durante qué mes:

a. 2º y 3º
b. 4º y 5º
c. 6º y 7º
d. 8º y 9º

1770. Sobre la bioética en Obstetricia y Ginecología, es FALSO:

a. Se prohíbe la clonación con seres humanos con fines reproductivos
b. La donación de gametos y preembriones es un contrato gratuito formal y confidencial concertado entre el donante y el centro autorizado
c. La clonación nunca tendrá carácter lucrativo o comercial
d. Toda mujer mayor de 16 años podrá ser receptora o usuaria de las técnicas de reproducción asistida

1771. 'Tasa de mortalidad infantil':

a. Número de muertes de menores de 6 meses dividido entre el número de nacidos vivos, multiplicado por 1.000
b. Número de muertes de menores de 1 año dividido entre el número de nacidos vivos, multiplicado por 1.000
c. Número de muertes de menores de 1 año dividido entre el numero de nacidos vivos, multiplicado por 100
d. Ninguna de las tres

1772. Objetivos de la matrona durante la educación maternal:

a. Promover el aprendizaje y fomentar la participación
b. Asistir al mayor número de mujeres posible
c. Adecuar los horarios para la asistencia del mayor número de mujeres y de sus parejas al mayor número de sesiones posible
d. Son correctas B y C

1773. Sobre los cambios uterinos durante la gestación, es FALSO:

a. La ectopia cervical es más evidente en multíparas que en nulíparas
b. La aparición del segmento uterino inferior es un fenómeno exclusivo del embarazo
c. El flujo sanguíneo uterino aumenta de 20 a 40 veces en la gestación
d. La pared uterina va adelgazándose progresivamente a lo largo de la gestación

1774. Un cribado de cromosomopatías realizado durante el segundo trimestre de embarazo recoge un nivel anormalmente elevado de Beta HCG y recomienda ampliar el estudio. Informa a la gestante y su pareja de que hay riesgo elevado de:

a. Trisomía 1 8
b. Trisomía 1 3
c. Monosomía 45 0X
d. Trisomía 21

1775. El modelo PRECEDE utilizado en educación para la salud analiza la conducta en relación a tres tipos de factores:

a. Predisponentes, Facilitadores y Reforzadores
b. Causales, Protectores y Reforzadores
c. Facilitadores, Personales y Comunitarios
d. Predisponentes, Protectores y Sociales

1776. Si los resultados de una evaluación revelasen un riesgo para la seguridad y la salud sobre el embarazo o la lactancia de las trabajadoras, el empresario podrá incluir entre las medidas necesarias para evitar la exposición a dicho riesgo:

a. La no realización de trabajo nocturno
b. La propuesta de concesión de una invalidez
c. La suspensión de empleo mientras dure el riesgo
d. La suspensión de empleo y sueldo mientras permanezca el riesgo

1777. Es FALSO que:

a. Tener duplicidad de cérvix (cérvix doble) se asocia también a lesiones semejantes en el cuerpo uterino y vagina
b. La cervicitis es una inflamación del cuello uterino secundaria a infecciones o traumas. Sin tratamiento pueden evolucionar a la metaplasia
c. Una citología con resultado de CIN I se considera como un estadio precanceroso
d. Es una medida preventiva contra el cáncer de cérvix vacunarse contra el VPH

1778. La monitorización continua es uno de los métodos de elección para el control del bienestar fetal durante el parto, en caso de observarse o presentarse:

a. Sangrado vaginal durante el trabajo de parto
b. Infección intrauterina o corioamnionitis diagnosticada
c. Hipertonía uterina
d. Todas son ciertas

1779. Siguiendo las recomendaciones de la OMS de 2018, ¿cuándo se encuentra en la fase activa del periodo expulsivo activo una mujer primípara a término sin factores de riesgo, con analgesia epidural instaurada?

a. Cuando alcanza 10 cm de dilatación y no siente necesidad de hacer pujos
b. Cuando la presentación fetal está en el I plano de Hodge
c. Cuando lleva una hora con 10 cm de dilatación
d. Cuando alcanza 10 cm de dilatación y siente la necesidad de hacer pujos

1780. Se realiza un estudio de investigación para determinar si se produce o NO metrorragia con un determinado tipo de tratamiento. Acorde a la pregunta que se plantea, la metrorragia debería ser una variable de tipo:

a. Cualitativa continua
b. Categórica ordinal
c. Categórica discreta
d. Cualitativa dicotómica

1781. Sobre los anticonceptivos hormonales combinados, es fALSO:

a. Disminuyen el riesgo de Enfermedad Inflamatoria Pélvica
b. Aumentan el riesgo de Embarazo Ectópico
c. Mejoran o eliminan la dismenorrea
d. Disminuyen el riesgo de cáncer de endometrio

1782. Cuantos centímetros debe medir, como mínimo, el diámetro interespinoso de una pelvis normal:

a. 5
b. 8
c. 10
d. 4

1783. Fórceps diseñado para facilitar la extracción de la cabeza fetal en el parto de nalgas:

a. Fórceps de Naegele
b. Fórceps de Simpson
c. Fórceps de Tarnier
d. Fórceps de Piper

1784. En una gestación gemelar Decimos 'monocigóticos' o 'univitelinos':

a. Cuando dos óvulos distintos son fecundados por dos espermatozoides distintos
b. Cuando un óvulo es fecundado por dos espermatozoides distintos
c. Cuando un óvulo es fecundado por un espermatozoide y posteriormente se divide en dos embriones idénticos
d. Ninguna de las tres

1785. Cuál de estas intervenciones tiene un 'grado de recomendación C' según el 'Proceso asistencial: Consulta preconcepcional e de atención ao embarazo do normal' de 2019:

a. Determinación del Coombs indirecto en el primer trimestre de embarazo
b. Determinación de Lúes en el primer trimestre de embarazo
c. Ecografía entre las semanas 1 9-21 de gestación
d. Vacunación antigripal durante la campaña

1786. En investigación:

a. La elaboración del marco teórico comprende tres etapas: plantear el problema de investigación, revisar la literatura correspondiente, adoptar una teoría o desarrollo de una perspectiva teórica
b. Según Dankhe (1986), divide los estudios de investigación dentro del comportamiento humano en tres grupos: exploratorios, descriptivos y explicativos
c. El primer requisito de un experimento puro es la ausencia de manipulación intencional de sus variables independientes
d. Ninguna de las tres

1787. Sobre los protocolos, guías de práctica clínica y vías clínicas:

a. Tienen el mismo ámbito de aplicación
b. Tienen como objetivo la estandarización de la práctica clínica
c. Comportan la obligatoriedad de cumplir sus recomendaciones
d. Ninguna de las tres

1788. Mujer de 38 años, obesa y portadora de un bypass gástrico que se encuentra embarazada de 8 semanas presenta en la analítica del primer trimestre una glucemia basal de 109 mg/dl:

a. Se considerará una diabetes mellitus y se derivará a la gestarte a la unidad de diabetes
b. El resultado es anómalo y requiere prueba de confirmación con sobrecarga oral de glucosa
c. El resultado se considera normal y se realizará la prueba de O´Sullivan en el segundo trimestre
d. Se recomendará realizar un perfil glucémico con monitorización seriada del nivel de glucosa en ayunas y 1 o 2 horas tras desayuno, comida y cena

1789. La vacuna contra el virus de la hepatitis B:

a. Está contraindicada durante el embarazo y la lactancia materna
b. No está contraindicada durante el embarazo y la lactancia materna
c. Está contraindicada durante el embarazo, pero no durante la lactancia materna
d. No está contraindicada durante el embarazo, pero sí durante la lactancia materna

1790. NO es un modo de presentación de las enfermedades transmisibles:

a. Esporádica
b. Endémica
c. Mesoendemia
d. Pandemia

1791. Ana le pregunta sobre la ecografía que acabamos de pedir. Sobre las ecografías que se realizan durante la gestación, es FALSO:

a. La ecografía del primer trimestre, también llamada morfológica, nos permite la medición de la translucencia nucal (TN), que es uno de los parámetros a tener en cuenta en el cribado de anomalías cromosómicas
b. La ecografía del primer trimestre se realiza, idealmente, entre las 11 y las 13 + 6 semanas de gestación
c. La ecografía del segundo trimestre debe realizarse entre las 19 y las 21 semanas; y en mujeres obesas, mejor cuanto más avanzada la gestación
d. En la ecografía del tercer trimestre valoraremos la posición y situación fetal y la cantidad de líquido amniótico

1792. Está usted elaborando un protocolo de cuidados al recién nacido sano. En el apartado de 'Objetivos específicos' sería válido:

a. Aumentar el número de recién nacidos colocados en contacto precoz piel con piel
b. Excluir a los recién nacidos que necesiten ingreso en unidades neonatales
c. Conseguir que por lo menos un 90% de los recién nacidos sanos en partos eutócicos se beneficien de un pinzamiento tardío del cordón umbilical en el primer semestre de 2020
d. Los tres son objetivos válidos

1793. Sobre la Fibrosis Quística (FQ) (señale la FALSA):

a. Se caracteriza por anormalidades electrolíticas y secreción aumentada en las glándulas exocrinas
b. El diagnóstico precoz disminuye la morbilidad y aumenta la esperanza de vida
c. El Cribado Neonatal debe realizarse antes de los 6 meses de vida del recién nacido
d. Todo cribado positivo para FQ requiere pruebas de confirmación diagnóstica con test de sudor y estudio genético

1794. Principal problema en la rotura de membranas en una gestante con polihidramnios:

a. Prolapso de cordón
b. Infección neonatal
c. Sangrado abundante
d. Parto prolongado

1795. Sobre la actividad contráctil:

a. En condiciones normales, la contracción uterina normal sigue el triple gradiente ascendente
b. El origen de la contracción uterina tiene dominancia fúndica
c. La intensidad de la contracción es mayor en el segmento uterino inferior
d. La contracción es el objeto del parto

1796. Si ambos progenitores son portadores de un trastorno autosómico recesivo, probabilidad de hijo afecto:

a. 0%
b. 100%
c. 50%
d. 25%

1797. Tras test de O'Sullivan de 123 mg/dL en semana 27 una gestante aparece con el diagnóstico ecográfico de macrosomía fetal (biometría en percentil 97) e hidramnios leve en la semana 34:

a. Sugerir una dieta hipocalórica
b. Realizar nuevo test de O´Sullivan
c. Realizar Sobrecarga Oral de Glucosa
d. Remitir a Endocrinología

1798. Paciente de 53 años, menopáusica, que toma diferentes tipos de medicamentos para sus patologías y que acude a nuestra consulta para pedir información sobre si alguno de esos fármacos pudiera afectarle en sus relaciones sexuales. Según la Asociación española para el estudio de la menopausia (AEEM), los fármacos utilizados en mayores de 50 años que más afectan a la sexualidad son:

a. Paroxetina, Fluoxetina
b. Propranolol, Labetalol, Carvedilol
c. Sildenafil, Tadalafilo, Vardenafil y Avanafil
d. Son correctas A y B

1799. La tricomoniasis está producida por:

a. Protozoos
b. Virus
c. Bacterias
d. Hongos

1800. Sobre el cribado neonatal del Hipotiroidismo Congénito Primario, es FALSO:

a. El Hipotiroidismo Congénito Primario afecta a 1 de cada 3.500 recién nacidos
b. Esta enfermedad se manifiesta por una hiperactividad de la glándula tiroides
c. El Hipotiroidismo Congénito Primario puede causar retraso mental
d. El método de detección es la determinación de TSH como prueba primaria y de T-4 como complementaria

1801. Entre las complicaciones más frecuentes de la eclampsia, NO está:

a. Atonía uterina
b. Edema pulmonar e insuficiencia cardíaca
c. Desprendimiento prematuro de placenta normo inserta (DPPNI)
d. Muerte fetal y muerte materna

1802. Punto guía en la presentación de cara:

a. La nariz
b. El bregma
c. Los ojos
d. El mentón

1803. El test basal…

a. Es un método de evaluación del estado de salud fetal basado en el estudio de las características de la FCF en condiciones basales
b. Se realiza sólo en algunas mujeres con factores de riesgo
c. Se realiza para detectar las hormonas que segrega la placenta en situación basal materna
d. Ninguna de las tres

1804. Marco territorial de la atención primaria de salud y demarcación poblacional y geográfica fundamental:

a. El área de salud
b. La zona de salud
c. El centro de salud
d. El hospital

1805. Síntoma fundamental en el carcinoma de endometrio:

a. El flujo
b. El dolor
c. La hemorragia
d. La fiebre

1806. En metodología de investigación, los tesauros son:

a. instrumentos de control de la terminología más elaborados en un estudio de investigación, su estructura puede ser jerárquica o asociativa. Permiten dentro del estudio, establecer relaciones entre los términos de tipo genérico, semántico y/o sintáctico
b. instrumentos, estructuras, análisis y objetivos que encontramos en el proceso de investigación nos sirven para relacionar variables entre sí dentro del proyecto de investigación
c. métodos de investigación y guardan estructuras asociativas de pertenencia entre ellos
d. instrumentos del proceso que controlan la realidad dinámica y su estructura es piramidal, permiten establecer relaciones de tipo semántico y/o sintáctico con otros proyectos de investigación

1807. El foramen oval se cierra funcionalmente debido al:

a. Aumento de la presión vascular pulmonar
b. Aumento de la presión en la aurícula izquierda y disminución de la presión en la aurícula derecha
c. Aumento del flujo en la cava superior
d. Disminución de la presión en la aurícula izquierda y aumento de la presión en la aurícula derecha

1808. De cuál de estas entidades durante el embarazo la evidencia NO apoya el cribado universal:

a. Toxoplasmosis
b. Infección por HIV
c. Hepatitis B
d. Sífilis

1809. Puede considerarse el más fiable signo de 'bienestar' fetal:

a. Ascensos periódicos de la FCF
b. Variabilidad normal a largo plazo
c. Variabilidad normal a corto plazo o latido a latido
d. Desaceleraciones variables típicas leves

1810. El formato PICO es un método para formular preguntas clínicas estructuradas a partir de cuatro componentes. Cuál NO:

a. Paciente
b. Intervención
c. Coste
d. Resultados

1811. Según la evidencia, qué acción debe ser promovida de manera rutinaria en el parto normal:

a. Episiotomía
b. Maniobra de Kristeller
c. Manejo activo del alumbramiento
d. No hay evidencia que avale ninguna de las anteriores

1812. Localización más frecuente del embarazo ectópico:

a. Ampular
b. Ístmico
c. Ovárico
d. Intersticial

1813. Entre la cartera de servicios de una Unidad obstetricia/ginecología hospitalaria, NO está:

a. Lactancia precoz
b. Diabetes
c. Despistajes de cromosomopatías
d. Bloqueo nervioso de plexus

1814. En una adolescente con ciclos regulares, causa más frecuente de sangrados excesivos:

a. Enfermedad de Von Willebrand
b. Pólipos endometriales o cervicales
c. Miomas
d. Ser portadora del factor V Leiden

1815. La formación especializada en ciencias de la salud es:

a. No reglada y de carácter oficial
b. No reglada y de carácter no oficial
c. Reglada y de carácter oficial
d. Reglada y de carácter no oficial

1816. En el cribado de la sífilis prenatal se emplean pruebas reagínicas, como:

a. RPR   b. FTA-Abs
c. TPI   d. TPHA

1817. Visita puerperal a una mujer. 4º día postparto y lactancia materna, verificamos que no está inmunizada frente a la rubeola y comprobamos que no ha recibido la vacuna durante el ingreso hospitalario:

a. Habría que esperar para la vacunación a que finalizase el periodo de lactancia materna
b. Estaría indicada la vacuna triple vírica, pero se debería esperar a la cuarentena para su administración
c. Estaría indicada la vacuna triple vírica cuanto antes, y se aconseja evitar embarazo durante las 4 semanas siguientes a la vacunación
d. Estaría indicada la vacuna triple vírica cuanto antes, y se aconseja evitar el embarazo durante, al menos, los 3 meses siguientes a la vacunación

1818. Principales objetivos ante un diseño de un programa de Educación para la Salud:

a. Incrementar, mediante la investigación y la evaluación, los conocimientos acerca de la manera más efectiva de alcanzar los objetivos propuestos
b. Establecer una serie de consejos prácticos para resolver los problemas más comunes de salud
c. Ayudar a la población a adquirir los conocimientos, actitudes y habilidades necesarias para mantener un estilo de vida saludable
d. Son correctas A y C

1819. Sobre los trastornos menstruales, es FALSO:

a. Se define la amenorrea secundaria como la ausencia de la menstruación al menos tres ciclos consecutivos, o por un período de 6 meses
b. Las anomalías genéticas son la primera causa de las amenorreas primarias
c. La imperforación del himen es una falsa amenorrea secundaria
d. En el síndrome de Cushing puede aparecer amenorrea

1820. El modelo de cuidados de Virginia Henderson:

a. Se basa en el autocuidado como acción deliberada y necesidad humana, que se emprende para mantener su vida, salud y bienestar
b. Se basa en la Teoría de las Necesidades Humanas, entendiendo la necesidad como una alteración o carencia. que desencadena un desequilibrio del hombre a nivel interno y externo
c. Es de tendencia naturalista, valora al ser humano bajo la intervención de una enfermedad y/o afectado por el entorno
d. Se basa en la Teoría General de Sistemas y en la Teoría Evolucionista, siendo la unidad fundamental el campo energético en los seres vivos y en la materia inerte

1821. Según la SEGO, en la inducción del parto con dispositivo intravaginal de dinoprostona 10 mg:

a. Se debe esperar 30 minutos desde su retirada a la administración de oxitocina
b. Se debe esperar 1 hora desde su retirada a la administración de oxitocina
c. Se debe esperar 2 horas desde su retirada a la administración de oxitocina
d. No es necesario esperar desde su retirada a la administración de oxitocina

1822. En un registro cardiotocográfico de descensos intermitentes, con configuración diferente en cada uno de ellos, que no presentan ascenso primario y sí pérdida de variabilidad, con un retorno a la línea de base prolongado:

a. Deceleración precoz
b. Deceleración variable típica
c. Deceleración variable atípica
d. Deceleración tipo 'calderón'

1823. Respecto al Plan de Parto y Nacimiento, es FALSO:

a. Un Plan de Parto tiene como objetivo planificar el desarrollo del parto y nacimiento
b. El Plan de Parto se puede elaborar en cualquier momento de la gestación
c. Existe el derecho de modificar el Plan de Parto antes del parto o revocarlo durante el parto y la estancia en el hospital
d. La matrona ofrecerá información en la consulta prenatal sobre los conceptos que recoge el Plan de Parto

1824. En la sífilis, es FALSO:

a. En la neurosífilis es conveniente hacer un estudio del líquido cefalorraquídeo (LCR) cada 3-6 meses durante tres años después del tratamiento, a menos que los parámetros se normalicen
b. La elección del tratamiento es la Penicilina
c. El paciente es menos infeccioso al principio de la enfermedad y gradualmente va aumentando la infecciosidad
d. La origina Treponema Pallidum

1825. La entrevista clínica realizada por la matrona a la paciente/usuaria es importante porque:

a. Es una herramienta diagnóstica
b. Es una herramienta terapéutica
c. Influye en la adherencia al tratamiento
d. Todo lo anterior

1826. Mantenimiento de la secreción láctea una vez que se ha establecido:

a. Lactogénesis
b. Mamogénesis
c. Galactopoyesis
d. Eyección láctea

1827. Entre los factores que retrasan la involución uterina en el puerperio NO está:

a. Anestesia
b. Primiparidad
c. Trabajo de parto prolongado
d. Infección

1828. Sobre los estándares y recomendaciones del plan de calidad del SNS, es FALSO que:

a. La 'Estrategia de atención al parto normal en el Sistema Nacional de Salud' es una guía que sin carácter normativo persigue le elaboración de estándares y recomendaciones
b. El titular del derecho a la información es la usuaria, si bien la familia será informada en tanto ella lo consienta o solicite
c. El parto tiene una dimensión familiar que es necesario incorporar a la atención. La participación de la familia en todo el proceso implica ofrecer a todas las mujeres la presencia sin restricciones de todas las personas acompañantes que ella elija durante el trabajo de parto y parto
d. La información facilitada debe incluir todos los aspectos que faciliten la participación activa de las mujeres y sus acompañantes en la atención del proceso del parto

1829. Respecto al método de recogida de muestras de citología cervical, qué ventajas aporta la citología en medio líquido frente a la convencional:

a. Agrupa las células por capas para facilitar su lectura
b. Garantiza la toma de células de la zona de transformación
c. Disminuye el tiempo de estudio microscópico
d. Aumento significativo de la sensibilidad en la detección de lesiones del alto grado

1830. El dolor en el parto es debido a:

a. Las contracciones uterinas
b. Es de origen multifactorial
c. La distensión del cuello
d. Factores psicológicos

1831. Sobre la perimenopausia, es FALSO:

a. Aumenta la FSH y se poduce un acortamiento de la fase folicular
b. Hay una disminución de los estrógenos
c. El cociente LH/FSH se invierte y es mayor a 1
d. Puede aparecer oligomenorrea y/o polimenorrea

1832. Qué alteración del líquido amniótico puede encontrarse con mayor probabilidad en el caso de una obstrucción esofágica fetal:

a. Oligoamnios
b. No hay relación entre las enfermedades fetales y el líquido amniótico
c. Polihidramnios
d. Líquido meconial

1833. Entre los beneficios de los ejercicios gimnásticos que se realizan en las clases de educación maternal NO está:

a. Reconocer la interrelación de la cintura pelviana y escapular

b. Reconocer las posturas que realizamos durante las actividades cotidianas y como afectan a nuestro organismo

c. Lograr el equilibrio mental y el autodominio de la mujer ante una situación estresante como es el parto

d. Reconocimiento del eje vertical (cabeza y columna vertebral) como generador de cualquier movimiento consciente o inconsciente

1834. Entendemos por Epulis:

a. Lesión cutánea que acompaña a la colestasis intrahepática del embarazo

b. Petequias originadas por los cambios hormonales inherentes a la gestación

c. Gingivitis hiperplásica

d. Pequeños fibromas cutáneos

1835. Cómo debe emplearse la monitorización electrónica fetal en partos de bajo riesgo:

a. Se puede utilizar la monitorización fetal intermitente a intervalos regulares, con auscultación intermitente entre los intervalos

b. En el parto la monitorización es necesaria

c. La monitorización fetal continua es recomendable para el control del bienestar fetal durante el parto

d. Son correctas A y C

1836. Pacientes con Índice de Masa Corporal preconcepcional > 30, tienen riesgo incrementado de cuál de las siguientes complicaciones en el embarazo:

a. Mortalidad Neonatal

b. Distocia de hombros

c. Malformaciones congénitas

d. Las tres están aumentadas en la mujer obesa

1837. Sobre el aborto, es FALSO:

a. Ante la sospecha ecográfica de aborto diferido es indispensable actuar con rapidez por la alta incidencia de infección

b. Ante la sospecha clínica debe realizarse una ecografía

c. La presencia de latido cardiaco es la prueba definitiva más precoz de que la gestación es viable

d. Pacientes con amenaza de aborto en el primer trimestre tienen un riesgo incrementado de complicaciones obstétricas a lo largo de la gestación

1838. Edad mínima legal para mantener relaciones sexuales consentidas según el Código Penal (2015):

a. 13

b. 14

c. 15

d. 16

1839. En el método canguro:

a. El recién nacido estará en decúbito supino (DS) y piernas extendidas

b. Fomenta la salud y el bienestar de los recién nacidos de forma prematura

c. Debe iniciarse a las 24 horas del nacimiento

d. Sólo se aplicará en recién nacidos pretérmino

1840. Sobre la perspectiva de género y la pobreza, es FALSO:

a. Las mujeres en general y algunos grupos de ellas en particular (inmigrantes, ancianas, niñas, pertenecientes a determinadas etnias) son especialmente vulnerables a la pobreza

b. Los riesgos para la salud derivados de la pobreza son iguales para las mujeres que para los hombres y no se deben a sus diferencias biológicas

c. Entre las causas de la pobreza de las mujeres se encuentra la falta de equidad en el reparto de recursos y de acceso a los servicios públicos

d. La desigual distribución de recursos que se detecta a nivel social se reproduce también en el seno de las familias

1841. Ante un Crecimiento Intrauterino Restringido (CIR) severo con menos de 34 semanas se recomienda:

a. Despistaje de preeclampsia: control TA ambulatorio diario y proteinuria de 24 horas semanal

b. Estudio de Toxoplasma, Lúes y CMV

c. Control de TA 2-3 veces por semana, proteinuria de 24 horas en el momento de diagnóstico

d. Son correctas B y C

1842. Con respecto al mosaicismo, es FALSO:

a. Puede deberse a factores de mutación en el ADN, factores epigenéticos o anormalidades cromosómicas

b. Sólo aparece en la línea somática

c. Es un evento postcigótico

d. Existen dos o más líneas celulares genéticamente diferentes en un mismo individuo

1843. Sobre el screening de Diabetes gestacional en el embarazo:

a. Si al realizar el Test de Tolerancia Oral Glucosa, tras O´Sullivan positivo, sale sólo 1 valor alterado, se repetirá de nuevo a las 4 semanas

b. Se realiza a toda embarazada según PIAM entre las semanas 28-30 de embarazo

c. El test de O´Sullivan se considera positivo cuando 3 de sus valores superan los 140 mgr/dl

d. Se realiza a toda embarazada con IMC<30 e Historia familiar de Diabetes Tipo 1

1844. Una amenorrea secundaria en una adolescente nos hará sospechar lo siguiente, EXCEPTO:

a. Síndrome de ovario poliquístico (SOP)

b. Pérdida de peso por debajo de un 10-15% de su peso ideal

c. Fallo ovárico precoz

d. Himen imperforado

1845. La malformación más frecuente de las anomalías vasculares es el síndrome de...

a. la arteria umbilical única

b. las dos venas umbilicales únicas

c. las dos venas y la arteria umbilical únicas

d. las dos arterias umbilicales únicas

1846. Sobre la Taxonomía II de NANDA 1, es FALSO:

a. Se desarrolló sobre la base de trabajo de Gordon

b. Su propósito es clasificar o categorizar los diagnósticos enfermeros

c. Cada dominio y clase están definidos de manera que el marco ayude a la enfermera a localizar un diagnóstico enfermero en la taxonomía

d. Está pensada para ser usada como marco de valoración

1847. En qué etapa de la gestación se produce el periodo organogenético:

a. Cuando el feto es orgánicamente maduro

b. En la etapa preembrionaria

c. En la etapa fetal

d. En la etapa embrionaria

1848. La deshidratación hipernatrémica del neonato/a asociada a lactancia materna inadecuada es la complicación más frecuente y se presenta en niños/as de edad superior a 5 días e inferior a 6 semanas, con una pérdida de peso mayor o igual al 10% del peso al nacimiento. De estos signos clínicos iniciales, cuál es el FALSO:

a. Letargia

b. Ictericia

c. Irritabilidad y llanto

d. Heces liquidas y escasa micción

1849. Según la SEGO son objetivos de la ecografía que se realiza entre la semana 11 a 13+6 los siguientes, EXCEPTO:

a. Estimación de la edad gestacional

b. Identificación del latido cardiaco

c. Identificar la existencia de patología uterina y de los anejos

d. Diagnosticar anomalías de la inserción placentaria

1850. Entre los factores que retrasan la involución uterina, NO está:

a. Trabajo de parto prolongado

b. Infección uterina

c. Anestesia

d. Deambulación temprana

1851. Qué se debe revisar en el proceso de cicatrizacion de la episiotomia:

a. No es necesaria ninguna actuación, cicatriza sin problemas

b. La presencia de dehiscencias, hematomas y signos de infección

c. Únicamente debe tenerse en cuenta la presencia de inflamación de la zona

d. Si ha desaparecido la sutura en 10 días

1852. Qué efectos secundarios produce la Ropivacaina cuando es utilizada como analgesia epidural en el proceso de parto:

a. Consigue un menor bloqueo motor, una segunda etapa del parto mas larga y una mayor incidencia de vómitos cuando se compara con la bupivacaína y con levobupivacaína

b. Consigue un mayor bloqueo motor, una segunda etapa del parto mas larga y una menor incidencia de vómitos cuando se compara con la bupivacaína y con levobupivacaína

c. Consigue un menor bloqueo motor, una segunda etapa del parto mas corta y una mayor incidencia de vómitos cuando se compara con la bupivacaína y con levobupivacaína

d. Ninguno de los tres

1853. Algunas de las creencias sobre las que se sustenta la práctica de la Mutilación genital femenina incluye las siguientes, EXCEPTO:

a. Por estética, los genitales femeninos se consideran excesivamente voluminosos y carentes de belleza

b. Por higiene porque consideran sucia a la mujer no mutilada que no puede manipular alimentos por esta razón

c. Porque el Corán lo exige como prueba de fe y de buena musulmana

d. Por salud reproductiva ya que se considera que estas mujeres conciben y paren mejor que las no mutiladas

1854. Según la Vía clínica de atención al parto normal del SMS, para administrar analgesia epidural, NO se justifica realizar pruebas de coagulación sistemáticas, en qué caso:

a. Embarazo con gestación normal

b. Preeclampsia

c. Procesos relacionados con coagulopatías

d. Hay que solicitarlas en todos los casos

1855. En los grupos de educación maternal intentaremos evitar:

a. Las clases magistrales

b. Los trabajos en grupo

c. La lluvia de ideas

d. Las discusiones dirigidas

1856. Los loquios alba entre sus componentes, tienen:

a. Hematíes, tejido necrótico, leucocitos y bacterias

b. Suero, leucocitos, moco y bacterias

c. Sangre y desecho decidual

d. Suero, leucocitos, moco y tejido necrótico

1857. Las partes proximales de las arterias umbilicales se transforman: entre sí y se fusionan para formar un sólo tubo cardiaco endotelial:

a. Se obliteran después del nacimiento y constituyen los ligamentos umbilicales mediales

b. Arterias ilíacas y arterias vesicales superiores

c. Artería mesentérica inferior que va al intestino posterior

d. A medida que ocurre el plegamiento embrionario lateral, las arterias se aproximan

1858. En un estudio de casos y controles el tamaño de la muestra NO depende de:

a. Prevalencia de exposición en el grupo de cohortes

b. Riesgo Relativo

c. Error tipo I o alfa

d. Error tipo II o beta

1859. Cuáles son las fases para la mejora continua de la calidad:

a. Planificar, analizar, implantar y reevaluar

b. Planificar los recursos materiales y los recursos humanos

c. Verificar el cumplimiento correcto del plan diseñado

d. Las tres son correctas

1860. Los aparatos urinario y genital se forman a partir de:

a. Ectodermo

b. Endodermo

c. Mesodermo

d. Ectodermo urinario y endodermo genital

1861. Qué cantidad de calcio diario hay que recomendar a una mujer posmenopáusica con osteoporosis:

a. 800-1.000 mg/día

b. 1.000-1.200 mg/día

c. 1.200-1.500 mg/día

d. 1.500-2.000 mg/día

1862. Cardiopatía asociada con altos índices de mortalidad materna y que desaconseja por tanto el embarazo:

a. Cardiopatía congénita corregida

b. Válvula aórtica bicúspide

c. Hipertensión pulmonar primaria y secundaria

d. Insuficiencia mitral o aórtica moderada asintomática y sin disfunción ventricular izquierda

1863. Principio propuesto por la OMS para evaluar las intervenciones de promoción de la salud:

a. El carácter holístico

b. El carácter sectorial

c. La inequidad

d. La captación

1864. El cierre funcional del conducto adenoso se suele completar:

a. Tras el clampaje del cordón umbilical

b. A las 2-3 semanas de vida

c. Hacia las 10-15 horas de vida

d. Hacia el tercer mes de vida

1865. Según la SEGO, la amniocentesis:

a. Debe realizarse a partir de la semana de gestación 16, no antes de la 15

b. La precisión diagnóstica está por encima del 95%

c. No es útil para el diagnóstico de un espectro amplio de enfermedades fetales, como los estudios bioquímicos de la enfermedades metabólicas

d. Se trata de una Reacción en Cadena de Polimerasa cualitativa fluorescente que permite detectar las anomalías cromosómicas numéricas más frecuentes mediante análisis de marcadores polimórficos de los cromosomas 21, 18, 13, X e Y

1866. Sobre la infección por herpes genital en la embarazada:

a. Todo episodio de infección primaria durante la gestación es indicación de cesárea

b. El riesgo de infección neonatal es bajo (1-3%) en casos de lesiones recurrentes en el momento del parto

c. Se contraindica cualquier tipo de antirretroviral en la gestación

d. La vía del parto en cualquier caso es la vaginal

1867. Ante una citología anormal durante el embarazo, están indicadas las siguientes actuaciones EXCEPTO:

a. Si ASC-US, en mujeres mayores de 25 años se debe determinar el ADN-VPH, si es negativo o positivo de bajo riesgo se optaría por control citológico postparto

b. Si LSIL, se realizaría colposcopia

c. Si ASC-US en mujeres menores de 25 años se realizaría control citológico posparto

d. Si ASC-H se realizaría colposcopia

1868. Según el 'Proyecto multicéntrico de adecuación de estándares clínicos de las cesáreas urgentes y programadas en el Sistema Nacional de Salud', son indicaciónes válidas de cesárea urgente todas las agrupadas en los siguientes grupos, EXCEPTO:

a. RPBF (riesgo de pérdida de bienestar fetal). El patrón de oro para diagnosticar un RPBF es el pH de calota fetal

b. Bradicardia mantenida de 5 a 7 minutos no debida a hipertonía o taquisistolia

c. Fracaso de inducción: tras 1 2 horas de dinámica uterina activa (2-3 contracciones de más de 40 mmHg en 10 min) no se inicia el parto. Este tiempo se reduce en tres horas en caso de cesárea anterior

d. Miscelánea: constituye un grupo de indicaciones de cesárea urgente que se presentan raramente

1869. 'Térmico neutro' es:

a. aquel que permite al recién nacido mantener su temperatura corporal con el mínimo consumo de oxígeno

b. aquel que necesita tener la incubadora para que el recién nacido pueda mantener una temperatura corporal adecuada

c. la temperatura con la que el bebé pierde más calor mediante el mecanismo físico de convección

d. la temperatura con la que el bebé pierde más calor mediante el mecanismo físico de conducción

1870. Qué tipo de pelvis es la más favorable para el parto vía vaginal:

a. Platipeloide   b. Antropoide

c. Ginecoide   d. Androide

1871. Mujer diagnosticada de embarazo ectópico. Inicia tratamiento con metrotexate. NO recomendaremos:

a. Evitar el consumo de alcohol hasta transcurridos al menos 7 días desde la administración del tratamiento

b. Se procederá a la administración de la inmunoglobulina anti-D si es Rh -

c. Informar de la escasa importancia que tiene la abstinencia de relaciones sexuales coitales durante el tratamiento

d. Ser vehemente en la contraindicación de un nuevo embarazo hasta 4 meses después del tratamiento por los efectos teratógenos del fármaco

1872. Efecto de la gammaglobulina anti-D que se administra a las mujeres Rh negativo que han gestado un feto Rh positivo:

a. Eliminar los hematíes fetales de la sangre materna

b. Destruir los antígenos formados por el sistema inmune de la madre

c. Evitar la formación de anticuerpos anti Rh negativo

d. Inducir la formación de anticuerpos maternos frente al antígeno fetal

1873. Cuál de estas clasificaciones internacionales recoge además de los problemas de salud, los motivos de consulta y los aspectos relacionados con el proceso de atención:

a. CIE-10

b. CIF

c. CIAP-2

d. CIE-9-MC

1874. Qué factores se tendrán en cuenta para detectar el riesgo durante el embarazo:

a. Factores sociales, familiares, analíticos y alimenticios

b. Nº de gestaciones, nº de hijos vivos y situación laboral

c. Factores sociodemográficos, antecedentes reproductivos, antecedentes médicos y embarazo actual

d. Factores únicamente relacionados con la gestación actual

1875. Último movimiento de la cabeza en el parto de presentación de vértice:

a. Flexión

b. Rotación

c. Inclinación lateral

d. Extensión

1876. En la infección de una embarazada por VHS-2 (herpes genital) se dan los siguientes signos y síntomas, EXCEPTO:

a. Aumento de la secreción vaginal

b. Ausencia de descamación viral

c. Erosiones cervicales

d. Malestar general y mialgias

1877. Gestante de 34 semanas que acude para recibir una dosis de vacuna antigripal (acaba de comenzar la campaña de vacunación). Hace 2 días que recibió una dosis de la vacuna frente a la tosferina:

a. La cita dentro de 12 días, guardando un período de seguridad de 2 semanas entre las dos, para evitar reacciones adversas

b. Le administra la vacuna

c. En el último trimestre en el que se encuentra no está aconsejada la vacuna antigripal

d. Valorando riesgo-beneficio y teniendo en cuenta la cercanía al parto, decide que lo más seguro es administrar la vacuna tras el nacimiento del bebé

1878. Las actividades propias de la vigilancia epidemiológica son:

a. La notificación obligatoria de enfermedades y notificación de situaciones epidémicas y brotes

b. La recogida sistemática de la información epidemiológica, su análisis e interpretación y la difusión de sus resultados y recomendaciones

c. La vigilancia epidemiológica del SIDA, de la infección por VIH y de las enfermedades inmunoprevenibles

d. El cumplimiento de las obligaciones sanitarias internacionales

1879. Tras la evacuación de la mola:

a. Medir B-hcg hasta su completa remisión

b. Radiografía de tórax

c. Control clínico de la involución uterina

d. Las tres cosas

1880. La Guía de Práctica Clínica de Atención al parto Normal del Ministerio de Sanidad 2010 afirma respecto al análisis del segmento ST del ECG fetal (STAN):

a. Que en las maternidades donde esté disponible el STAN se use en todos los partos

b. Que se emplee sólo en mujeres con registros cardiotocográficos (CTG) anormales

c. Este procedimiento proporciona información sobre la capacidad del miocardio fetal para responder a la hipoxia durante el trabajo de parto como medida indirecta de la oxigenación del cerebro fetal

d. Son correctas B y C

1881. Se considera factor de riesgo de presentarse un prolapso de cordón:

a. Primiparidad

b. Presentaciones encajadas

c. Amniorrexis artificial

d. Gestación cronológicamente prolongada

1882. Sobre la hemorragia del posparto inmediato:

a. En las gestantes de riesgo bajo no aparece la hipotonía posparto

b. El manejo activo de la tercera fase del parto en las gestantes con factores de riesgo garantiza la ausencia de hemorragia posparto

c. La atonía uterina puede aparecer, en la mayoría de los casos, en mujeres sin factores de riesgo

d. El manejo activo de la tercera fase del parto es innecesario en las mujeres de riesgo bajo

1883. En el desarrollo del embrión, qué órgano se deriva del endodermo:

a. Ovario   b. Piel

c. Hígado   d. Riñón

1884. Sobre el consumo de cocaína durante el embarazo, es FALSO:

a. Existen modificaciones propias del embarazo que incrementan el riesgo de toxicidad por cocaína

b. La cocaína produce sobre el binomio materno-fetal la vasodilatación de vasos uterinos y fetales

c. La cocaína y sus metabolitos atraviesan la barrera placentaria y se excretan a través de la leche materna

d. La placenta retiene grandes cantidades de cocaína, lo cual beneficiaría al feto evitando su exposición a altas dosis

1885. Enfermedad con patrón hereditario ligado al cromosoma X:

a. Enfermedad de Huntington

b. Hemofilia A

c. Fibrosis quística

d. Anemia drepanocítica

1886. Sobre la hemorragia uterina disfuncional (HDU), es FALSO:

a. Es la hemorragia uterina anormal no asociada a causa orgánica o sistémica o embarazo
b. Alrededor del 90% de los casos son de origen ovulatorio y el 10% de los casos son de origen anovulatorio
c. La hemorragia disfuncional de origen anovulatorio es más frecuente en la perimenopausia y en la pubertad
d. La clasificación PALM-COEIN facilita la investigación epidemiológica, etiológica y el tratamiento de las pacientes con sangrado uterino anormal

1887. El acrónimo TORCH significa:

a. Toxoplasmosis, Otitis, Rubeola, Citomegalovirus, Herpes
b. Toxoplasmosis, Otras, Rubeola, Citomegalovirus, Herpes
c. Taquicardias, Otras, Rubeola, Citomegalovirus, Herpes
d. Taquicardias, Otitis, Rubeola, Citomegalovirus, Herpes

1888. Según la Guía de asistencia al parto en casa publicada en 2018 con el apoyo de la Federación de Asociaciones de Matronas de España:

a. Hay estudios que concluyen que el riesgo de resultados perinatales adversos en nulíparas sanas es más elevado en los partos domiciliarios comparado con los resultados hospitalarios
b. Según esta guía no es necesario realizar una determinación de proteínas y glucosa en orina en todas las visitas domiciliarias programadas previas al parto
c. Ante una actitud expectante, más allá de las primeras 24 horas de ruptura espontánea de membranas, se recomienda la toma de temperatura materna cada 8 horas mientras esté despierta y comunicar cualquier cambio en el olor, color y/o textura del líquido amniótico
d. Se recomienda realizar un exudado vaginal y medir la proteína C-reactiva (PCR) si se opta por una actitud expectante más allá de las 24 horas de bolsa rota

1889. Al hacer una citología o un test de Papanicolau, qué hay que tener en cuenta lo siguiente, EXCEPTO:

a. Esperar al menos cuatro días después del sangrado por menstruación o spotting
b. Hacerla tres meses después de las manipulaciones del cérvix (legrado, histeroscopia...) o después de una citología previa
c. Desechar una primera muestra recogida, para repetirla mejor, en caso de flujo excesivo
d. No utilizar ningún tipo de lubricante o suero para introducir el espéculo

1890. Una mujer con formula obstétrica G4 P2 A1 V2:

a. Ha parido 4 veces fetos maduros de peso superior a 2.500 grs
b. Ha estado embarazada 4 veces, dos de ellas fueron partos, otra sufrió un aborto, dos hijos viven y actualmente está embarazada
c. Ha estado tres veces embarazada, y uno de los partos fue una cesárea
d. Ha estado embarazada 4 veces, tres de ellas fueron partos, tres hijos viven y actualmente está embarazada

1891. Es una contraindicación absoluta para la lactancia materna en un recién nacido a término:

a. Hepatitis B
b. Infección por el virus de la leucemia humana de células T (HTLV-1)
c. Infección por citomegalovirus
d. Paludismo

1892. En la visita domiciliaria tendremos en cuenta los siguientes signos de alarma de depresión postparto, EXCEPTO:

a. Pensamientos de suicidio
b. Insomnio
c. Fatiga
d. Ansiedad

1893. Factor de riesgo más importante del parto pretérmino espontáneo:

a. Consumo de tabaco y otros tóxicos
b. Antecedente de parto pretérmino
c. Periodo intergenésico corto
d. Vaginosis bacteriana

1894. Las posiciones laterales o verticales en comparación con supina o litotomía en el expulsivo NO se asocia a:

a. Menor duración del expulsivo
b. Menor número de patrones anormales de FCF
c. Menor número de desgarros de segundo grado
d. Menor tasa de episiotomía

1895. Según la vía clínica de atención al parto normal del SMS, es FALSO:

a. Se recomienda adoptar la definición de la fase activa como el periodo del parto que transcurre entre los 3 y los 10 cm. de dilatación y se acompaña de dinámica regular
b. Se recomienda no realizar amniorrexis artificial ni perfusión de oxitocina de forma rutinaria en partos vaginales que progresan de forma normal
c. Se recomienda que, en condiciones normales, las exploraciones vaginales se realicen cada 4 horas
d. El promedio de duración de la fase activa del parto en las multíparas es de 5 horas

1896. Qué posición deben tener los lactantes al dormir para disminuir los riesgos de muerte súbita. Señale la INCORRECTA:

a. Decúbito supino si el bebé tiene dificultad respiratoria
b. Prona si el bebé tiene macroglosia
c. En posición decúbito dorsal
d. En posición prona si el bebé tiene reflujo gastroesofágico grave

1897. En el contexto de la consulta de Atención Primaria, las principales dificultades para identificar la violencia de género por parte del profesional son la siguientes, EXCEPTO:

a. Estar inmerso en el mismo proceso de socialización sexista que el resto de la sociedad
b. Formación fundamentalmente biologicista (no abordaje de problemas psicosociales)
c. Desconfianza en el sistema sanitario
d. Escasa formación en habilidades de comunicación en la entrevista clínica

1898. Sobre las hemorragias del tercer trimestre:

a. El útero de Couvelaire se asocia con la placenta previa oclusiva
b. En un DPPNI la actitud clínica puede ser activa o más raramente expectante
c. En una placenta previa es muy frecuente la presencia de pérdida de bienestar fetal y cierto grado de hemorragia no siempre visible
d. La hemorragia producida por una placenta previa conduce frecuentemente a un shock hipovolémico

1899. Sobre la utilización de la esferodinamia durante el parto:

a. Su uso es ideal durante las primeras fases de la dilatación
b. Su uso es ideal durante las últimas fases de la dilatación
c. Proporciona movilidad unidireccional
d. El sustento que ofrece a la musculatura pélvica impide relajar la musculatura abdominal en el periodo intercontráctil

1900. ¿Qué temas deberían abordarse en las sesiones de educación maternal para dar cabida a todas las opciones disponibles para las parejas asistentes? (señale la INCORRECTA):

a. Ejercicios respiratorios para el control del dolor
b. Lactancia materna y lactancia artificial que incluya información sobre las marcas de leche artificial más parecidas a la leche materna
c. Alternativas al parto hospitalario
d. Información sobre los cuidados que recibirá el/la recién nacido/a

1901 **C**	1926 **C**	1951 **A**	1976 **C**
1902 **A**	1927 **C**	1952 **C**	1977 **B**
1903 **B**	1928 **B**	1953 **B**	1978 **D**
1904 **C**	1929 **C**	1954 **C**	1979 **C**
1905 **A**	1930 **D**	1955 **C**	1980 **A**
1906 **B**	1931 **A**	1956 **B**	1981 **A**
1907 **D**	1932 **A**	1957 **A**	1982 **C**
1908 **A**	1933 **D**	1958 **D**	1983 **A**
1909 **A**	1934 **D**	1959 **B**	1984 **C**
1910 **C**	1935 **B**	1960 **B**	1985 **D**
1911 **D**	1936 **B**	1961 **B**	1986 **D**
1912 **A**	1937 **C**	1962 **A**	1987 **A**
1913 **C**	1938 **A**	1963 **B**	1988 **C**
1914 **C**	1939 **A**	1964 **C**	1989 **B**
1915 **B**	1940 **C**	1965 **B**	1990 **D**
1916 **B**	1941 **A**	1966 **A**	1991 **B**
1917 **A**	1942 **C**	1967 **D**	1992 **A**
1918 **D**	1943 **D**	1968 **B**	1993 **C**
1919 **A**	1944 **A**	1969 **B**	1994 **C**
1920 **B**	1945 **C**	1970 **A**	1995 **A**
1921 **A**	1946 **B**	1971 **B**	1996 **D**
1922 **C**	1947 **C**	1972 **C**	1997 **D**
1923 **A**	1948 **B**	1973 **A**	1998 **B**
1924 **C**	1949 **C**	1974 **B**	1999 **D**
1925 **C**	1950 **C**	1975 **A**	2000 **B**

FALLOS:

1901. NO es una característica de la metodología cualitativa:

a. Subjetiva
b. Orientada al proceso
c. Particularista
d. Holística

1902. Ante una clínica de hemorragia abundante, contracciones uterinas dolorosas y cuello uterino dilatado en una gestante en la semana 11 hay que sospechar:

a. un aborto en curso
b. un aborto retenido
c. una amenaza de aborto
d. un aborto completo

1903. Según la Guía de Práctica Clínica sobre Lactancia Materna, en los primeros días de vida, postura que más favorece el agarre espontáneo del recién nacido piel con piel al pecho:

a. Madre sentada, inclinada hacia delante, con el recién nacido en posición de cuna
b. Madre reclinada en ángulo de 45 grados, con el recién nacido en decúbito prono sobre el pecho de la madre
c. Madre tumbada en decúbito lateral y recién nacido frente al pecho tripita con tripita
d. Madre sentada en ángulo mayor de 65 grados con el recién nacido en posición de 'rugby'

1904. Sobre la vacunación contra la tosferina durante el embarazo:

a. Se recomienda a partir de la semana 36, preferiblemente cerca del parto, con la finalidad de proteger al neonato
b. Se recomienda sólo a partir de la semana 28 en las gestantes no vacunadas anteriormente o que no presenten inmunidad
c. Se recomienda entre la semana 27 y 36 en una única dosis de dTPa
d. Se recomienda una vez que ha dado a luz y solamente si la gestante no estaba inmunizada previamente, y evitar el embarazo en los siguientes tres meses

1905. En el proceso de menopausia por qué se acortan los ciclos menstruales:

a. A un aumento de la hormona FSH
b. A una disminución de la hormona del crecimiento
c. A la falta de ovulación
d. A un aumento de la progesterona

1906. Si una gestaste padece un Herpes Genital, cómo debe actuarse para evitar el contagio:

a. El parto por via vaginal está indicado
b. Programar una cesárea en la semana anterior a la fecha prevista para el parto
c. Se valora parto por cesárea o vía vaginal en el momento del ingreso
d. Tomar medidas profilácticas durante el parto

1907. En la estática fetal, la situación trasversa puede estar favorecida por:

a. Gran multiparidad
b. Grandes miomas uterinos
c. Hidramnios
d. Por las tres

1908. Conjunto de actividades o medidas adoptadas o previstas con el fin de evitar o disminuir los riesgos derivados del trabajo:

a. Prevención
b. Equipo de Trabajo
c. Condición de trabajo
d. Riesgo laboral

1909. El cribado del cáncer de mama en España consiste en:

a. Población objetivo 50-69 años, programa poblacional, prueba mamografía cada 2 años
b. Población objetivo 45-65 años, programa oportunista, prueba mamografía cada 2 años
c. Población objetivo 50-69 años, programa poblacional prueba mamografía anual
d. Población objetivo 55-70 años, programa oportunista, prueba mamografía cada 2 años

1910. La ley que regula la interrupción voluntaria del embarazo establece que:

a. ...la gestación puede interrumpirse libremente hasta la semana 16
b. ...se permite un plazo de reflexión de un día
c. ...si se detectan anomalías fetales incompatibles con la vida, la interrupción puede llevarse a cabo más allá de la semana 22
d. ...las menores de 17 años tienen el deber de informar a sus padres sobre la decisión tomada

1911. Sobre la duración del expulsivo pasivo de la segunda etapa del parto si seguimos las recomendaciones de la Guía de Práctica Clínica sobre la Atención al Parto Normal (2010):

a. 2 horas en nulíparas con anestesia epidural
b. 2 horas en nulíparas sin anestesia epidural
c. 1 hora en multíparas sin anestesia epidural
d. Las tres son correctas

1912. Según los diferentes programas del Plan Integral de Asistencia a la Mujer, las actuaciones de mujeres con edades comprendidas entre 35 y 49 años se dirigirán a:

a. Información y Seguimiento de Anticonceptivos, Detección Precoz de Cáncer de Cérvix
b. Detección Precoz de Cáncer de Mama, Detección Precoz de Cáncer de Endometrio
c. Detección Precoz de Cáncer de Cérvix, Atención al Climaterio
d. Información y Seguimiento de Anticonceptivos

1913. Placenta previa. Es FALSO:

a. La morbilidad neonatal se debe fundamentalmente a la prematuridad
b. En casos de placenta oclusiva parcial o total la vía de parto es la cesárea
c. El uso de ecografía transvaginal está contraindicado
d. Los episodios de sangrado no suelen acompañarse de signos de deterioro del estado fetal

1914. Sobre la comunicación verbal y NO verbal, es FALSO:

a. la verbal forma parte del proceso comunicativo
b. En ocasiones hay discrepancias entre el mensaje verbal y no verbal
c. Siempre se da más crédito a lo verbal
d. La comunicación verbal y no verbal se producen simultáneamente

1915. Marcador ecográfico de primer orden en el primer trimestre:

a. El hueso nasal
b. La translucencia nucal
c. El ductus venoso
d. Los tres

1916. Están absolutamente contraindicados en el embarazo:

a. Sumatriptan y Rizatriptan
b. Ergotamínicos y Triazolam
c. Metildopa, Hidralazina y Labetalol
d. Doxilamina y Metoclopramida

1917. Sobre la prevención del trauma perineal, es FALSO:

a. Se recomienda la realización de masaje perineal durante la segunda etapa del parto
b. Se recomienda posibilitar la aplicación de compresas calientes durante la segunda etapa del parto
c. Se recomienda la protección activa del periné, con deflexión de la cabeza fetal y pidiendo a la mujer que no empuje
d. Se recomienda no emplear anestesia local en spray para disminuir el dolor perineal

1918. Es FALSO:

a. La primera causa de mortalidad materna a nivel mundial son las hemorragias obstétricas
b. Gran parte de los desprendimientos prematuros de placenta normoinserta graves (DPPNI) se producen en mujeres con Preeclampsia
c. En una placenta previa cuanto antes se produzca el primer episodio de hemorragia peor es el pronóstico de evolución de la gestación
d. La vasa previa suele asociarse a hipertonía

1919. Según los criterios de elegibilidad de la OMS, NO son de categoría 3 los anticonceptivos hormonales combinados en:

a. Lactancia materna < 6 semanas
b. Hipertensión controlada
c. Historia personal de colelitiasis, relacionada con la toma de anticonceptivos
d. Migraña sin aura >35 años edad

1920. NO se considera factor de riesgo del cáncer vulvar:

a. Distrofia vulvar con atipias
b. Obesidad
c. Tabaco
d. Inmunosupresores

1921. En la visita puerperal domiciliaria, en la que atendemos a una mujer que presenta ingurgitación mamaria, es una recomendación según la Guía de Práctica Clínica de Lactancia Materna del Ministerio de Sanidad (2017):

a. Aumentar la frecuencia de las tomas
b. Descansar, evitando el piel con piel, para disminuir la producción de leche
c. Realizar ejercicios de Hoffman para disminuir el edema
d. En ningún caso se aplicará compresas calientes en el pecho

1922. En una embaraza de 29 semanas con Rh (-) y no sensibilizada Qué dosis de inmunoglobulina anti-D sería aconsejable administrar:

a. 300 UI
b. 3.000 UI
c. 1.500 UI
d. 1.250 UI

1923. Qué tipo de diseño de investigación compara dos tipos de sutura en la episiorrafia:

a. Estudio prospectivo, entre un grupo de estudio y otro grupo control
b. Se trata de un estudio solamente transversal
c. Es un estudio solamente descriptivo
d. Ninguna de las tres

1924. Sobre las pruebas de laboratorio serológicas que hay que solicitar en el primer trimestre, siempre tras informar a la gestante y tras obtener su consentimiento verbal, se recomienda el cribado sistemático de:

a. ...la toxoplasmosis
b. ...la hepatitis C
c. ...la sífilis
d. Son correctas A y B

1925. La cita 'Es una inserción velamentosa del cordón con vasos sanguíneos atrapados en la parte anterior, entre el feto y el canal del parto', hace referencia a:

a. Placenta coriónica
b. Procúbito de cordón umbilical
c. Vasa previa
d. Anomalía funcional del cordón umbilical

1926. Tríada clínica clásica para identificar un desprendimiento de placenta normalmente inserta:

a. Dolor, hipotensión, adinamia
b. Hemorragia, pérdida de líquido amniótico, dolor
c. Hemorragia, dolor, hipertonía
d. Shock, hemorragia, dolor

1927. Sobre los cambios corporales durante el puerperio:

a. El peso del útero a los 10-12 días post parto es aproximadamente de unos 80-100 gramos
b. Si en el puerperio inmediato encontramos el fondo uterino por encima de lo esperado y desviado de la línea media la causa más probable será una infección puerperal o endometritis
c. Durante la primera semana de puerperio se produce una mayor tasa de filtrado glomerular que explica un notable aumento de la diuresis
d. Los niveles de FSH y LH aumentan rápidamente durante la primera de puerperio en madres no lactantes

1928. La Ley Orgánica 2/2010, de 3 de Marzo, de salud sexual y reproductiva y de la interrupción voluntaria del embarazo dispone que podrá interrumpirse el embarazo a petición de la embarazada:

a. si el embarazo esté dentro de las primeras 16 semanas de gestación
b. Si ha transcurrido un plazo de al menos tres días desde la solicitud de IVE
c. Si se puede informar a la mujer embarazada sobre derechos, prestaciones y ayudas públicas que existen, pero no es obligatorio por ley
d. Son correctas B y C

1929. Origen embrionario de la vagina:

a. La cara anterior se forma a partir de la bolsa uterovesical y la cara posterior a partir de la bolsa rectouterina
b. La cara anterior se forma a partir del tubérculo genital y la cara posterior a partir de las protuberancias genitales
c. El tercio superior tiene origen paramesonéfrico y los dos tercios inferiores se forman a partir de los bulbos senovaginales
d. El tercio superior a partir de los túbulos paragenitales y los dos tercios inferiores a partir de los túbulos epigenitales

1930. Según la SEGO, 'Aborto' es:

a. La expulsión de un feto menor de 24 semanas o 600 g. de peso
b. La expulsión de un feto menor de 22 semanas de gestación o 400 g. de peso
c. La expulsión de un feto menor de 500 g. siendo éste de al menos 22 semanas
d. La expulsión de embrión o feto menor de 500 g. o de otro producto de gestación de cualquier peso o edad gestacional que sea absolutamente no viable

1931. El síndrome HELLP siempre cursa inicialmente con:

a. ...hemolisis, necrosis hepática con elevación de las transaminasas y plaquetopenia
b. ...proteinuria, edemas, alteraciones hepáticas y elevación de las transaminasas
c. ...proteinuria, hipertensión, hemolisis y plaquetopenia
d. ...proteinuria, hipertensión, necrosis hepática y elevación de las transaminasas

1932. Síntoma de sospecha principal en la neoplasia vulvar intraepitelial:

a. Prurito
b. Leucorrea
c. Disuria
d. Enuresis

1933. Según la SEGO, como tratamiento para la dismenorrea primaria se recomienda:

a. Realizar ejercicio físico de forma regular y dieta equilibrada
b. Reducir el consumo de tabaco, alcohol y cafeína excepto durante la menstruación
c. Toma de analgésicos tipo antiinflamatorios o tratamientos hormonales anticonceptivos
d. Son correctas A y C

1934. Sobre las infecciones urinarias en la gestación:

a. El 50% de las bacteriurias asintomáticas no tratadas adecuadamente evolucionarán a pielonefritis
b. Menos de la mitad de las pielonefritis que aparecen durante el embarazo han presentado previamente una bacteriuria asintomática
c. La cistitis en el embarazo se considera una ITU secundaria pues se desarrolla a partir de una bacteriuria asintomática
d. La anemia hemolítica es una de las complicaciones que pueden aparecer en el curso de una pielonefritis aguda

1935. Ante una mujer diabética que acude a la consulta con interés de quedarse embarazada se seguirá la siguiente actitud, EXCEPTO:

a. Se le informará de la importancia de un buen control metabólico y de las complicaciones de la diabetes
b. Se hará hincapié en la pérdida de peso, explicándole una dieta hipocalórica
c. Se recomendará la toma de yodo y folatos preconcepcional
d. Se dará importancia a la realización de ejercicio físico

1936. La afección hemodinámica de la hemorragia postparto leve según la SEGO es:

a. Pérdida hemática 500-1.000 ml (10-15%), ninguna caída de presión arterial sistólica, signos/síntomas mareo y taquicardia
b. Pérdida hemática 1.000-1.500 ml (15-25%), caída de presión arterial sistólica ligera 80-100 mmHg y síntomas/signos de debilidad, sudor, taquicardia
c. Pérdida hemática de 1.500-2.000 ml (25-35%) caída de la presión sistólica marcada 70-80 mmHg, signos y síntomas de inquietud palidez y oliguria
d. Pérdida hemática 2.000-3.000 ml (35-45%) caída de presión arterial sistólica profunda 50-70 mmHg, signos/síntomas de colapso, disnea y anuria

1937. Cómo evaluamos la lactancia materna siguiendo los parámetros de la escala LATCH:

a. Evaluando el estado de alerta del niño antes de la toma, agarre, patrón de succión y duración de la toma así como la percepción materna
b. Evaluando como se desarrolla la habilidad de la madre para reconocer cómo y cuándo amamantar a su hijo
c. Evaluando el agarre del pecho, deglución audible, tipo de pezón, comodidad y ausencia de dolor, y si se precisa ayuda externa en el mantenimiento de la posición
d. Ninguna de las tres

1938. En el desprendimiento de placenta normalmente inserta (DPPNI):

a. El diagnóstico del DPPNI es fundamentalmente clínico. Se confirma en el examen placentario postparto
b. Existe perdida de sangre roja procedente de cavidad uterina
c. La disminución del Ds Dimerc tiene un valor predictivo del 91%
d. La ecografía en el diagnóstico del DPPNI tiene mucha sensibilidad y especificidad

1939. Para el buen desarrollo de la gestación, es importante fomentar en la mujer embarazada hábitos saludables, si utilizamos el test de Richmond estaremos valorando:

a. El grado de motivación para dejar de fumar
b. El grado de disnea funcional
c. El grado de dependencia a la nicotina
d. El grado de ansiedad por abstinencia

1940. Sobre la infección del parénquima glandular, tejido celular o vasos linfáticos de la mama, es FALSO:

a. La etiología es debida a Estafilococo aureus, Estreptococo, Neumococo y Colibacilos
b. La clínica consiste en fiebre de 38-39º C, mastalgia local y después generalizada, eritema, calor local, aumento de turgencia
c. El tratamiento consiste en: aplicación de frío local, antitérmicos y antiinflamatorios antibioterapia con tetraciclinas. No está indicado suspender la lactancia
d. Medidas adecuadas de lactación e higiene

1941. Qué autor es referente en la comunicación de malas noticias:

a. Buckman
b. Irving G. Leon
c. Marshall Rosenberg
d. Elisabeth Kübler-Ross

1942. NO es una anomalía funcional del cordón umbilical:

a. Varices en la vena umbilical
b. Angiomas funiculares
c. Inserción velamentosa
d. Arteria umbilical única

1943. El aborto se define como:

a. Pérdida hemática en el segundo mes de embarazo
b. Interrupción del embarazo antes de las 22 semanas
c. Expulsión de un embrión o feto menor de 500 gr
d. Son correctas B y C

1944. Contraindicación real de la lactancia materna por parte de la madre:

a. Virus linfotrópico T humano tipo 1
b. Tuberculosis
c. Ictericia fisiológica
d. Virus del herpes simple

1945. Señala la FALSA sobre los cuidados postoperatorios de la cesárea:

a. Deambulación temprana
b. Monitorización constantes vitales maternas
c. Retirar la sonda vesical a partir de las 2 horas postoperatorias
d. Iniciar la ingesta oral a las 6-8 horas

1946. En 2016, y en el caso de la infección gonocócica, las tasas por edad y sexo:

a. Las tasas en mujeres son superiores a las de hombres en todos los grupos de edad
b. Las tasas en hombres son superiores a las de mujeres en todos los grupos de edad
c. Las tasas más elevadas en ambos sexos aparecen en el grupo de 35 a 44 años
d. Las tasas más elevadas en mujeres aparecen en el grupo de 25 a 34 años

1947. Tipo de desgarro perineal y las estructuras lesionadas:

a. Lesión aislada de la mucosa rectal – desgarro tipo IV
b. Lesión del esfínter anal externo en menos del 50% – desgarro tipo IIIb
c. Lesión del esfínter anal externo e interno – desgarro tipo IIIc
d. Lesión del músculo transverso superficial del periné – desgarro tipo I

1948. NO es signo y síntoma de rotura uterina:

a. Dolor abdominal
b. Hipotonía uterina
c. Hemorragia vaginal
d. Pérdida de bienestar fetal

1949. Sobre la analgesia neuroaxial en el trabajo de parto, es FALSO:

a. Aumenta la incidencia de fiebre
b. Es el método más eficaz para el alivio del dolor
c. Prolonga la primera fase del parto
d. Puede producir hipotensión

1950. Un codón es:

a. Forma alternativa de un mismo gen que ocupa la misma posición en cromosomas homólogos
b. Conjunto de todos los elementos epigenéticos
c. Secuencia de tres nucleótidos que en un ARN mensajero codifica la incorporación de un aminoácido específico en la biosíntesis de proteínas
d. Estructura formada por el empaquetamiento de los nucleosomas

1951. Pelvis 'infundibuliforme' o también:

a. androide
b. ginecoide
c. antropoide
d. platipeloide

1952. En caso de distocia de hombros, entre las maniobras para ayudar a la extracción fetal NO está:

a. Maniobra de Mc Roberts: hiperflexionar las piernas de la madre
b. Maniobra de Woods rectificada: apoyar los dedos en una escápula fetal e intentar desplazar los hombros hacia delante y hacia una posición oblicua
c. Maniobra de Zavanelli: presión suprapúbica moderada sobre el hombro anterior, de forma oblicua, para liberar el hombro anterior y permitir el parto
d. Maniobra de Gaskin: paciente a cuatro patas e intento de desprender el hombro posterior

1953. Modalidades de influencia interpersonal en una entrevista clínica:

a. Consejo, método, aplicación y persuasión
b. Consejo, persuasión, negociación y orden
c. Consejo, estrategia, explicitación y modelo
d. Consejo, método, negociación y confrontación

1954. Qué recomendación NO dará la matrona en el embarazo:

a. Si precisa un diagnóstico mediante la realización de una punción lumbar durante el embarazo, no existen contraindicaciones específicas que limiten su realización, siendo las mismas que en la población general
b. La vitamina B (presente en la levadura de cerveza) ayuda a fortalecer la salud del cabello y frena la caída
c. Cuando presente congestión nasal, se recomendaran vaporizadores, instilar gotas de suero fisiológico o nebulizaciones y descongestivos
d. Si tiene estreñimiento, recomendará ingerir comidas ricas en fibra y abundantes líquidos pudiendo usar laxantes emolientes

1955. Según la SEGO, en relación a la suplementación de nutrientes durante la gestación, es FALSO:

a. En aquellas gestantes con mayor riesgo de hipovitaminosis D debería realizarse la determinación de vitamina D al inicio de la gestación
b. La ingesta diaria recomendada de omega 3 es de 2 gramos/día durante los 6 primeros meses de embarazo y entre 2 a 2,5 gramos/día en el tercer trimestre y el periodo de lactancia
c. La ingesta de vitamina A por la dieta es insuficiente para cubrir las necesidades de la mayoría de las mujeres durante el embarazo, por lo que se recomienda aconsejar la suplementación farmacológica sistemática con vitamina A
d. La ingesta recomendada de magnesio es 400 mg/día en el primer trimestre y 800 mg/día en el 2° y 3° trimestre

1956. Iniciación del trabajo de parto por conveniencia de una persona en un embarazo a término y sin indicaciones médicas:

a. Estimulación de parto
b. Inducción electiva
c. Estimulación médica
d. Inducción facultativa

1957. Cuál de estos cambios endocrinos NO se dan en la peri-menopausia:

a. Disminución de la FSH
b. Estradiol normal o incluso elevado por aumento de la actividad de la aromatasa
c. Disminución de la progesterona
d. Descenso de la hormona anti-mülleriana

1958. En qué Modelo Enfermero se define al Agente de Autonomía asistida como la persona que hace por el usuario, que carece de autonomía, las acciones encaminadas a satisfacer sus necesidades susceptibles de suplencia:

a. Florence Nightingale
b. Hildegard E. Peplau
c. Callista Roy
d. Virginia Henderson

1959. Señala la INCORRECTA sobre la FCF:

a. La variabilidad de la FCF está regulada por el sistema nervioso autónomo
b. La causa más frecuente de taquicardia sinusal en el feto es la hipoxemia moderada
c. La deceleración de la FCF durante la hipoxia es una adaptación fetal que ayuda a reducir el trabajo miocárdico y las necesidades de oxígeno
d. Las aceleraciones transitorias intraparto es un indicativo de bienestar fetal

1960. Es una contraindicación de la terapia hormonal en la menopausia:

a. Endometriosis
b. Nódulo mamario no filiado
c. Obesidad
d. Hipertensión arterial

1961. Capas germinativas a partir de las que se desarrollan los tejidos, órganos y sistemas del cuerpo humano:

a. Epiblasto, hipoblasto y endoblasto
b. Ectodermo, endodermo y mesodermo
c. Trofoblasto y sincitiotrofoblasto
d. Trofoblasto, masa celular interna y mesodermo

1962. NO es un síntoma típico de endometriosis:

a. Dispareunia superficial
b. Infertilidad
c. Disquecia cíclica
d. Dismenorrea creciente

1963. Entre las complicaciones maternas en el uso del fórceps está:

a. Parálisis facial
b. Lesiones del canal del palio
c. Hemorragia intracraneal
d. Son correctas A y C

1964. Según la Guía de Práctica Clínica sobre el abordaje de síntomas asociados a la menopausia y la postmenopausia (Ministerio de Sanidad, 2017), es FALSO:

a. El climaterio es el periodo de la vida de la mujer que se extiende desde 2=8 años antes de la menopausia hasta 2=6 años después de la última menstruación
b. La postmenopausia establecida incluye el periodo a partir de los 12 meses de la fecha de la última regla
c. La menopausia precoz es la que ocurre antes de los 45 años
d. La menopausia espontánea es la que ocurre de forma gradual y progresiva por el normal envejecimiento ovárico

1965. Sobre I diagnóstico serológico de la sífilis, es FALSO:

a. Las pruebas treponémicas detectan anticuerpos específicos
b. Las pruebas reagínicas diferencian el Treponema pallidum de otros treponemas
c. El Rapid Plasma Reagin (RPR) mide IgG e IgM
d. En el cribado de la sífilis se proponen pruebas treponémicas y no treponémicas

1966. En la Guía de práctica clínica en el SNS de atención en el embarazo y puerperio, es FALSO que:

a. Se recomienda realizar un cribado universal del virus de la hepatitis C (VHC) en mujeres embarazadas
b. Se recomienda ofrecer un cribado de la hepatitis B a todas las mujeres embarazadas en su primera visita
c. Se recomienda ofrecer un cribado universal de VIH en la primera visita prenatal
d. Se recomienda no realizar un cribado de citomegalovirus en el embarazo

1967. Para la prevención de las infecciones, durante la gestación se realizara:

a. Vacuna antirrubéola
b. Vacuna antitetánica a las 28 semanas de gestación
c. Cribado del estreptococo B-hemolítico
d. Son correctas B y C

1968. Sobre la escala LATCH, es FALSO:

a. Es una herramienta de observación de una toma de lactancia materna
b. Una puntuación alta indica una situación desfavorable que requiere intervención
c. Valora varios ítems entre los que están: cómo se coge el bebé al pecho, el tipo de pezón y la presencia de daño en la mama
d. Una deglución audible, espontánea e intermitente antes de las 24 horas de vida tendría una puntuación alta en esta escala

1969. Qué complicación tiene menos probabilidades de sufrir durante su embarazo una gestante con obesidad:

a. Hipertensión
b. Parto precipitado
c. Varices
d. Hemorragias en el parto

1970. Sobre l uso del DIU con levonogestrel (DIU-LNG):

a. En un plazo de 7 días desde el inicio del sangrado menstrual, puede insertarse un DIU-LNG cuando le resulte conveniente a la mujer, no sólo durante la menstruación
b. Si una mujer tiene ciclos menstruales, es necesario esperar a la siguiente menstruación para insertar un DIU-LNG
c. Si el método anterior de la mujer era un anticonceptivo inyectable, el DIU-LNG debe insertarse en la siguiente menstruación
d. Los antibióticos profilácticos, por lo general, se recomiendan para la inserción del DIU-LNG

1971. Periodo de 3 a 5 años en el que aparecen síntomas debidos al déficit de la función ovárica:

a. Perimenopausia
b. Premenopausia
c. Climaterio
d. Menopausia

1972. En la herencia autosómica recesiva:

a. El carácter aparece en cada generación
b. El individuo no afecto no transmite el carácter a su descendencia
c. El patrón de la herencia es horizontal
d. Hay predominio de varones afectos

1973. La implantación del embrión en la pared uterina se hace en fase de:

a. Blastocisto
b. Mórula
c. Blastómero
d. Oocito

1974. El diámetro biisquiático del estrecho inferior tiene una medida de:

a. 10 cm
b. 11 cm
c. 12 cm
d. 13 cm

1975. Sobre la anestesia epidural:

a. Tiene efecto en la laxitud ligamentosa. Lleva a un mayor número de posiciones anómalas
b. Administrada en la fase latente del parto, aumenta significativamente la dinámica uterina, acortando dicha fase
c. Los anestésicos locales más utilizados son los de tipo éster
d. Aumenta la tasa de cesáreas

1976. NO suele aparecer en la policitemia del recién nacido:

a. Cianosis
b. Hipotonía
c. Hiperglucemia
d. Plétora

1977. Cuando las vellosidades de la placenta perforan el miometro y llegan a la serosa se denomina:

a. Placenta Accreta
b. Placenta Percreta
c. Placenta Increta
d. Ninguna de las tres

1978. Una de las intervenciones que ha demostrado favorecer el inicio de la lactancia materna es el contacto piel con piel precoz entre madre y bebé. Para realizarlo, es FALSO que:

a. Es recomendable asegurarse de que las madres tengan un acompañante durante todo el período del postparto inmediato
b. Debemos explicar a la madre y acompañante la conveniencia de dedicar ese tiempo en exclusiva al recién nacido
c. Explicar los signos de alarma y asegurarse de que son entendidos: cambios en la respiración, en el color de la piel o de los labios o alteraciones del tono muscular del bebé
d. Los profesionales responsables no requieren un entrenamiento especial para observar sin interferir en la adaptación neonatal ni en el establecimiento del vínculo durante el periodo de contacto piel con piel

1979. Es un método de screening frente al cáncer de cérvix:

a. Ecografía
b. PAF
c. Papanicolau
d. Ninguna de las tres

1980. Factores de riesgo de cáncer de mama más aceptados:

a. Menarquia en edad temprana
b. Menopausia en edad temprana
c. Multiparidad
d. Menarquia en edad tardía

1981. La línea de base se determina por:

a. La media aproximada de la FCF en latidos por minuto en una ventana del registro de 10 minutos en la que aparezcan incrementos de alrededor de 5 lat/min
b. La media de la FCF en latidos por minuto en una ventana del registro de 10 minutos en la que aparezcan incrementos de alrededor de 25 lat/min
c. La media de la FCF en latidos por minuto en una ventana del registro de 20 minutos
d. La media de la FCF en latidos por minuto en una ventana del registro de 20 minutos con ausencia de deceleraciones

1982. Sobre la coordinación entre atención primaria y especializada, es FALSO:

a. La coordinación asistencial es la capacidad de los servicios sanitarios para ofertar sincronizadamente un objetivo asistencial común
b. La atención especializada debe garantizar la continuidad de la atención integral de la paciente cuando se han superado las posibilidades de la atención primaria
c. Existen dos puntos fundamentales para que la coordinación sea posible: la historia clínica de la paciente y la comunicación entre la paciente y los profesionales
d. Para prestar atención eficaz y eficiente las derivaciones a especializada desde primaria deben ajustarse a protocolos consensuados entre ambos niveles

1983. NO es un criterio diagnóstico de Preeclampsia:

a. Creatinina sérica ≤1,2 mg/dl
b. TA sistólica ≥ 160 mmHg y/o TA diastólica ≥ 110 mmHg en dos determinaciones separadas 6 h., estando en reposo en cama
c. Proteinuria ≥ 2 gramos en orina de 24 h.
d. Oliguria ≤ 500 ml en 24 h.

1984. Entre las complicaciones de los fetos y recién nacidos que han presentado un crecimiento intrauterino retardado NO está:

a. Hipotermia
b. Policitemia
c. Hipercalcemia
d. Plaquetopenia

1985. Sobre la anticoncepción de urgencia, es FALSO:

a. El levonorgestrel se puede usar varias veces en un mismo ciclo
b. El acetato de ulipristal no necesita receta médica
c. El levonorgestrel se puede tomar en cualquier momento del ciclo
d. El acetato de ulipristal sólo es eficaz durante 72h después de una relación no protegida

1986. Anomalía cromosómica más frecuente en abortos espontáneos:

a. Triploidia
b. Diploidia
c. Monosomía
d. Trisomía autosómica

1987. La profilaxis de las infecciones de transmisión vertical en la gestación se basan principalmente en:

a. El conocimiento del estado inmunitario, la inmunización de la población susceptible
b. Prevención de las infecciones respiratorias
c. Prevención de las infecciones horizontales
d. La inmunización comunitaria

1988. NO es una herramienta para asegurar la coordinación de cuidados obstétrico ginecológicos entre ambos niveles asistenciales:

a. Informe de la matrona al alta de una mujer ingresada para versión cefálica externa en la semana 37
b. Seguimiento del protocolo de detección precoz del cáncer de cérvix por parte de la matrona de primaria y derivación a consulta de patología cervical de pacientes que lo precisen
c. Libre elección de la matrona y obstetra por parte de la paciente
d. Elaboración conjunta entre matrona y pediatra de atención primaria y los de atención hospitalaria de una guía de ayuda a la lactancia materna

1989. Se considera ejercicio excelente en la gestación:

a. Ejercicios moderados siempre en decúbito supino
b. Ejercicio físico moderado: paseos, natación y los aprendidos en la educación maternal
c. Cualquier tipo de deporte siempre moderadamente
d. Ninguna de las tres, la mujer embarazada no puede realizar ningún deporte excepto los ejercicios aprendidos en la educación maternal

1990. Son fuentes de información secundaria de los indicadores demográficos:

a. El censo y el padrón
b. La lista de enfermedades de declaración obligatoria (EDO)
c. Las encuestas de salud
d. Son correctas A y B

1991. Secundigesta de 32 años. acude por primera vez a consulta de embarazo. Semana 8 de gestación según fecha de última regla, tiene diagnóstico de epilepsia desde los 15 años y sigue un tratamiento farmacológico pero no ha sufrido crisis desde hace 7 años. Qué recomendación sería INCORRECTA:

a. Ofrecer consejo individualizado sobre la actividad física y sobre la intensidad, la duración y la frecuencia de esta
b. Indicar suplementación diaria de ácido fólico en dosis de 400 mcg durante las doce primeras semanas de la gestación
c. Informar de que debe evitar los suplementos de vitamina A en dosis superiores a 2.500 UI o 750 microgramos, dada su teratogenicidad
d. Recomendar comidas frecuentes y poco copiosas, y evitar los alimentos grasos y los difíciles de digerir

1992. La seudociesis es:

a. Un embarazo psicológico
b. Un embarazo ectópico
c. Un embarazo múltiple
d. Un aborto diferido

1993. Entre los trastornos hipertensivos del embarazo NO está:

a. Preeclampsia: hipertensión a partir de las 20 semanas de gestación asociado a una proteinuria = ó >300 mg/24 horas, con o sin edemas
b. Hipertensión crónica: estado hipertensivo que se inicia antes de la gestación o en las primeras 20 semanas de gestación
c. Hipertensión gestacional: elevaciones puntuales de la tensión arterial anteriores a las 20 semanas de gestación y hasta 24 horas después del parto, en gestantes previamente normotensas
d. El síndrome HELLP se caracteriza por hemólisis, elevación de enzimas hepáticas y trombocitopenia

1994. Sobre I Virus del Papiloma Humano (VPH) (señale la FALSA):

a. La principal vía de contagio del VPH es la vía sexual
b. Cualquier persona sexualmente activa que tenga contacto genital (incluso sin penetración) con otra persona infectada por el VPH puede contagiarse
c. La infección por el VPH constituye la segunda infección de transmisión sexual más frecuente a nivel mundial
d. La mayor probabilidad de contagio se da en los primeros años de vida sexual

1995. En qué lugar de la trompa de Falopio tiene lugar normalmente la fecundación:

a. Ampolla
b. Itsmo
c. Porción intramural
d. Fimbrias

1996. Cuál de estas recomendaciones de la OMS de 2016 sobre Atención Prenatal. Es FALSA:

a. Los profesionales de atención de la salud deberían preguntar a todas las embarazadas lo antes posible y en cada visita de atención prenatal si consumen o han consumido tabaco y si están expuestas al humo ajeno
b. Para aliviar las náuseas en las fases iniciales del embarazo se recomienda el jengibre, la camomila, la vitamina B6, según las preferencias de la mujer y las opciones disponibles
c. Se recomienda que cada embarazada lleve sus propias notas clínicas durante la gestación para mejorar la continuidad y calidad de la atención y su experiencia del embarazo
d. La suplementación preconcepcional con ácido fólico y yodo

1997. En caso de mastitis localizada en la parte superior del pecho, postura aconsejada para amamantar:

a. A caballito
b. Tumbada
c. Sentada
d. Cuadrúpeda

1998. Según la SEGO, durante la gestación la ganancia de peso:

a. Tiende a ser mayor cuanto mayor es el Índice de Masa Corporal (IMC) previo. La ganancia de peso depende del IMC previo al embarazo y de si es una gestación única o gemelar
b. En las gestaciones únicas las recomendaciones de ganancia de peso según el IMC son: con normopeso entre 11,5 y 16 kg, con un sobrepeso entre 7 y 12,5 kg. y con una obesidad entre 5 y 9 kg
c. Se estima que el coste energético del embarazo supone una energía extra de aproximadamente 500 Kcal/día
d. Ninguna de las tres

1999. Paciente que acude a la consulta para pedir información sobre el cáncer de cuello de útero y su relación con el virus del papiloma humano. Intentaremos explicarle en un lenguaje adecuado y comprensible que según la SEGO:

a. El cribado del cáncer de cuello de útero, adecuadamente aplicado, ha conseguido reducir en un 70-80% la frecuencia y mortalidad del mismo
b. El virus del papiloma humano (VPH) es el agente causal de todos los cánceres de cuello así como de sus lesiones precursoras
c. Más del 90% de las infecciones por VPH son transitorias
d. Todas las respuestas son correctas

2000. Es FALSO:

a. La eficiencia es una de las dimensiones claves para las administraciones públicas
b. La efectividad mide el grado de consecución de los objetivos, empleando los menos recursos posibles
c. La equidad diferencia los sistemas públicos de los privados
d. Uno de los objetivos principales de los consentimientos informados es que el paciente conozca los riesgos de una intervención

2001 **D**	2026 **C**	2051 **A**	2076 **A**
2002 **A**	2027 **A**	2052 **A**	2077 **A**
2003 **D**	2028 **D**	2053 **A**	2078 **D**
2004 **D**	2029 **D**	2054 **C**	2079 **C**
2005 **B**	2030 **B**	2055 **A**	2080 **A**
2006 **B**	2031 **C**	2056 **D**	2081 **D**
2007 **D**	2032 **D**	2057 **D**	2082 **D**
2008 **B**	2033 **A**	2058 **B**	2083 **D**
2009 **B**	2034 **C**	2059 **B**	2084 **C**
2010 **D**	2035 **C**	2060 **D**	2085 **C**
2011 **C**	2036 **B**	2061 **B**	2086 **B**
2012 **A**	2037 **B**	2062 **B**	2087 **B**
2013 **B**	2038 **D**	2063 **C**	2088 **B**
2014 **B**	2039 **B**	2064 **B**	2089 **C**
2015 **C**	2040 **B**	2065 **D**	2090 **A**
2016 **A**	2041 **C**	2066 **C**	2091 **D**
2017 **C**	2042 **C**	2067 **A**	2092 **C**
2018 **B**	2043 **C**	2068 **D**	2093 **C**
2019 **D**	2044 **A**	2069 **A**	2094 **D**
2020 **C**	2045 **C**	2070 **B**	2095 **D**
2021 **D**	2046 **A**	2071 **D**	2096 **A**
2022 **D**	2047 **B**	2072 **D**	2097 **D**
2023 **A**	2048 **D**	2073 **B**	2098 **B**
2024 **B**	2049 **A**	2074 **C**	2099 **D**
2025 **C**	2050 **B**	2075 **A**	2100 **A**

FALLOS: [ ]

2001. NO es un objetivo de la Educación maternal:

a. Promover una vivencia satisfactoria de la experiencia del parto, nacimiento y crianza
b. Promover la autonomía y el desarrollo personal de la embarazada con el apoyo de la pareja
c. Fomentar el vínculo afectivo madre-pareja-bebé
d. Aumentar las tasas de partos fisiológicos sin uso de analgesia farmacológica

2002. La hiperemesis sin tratamiento puede evolucionar a:

a. Acidosis metabólica
b. B-Preeclampsia
c. Hipertiroidismo
d. Alcalosis metabólica

2003. Sobre las preguntas PICO, es FALSO:

a. Son una forma de convertir las preguntas clínicas en otras formuladas de forma estructurada
b. Uno de sus componentes clave es la población a la que va dirigida
c. Uno de sus componentes clave es la intervención con la que se va a comparar la intervención a evaluar
d. Suponen un inconveniente en la elaboración de GPC (Guías de práctica clínica) por su dificultad de análisis para los investigadores

2004. Ante un parto con líquido amniótico meconial debemos:

a. Esperar una disminución de la distensibilidad pulmonar y posible obstrucción aguda de la vía respiratoria
b. Evitar realizar intervenciones en aquellos recién nacidos que nacen vigorosos y reactivos
c. Evitar ventilación con mascarilla y presión positiva antes de aspirar la vía aérea
d. Las tres son ciertas

2005. Mujer de 24 años nuligesta que acude solicitando asesoramiento anticonceptivo. Desea DIU:

a. Realizar la historia obstétrica para descartar patologías
b. Conocer la historia sexual para descartar conductas de riesgo
c. Informarle de otro método pues el DIU en nulíparas está contraindicado
d. Es imprescindible una analítica y una citología antes de su inserción

2006. Sobre la asistencia al parto de una gestación gemelar, es FALSO:

a. Cuando ambos fetos se encuentran en posición cefálica se recomienda parto vaginal
b. Tras la salida del primer gemelo hay que extraer su placenta correspondiente
c. Debemos controlar minuciosamente el sangrado vaginal porque está aumentado el riesgo de hemorragia postparto
d. Para la extracción del segundo gemelo se pueden realizar maniobras para versión interna o externa si no se encuentra en posición cefálica

2007. Qué aspectos debe cubrir la educación para la salud de la mujer:

a. Consejo reproductivo: asesoramiento contraceptivo, atención en las dificultades reproductivas y sexualidad
b. Prevención del cáncer ginecológico y de mama, cuidados específicos en estas enfermedades y prevención y atención de las infecciones de transmisión sexual
c. Violencia de género
d. Las tres son correctas

2008. El informe de enfermería al alta:

a. Se emite en todos los servicios de un hospital de forma obligatoria
b. Su función es dejar constancia de la actividad enfermera, ayudar al paciente y a su familia en la continuidad de los cuidados y servir de vehículo de comunicación con la atención primaria
c. Es una copia del alta médica pero con lenguaje enfermero
d. Ninguna de las tres

2009. Sobre las acciones preventivas de la Embolia de líquido amniótico (ELA):

a. Monitorizar de forma continua la saturación de oxígeno materna
b. La ELA no tiene acciones preventivas
c. Realizar tomas seriadas de tensión arterial cada 30 minutos
d. Suministrar oxígeno a la madre, en la amniorrexis artificial

2010. Consulta de anticoncepción en la que tenemos una paciente que pide información sobre el DIU liberador de hormona (Levonorgestrel). Le explicaremos que con este método es habitual y normal: Señale la INCORRECTA:

a. Que no tenga la menstruación mientras usa este método
b. Que en algún período durante el uso puede tener sangrados prolongados habitualmente escasos
c. Que sobre todo los primeros meses después de la colocación del DIU puede tener cefalea, mastodinia, hinchazón abdominal, acné, etc. y pueden producirse quistes foliculares en los ovarios
d. Sangrados pre y post menstruales

2011. Técnica de reproducción asistida indicada en el caso de una pareja en la que el hombre tiene una enfermedad genética con carácter dominante y que NO es posible diagnosticar mediante diagnóstico genético preimplantacional:

a. Inseminación artificial conyugal
b. ICSI-FIV
c. Inseminación artificial con semen de donante
d. Donación de óvulos

2012. Según la clasificación de la OMS, en qué supuesto el empleo de anticoncepción hormonal oral combinada supone un riesgo inaceptable de tromboembolismo venoso:

a. Cirugía mayor con inmovilización prolongada

b. Historia familiar de tromboembolismo venoso en familiar de primer grado

c. Inmediatamente tras aborto del I o II trimestre

d. Venas varicosas

2013. En referencia a la endometritis, es FALSO:

a. El número de exploraciones vaginales durante el parto aumenta el riesgo de endometritis

b. La duración del parto superior de 12 horas o más incrementa el riesgo de endometritis 3 veces

c. La rotura prematura de membranas mayor de 6 horas incrementa el riesgo de endometritis

d. Los loquios malolientes y/o subinvolución uterina sugieren el diagnóstico de endometritis

2014. Sobre la aparición de varices en miembros inferiores en la gestante, es FALSO:

a. El uso de medias de compresión puede contribuir a mejorar la sintomatología

b. El uso de medias de compresión junto a la ingesta de troxerutina contribuye a prevenir su aparición

c. Pueden originarse como consecuencia del aumento de la presión venosa en miembros inferiores

d. Se originan como consecuencia del incremento de la volemia

2015. Forma más recomendable para realizar Educación para la Salud en la escuela:

a. Constituir una asignatura específica sobre la salud

b. Organizar charlas por expertos en la escuela

c. Introducir la Educación para la Salud transversalmente en los currículos escolares

d. Informar a los padres y profesores de los principales problemas de salud

2016. La interpretación de un registro cardiotocográfico debe seguir el siguiente esquema:

a. FCF basal, variabilidad, presencia de ascensos o aceleraciones transitorias, ausencia de descensos o deceleraciones y Dinámica Uterina (DU)

b. FCF basal, ausencia de descensos o deceleraciones y DU

c. FCF basal, variabilidad y ausencia de descensos o deceleraciones

d. FCF basal, variabilidad, presencia de ascensos o aceleraciones y DU

2017. Acude a su consulta de AP Nicola, de 25 años, origen rumano, para solicitar anticoncepción hormonal (tuvo dos embarazos no deseados). Al revisar su historia vemos que acude frecuentemente a su médico de atención primaria por problemas de insomnio, depresión, ansiedad y problemas físicos frecuentes e inespecíficos. En el último año observamos tres episodios de urgencias hospitalarias: una caída, una quemadura y una crisis de ansiedad. Sospecha violencia de género que la paciente reconoce pero minimiza. Qué NO haría:

a. Eliminar cualquier sentimiento de culpa

b. Alertar e informar de los riesgos que supone la violencia de género y respetar su decisión

c. Hablar con su médico/a de atención primaria para que le prescriba un fármaco que disminuya su ansiedad y facilite su descanso

d. Elaborar un plan de emergencia con ella

2018. Primigesta de 21 años de edad, con 39 semanas de gestación: dilatación del cérvix de 2 cms., borramiento cervical del 50%, posición y consistencia del cuello uterino media, con presentación cefálica y SES. Cuál es el Bishop:

a. 8   b. 4   c. 2   d. 6

2019. Según la SEGO, cuál de las siguientes recomendaciones de la suplementación de yodo en la gestación es INCORRECTA:

a. En la consulta prenatal se debe recomendar la ingesta de alimentos ricos en yodo, fundamentalmente lácteos y pescados, así como fomentar la utilización de sal yodada por la mujer durante el embarazo

b. El consumo de sal yodada es el método más eficaz para suplementar yodo

c. La sal yodada en España contiene 60 mg de yodo por kg de sal, de forma que la ingesta de unos 3-4 g de sal al día cubre las necesidades diarias de yodo

d. En caso necesario de suplementar farmacológicamente, la dosis recomendada del suplemento farmacológico de yodo es de 400 µg/día

2020. Las metrorragias del tercer trimestre nos harían pensar en:

a. Polihidramnios

b. En un ectópico

c. Placenta previa

d. Mola

2021. Sobre el contacto piel con piel madre-recién nacido, es FALSO:

a. Favorece el inicio precoz de la lactancia

b. Mayor éxito de la lactancia materna los primeros días

c. Se evidencian mayores tasas de lactancia materna a los 2, 3 y 4 meses

d. No es imprescindible permitir un contacto piel con piel madre-recién nacido ininterrumpido

2022. En el tratamiento de la preeclampsia NO es contraindicación para el uso del labetalol:

a. Insuficiencia cardíaca congestiva

b. Asma

c. Frecuencia cardíaca materna menor a 60 latidos por minuto

d. Encefalopatía hipertensiva

2023. Sobre el cáncer de mama (CM):

a. El tratamiento con tamoxifeno ha demostrado una reducción aproximadamente del 62% del riesgo de CM en mujeres sanas con mutación en BRCA2

b. El antecedente de atipia del epitelio plano en la mama aumenta el riesgo de CM únicamente en dicha mama

c. Con el aumento de la edad los CM suelen ser más agresivos

d. La forma de presentación más frecuente en el CM es la telorrea

2024. Las células germinales masculinas sufren procesos de división, diferenciación y maduración intertesticular, dependientes de las células de Sertoly, pero el espermatozoide debe completar su maduración extratesticular y adquirir el potencial completo de movilidad y fertilización. Esto ocurre en:

a. La zona cortical del testículo

b. El epidídimo

c. En el tercio ampular de la trompa

d. Ninguna de las tres

2025. Las gestaciones monocigóticas en las que la división del cigoto se produce entre el día 9 y 13 van a resultar en un embarazo:

a. Bicorial, biamniótico

b. Monocorial, biamniótico

c. Monocorial, monoamniótico

d. Siameses

2026. Cuadro postparto caracterizado por atrofia utero-ovárica, amenorrea y galactorrea que afecta especialmente a las primíparas:

a. Síndrome de Sheehan

b. Síndrome de Claude-Bernard-Horner

c. Síndrome de Chiari-Frommel

d. Síndrome de Asherman

2027. Mediante qué procesos las ovogonias se convierten en ovocitos primarios:

a. Meiosis

b. Mitosis

c. Maduración celular

d. Los tres

2028. Se consideran riesgos laborales por asociarse con malos resultados obstétricos (nacidos prematuros y nacidos con bajo peso al nacer):

a. Trabajo de más de 36 horas semanales o 10 horas diarias

b. Ruido excesivo en el lugar de trabajo

c. Ambiente frío en el lugar de trabajo

d. Todos los anteriores

2029. Para escribir y estructurar un artículo científico siguiendo las normas que recomienda el Comité Internacional de Editores de Revistas Científicas, NO formará parte de la estructura de su artículo:

a. Título
b. Material y métodos
c. Resultados
d. Traducción

2030. En qué fase del ciclo ovárico se produce el pico de LH (Hormona luteínica):

a. Fase proliferativa
b. Ovulación
c. Fase preovulatoria
d. Fase lútea

2031. Indique la definición correcta:

a. El concepto bioético de autonomía hace referencia a valorar las opiniones y elecciones de las personas así consideradas y abstenerse de obstruir sus acciones, a menos que estas les produzcan un claro perjuicio
b. El concepto bioético de justicia hace referencia al derecho a que todas las personas sean tratadas de igual forma y obtengan los mismos beneficios
c. El concepto bioético de autonomía obliga al profesional a proporcionar aquella información demandada por el paciente relacionada con el proceso de forma veraz aunque el pronóstico sea desfavorable para elegir libremente entre las opciones
d. Ninguna de las tres

2032. Gestación gemelar en la que el primer gemelo está en presentación cefálica y el segundo está en otra presentación. De las siguientes vías de parto recomendadas por la SEGO, señale la FALSA:

a. Edad gestacional menor de 32 semanas, se recomienda cesárea
b. Peso fetal estimado menor de 1.500 g, se recomienda cesárea
c. Edad gestacional mayor de 32 semanas, se recomienda parto vaginal
d. Peso fetal estimado de más de 2.500 g, se recomienda cesárea

2033. NO es un factor de riesgo para el prolapso de cordón:

a. Nuliparidad
b. Parto pretérmino
c. Presentación podálica
d. Amniorrexis del primer gemelo

2034. Valorando el suelo pélvico con el test de PERFECT nos sale una puntuación de 2435, es decir, que la mujer es capaz de hacer...:

a. ...dos repeticiones de una contracción fuerza cuatro y repetirlas tres veces hasta un máximo de cinco
b. ...cuatro repeticiones de fuerza dos y tras el entrenamiento de la musculatura, hacer cinco repeticiones de fuerza tres
c. ...una contracción de fuerza dos, mantenerla cuatro segundos y repetirla tres veces, seguido de cinco repeticiones rápidas
d. ...una contracción de fuerza dos y mantenerla cuatro segundos, repitiéndola de tres a cinco veces

2035. Teniendo en cuenta el desarrollo embriológico del aparato genital:

a. Las gónadas adquieren caracteres morfológicos masculino y femenino alrededor de la semana 14 de gestación
b. Los cordones sexuales se canalizan en la semana 8 y originan los túbulos seminíferos
c. Independientemente del sexo genético, en los embriones, nos encontramos los conductos paramesonéfricos o de Müller y los conductos mesonéfricos o de Wolff
d. El testículo desciende debido a un aumento de presión intraabdominal provocada por el crecimiento de los órganos abdominales junto con la estimulación estrogénica

2036. Qué cambio se produce en el periodo de transición circulatoria fetal/neonatal:

a. Mantenimiento del agujero oval
b. Cierre del conducto venoso de Arancio
c. Apertura del conducto arterioso
d. Inicio de aleteo nasal

2037. Qué es imprescindible al aplicar fórceps:

a. No administrar anestesia general en ningún caso
b. Conocer exactamente la posición fetal
c. Administrar analgesia epidural en todos los casos
d. Retirar la perfusión de oxitocina

2038. La trombosis venosa profunda en el puerperio se caracteriza por los siguientes los signos, EXCEPTO:

a. En la mayoría de las ocasiones aparece en los miembros inferiores
b. El dolor muscular es el primer síntoma en aparecer y el más frecuente
c. Si no se trata puede derivar en una trombosis pulmonar
d. El reposo en el puerperio previene la aparición de tromboembolismos

2039. Como método de esterilización, las radiaciones ionizantes:

a. No requieren instalación especial
b. Pueden esterilizar cualquier tipo de material
c. Actúan a alta temperatura
d. Requieren tiempo muy corto de exposición

2040. Sobre la hemorragia posparto, es FALSO:

a. Se define como una pérdida sanguínea superior a 500 cc tras un parto vaginal
b. Se define como la pérdida sanguínea de 800 cc tras una cesárea
c. Se denomina hemorragia posparto secundaria la que se produce entre las 24 h posparto y las 6-12 semanas siguientes
d. La metilergonovina utilizada como uterotónico está contraindicada en hipertensión arterial

2041. Si una matrona (personal estatutario fijo) pretende cumplir misiones en programas de cooperación nacional o internacional, previa autorización por la Administración competente, por un periodo superior a 6 meses, será declarada en:

a. Excedencia por interés particular
b. Continúa en servicio activo
c. Servicios especiales
d. Servicios de gestión asistencial

2042. La Matrona como agente de salud desarrolla actividades de Educación para la Salud relacionadas con:

a. Prevención de la violencia de genero
b. Prevención de ITS y embarazo no deseado
c. Son correctas A y B
d. Ninguna de las tres

2043. Acude a tu consulta Iria, una joven de 17 años por test de embarazo positivo. La paciente padece epilepsia tipo gran mal a tratamiento con 3 anticomiciales y está valorando seguir la gestación o interrumpirla dependiendo del riesgo teratogénico que pueda suponer su tratamiento. Se pueden usar varios registros para obtener esta información, CUÁL NO:

a. La FDA (Food and Drug Administration) que clasifica los medicamentos en cinco categorías en función de los riesgos de teratogénesis
b. Guía de Prescripción terapéutica (AEMPS) ofrece la posibilidad de consultar medicamentos que puedan usarse con precaución o deben evitarse en el embarazo
c. El Servicio de Información Telefónica de Teratógenos Español para embarazadas (SITTE). Es un organismo del Instituto de Salud Carlos III que tiene por objeto ofrecer atención telefónica en español sobre teratógenos a mujeres embarazadas
d. Las tres son válidas

2044. En el caso de una puérpera que presenta fiebre qué le haría pensar en una endometritis:

a. Dolor abdominal hipogástrico, dolor en la movilización uterina, loquios malolientes y metrorragia
b. Signos inflamatorios y dolor localizado en la episiotomía
c. Hemorragia abundante
d. Malestar general y escalofríos

2045. En una gestante que ingresa por trabajo de parto, después de contracciones durante toda la noche, qué será la conservación de la energía dentro del plan de cuidados:

a. Diagnóstico de Enfermería
b. NIC
c. NOC
d. Evaluación

2046. Los antiinflamatorios NO esteroideos (AINE´s) administrados de manera continuada en una embarazada pueden producir el cierre precoz de qué estructura fetal:

a. Conducto arterioso
b. Conducto venoso
c. Foramen oval
d. Válvula mitral

2047. Tasa de mortalidad infantil:

a. Número de muertes de menores de 6 meses dividido entre el número de nacidos vivos, multiplicado por 1.000
b. Número de muertes de menores de 1 año dividido entre el número de nacidos vivos, multiplicado por 1.000
c. Número de muertes de menores de 1 año dividido entre el número de nacidos vivos, multiplicado por 100
d. Ninguna de las tres

2048. El empleo de la lactancia como protectora de embarazos no deseados o 'Método MELA' puede iniciarse inmediatamente tras el parto y va asociado a qué condiciones:

a. Que la lactancia se realice todo o prácticamente durante todo el día y la noche
b. Amenorrea
c. Tiempo inferior a los 6 meses desde el parto
d. Las tres son correctas

2049. En referencia a las neuropatías periféricas de la gestación, es FALSO que:

a. El Síndrome del túnel carpiano se produce por la compresión del nervio cubital
b. El Síndrome del túnel carpiano se diagnostica mediante el signo de Tinel
c. La parálisis de Bell se asocia con posible reactivación por el virus del Herpes
d. La parálisis de Bell es frecuente en el tercer trimestre y en el postparto

2050. Durante la gestación se producen modificaciones en el sistema urinario. Es FALSO:

a. Se produce mayor reabsorción de sodio, llegando a retener 800-900 mEq de sodio durante la gestación
b. Se produce una disminución de la concentración de albúmina en el plasma, por lo que aumenta la presión coloidosmótica
c. Disminuyen las concentraciones séricas de urea, creatinina y ácido úrico
d. Aumenta la excreción de vitaminas hidrosolubles y de aminoácidos

2051. Sobre el acompañamiento del duelo perinatal:

a. Está permitido hacer fotografías
b. Hay que aconsejar un embarazo lo antes posible
c. No hay que ofrecer recuerdos del bebé para que los progenitores puedan olvidar la pérdida cuanto antes
d. No hay que dejar que los progenitores vean al bebé para evitar malos recuerdos

2052. Durante el embarazo existen cambios fisiológicos que pueden alterar la cinética de las drogas en el organismo incrementando la toxicidad (indique la FALSA):

a. Aumento en el vaciamiento gástrico y de la motilidad gastrointestinal que pueden aumentar la absorción digestiva de la droga
b. Aumento del volumen corriente y disminución del volumen residual pulmonar
c. Disminución de la concentración plasmática de albúmina y reducción del metabolismo hepático
d. La eliminación de reservas lipídicas al final del embarazo puede favorecer la liberación de drogas acumuladas en el tejido adiposo

2053. NO es considerado recién nacido de alto riesgo de hipoacusia:

a. Peso al nacer inferior a 1750 g
b. Infección de la gestante de Toxoplasmosis
c. Infección de la gestante por Herpes
d. La madre durante la gestación haya sido tratada con isótopos radiactivos

2054. En una presentación de cara, el punto de conducción es:

a. La órbita de los ojos
b. La frente
c. El mentón
d. La cara

2055. Sobre la musculatura del Suelo Pélvico, es FALSO:

a. El músculo elevador del ano está compuesto por el músculo pubovaginal, por el ileococcigeo y el isquiocavernoso
b. El músculo del esfínter externo del ano está inervado por el Nervio Pudendo
c. El músculo elevador del ano se inserta en el hueso sacro, el cóccix y el esfínter externo del ano
d. El músculo transverso superficial del periné refuerza la acción del músculo transverso profundo del periné

2056. Sobre la nutrición durante el embarazo:

a. El incremento calórico es de un 10%
b. La ración calórica diaria no debe ser inferior a 1.700 calorías
c. El aumento de peso en un embarazo a término aceptado para un resultado sano es aproximadamente de 9 a 13 Kg. para mujeres de peso normal
d. Las tres son correctas

2057. NO es un elemento 'NO verbal' en la comunicación profesional-paciente:

a. La mirada
b. La sonrisa
c. La distancia
d. El entorno

2058. Un plan de cuidados obstétrico-ginecológicos que se basa en la valoración pormenorizada del paciente o grupo específico y los problemas que de ella se concluyen pertenece al 'Método...:

a. estandarizado
b. individualizado
c. global
d. evaluativo

2059. Una lesión que afecta a más del 50% del grosor del esfínter anal externo sin afectar al esfínter anal interno tiene la consideración de desgarro perineal de grado:

a. II
b. III b
c. IV
d. I

2060. La neuroprotección, es un criterio de inclusión la existencia de:

a. clínica de hipoxia-isquemia perinatal
b. malformaciones congénitas graves
c. encefalopatía moderada-grave
d. Son correctas A y C

2061. Indicaremos como signos o síntomas que pudieran ser indicativos de padecer cáncer de mama los siguientes, EXCEPTO:

a. Cambios en la textura de la piel o color de la mama
b. Si una de las mamas tiene un tamaño mayor o menor que la otra
c. Si alguna cicatriz o bulto ya existente cambia de aspecto, tamaño o consistencia
d. Lateralización del pezón normoinserto

2062. Cuál de las siguientes alteraciones del líquido amniótico es más probable encontrar en el caso de una obstrucción esofágica fetal:

a. Oligoamnios
b. Polihidramnios
c. Líquido meconial
d. No hay relación entre la patología fetal y el líquido amniótico

2063. Según la Sociedad Española de Neonatología, NO es factor de riesgo de asfixia neonatal intraparto:

a. Rotura prematura de membranas
b. Administración de narcóticos a la madre en las horas previas al parto
c. Hipotiroidismo materno
d. Liquido amniótico teñido de meconio

2064. Los planos de Hodge:

a. Sirven para medir la pelvis desde el exterior
b. Sirven para valorar el descenso de la presentación en el interior del canal del parto
c. Son tres y sirven para valorar el progreso de la cabeza fetal
d. Son cinco

2065. Sobre al tiempo de pinzamiento del cordón umbilical en una donación de sangre de cordón (DSCU), es FALSO:

a. En los casos de donación dirigida está indicado el pinzamiento precoz del cordón umbilical
b. El pinzamiento antes de los 30 segundos proporciona un volumen óptimo de sangre, con buena concentración de células madre
c. El pinzamiento recomendado por la OMS es a los 60 segundos. Disminuye el volumen recogido pero no impacta negativamente en la concentración de células madre
d. No es necesario transmitir a la madre información sobre las ventajas/desventajas del pinzamiento precoz

2066. Para diagnosticar la diabetes gestacional hay que aplicar una sobrecarga oral de 100 g de glucosa y hacer la determinación basal al cabo de 1 hora, 2 horas y 3 horas. Indique la FALSA:

a. Si sólo hay un valor alterado se considera como intolerancia y debe repetirse la curva al cabo de tres semanas; si vuelve a salir un valor alterado, se considera diabetes gestacional

b. Se considera negativa si los valores son inferiores a los límites establecidos (105-190-165-145 mg/dl)

c. Dos glucemias basales iguales o superiores a 120 mg/dl en días diferentes o una glucemia al azar superior a 200 mg/dl ratifican el diagnóstico sin necesidad de hacer el test de tolerancia oral de glucosa (TTOG)

d. Durante los tres días previos hay que seguir una dieta no restrictiva en hidratos de carbono (2.100 kcal con ingesta diaria de hidratos de carbono superior o igual a 150 g/día)

2067. Si la puerpera opta por la lactancia materna cuál será el incremento del aporte calórico en su dieta (Kcal/día):

a. 500   b. 400   c. 300   d. 200

2068. El signo de Küstner corresponde a:

a. Cuando la placenta se desprende, el útero tiende a lateralizarse hacia el lado derecho para luego volver a la posición central

b. Cuando la placenta se ha desprendido, el tono del útero aumenta y el útero se vuelve duro y globuloso

c. Cuando la placenta se está desprendiendo, se puede observar el descenso del cordón umbilical

d. Cuando la placenta no se ha desprendido, al presionar sobre la sínfisis del pubis, se produce un retroceso del cordón hacia la vagina

2069. En el momento del nacimiento al pinzarse el cordón umbilical la circulación placentaria se modifica. Un cambio que se produce en el neonato es:

a. Aumento de las resistencias vasculares sistemáticas y disminución de las resistencias vasculares pulmonares

b. Disminución del flujo sanguíneo pulmonar

c. Apertura de las comunicaciones fetales (conducto arterioso, foramen oval)

d. Aumento de las resistencias vasculares sistémicas y de las resistencias vasculares pulmonares

2070. El programa formativo de la Especialidad de Enfermería Obstétrico-Ginecológica recoge un periodo de 2 años de formación. Qué porcentaje de horas se dedica a la adquisición de conocimientos teóricos:

a. Aproximadamente el 50% ya que es un tipo de formación que se realiza conjuntamente con la formación clínica asistencial

b. El 26% del total de la duración del programa formativo, calculado sobre la jornada anual ordinaria efectiva

c. Entre un 30-40% según el criterio de cada Unidad Docente y de las actividades formativas que organice

d. La formación teórica está integrada en su adquisición de competencias y no está recogido el porcentaje de tiempo dedicado a ella en el programa formativo

2071. Tras la evacuación de la mola, se debe realizar:

a. Medición B-hcg hasta su completa remisión

b. Radiografía de tórax

c. Control clínico de la involución uterina

d. Todas

2072. Las gestantes deben ser vacunadas contra la tosferina:

a. Si no están vacunadas y no han padecido la enfermedad

b. Durante el primer embarazo, entre las semanas 27 y 36

c. Durante cada uno de sus embarazos, antes de la semana 16

d. Durante cada uno de sus embarazos, entre las semanas 27 y 36

2073. En caso de asinclitismo qué tipo de fórceps usaremos:

a. Simpson   b. Kjelland
c. Tucker-Mclane   d. De Laufe

2074. Sobre la acción de los estrógenos, es FALSO:

a. Aceleran el crecimiento óseo

b. Aumentan la síntesis de proteína

c. En el endometrio inducen los cambios secretores en la segunda fase del ciclo

d. Incrementan la vascularización y turgencia de los genitales externos

2075. La formación de los somitas segmentados a partir del mesodermo (paraxial) depende:

a. De un reloj de segmentación establecido por la expresión cíclica de varios genes

b. De la diferenciación de tres capas germinales a partir de las cuales se forman todos los tejidos y órganos embrionarios

c. De factores secretados que señalizan tejidos circundantes proveyendo de información y destino

d. Células que brindan soporte estructural y metabólico durante la espermatogénesis

2076. En su Unidad de Atención Primaria están diseñando un programa de educación para la salud dirigido a mujeres a partir de los 50 años. Cuál sería un enfoque ERRÓNEO del programa:

a. Dirigirlo exclusivamente a la población enferma

b. Incorporar actividades de promoción de la salud

c. Desarrollar formación sobre la prevención de enfermedades

d. Dirigirla a poblaciones y comunidades

2077. Vacuna que puede ser administrada en la gestación:

a. Gripe

b. Varicela

c. Rubeola

d. BCG

2078. NO forma parte del proceso de evaluación de los programas de los cuidados obstétricos-ginecológicos:

a. Estructura   b. Proceso
c. Resultado   d. Consentimiento

2079. Qué Matrona introdujo en el fórceps una maniobra que lleva su nombre, en el Siglo XIX:

a. Madame Touchard

b. Madame Boivin

c. Madame de LaChapelle

d. Madame Boursier

2080. Los virus del papiloma humano (VPH) 16 y 18 explican el 70% de los cánceres de cuello uterino. El 25-35% restantes se explican por otros 10 tipos de VPH. Cuál de los siguientes NO está incluido entre esos 10:

a. VPH 11

b. VPH 31

c. VPH 45

d. VPH 58

2081. El diagnóstico por sospecha clínica del polihidramnios se valora por:

a. Tamaño uterino mayor que edad gestacional

b. Dificultad en la palpación de las partes fetales

c. Disminución en la intensidad de los tonos cardíacos

d. Las tres son correctas

2082. La utilización sistemática y continua del proceso enfermero en los cuidados prestados en el área obstétrico ginecológica permite:

a. Proporcionar las bases del cuidado del enfermero especialista profesional

b. Que los profesionales dirijan sus propios cuidados de salud

c. Proporcionar cuidados de calidad y eficientes

d. Las tres son correctas

2083. Los miomas son los tumores benignos más frecuentes en la mujer en edad reproductiva. Aunque pueden pasar inadvertidos, generalmente NO se asocian a:

a. Sangrado uterino anormal
b. Infertilidad
c. Riesgo incrementado de aborto
d. Menor tasa de cesáreas

2084. Indique la FALSA:

a. Se denomina marcador ecográfico a las imágenes del feto o de sus anejos que sugieren la posibilidad de que exista una anomalía cromosómica
b. Las medidas antropométricas ecográficas más utilizadas para el cálculo aproximado del peso fetal a partir de la semana 14 son el diámetro biparietal o el perímetro cefálico, el perímetro abdominal y la longitud del fémur
c. Para la medición de la translucencia nucal y la estimación de la edad gestacional en la ecografía del primer trimestre (semana 11 a 13+6) la longitud cráneocaudal debe estar comprendida entre 35 y 95 mm
d. No se recomienda realizar el Índice de Pelan para evaluar el volumen de líquido amniótico antes de la semana 24

2085. ITS causada por la bacteria Treponema Pallidum:

a. Papiloma Flumano
b. Linfogranuloma venéreo
c. Sífilis o Lúes
d. Ninguna de las tres

2086. NO es un objetivo general de los programas de educación maternal:

a. Enseñar y practicar ejercicios musculares que preparen el cuerpo para la actividad progresiva del parto
b. Exponer los motivos que justifican un parto operatorio
c. Dar información correcta y detallada sobre reproducción, embarazo, parto y puerperio
d. Crear una relación con la futura madre, proporcionando apoyo y confianza

2087. Cuál de estas manifestaciones NO corresponde al duelo perinatal:

a. Aturdimiento, culpa, reproche, alivio
b. Vacío en el estómago, opresión en el pecho o garganta y aumento de deseo sexual
c. Alucinaciones e ilusiones, falta de concentración y de memoria
d. Replanteamiento de creencias

2088. Qué parámetros se valoran en el test de Bishop:

a. Cantidad de líquido amniótico
b. Modificaciones cervicales y altura de la presentación
c. Frecuencia cardíaca fetal
d. Posición fetal

2089. Con cuál de estas drogas es menos probable el síndrome de abstinencia del neonato:

a. Alcohol
b. Barbitúricos
c. Cocaína
d. Opiáceos

2090. 'Incapacidad de una pareja para conseguir un embarazo':

a. Esterilidad
b. Impotencia funcional
c. Infertilidad
d. Incapacidad reproductiva masculina y/o femenina

2091. El desarrollo de un folículo ovárico NO se caracteriza por:

a. Desarrollo de la teca folicular
b. Proliferación de las células foliculares
c. Crecimiento y diferenciación del ovocito primario
d. Degeneración de la zona pelúcida

2092. Según la SEGO, el tratamiento de la hipoglucemia en la embarazada con diabetes insulino dependiente se hace de las siguientes formas, EXCEPTO:

a. Si está consciente, administrar líquidos azucarados
b. Si está inconsciente, administrar glucosa intravenosa
c. Si está inconsciente y persiste la hipoglucemia, administrar glucagón intravenoso
d. Si está inconsciente y persiste la hipoglucemia, administrar glucagón intramuscular

2093. Sobre las recomendaciones para el manejo de la mujer embarazada con VIH, es FALSO:

a. Se recomienda la realización de un test de resistencia en gestantes sin tratamiento antirretroviral actual o con PCR >500-1000 copias/ml
b. Se hará un seguimiento minucioso durante la gestación para identificar las posibles complicaciones secundarias a la terapia antirretroviral
c. En mujeres con linfocitos CD4<300 cel/mm3 se iniciará profilaxis de infecciones oportunistas
d. En mujeres que inician embarazo con CVP indetectable, se realizará un control de la carga viral plasmática en el primer y tercer trimestre y en el segundo trimestre si mantiene prácticas de riesgo

2094. Según la Directiva 2005/36 de la UE, la formación de Matrona:

a. Abarcará una formación específica a tiempo completo de por lo menos,3 años de estudios teóricos y prácticos cumplimentando el programa especificado para ello
b. Contendrá formación específica de matrona a tiempo completo de 18 meses que deberá referirse como mínimo al programa especificado para ello y que no haya sido objeto de una enseñanza equivalente en el marco de la formación de enfermero responsable de cuidados generales
c. Garantizará que se han adquirido conocimientos adecuados en obstetricia, ginecología y del RN, ética de la profesión, legislación profesional, y experiencia clínica adecuada adquirida en centros acreditados bajo la supervisión de personal cualificado como matronas y obstetras
d. Las tres son correctas

2095. Sobre el consumo de cocaína en la gestante, es FALSO:

a. En la gestante la cocaína aumenta el riesgo de hipertensión
b. Uno de los principales mecanismos fisiopatológicos que explica la toxicidad aguda por cocaína para el binomio materno-fetal, es la vasoconstricción placentaria
c. En el feto aumenta el riesgo de retraso del crecimiento intrauterino
d. El consumo de cocaína se asocia al aumento de incidencia de preeclampsia

2096. En una presentación de vértice, si la sutura sagital es transversa y está más cercana a la sínfisis púbica que al promontorio se presenta una condición específica:

a. Asinclitismo posterior
b. Rotación interna
c. Asinclitismo anterior
d. Extensión

2097. La progesterona provoca:

a. La secreción cervical escasa, espesa, opaca
b. El aumento del diámetro del canal cervical y del orificio cervical interno
c. La acción relajante de la musculatura uterina
d. Son correctas A y C

2098. Si una embarazada en la consulta pide a la matrona de manera explícita o implícita que la ayude a dejar de fumar, qué tipo de entrevista clínica es:

a. Entrevista semiológica
b. Entrevista motivacional
c. Entrevista informativa y prescriptiva
d. Entrevista de escucha y acomodación

2099. Es FALSO: en relación a los loquios:

a. La duración media de los loquios es de 33 días posparto
b. Clásicamente se afirmaba que la duración era de 2 semanas
c. Pueden persistir hasta 60 días
d. La duración de los loquios está en relación con el tiempo parcial de tromboplastina activada

2100. El test de Bishop permite predecir el éxito de la inducción del parto. Según la SEGO, la probabilidad de éxito es de un 95% si la puntuación del test de Bishop supera:

a. 7
b. 10
c. 3
d. 5

2101 C	2126 D	2151 D	2176 D
2102 B	2127 C	2152 C	2177 B
2103 C	2128 D	2153 D	2178 C
2104 C	2129 B	2154 B	2179 D
2105 C	2130 B	2155 A	2180 A
2106 B	2131 A	2156 C	2181 D
2107 C	2132 C	2157 B	2182 D
2108 D	2133 B	2158 A	2183 C
2109 A	2134 A	2159 C	2184 A
2110 D	2135 D	2160 B	2185 C
2111 A	2136 A	2161 B	2186 D
2112 C	2137 D	2162 A	2187 B
2113 C	2138 B	2163 A	2188 C
2114 B	2139 C	2164 C	2189 A
2115 C	2140 B	2165 A	2190 A
2116 D	2141 D	2166 C	2191 B
2117 C	2142 C	2167 C	2192 D
2118 D	2143 B	2168 B	2193 A
2119 A	2144 D	2169 C	2194 C
2120 B	2145 D	2170 D	2195 A
2121 D	2146 D	2171 D	2196 B
2122 D	2147 D	2172 B	2197 D
2123 C	2148 A	2173 D	2198 C
2124 D	2149 A	2174 B	2199 B
2125 B	2150 B	2175 C	2200 B

FALLOS:

2101. Una de las principales causas de infección puerperal es:

a. Salpingitis
b. Infección urinaria
c. Endometritis
d. Anexitis

2102. La inmersión en agua durante la primera etapa del parto reduce el dolor y el uso de la anestesia regional. Cuál sería la temperatura indicada del agua:

a. Es indiferente
b. No será superior a la temperatura corporal
c. Será 5° C mayor a la temperatura corporal
d. Será 1° C mayor a la temperatura corporal

2103. Sobre la gestación múltiple:

a. En caso de ambas presentaciones cefálicas, la vía de parto de elección es la cesárea
b. El embarazo múltiple es una contraindicación absoluta de la inducción
c. En caso de ambas presentaciones cefálicas, la vía de parto puede ser vaginal
d. En caso de ambas presentaciones podálicas, la finalización del parto ha de ser vaginal

2104. Marta acude a su consulta con su hijo lactante de 5 meses de edad, al que alimenta con lactancia materna exclusiva, para solicitar información sobre la extracción de leche y administración a su hijo, ya que en una semana se incorpora al trabajo. Quiere seguir las recomendaciones de la OMS y dar lactancia materna exclusiva hasta los 6 meses. Su hijo nunca se ha separado de ella ni ha tomado suplementos. Lo cuidará la madre de Marta. Su turno de trabajo es de 7 horas, que pasan a 8 con los desplazamientos. Le han dejado un extractor de leche manual. Qué recomendación de las siguientes NO le daría para la extracción de leche:

a. Previo lavado de manos, preparar el pecho dándole masaje, acariciándolo y sacudiéndolo
b. Intentar conseguir un reflejo de eyección, estimulándose de forma similar a como lo hace el bebé al inicio de la toma
c. Empezar con tracciones largas, lentas y uniformes sin que sean dolorosas
d. Estimular ambos pechos para mantener una buena producción de leche

2105. Cuándo se recomienda pinzar el cordón umbilical tras la expulsión fetal:

a. Pasados diez minutos
b. Debe pinzarse inmediatamente después de la expulsión fetal
c. A partir del segundo minuto o tras el cese del latido del cordón umbilical
d. No existen recomendaciones al respecto

2106. Factores predisponentes más importantes de la enterocolitis necrotizante en el recién nacido:

a. Prematuridad, lactancia materna y bajo peso al nacer
b. Prematuridad y alimentación enteral con formula
c. Bajo peso y administración de medicamentos
d. a mayor susceptibilidad de los niños prematuros se debe la inmadurez neurológica

2107. La píldora postcoital es efectiva:

a. Sólo hasta 24 horas
b. De 24 a 48 horas
c. Hasta 72 horas
d. Hasta 5 días

2108. Un cribado se refiere a la realización de pruebas diagnósticas a personas, en principio sanas, para distinguir aquellas que estén enfermas de las que no. Una de ellas es el cáncer de mama. Entre los requisitos que debe cumplir una enfermedad para que se incluya en un programa de cribado, NO está:

a. Demostrarse que su aplicación conlleva una mejora en el pronóstico con la consiguiente reducción de su incidencia, mortalidad y/o mejora de calidad de vida
b. Su objetivo es reducir la enfermedad, si se detectan lesiones precancerosas
c. Evitar la mortalidad prematura y/o la discapacidad asociada a la enfermedad
d. El inicio de un programa de cribado implica menor uso de infraestructuras y recursos

2109. El signo de Ahlfeld:

a. Se basa en la observación del descenso espontáneo de la pinza colocada en el cordón umbilical en el punto donde se seccionó
b. Consiste en la compresión por encima de la sínfisis púbica con el fin de observar los movimientos del cordón
c. Se basa en observar los cambios que se producen en el útero
d. Las tres son correctas

2110. Según el PIAM y en relación a la primera analítica de embarazo:

a. Se debe solicitar la serología del Trepanosoma Cruzi a toda mujer procedente del África subsahariana
b. Se debe incluir hemograma, bioquímica, perfil hepático, serología de LUES y sedimento de orina
c. Si la B-HCG y la PAPP-A salen alteradas se volverán a pedir en la semana 12 para coincidir con la eco del primer trimestre
d. Se debe solicitar a toda mujer serología de LUES, VIH, Rubeola y Hepatitis B

2111. Cuál de los siguientes patrones hormonales es más característico de la menopausia:

a. FSH > 40 mu/ml y estradiol < 20 pg/ml
b. FSH < 2 mu/ml y estradiol > 60 pg/ml
c. FSH / LH < 1
d. Ninguna de las tres

2112. Causa poco frecuente de Hiperbilirrubinemia en el recién nacido de menos de 8 días de vida:

a. Hemolítica
b. Lactancia materna
c. Tóxica
d. Poliglobulia

2113. Según la Guía de Práctica Clínica sobre el abordaje de síntomas asociados a la menopausia y la postmenopausia (Ministerio de Sanidad, 2017), es FALSO:

a. El climaterio es el periodo de la vida de la mujer que se extiende desde 2-8 años antes de la menopausia hasta 2-6 años después de la última menstruación
b. La postmenopausia establecida incluye el periodo a partir de los 12 meses de la fecha de la última regla
c. La menopausia precoz es la que ocurre antes de los 45 años
d. La menopausia espontánea es la que ocurre de forma gradual y progresiva por el normal envejecimiento ovárico

2114. Qué es un Programa de Salud:

a. El número de actividades realizadas por el equipo de salud según su interés y motivación
b. Conjunto de actividades organizadas y coordinadas cuya finalidad es alcanzar un cambio en el estado de salud de una población, teniendo en cuenta los recursos disponibles
c. Intervenciones enfermeras orientadas a la curación de los enfermos crónicos
d. Ninguna de las tres

2115. Cuándo comienza la fase activa del periodo de dilatación:

a. Cuando se inician las contracciones uterinas
b. Con la expulsión fetal
c. Cuando la mujer presenta contracciones frecuentes y regulares y un progreso rápido de la dilatación cervical de 4 a 10 cm
d. Cuando se desprende la placenta

2116. Patología gestacional con estos síntomas: amenorrea, HCG (+), dolor abdominal constante con exacerbaciones y predominio en una de las fosas ilíacas:

a. Abruptio placentae
b. Amenaza de aborto
c. Infección del tracto urinario
d. Embarazo ectópico

2117. Inés acude a la consulta para realizar una citología. Al preguntarle sobre la fórmula obstétrica le comenta que hay datos que prefiere no revelar:

a. Los términos de intimidad y confidencialidad se utilizan como sinónimos
b. Los pacientes y sus familiares son los titulares del derecho a la información
c. Los datos sensibles merecen una protección especial y se refieren al cuerpo, la enfermedad y la sexualidad
d. El secreto es el derecho del paciente a que no se revelen datos sin su consentimiento

2118. Es una condición para el parto instrumental:

a. Dilatación cervical completa
b. Cabeza fetal encajada
c. Membranas amnióticas rotas
d. Las cosas

2119. Señale la FALSA:

a. En el momento de la ovulación el ovocito se encuentra detenido en la profase de la segunda división meiótica
b. La zona pelúcida está compuesta fundamentalmente por secuencias repetidas de tres unidades glicoproteicas denominadas ZP1, ZP2 y ZP3
c. Con la unión de las dos células sexuales se completa el número de cromosomas necesario para crear el genoma del embrión. La reunión de estos cromosomas, no tiene lugar inmediatamente, antes tiene lugar la formación de los pronúcleos masculino y femenino
d. La replicación del ADN tiene lugar antes de la unión de los pronúcleos masculino y femenino

2120. Signos que harán sospechar de un tromboembolismo pulmonar:

a. Tos persistente con expectoración
b. Taquipnea grave, taquicardia grave, disnea, ingurgitación de las venas yugulares, sudoración profusa
c. Fiebre de 37,5°C, dolor costovertebral con percusión de puño positiva y vómitos
d. Ninguna de las tres

2121. En las hemorragias del tercer trimestre se debe hacer diagnóstico diferencial con:

a. La principal y más difícil, la enfermedad trofoblástica
b. Leiomiomas, amenaza de parto prematuro
c. Rotura uterina, cancer de cérvix
d. Son ciertas B y C

2122. Según la SEGO, en el cribado serológico a grupos de riesgo durante el embarazo, es FALSO:

a. Virus Zika: valorar el estado de inmunidad en la primera analítica de embarazo a mujeres que hayan mantenido relaciones sexuales desprotegidas con una pareja procedente o que haya viajado a área endémica activa de Zika en los últimos 6 meses
b. Enfermedad de Chagas: valorar el estado de inmunidad en la primera analítica de embarazo a mujeres de origen latinoamericano (salvo Islas del Caribe)
c. Enfermedad de Chagas: valorar el estado de inmunidad en la primera analítica de embarazo a mujeres cuya madre sea de origen latinoamericano (salvo Islas del Caribe)
d. Virus Zika: valorar el estado de inmunidad en la primera analítica del embarazo a mujeres que provienen de un área endémica activa de virus Zika durante el embarazo o 6 meses previos

2123. En caso de cesárea, la SEGO:

a. No recomienda la administración de un anti H2 y/o un antiácido oral con el fin de disminuir la acidez gástrica
b. Recomienda el uso de solución yodada de baja concentración como antiséptico en la cesárea
c. Recomienda administrar tratamiento antibiótico profiláctico preoperatorio en todas las cesáreas antes de realizar la incisión cutánea
d. Las cesáreas electivas se deben programar a partir de la 38 semana de gestación para evitar la morbilidad neonatal

2124. Loquios predominantemente hemáticos:

a. Lochia serosa
b. Lochia alba
c. Loquios rosáceos
d. Lochia rubra

2125. En el ciclo endometrial podemos distinguir varias fases. Cuál NO:

a. Fase menstrual o de descamación
b. Fase implantacional
c. Fase secretora o progestacional
d. Fase proliferativa o estrogénica

2126. Tras una pérdida perinatal, cuál es la frase más adecuada que puede usar el personal sanitario en la comunicación con los padres:

a. Al menos no llegasteis a conocerle demasiado
b. Sois jóvenes, ya tendréis más hijos
c. El tiempo lo cura todo
d. Me imagino cuánto queríais a este bebé

2127. Sobre la maniobra de Hamilton, es FALSO:

a. Se asocia con menor necesidad de inducción formal del trabajo de parto, especialmente en las mujeres multíparas
b. Hay evidencias a favor de la repetición periódica de la técnica a partir de la semana 40, ya que incrementa las posibilidades de inicio espontáneo del parto
c. Aumenta la incidencia de hemorragia con complicaciones
d. No hay diferencias en los resultados perinatales entre hacer la maniobra y no hacerla

2128. NO le recomendaría a una gestante de 25 semanas que tiene una hemoglobina de 11 grs/dl:

a. Dieta rica en hierro
b. Aumentar el consumo de legumbres, carne roja algún día a la semana, berberechos
c. Incluir una fruta de postre después de las comidas ricas en hierro
d. Comenzar con sal ferrosa una vez al día

2129. Está buscando información y bibliografía para la vía clínica de atención al parto normal de su hospital. Sobre los métodos de alivio del dolor NO farmacológicos, cuál de estas preguntas está mejor elaborada para conseguir la información que precisa:

a. Es la inmersión en agua caliente beneficiosa durante la dilatación:
b. En gestantes en trabajo de parto, la inmersión en agua caliente favorece la dilatación frente al reposo en decúbito lateral izquierdo
c. Ayuda el agua caliente durante el parto:
d. Técnicas beneficiosas durante la dilatación

2130. Sobre métodos de control del dolor durante el parto según la Guía de atención al parto del Ministerio de Sanidad 2010:

a. El uso de TENS se aconseja durante el trabajo de parto
b. Durante el trabajo de parto el inconveniente más importante de la aplicación de agua estéril intradérmica en el Rombo de Michaellis es el dolor y el escozor intensos momentáneos, pero tiene la ventaja de disminuir el dolor lumbar
c. El efecto anestésico del óxido nitroso durante el trabajo de parto es moderado
d. Son correctas B y C

2131. Cómo se controlan los procesos de esterilización:

a. Con monitores físicos, indicadores químicos y biológicos
b. Con los indicadores de proceso, de parámetros y emulador
c. Con tira de papel impregnada con esporas y viales autocontenidos de lectura rápida
d. Con un indicador para pruebas específicas

2132. Cuál de estos gestágenos posee mayor actividad antiandrogénica:

a. Levonorgestrel   b. Norgestimato
c. Dienogest   d. Etenorgestrel

2133. Según describe el PIAM, en la visita de control del embarazo de la semanas 24-28 son responsabilidad de la matrona las siguientes tareas, EXCEPTO:

a. Inclusión en los grupos de educación maternal
b. Valorar la ecografía del segundo trimestre y explicar los hallazgos más significativos a la mujer y su pareja
c. Informar sobre síntomas de parto pre-término y cómo actuar ante éstos
d. Valoración psicosocial

2134. Para establecer el diagnóstico de desprendimiento de placenta durante la tercera etapa del parto valoramos los siguientes signos, EXCEPTO:

a. Signo de Piskacek
b. Signo de Ahlfeld
c. Signo de Kustner
d. Signo de Klein

2135. Entre las pruebas a realizar en el cribado de cáncer de cérvix a mujeres con inmunodepresión, es FALSO:

a. Citología anual a partir de los 21 años
b. Co-test a partir de los 30 años
c. Cada 3 años si CD4 ≥ de 200 cl/uL o en tratamiento antirretroviral activo
d. Cada 2 años si CD4 ≤ de 200 cl/uL o en tratamiento antirretroviral activo

2136. Sobre la contracción uterina:

a. El tono de base entre dos contracciones uterinas debe mantenerse entre 8-12 mmHg
b. La fuerza contráctil se ejerce siempre en la dirección del eje muscular, no en cualquier dirección
c. El grado de acortamiento del músculo liso uterino, en cada contracción, es similar a la del músculo estriado
d. La disposición de los filamentos gruesos y finos del músculo uterino es a lo ancho

2137. Qué anomalía congénita se produce en la 'transposición de grandes vasos':

a. La aorta emerge de la aurícula derecha y la arteria pulmonar de la aurícula izquierda
b. La aorta emerge de la aurícula izquierda y la arteria pulmonar de la aurícula derecha
c. La aorta emerge del ventrículo izquierdo y la arteria pulmonar del ventrículo derecho
d. La aorta emerge del ventrículo derecho y la arteria pulmonar del ventrículo izquierdo

2138. Sobre las recomendaciones que propone la Guía Práctica Clínica sobre Atención al Parto Normal del Ministerio de Sanidad:

a. La cardiotocografía en la admisión de la gestante ha demostrado ser beneficiosa en mujeres de bajo riesgo
b. Se recomienda utilizar agua corriente si se necesita un lavado antes de un examen vaginal, no siendo necesario el uso de antisépticos
c. Se recomienda la realización del masaje perineal en la segunda fase del parto
d. No se recomienda la utilización rutinaria de oxitocina en el manejo de la tercera fase del parto

2139. Tipos de violencia machista:

a. Física, psicológica y económica
b. Mutilación genital femenina
c. Física, psicológica, económica, simbólica, feminización, mutilación genital femenina
d. Violencia global

2140. Según Lalonde, el nivel de salud de una comunidad viene determinado por la interacción de cuatro variables. Cuál de éstas NO es una de ellas:

a. La biología humana
b. Sistema educativo
c. El medio ambiente
d. El estilo de vida

2141. Para evaluar la salud mental de la mujer durante el puerperio se recomiendan las siguientes valoraciones EXCEPTO:

a. Preguntar si: 'Durante el último mes se ha preocupado porque con frecuencia se sentía triste, deprimida o sin esperanza'
b. Preguntar si durante el último mes, se ha preocupado porque con frecuencia sentía poco interés por realizar actividades y además no sentía que le proporcionaran placer
c. Utilizar la escala de Edinburgh Postnatal Depression Scale (EPDS) para confirmar el diagnóstico de la depresión tras el parto en las mujeres que hayan respondido afirmativamente a las preguntas
d. Sugerir el empleo de la escala EPDS a los dos meses para asegurar que se discrimina correctamente el riesgo de depresión

2142. NO es un factor predisponente para la incontinencia urinaria:

a. Aumento del índice de masa corporal (IMC)
b. Tabaquismo
c. Aumento estrogénico en el embarazo
d. Factores genéticos

2143. Qué fase del ciclo endometrial está asociada al crecimiento folicular ovárico y al incremento de la secreción de estrógenos:

a. Fase secretora
b. Fase proliferativa
c. Fase hemorrágica
d. Fase isquémica

2144. Qué incluyen los cuidados posteriores a una amniocentesis:

a. La administración de gammaglobulina anti-D en mujeres con Rh positivo
b. El reposo y la abstinencia de relaciones sexuales durante 24-48 horas
c. Suele hacerse un control ecográfico pasados unos días para verificar la integridad de la bolsa
d. Son correctas B y C

2145. Los antiinflamatorios no esteroideos (AINES) están contraindicados a partir de la semana 28/30 de gestación por:

a. Afectación de la función renal fetal
b. Hipoplasia pulmonar fetal
c. Persistencia del ductus arterioso
d. Posibilidad de enterocolitis necrotizante en el recién nacido

2146. Cuándo finaliza la meiosis en la ovogénesis:

a. Al finalizar la fase de diploteno en la telofase II
b. Una vez que el pico de LH ha inducido la ovulación
c. Cuando el folículo dominante se convierte en folículo de De Graaf
d. Si el ovocito es fecundado

2147. Qué recomendación para redu-cir el parto instrumentalizado es FALSA:

a. Evitar el uso de analgesia epidural
b. Retrasar los pujos en las gestantes con analgesia epidural
c. Utilizar la rotación manual en presentaciones posteriores o transversas en dilatación completa
d. Utilizar sistemáticamente oxitocina después de 2 horas con 10 cm de dilatación

2148. En la Carta Europea de los Derechos de los Niños Hospitalizados NO se incluye el derecho:

a. A que sus padres o las personas cuidadoras pidan la aplicación de esta carta en cualquier país siempre que pertenezca o tenga acuerdos con la Comunidad Europea
b. A que su padres o las personas cuidadoras reciban ayuda psicológica o social por parte de personal cualificado
c. A recibir ayuda económica y psicosocial cuando los exámenes y/o tratamientos se tengan que hacer en el extranjero
d. A ser hospitalizado/a junto a otros niños y niñas

2149. Patrón cardíaco fetal normal:

a. Frecuencia cardíaca fetal entre 110 y 160 latidos por minuto, variabilidad de oscilaciones medianas y grandes
b. Frecuencia cardíaca fetal entre 100 y 140 latidos por minuto, con ausencia de variabilidad y Dip II
c. Frecuencia cardíaca fetal mayor de 170 latidos por minuto y ausencia de variabilidad
d. Frecuencia cardíaca fetal entre 110 y 160 latidos por minuto, variabilidad de oscilaciones pequeñas y Dip II

2150. Sobre las vacunas disponibles contra el VPH:

a. Son vacunas terapéuticas
b. Son vacunas profilácticas
c. Son profilácticas y terapéuticas
d. Sólo se debe vacunar entre los 9 y los 14 años, porque a esta edad la mayoría de las niñas no habrán tenido todavía relaciones sexuales

2151. Anomalía de la inserción del cordón en la que los vasos avanzan por las membranas sin la protección de la gelatina de Wharton:

a. Pliegue triangular de la placenta
b. Inserción marginal
c. Inserción funiculi furcata
d. Inserción velamentosa

2152. 'Presentación cefálica con la cabeza en hiperextensión':

a. Posición de vértice
b. Posición de frente
c. Posición de cara
d. Posición sacra

2153. El profesional viola el secreto profesional:

a. Cuando manifiesta a los miembros del equipo de salud algo que el paciente le ha confiado y de su revelación se presupone un bien para este
b. En las Enfermedades de Declaración Obligatoria (EDO) y accidentes
c. Por imperativo judicial ante un tribunal de justicia o cuando responde a las demandas de la medicina o peritaje forense
d. En ninguno de esos tres caso

2154. Sobre el uso de la historia clínica de lactancia, es FALSO:

a. La elaboración de la historia clínica de lactancia en la maternidad es un proceso dinámico en el que participan los diferentes profesionales que atienden al binomio madre-recién nacido
b. No es necesario que los diferentes profesionales en contacto con la madre lean la historia de lactancia ya elaborada, pues es importante volver a corroborar personalmente todos los datos recogidos
c. Utilizar las habilidades de escucha y aprendizaje y hacer preguntas abiertas puede ayudarnos a elaborar la historia clínica de lactancia y a reforzar la confianza de la madre
d. En los contactos que tengamos con la madre durante su estancia en la maternidad iremos recogiendo, progresivamente, los datos relacionados con la lactancia que consideremos relevantes

2155. Sobre la tocografía interna:

a. Permite una valoración cuantitativa
b. No necesita dilatación cervical mínima
c. Es un método no invasivo
d. Es útil anteparto e intraparto

2156. Método utilizado para detectar la sintomatología depresiva postparto:

a. I inventario de depresión de Beck (BDI)
b. Escala de Hamilton Ratin (HRSD)
c. Escala de depresión postnatal de Edimburgo (EPDS)
d. Cuestionario sobre salud del paciente (PHQ-9)

2157. Cuál es el efecto secundario más frecuente del uso de óxido nitroso combinado al 50% con oxígeno como analgesia durante el parto:

a. Somnolencia
b. Náuseas y vómitos
c. Disminuye la contractilidad uterina
d. Prolonga la segunda fase del parto

2158. El screening para el Cáncer de cérvix se realiza mediante:

a. Citologías
b. Ecografías
c. Marcadores tumorales
d. Frotis vaginales

2159. Las espátulas de Thierry actúan por:

a. Rotación
b. Flexión
c. Pulsión
d. Succión

2160. Iniciativa de Unicef sobre lactancia materna:

a. Iniciativa para una infancia feliz
b. Iniciativa hospital amigo de los niños
c. Iniciativa que aconseja el parto natural
d. Iniciativa de asistencia de los partos en el domicilio de la pareja

2161. Capa del músculo uterino responsable de las ligaduras vivientes de Pinard:

a. Externa
b. Media
c. Interna
d. Mucosa

2162. Entre las competencias profesionales desglosadas en competencias específicas en la orden SAS/1349/ 2009 de 6 de mayo, por la que se aprueba el programa formativo de la especialidad de matrona, NO está:

a. Promover los procesos fisiológicos de salud materno-infantil, de salud sexual, reproductiva y climaterio, apoyando la intervención en ausencia de complicaciones y evitando las intervenciones innecesarias
b. Diagnosticar y llevar a cabo el control y seguimiento del embarazo normal
c. Asistir y supervisar la evolución de la madre y del neonato durante el puerperio
d. Prestar atención a la mujer que presenta problemas de salud en el embarazo, parto y puerperio, así como detectar problemas de salud en el neonato

2163. Sobre el método anticonceptivo usado durante la lactancia materna, es FALSO:

a. La anticoncepción hormonal combinada en las primeras 6 semanas posparto no tiene efectos adversos sobre el volumen de la leche materna
b. La anticoncepción hormonal sólo gestágeno (AHsG) desde la 6ª semana posparto, no tiene efectos adversos sobre el volumen de la leche o el crecimiento del bebe
c. La anticoncepción hormonal sólo gestágenos(AHsG), según las contraindicaciones de la OMS, dentro de la categoría 3 (no se recomienda o el seguimiento es estricto), estaría la lactancia materna antes de la 6ª semana posparto
d. A las mujeres lactantes se les puede ofrecer un DIU tras 4 semanas posparto

2164. NO es una anomalía cromosómica estructural:

a. Delección
b. Traslocación
c. Aneuploidía
d. Cromosomas dicéntricos

2165. Sobre las causas y factores de riesgo del cáncer de mama en España:

a. El 70-80% de todos los canceres mamarios aparecen en mujeres sin factores de riesgo explicables

b. Sólo el 20% de los canceres de mama tienen un origen genético

c. La edad no es un factor importante en la aparición del cáncer de mama

d. Al parecer la raza no influye en este tipo de cáncer

2166. La etapa previa para la elaboración de un programa de salud para la mujer es la:

a. Elaboración de objetivos educativos

b. Elección de la metodología a seguir

c. Identificación de necesidades

d. Utilización de recursos

2167. Es un error técnico para la escucha activa durante la entrevista clínica:

a. Saludo cálido y cordial

b. Delimitar con claridad el motivo o motivos de la visita

c. Introducir consejos y elementos de educación sanitaria antes de concluir la anamnesis

d. Integrar la información obtenida con el resto de problemas y diagnósticos que tenemos en la historia clínica

2168. Sobre la vacunación frente a la tosferina en embarazadas:

a. No está indicado revacunar frente a la tosferina en cada embarazo si han pasado menos de 3 años

b. La vacunación frente a la tosferina en la mujer embarazada no proporciona inmunidad comunitaria

c. Hay comercializada en España una vacuna que sólo incluye antígenos de tosferina

d. El momento óptimo de vacunación en el embarazo es a partir de la semana 26

2169. No es un factor de riesgo en el puerperio:

a. Cesárea

b. Multiparidad

c. Analgesia regional

d. Anemia

2170. Sobre los 'puntos gatillo' o 'trigger points', es FALSO:

a. Aparecen como una manera de protegerse del dolor; pero si se cronifica la afectación de la fascia, provocan más dolor y más debilidad muscular

b. Tienen relación con el cambio de los mecanorreceptores a nocirreceptores cuando se mantienen situaciones de presión mantenida o sustancias que median con la inflamación

c. Pueden aparecer uno o más puntos gatillo

d. El dolor es local en un músculo y una zona concreta

2171. Según la SEGO, citando la evidencia científica, la anestesia epidural NO se asocia con:

a. Mayor necesidad de uso de oxitocina

b. Mayor frecuencia de fiebre materna

c. Aumento de la tasa de partos instrumentados

d. Aumento de la tasa de cesáreas

2172. En el tratamiento de la amenaza de parto pretérmino, es FALSO:

a. No está indicado el tratamiento tocolítico en pacientes con EG > 34 s salvo excepciones en que se considere que el feto todavía no ha alcanzado la maduración pulmonar

b. En caso que se deba ingresar en planta de Fisiopatología se realizará RCTG en días alternos

c. En el tratamiento tocolítico se utiliza ATOSIBAN o RITODRINA

d. Se realizará ecografía con medida de longitud cervical

2173. NO es función de los Comités de ética asistencial de las áreas sanitarias:

a. Asesorar y emitir informes sobre las cuestiones éticas relacionadas con la práctica clínica

b. Analizar y facilitar el proceso de decisión clínica en las situaciones que se presentan conflictos éticos entre los intervinientes: personal sanitario, pacientes o usuarios y las instituciones

c. Proponer a las institución protocolos de actuación para situaciones en las que surgen conflictos éticos

d. Colaborar con la formación ética de los profesionales y tomar decisiones de carácter vinculante

2174. Revisando el Informe de Evaluación de la Estrategia de Atención al Parto Normal del Ministerio de Sanidad, aparece el término 'episiotomías <1 5%', a qué se refiere este concepto:

a. Es un indicador de calidad

b. Es un estándar de calidad

c. Es un criterio de calidad

d. Es un registro de la calidad asistencial

2175. A una gestante de gemelos, monocorial-biamniótica, se le realiza el estudio ecográfico de la semana 20, apreciándose una discordancia significativa de crecimiento entre ambos fetos. El primero, de menor crecimiento, presenta oligoamnios y vejiga de pequeño tamaño. El segundo presenta hidramnios y vejiga distendida:

a. Son datos normales en las gestaciones monocoriales

b. El primer gemelo presenta un CIR precoz y el segundo es normal

c. Cumple criterios de un síndrome de transfusión feto-fetal

d. El primer gemelo es normal y el segundo presenta una aneuploidía

2176. Sobre la hemorragia posparto:

a. La regla nemotécnica de las 4T engloba las principales etiologías: Tono, Tejido, Trauma y Trastorno

b. Como prevención utilizar el manejo activo del alumbramiento con 10 UI de oxitocina a la salida del hombro posterior en caso de parto vaginal. En caso de cesárea, 20 UI de oxitocina en 500 ml de suero salino fisiológico

c. La prostaglandina E1 sólo se administrará en caso de presencia de factores de riesgo

d. Ninguna de las tres

2177. Qué serotipos de Virus de Papiloma Humano (VPH) son los responsables de aproximadamente el 72% de los cánceres de cérvix:

a. El 8 y el 11

b. El 16 y 18

c. E 16 y el 11

d. Ningún serotipo de VPH lo provoca

2178. Se considera gestación de riesgo III (riesgo muy alto):

a. Antecedentes obstétricos desfavorables. Dos o más abortos, uno o más prematuros, partos distócicos, una o más muertes fetales

b. Anemia grave (Hb < 7,5 g/dL)

c. Embarazo prolongado

d. Embarazo múltiple. Gestación simultánea de tres ó más fetos

2179. Primera causa de morbi-mortalidad en el recién nacido pretérmino:

a. Kemicterus

b. Displasia broncopulmonar

c. Neumonía infecciosa

d. Enfermedad de la membrana hialina

2180. En mujeres con histerectomía previa por patología no relacionada con el cáncer de cuello uterino o lesiones precursoras se aconseja:

a. No realizar cribado

b. Hacer toma de cúpula vaginal durante 10 años después de la intervención

c. Realizar cribado normal cada 3-5 años

d. Finalizar el cribado a los 55 años

2181. NO se asocia con cáncer de ovario:

a. Antecedentes familiares de cáncer de ovario

b. Antecedentes familiares de otros cánceres como mama, endometrio o colon

c. Nuligestas

d. Mujeres que han utilizado anticoncepción hormonal

2182. Entre las complicaciones de la desproporción pélvico-cefálica podemos encontrarnos con:

a. Retraso en la dilatación
b. Prolapso de cordón
c. Infección
d. Todas son correctas

2183. Según el PIAM 2012 (Plan integral de atención a la Mujer) sobre la atención preconcepcional (señala cual es FALSA):

a. Es responsabilidad del médico de familia
b. Es responsabilidad de la matrona
c. Incluye la recomendación de ácido fólico de 4 mgr. en aquellas mujeres sin antecedentes de defectos de tubo neural
d. En mujeres con la mutación MTHFR se recomienda dar metafolin durante todo el embarazo

2184. Según la GPC de lactancia materna, con respecto a la postura de crianza biológica, es FALSO que:

a. Está contraindicada en las primeras 24h de vida por cansancio materno
b. Facilita la liberación de comportamientos instintivos maternos
c. Se estimulan los reflejos primitivos neonatales para el agarre y succión
d. El cuerpo del bebé está encarado hacia la madre y en estrecho contacto con él

2185. Para recabar datos disponemos de diferentes instrumentos que se agrupan en dos perspectivas diferentes cualitativa y cuantitativa. Desde la cualitativa cuál sería lo correcto:

a. Los resultados son extrapolables a toda la población
b. Utiliza grandes muestras de población
c. Comprensión de creencias y sentimientos
d. Describe datos

2186. NO es un objetivo de la fase de evaluación de un programa de salud:

a. Comparar objetivos con resultados
b. Mejorar actividades
c. Modificar el proyecto
d. Definir la población a la que debe ir dirigida

2187. En qué grupo de recién nacidos se concentra la mayor mortalidad y morbilidad neonatal:

a. En los fetos postmaduros de más de 42 semanas de gestación
b. En los prematuros extremos por debajo de las 28 semanas de gestación o con peso inferior a 1.000 gr
c. En recién nacidos entre 32 y 35 semanas de gestación
d. En recién nacidos con peso inferior a 2.500 gr

2188. Entre los beneficios del contacto piel con piel, NO está:

a. Mantiene la temperatura del neonato
b. Reduce el llanto al nacer
c. Aumenta los niveles de cortisol y noradrenalina del recién nacido
d. Mejora la interacción madre-recién nacido

2189. Sobre la Psicosis puerperal:

a. La distinción con una recidiva esquizofrénica o maniaca de un trastorno preexistente es irrelevante, pues el manejo y el tratamiento serán idénticos
b. La prevalencia es de 0,4-0,6% de nacimientos
c. Al estar atribuida a los drásticos cambios hormonales puerperales, no se precisa descartar que sea secundaria a una causa tóxica o enfermedad médica
d. Existen criterios operativos para su diagnóstico que determinan el tiempo máximo a 45 días posparto para considerar el trastorno como puerperal

2190. La principal causa de morbilidad asociada a la cesárea son las complicaciones:

a. infecciosas
b. hemorrágicas
c. digestivas
d. intestinales

2191. Sobre la analgesia inhalatoria durante el parto, es FALSO:

a. El óxido nitroso actúa limitando la sinapsis y transmisión neuronal en el SNC
b. Contiene una mezcla de gases 60% óxido nitroso y 40% oxígeno
c. Permite la liberación de endorfinas fisiológicas
d. Se elimina a los 2 minutos

2192. Según las fases del duelo de Bowlby, el periodo en el que aparecen los pensamientos obsesivos y la adjudicación de la culpa corresponde a:

a. Fase de embotamiento o incredulidad
b. Fase de organización
c. Fase de desorganización
d. Fase de anhelo y búsqueda

2193. Escala para valorar el estado anímico de una puérpera ante la sospecha de una depresión post parto:

a. Edinburgh
b. Norton
c. Bristol
d. Ramsay

2194. La relación entre los niveles de bilirrubina en plasma y neurotoxicidad del recién nacido son conocidos. Es FALSO:

a. Influye la velocidad en el ritmo de aumento de los niveles de bilirrubina en sangre
b. Influye la duración de los valores elevados
c. No influye la edad postnatal
d. No influye los niveles altos de albumina

2195. Qué parámetros valora el Test de Silverman:

a. Disociación toracoabdominal, tiraje costal, retracción xifoidea, aleteo nasal, quejido respiratorio
b. Respiración abdominal, tiraje costal, retracción xifoidea, aleteo nasal, quejido respiratorio
c. Disociación toracoabdominal, retracción xifoidea, quejido respiratorio
d. Respiración torácica, tiraje costal, retracción xifoidea, aleteo nasal, quejido respiratorio

2196. Puérpera que presenta un cuadro febril. De las siguientes opciones Cuál le haría pensar en una endometritis:

a. Signos inflamatorios y dolor localizado en episiotomía
b. Útero doloroso a la palpación, orificio cervical interno abierto y loquios fétidos
c. Hemorragia abundante y líquida
d. Ninguna de las tres

2197. Los cuidados dirigidos a la mujer tras una interrupción legal del embarazo, incluyen los siguientes aspectos EXCEPTO:

a. Control de la pérdida sanguínea
b. Favorecer el alta precoz
c. Informar que el periodo intergenésico tras la interrupción legal del embarazo debería ser de un mínimo de seis meses
d. Todas son ciertas

2198. Sobre qué hábitos a modificar NO incidiría la Matrona en la consulta preconcepcional:

a. Hábito tabáquico
b. Hábito enólico
c. Ejercicio moderado
d. Son correctas A y B

2199. NO es uno de los factores que influyen en la gravedad del cuadro clínico fetal cuando nos encontramos ante una gestante alcohólica:

a. Momento del consumo de alcohol
b. Dosis de alcohol, existiendo niveles seguros de ingesta
c. Consumo asociado de otras drogas
d. Características de la madre

2200. NO es un derecho colectivo del personal estatutario de los servicios de salud:

a. La libre sindicación
b. La acción social
c. La negociación colectiva
d. Disponer de servicios de prevención y de órganos representativos en materia de seguridad laboral

2200

2201 **B**	2226 **C**	2251 **C**	2276 **D**
2202 **C**	2227 **C**	2252 **A**	2277 **D**
2203 **C**	2228 **C**	2253 **D**	2278 **B**
2204 **C**	2229 **A**	2254 **A**	2279 **D**
2205 **B**	2230 **C**	2255 **A**	2280 **A**
2206 **B**	2231 **D**	2256 **B**	2281 **C**
2207 **D**	2232 **C**	2257 **A**	2282 **C**
2208 **B**	2233 **D**	2258 **C**	2283 **A**
2209 **B**	2234 **C**	2259 **B**	2284 **A**
2210 **B**	2235 **C**	2260 **C**	2285 **C**
2211 **B**	2236 **D**	2261 **D**	2286 **A**
2212 **C**	2237 **C**	2262 **A**	2287 **C**
2213 **A**	2238 **D**	2263 **B**	2288 **D**
2214 **D**	2239 **A**	2264 **B**	2289 **D**
2215 **C**	2240 **A**	2265 **C**	2290 **C**
2216 **B**	2241 **B**	2266 **C**	2291 **B**
2217 **A**	2242 **A**	2267 **B**	2292 **B**
2218 **C**	2243 **A**	2268 **C**	2293 **C**
2219 **A**	2244 **A**	2269 **B**	2294 **C**
2220 **B**	2245 **D**	2270 **C**	2295 **D**
2221 **C**	2246 **A**	2271 **D**	2296 **B**
2222 **B**	2247 **C**	2272 **C**	2297 **B**
2223 **A**	2248 **D**	2273 **A**	2298 **C**
2224 **B**	2249 **C**	2274 **C**	2299 **D**
2225 **D**	2250 **C**	2275 **D**	2300 **C**

FALLOS:

2201. Sobre el manejo activo de la tercera fase del parto:

a. El alumbramiento espontáneo o fisiológico es el más recomendado

b. La evidencia científica recomienda el manejo activo del alumbramiento por disminuir el riesgo de hemorragias, reducir la necesidad de administrar oxitócicos y acortar la tercera etapa del parto

c. La evidencia científica no recomienda el manejo activo del alumbramiento porque aumenta el riesgo de hemorragias, y la duración de la tercera etapa del parto

d. No existe evidencia científica al respecto

2202. Tipos de presentación:

a. En la presentación de cara el punto guía es la nariz

b. En la presentación de frente el punto guía es el mentón

c. En la presentación de sincipucio el punto guía es la fontanela mayor

d. Son correctas A y B

2203. Ante un recién nacido que en la sala de partos presenta bradicardia marcada (menos de 60 latidos por minuto), después de los 30 segundos de ventilación adecuada, se iniciarán compresiones/ventilaciones con la siguiente relación:

a. 30/2

b. 15/2

c. 3/1

d. En este caso no está indicado compresión/ventilación

2204. Qué valora el Índice de PEARL (IP) en el uso de anticonceptivos:

a. La seguridad

b. La reversibilidad

c. La eficacia

d. La complicación del uso

2205. Principal síntoma en el tromboembolismo pulmonar (TEP) en el puerperio:

a. Disnea

b. Taquipnea

c. Dolor pleurítico

d. Tos

2206. Se suele realizar la prueba de cribado de las siguientes enfermedades endocrino metabólicas EXCEPTO:

a. Tirosinemia Tipo I

b. Galactosemia

c. Drepanocitosis

d. Enfermedad de Jarabe de Arce

2207. Primeros días del puerperio:

a. El hematocrito experimenta un descenso debido no sólo a la pérdida hemática sino también al aumento transitorio del volumen circulante y presenta valores normales dos semanas después del parto

b. Durante la gestación se produce una hipervolemia en la que el volumen total de sangre pasa de 4 a 5-6 litros. Este aumento desaparece bruscamente justo después del parto

c. Los factores de coagulación que se han elevado durante la gravidez tienden a mantenerse altos al principio del puerperio, lo que predispone a desarrollar tromboembolismo

d. Son correctas A y C

2208. En una puérpera que presenta fiebre qué nos haría pensar en una endometritis:

a. Signos inflamatorios y dolor localizado en la episiotomía

b. Dolor en hipogastrio, dolor a la movilización uterina, loquios malolientes y abundantes

c. Hemorragia abundante

d. Ingurgitación mamaria

2209. Qué posición materna en el periodo expulsivo es la que tiene tasa más alta de periné intacto:

a. De pie

b. Decúbito lateral (Sims)

c. Cuclillas

d. Silla de partos

2210. Cuando el punto guía pasa por el borde inferior de la sínfisis del pubis, la presentación se encuentra en qué plano de Hodge:

a. I   b. II   c. III   d. IV

2211. Sobre la involución uterina:

a. Es una malformación de la cavidad uterina

b. Inmediatamente después del alumbramiento el útero es un órgano abdominal que llega a la mitad de la distancia entre el ombligo y la sínfisis del pubis

c. Entre el 2º y 3º día después del parto la decidua se divide en dos capas

d. Las tres son correctas

2212. Forma más frecuente de pérdida involuntaria de orina:

a. Incontinencia por rebosamiento

b. Incontinencia de urgencia

c. Incontinencia de esfuerzo

d. Incontinencia mixta

2213. Al inicio del periodo fetal:

a. La principal localización de la eritropoyesis es el hígado

b. Los rebordes nesonefríticos indican el lugar de los riñones mesonéfricos

c. Son visibles los arcos faríngeos (branquiales)

d. El arco faríngeo (hiotideo) que está creciendo con rapidez sobrepasa el tercer y cuarto arcos y forma una depresión ectodérmica lateral, seno cervical

2214. Signo más precoz de hipoxia fetal leve en el registro de la frecuencia cardíaca fetal:

a. Taquicardia basal grave
b. Bradicardia basal leve
c. Ascensos transitorios
d. Disminución de la variabilidad

2215. Diámetro de la cabeza fetal que se extiende desde el mentón fetal hasta el punto medio de la sutura sagital y mide aprox. 13,5 cm:

a. Diámetro Occipitofrontal
b. Diámetro Submentobregmático
c. Diámetro Occipitomentoniano
d. Diámetro Suboccipitobregmático

2216. NO cumple los Criterios de Práctica Segura contra los efectos adversos en cuanto a la Seguridad del Paciente:

a. Mejorar la higiene de las manos
b. Fomentar la contención física
c. Garantizar la seguridad de los pacientes con alergias asociadas al látex
d. Identificación de los pacientes

2217. Sobre las hemorragias uterinas anormales, es FALSO:

a. El sistema de clasificación propuesto por la Federación Internacional de Ginecólogos y Obstetras (FIGO), diferencia entre sangrado menstrual abundante, muy abundante y sangrado intermenstrual
b. La FIGO diferencia el sangrado menstrual anormal en función de la regularidad, la cantidad y la duración
c. Las causas de las hemorragias anómalas, según la FIGO, se clasifican en 9 categorías que representan patologías que las causan
d. De forma general se puede decir que el tratamiento de las hemorragias uterinas anormales será médico, si la causa es funcional, y quirúrgico, si la causa es orgánica

2218. Sobre la profilaxis oftálmica del Recién Nacido, es FALSO:

a. El tiempo de administración de profilaxis oftálmica puede ampliarse hasta las 4 horas tras el nacimiento
b. Se recomienda la utilización de pomada de eritromicina al 0.5% como producto más eficaz para la profilaxis oftálmica del RN
c. Como alternativa a la pomada de eritromicina se recomienda usar la tetraciclina al 10% para la realización de profilaxis oftálmica
d. Solamente en caso de no disponer de eritromicina o tetraciclina se recomendaría la utilización de nitrato de plata al 1%

2219. En el tratamiento de la amenaza de parto pretérmino (APP), el MgSO4 está indicado:

a. Como protector neuronal prenatal
b. Como tocolítico
c. No tiene indicación en el tratamiento de la APP
d. Para el tratamiento de la hipomagnesemia

2220. Método anticonceptivo de urgencia más eficaz si han trascurrido 76 horas de un coito no protegido, si el objetivo es inhibir o retrasar la ovulación:

a. Toma única de Levonorgestrel de 1.500 microgramos
b. Toma única de Acetato de Ulipristal de 30 miligramos
c. Inserción de un DIU de cobre
d. Dos comprimidos de 50 microgramos de etinil estradiol y 0,5 mg de norgestrel, seguidos por otros dos comprimidos 12 horas después

2221. NO es una complicación fetal propia del embarazo gemelar:

a. Síndrome de transfusión feto-fetal
b. Malformaciones congénitas
c. Feto macrosómico
d. Gemelo evanescente

2222. Incremento de aporte calórico para una puérpera que da lactancia materna:

a. 1.000 kcal/día
b. 500 kcal/día
c. 300 kcal/día
d. No es necesario cambiar los hábitos alimentarios ni incrementar el aporte calórico

2223. Paciente de 25 años que acude a consulta para conocer el resultado de su segunda citología. En la primera le había dado un resultado de LSIL, por lo que se le había recomendado repetirla a los 6 meses. En esta citología se vuelve a repetir el mismo resultado 'LSIL', por lo que según el algoritmo de actuación de la guía técnica de detección precoz de cáncer de cuello de cérvix:

a. Informaremos a la paciente que deberá repetir la citología a los 1 2 meses
b. Informaremos a la paciente que el resultado no es importante y que repetirá la citología a los 3 años
c. Informaremos a la paciente que deberá pedir cita urgente en colposcopia
d. Informaremos a la paciente que deberá repetir la citología a los 3 meses

2224. Cuándo NO es adecuada la elección del metotrexate como tratamiento para el embarazo ectópico:

a. Embarazo ectópico no roto menor de 4 cm de diámetro
b. Niveles de beta-HCG >40.000 mUI/ml
c. Deseo de fertilidad futura
d. No signos de rotura del embarazo

2225. Sobre la actuación de la matrona:

a. Deberá realizar un diagnóstico diferencial de los diferentes sangrados que pueden aparecer a lo largo de la gestación, tranquilizará a la mujer y remitirá si es procedente valorar por ginecólogo
b. La presencia de edemas con un rápido aumento de peso hará sospechar de preeclampsia y estará indicado realizar una determinación de proteinuria
c. Ante mujeres que acuden con problemas venosos se hará un seguimiento y se recomendará ejercicio físico regular
d. Las tres son correctas

2226. Sobre el pinzamiento tardío del cordón umbilical:

a. Se realiza a partir del primer minuto de vida mientras aún exista latido en el cordón
b. Disminuyen las cifras de niños con policitemia
c. Mejora el nivel de hierro en neonatos
d. Reduce el nivel de ictericia neonatal

2227. Ante un embarazo en una mujer portadora de un DIU:

a. Se asocia a un incremento de malformación fetal
b. Existe un 15% de probabilidad de desencadenar un parto prematuro
c. Existe un 50% de riesgo de aborto sí el DIU no se extrae
d. No se asocia a una gestación ectópica

2228. Para representar gráficamente los resultados de la variable 'edad del primer parto', el gráfico elegido por el tipo de variable que se trata será:

a. Gráficos de dispersión
b. Sectores
c. Histograma
d. Ninguna de las tres

2229. No es causa de disminución de la variabilidad fetal:

a. Estímulo vagal excesivo
b. Anomalías del SNC
c. Sulfato de Magnesio
d. Prematuridad

2230. Sobre los desgarros perineales de 2º grado:

a. La sutura siempre debe realizarse con puntos sueltos
b. Las lesiones del músculo elevador del ano se identifican mediante tacto rectal
c. El signo diagnóstico que indica lesión del músculo elevador del ano es la visualización de grasa entre grupos de fibras de la pared vaginal
d. La reparación comienza por los planos superficiales, hasta llegar a los más profundos

2231. Según se ubiquen las extremidades inferiores en un parto de nalgas, la posición puede ser:

a. Podálica completa
b. Nalgas impuras (nalgas y pies)
c. Podálica incompleta
d. Las tres son correctas

2232. En el parto normal, movimiento de palanca en el que el occipucio permanece fijo bajo la sínfisis del pubis y aparece progresivamente por la vulva el sincipucio, bregma, frente, nariz, boca y mentón:

a. Expulsión
b. Flexión
c. Extensión
d. Restitución

2233. A su llegada al turno de trabajo tiene una madre, Alicia, con lactancia materna que demanda su ayuda porque le duele mucho el pezón, tiene grietas y su bebé llora. Usted la invita a poner a Marco al pecho para observar una toma. Según la ficha de la UE para la observación de la toma, usted debería vigilar varios signos de los siguientes apartados. Cuál NO:

a. POSTURA de la madre y del bebé: vigilaría si ambos están cómodos y muy pegados, si la barbilla del bebé toca el pecho, si la cabeza del RN está girada, si el RN está sujeto y si mantienen contacto visual
b. LACTANTE: vigilaría si la boca está bien abierta, si los labios están evertidos, si se oyen ruidos de chupeteo o chasquidos, si se hunden las mejillas al mamar
c. TRANSFERENCIA DE LECFIE: vigilaría si el pecho está rojo, hinchado y dolorido, si la madre siente el reflejo de eyección
d. TRANSFERENCIA DE LECHE: indagaría sobre el número y existencia de micciones y deposiciones y sobre la regurgitación tras las tomas y sobre la pérdida de calostro ente tomas

2234. La cicatrización del endometrio durante el puerperio tiene lugar:

a. Del primero al quinto día del puerperio
b. Del día 25 al 45 del puerperio
c. Del día 5 al 25 del puerperio
d. Se produce en la primera semana

2235. Sobre la gonorrea:

a. Son muy frecuentes las complicaciones sistémicas
b. El riesgo de adquirir el VIH no aumenta en infectados con gonorrea
c. Los síntomas se inician en la mujer probablemente dentro de los 10 primeros días del contagio
d. En la gestación no se asocia con abortos

2236. El diagnóstico de infección de la herida quirúrgica se realiza con los siguientes signos EXCEPTO uno:

a. Fiebre
b. Eritema, hipersensibilidad/dolor y secreción de la herida
c. Presencia de pus maloliente, bullas o crepitación puede indicar una infección por Clostridios o fascitis o celulitis necrotizante
d. Es raro que se desarrollen simultáneamente una endometritis y una infección de la pared abdominal

2237. Para la interrupción voluntaria del embarazo en menores de edad o personas con capacidad modificada judicialmente, será preciso:

a. Manifestación de la voluntad de los representantes legales de interrumpir el embarazo
b. El consentimiento de la menor
c. Los conflictos que surjan en cuanto a la prestación de consentimiento por parte de los representantes legales, se resolverán de conformidad a lo dispuesto en el Código Civil
d. Las tres cosas

2238. NO es una complicación de la hiperemesis gravídica:

a. Síndrome de Mallory-Weyss
b. Síndrome de Boherhave
c. Infiltración grasa en hígado y riñones
d. Síndrome de Korotkoff

2239. Sobre la tristeza postparto:

a. Incluye sentimientos de tristeza, llanto, sensibilidad exagerada
b. Es un síndrome grave que sufren el 50% de las madres
c. En la mayoría de los casos aparece al mes del parto
d. El cuadro que desencadena se resuelve por sí solo

2240. En el diagnóstico de rotura prematura de membranas:

a. La sensibilidad de la medición del PH vaginal es de un 95%
b. El test de fibronectina tiene una sensibilidad del 99%
c. El test de PROM no se incluye en el diagnóstico de rotura prematura de membranas
d. El tacto vaginal debe anteponerse a la realización de las pruebas no ecográficas

2241. Según la SEGO, en la diabetes gestacional la dieta cumplirá las siguientes normas, EXCEPTO:

a. Aporte calórico similar a embarazadas no diabéticas
b. Hipocalórica y limitada en carbohidratos
c. Aconseja alimentos ricos en carbohidratos complejos
d. Será de unas 35-38 kcal/kg de peso ideal pre-concepcional

2242. Según la SEGO, principal causa de muerte obstétrica directa:

a. Hemorragia Obstétrica
b. Preeclampsia, eclampsia o síndrome HELLP
c. Tromboembolia
d. Sepsis obstétrica

2243. Cuidado o atención que la matrona debería proporcionar a la puérpera durante el puerperio inmediato:

a. Iniciar contacto piel con piel y lactancia materna
b. Facilitar un laxante suave si no se ha producido la evacuación intestinal
c. Proporcionar información sobre métodos anticonceptivos
d. Si las constantes son estables y no presenta signos de infección, dar el alta hospitalaria

2244. Sobre la detección precoz de la hipoacusia en el neonato, es FALSO:

a. Las otoemisiones acústicas exploran la respuesta generada a lo lardo de la vía auditiva hasta el tronco cerebral
b. Tienen mayor riesgo de hipoacusia los neonatos con antecedentes de sordera familiar por TORCH (toxoplasma, rubeola, citomegalovirus, herpes simple, otros) o consumo de drogas ototóxicas durante la gestación
c. Las otoemisiones acústicas y los potenciales evocados auditivos de tronco cerebral son dos técnicas electrofisiológicas de cribado de hipoacusia
d. Es deseable que esta prueba diagnóstica se extienda como cribado universal a todos los recién nacidos

2245. La anticoncepción en la adolescencia debe incluir aspectos como la prevención del embarazo y de las enfermedades de transmisión sexual. Dadas las características de este periodo, qué método hay que recomendar:

a. La anticoncepción hormonal combinada
b. El uso del preservativo
c. La anticoncepción hormonal sólo con gestágenos
d. El 'doble método' anticonceptivo

2246. Sobre las presentaciones de bregma o sincipucio es FALSO:

a. El tiempo de la segunda fase del parto no varía respecto a una presentación flexionada
b. Es la más frecuente de las presentaciones deflexionadas
c. El diámetro presentado en la pelvis es el occipitofrontal
d. El punto guía es la fontanela mayor

2247. NO es criterio diagnóstico de preeclampsia severa:

a. Dolor en epigastrio o hipocondrio derecho
b. Trombocitopenia (menos de 100.000 plaquetas/mm cúbico)
c. Desprendimiento prematuro de placenta normoinserta (DPPNI)
d. Alteraciones cerebrales o visuales

2248. Sobre el contacto piel con piel entre la madre y el recién nacido en la UTPR:

a. Se asocia a una menor duración de la lactancia materna
b. Teniendo en cuenta los beneficios para el recién nacido, es conveniente forzar la primera toma dentro de la primera hora de vida, aprovechando la presencia del/de la matrón/a
c. Se recomienda que el recién nacido, una vez evaluado por el/la matrón/a tras el nacimiento, quede bajo la responsabilidad, supervisión y cuidado de la madre, para no interferir en el vínculo madre-hijo
d. Se recomienda usar la posición de crianza biológica, favoreciendo el contacto visual madre-hijo en todo momento

2249. Cuál es el mayor diámetro cefálico entre estos supuestos:

a. Diámetro suboccipitobregmático
b. Diámetro submentobregmático
c. Diámetro suboccipitofrontal
d. Diámetro biparietal

2250. La fecundación se produce:

a. En la porción ístmica de la trompa
b. En la porción intramural de la trompa
c. En la porción ampular de la trompa
d. En el pabellón de la trompa

2251. NO es una maniobra de extracción placentaria:

a. Dublin
b. Credé
c. Küstner
d. Brandt-Andrews

2252. Entre los factores que influyen en el paso de sustancias a través de la placenta, es FALSO que:

a. Los fármacos hidrosolubles atraviesan más rápidamente la barrera placentaria que los liposolubles
b. A más semanas de gestación, menor grosor de la membrana que separa la circulación materna de la fetal; esto hace que la capacidad de difusión aumente
c. Cuando los fármacos están unidos a las proteínas del plasma no pasan la barrera placentaria, mientras que las sustancias libres sí lo hacen
d. Los fármacos no ionizados son de muy fácil difusión a través de la membrana placentaria

2253. Es una contraindicación absoluta de la analgesia neuroaxial para el trabajo de parto:

a. Patología vascular cerebral
b. Preeclampsia
c. Patología respiratoria grave
d. Incapacidad de colaboración

2254. La arteria dorsal del clítoris tiene su origen en la arteria...:

a. pudenda interna, que es una rama extrapélvica de la arteria ilíaca interna (hipogástrica)
b. pudenda interna, que es una rama intrapélvica de la arteria vaginal
c. pudenda externa profunda, que es una rama de la arteria ilíaca externa
d. glútea, que es una rama de la arteria ilíaca común

2255. Sobre las gestantes consumidoras de cocaína, sería FALSO:

a. El principal problema que ensombrece el pronóstico de la gestación es el riesgo teratogénico
b. Incrementa el riesgo de prematuridad
c. Incrementa el riesgo de aborto espontáneo
d. Pasa con facilidad la placenta y la barrera hematoencefálica fetal

2256. Sobre el desarrollo embriológico:

a. El trofoblasto consta de embrioblasto y citotrofoblasto
b. El embrioblasto se localiza en el interior del blastocisto
c. El sincitiotrofoblasto aparece en la tercera semana de gestación
d. La notocorda tiene su origen en el citotrofoblasto

2257. Aunque la mitad de las gestaciones de nuestro medio son planificadas, qué porcentaje de las parejas que planifican su gestación acuden de forma voluntaria a un programa de atención preconcepcional:

a. 10%
b. 20%
c. 25%
d. 30%

2258. La producción de testosterona, principal hormona masculina, es sintetizada por células especializadas:

a. Células de Sertoli
b. Células de Cowper
c. Células de Leydig
d. Células de Haploides

2259. NO se evalúa en el test de Denver:

a. Lenguaje
b. Lectura
c. Desarrollo motor fino
d. Desarrollo motor grosero

2260. De los siguientes cambios que interfieren en la farmacocinética, cuál NO ocurre en la gestación:

a. Aumento de la filtración glomerular
b. Incremento del gasto cardiaco
c. Aumento de la motilidad gastrointestinal
d. Aumento del volumen plasmático

2261. NO es un efecto adverso asociado al DIU de cobre:

a. Hemorragia uterina anómala
b. Perforación uterina
c. Infección
d. Cefaleas migrañosas

2262. Según la hipótesis de Lyón, todos los cromosomas X de cualquier célula, menos uno, se condensan en una masa denominada cromatina sexual o corpúsculo de Barr. Según esta hipótesis en cuál de las siguientes células se podrían observar el corpúsculo de Barr o cromatina sexual:

a. Célula bucal de la mujer
b. Ovocito primario
c. Espermatozoide
d. Ninguna de las tres

2263. La estructura organizativa y de gestión de la maternidad hospitalaria del plan de calidad del SNS, NO contempla que:

a. Deben tener un conjunto de guías y protocolos que han de ser revisados al menos cada tres años
b. Una cartera de servicios que contemple los servicios hosteleros con libre elección de menú adaptado a sus creencias y costumbres
c. Se deben realizar sesiones docentes, al menos cada seis meses y destinadas a todos los profesionales, para el manejo de alto riesgo e interpretación de los registros cardiotocográficos
d. La existencia de la disponibilidad de los recursos humanos necesarios adaptados a la actividad y características del centro

2264. NO se incluye en la Educación para la salud:

a. Análisis de los determinantes de una conducta
b. Determinación de los estándares de calidad
c. Diseño y ejecución de una intervención
d. Evaluación de la intervención

2265. Según la GPC de lactancia materna, respecto a la conservación de la leche materna, es FALSO:

a. Puede almacenarse 4-8 horas a temperatura ambiente de 19-26º
b. En el frigorífico a 4º C entre 3-8 días
c. En el congelador con puerta separada a (-18º C) un máximo de 2 meses
d. En un bolsa térmica a 15º C hasta 24 horas

**2266. Las medidas dirigidas a dismi-
nuir la incidencia de la iatrogenia
constituyen prevención:**

a. terciaria
b. primaria
c. cuaternaria
d. secundaria

**2267. Signo de gravidez apreciable
por tacto y que se basa en la distinta consistencia del cérvix:**

a. Signo de Chadwick
b. Signo de Goodell
c. Signo de Noble-Budin
d. Signo de Hegar

**2268. NO es una característica de la
placenta previa:**

a. La hemorragia es externa y de sangre roja
brillante
b. La realización de las maniobras de Leopold
es posible
c. El útero está hipertónico
d. El inicio del sangrado es insidioso

**2269. La posición decúbito lateral se
utiliza en las distocias dinámicas
durante el trabajo de parto porque:**

a. Aumenta el tono uterino
b. Disminuye la frecuencia de las contracciones
c. Disminuye la intensidad de las contracciones
d. Disminuye la coordinación de las contracciones

2270. Qué es la goma sifilítica:

a. una lesión primaria de la sífilis
b. una lesión secundaria de la sífilis
c. una lesión terciaria de la sífilis
d. una sífilis latente

**2271. NO tiene influencia sobre los
marcadores serológicos de los diferentes métodos de cribado de cromosomopatías:**

a. Peso materno
b. Raza
c. Embarazo conseguido mediante FIV
d. Los tres tienen influencia

2272. Señale la FALSA:

a. La citología se ha utilizado clásicamente en
mujeres a partir de los 25 años repitiendo la
prueba cada tres años
b. Recientemente se ha incorporado la prueba
del Virus del Papiloma Humano en la prevención del cáncer de cuello de útero ya
que permite alargar con seguridad el intervalo entre pruebas hasta 5 años
c. La prueba VPH únicamente debe realizarse
a partir de los 25 años
d. Si no tiene infección por VPH y la citología
es negativa, el riesgo de tener lesiones premalignas es prácticamente nulo

**2273. Sobre el gasto cardíaco en la
mujer en el postparto inmediato:**

a. Alcanza el valor más alto en este período
del proceso obstétrico
b. No varía con respecto al gasto cardíaco de
la gestación normal
c. Esta acompañado de un aumento de la frecuencia cardiaca materna
d. Alcanza el valor más bajo durante este período del proceso obstétrico debido a la
pérdida hemática

**2274. Fases del ciclo de violencia ma-
chista, según Lenore E. Walker:**

a. Fase de acumulación y fase de desenlace
b. Fase tranquila y fase violenta
c. Fase de acumulación, fase de agresión y
fase de luna de miel
d. Fase inicial, fase media y fase final

**2275. Según la Guía de actuaciones
sanitarias para la prevención de la
Mutilación Genital Femenina en la
Comunidad de Madrid se debe ofrecer la desinfibulación a las mujeres
gestantes que presentan MGF tipo
III. Qué momento resalta esta guía
como el aconsejado para realizar
dicho procedimiento:**

a. Preferiblemente antes de la semana 20
b. Preferiblemente en el 3° trimestre, entre la
semana 28 y la 36
c. Preferiblemente en el momento del parto
d. No existe clara evidencia de cuál es el momento ideal para su realización   adrid

**2276. NO es un factor que regule la
circulación materna en el espacio
intervelloso:**

a. Presión arterial materna
b. Presión intrauterina
c. Contracciones uterinas
d. Resistencia vascular umbilical

2277. Señale la correcta:

a. 46 xy = cariotipo masculino normal
b. 45 x = monosomía x, síndrome de Turner
c. 47, xy + 21 = varón afecto de síndrome de
Down
d. Las tres son correctas

**2278. Sobre la asistencia o consulta
preconcepcional, es FALSO:**

a. La mitad de las gestaciones se planifican,
aunque en la realidad tan sólo un 10% acuden a un programa de atención preconcepcional
b. No está demostrado que las actividades
preventivas preconcepcionales supongan
un descenso de la morbimortalidad infantil
c. La Sociedad Española de Ginecología recomienda realizarla en el año previo a la
concepción prevista
d. Tienen como principal objetivo promover la
salud de la mujer y de su futura descendencia

2279. Sobre el embarazo gemelar:

a. La datación ecográfica de la gestación gemelar se hará siempre a partir de la longitud cráneo-nalga (LCN) del feto menor
b. Si los fetos tienen sexos diferentes, la gestación es siempre monocorial
c. El feto compreso es aquel que ocurre con
la muerte de uno de los productos de un
embarazo gemelar durante el primer trimestre, que es reabsorbido
d. En la gestación monocorial existe presencia del signo característico 'T' en ecografía
de 11-14 semanas, que consiste en una inserción de la membrana interfetal en ángulo de 90° a nivel de la placenta

**2280. La ventilación mecánica con
Presión Positiva Intermitente aplicada inicialmente a un recién nacido se hará:**

a. Aplicando una presión de adecuada (20-30
mmHg) en un Recién Nacido (RN) a término
b. Administrando una FiO2 del 50% en un recién nacido a término
c. Auscultar ambos campos pulmonares cada
2 minutos
d. Aplicando una presión de 15 cm/H2O

2281. El útero de Couvelaire es:

a. Una malformación congénita del útero
b. El útero con implantación de placenta baja
c. Una complicación del desprendimiento prematuro de la placenta normoinserta
d. Un tipo de cáncer uterino

**2282. En la analítica habitual de una
embarazada sin patología, con respecto a la NO gestante, NO es
común que veamos:**

a. Aumento de la glucosa en orina
b. Discreto aumento de las proteínas en orina
c. Aumento de ácido úrico en sangre
d. Disminución de creatinina en sangre

**2283. Escribió 'La Participación del
Hombre en el Parto Natural' y fue
pionero en capacitar a los padres
para ser los entrenadores de sus
mujeres con instrucción, técnicas
de relajación y masaje:**

a. Robert Bradley
b. Sheila Kitzinger
c. Michel Odent
d. Marie Mickey

**2284. En la creación del vínculo ma-
terno, el contacto piel con piel:**

a. Debería ser de al menos 50 minutos sin
ninguna interrupción
b. No hay estudios que avalen sus beneficios
c. Debería ser de 30 minutos máximo
d. Se puede interrumpir si hiciera falta algún
cuidado rutinario

2285. En los siguientes fármacos o sustancias se sospecha o se comprobó teratogenicidad en los seres humanos, EXCEPTO en:

a. Alcohol
b. Metimazol
c. Metamizol
d. Litio

2286. Una de las complicaciones graves del estado de salud de un bebé es la deshidratación por hipernatremia asociada a la lactancia materna inadecuada:

a. Se produce por un vaciado ineficaz de la mama
b. Es obligatorio inhibir la lactancia materna
c. Es necesario aumentar el aporte calórico de la dieta materna
d. Las tres son correctas

2287. Sobre la rubeola:

a. Si la paciente no es inmune se debe vacunar aunque ya esté embarazada
b. Si se ha vacunado tres meses antes de quedarse embarazada hay alto riesgo de malformaciones
c. Se puede vacunar aunque esté lactando
d. Ninguna de las tres

2288. Los cuidados de la Matrona dirigidos a la gestante que ingresa por una amenaza de parto prematuro incluyen:

a. Obtención de muestras de laboratorio: hemograma, bioquímica, coagulación y proteína C reactiva, cultivo vagino rectal, urocultivo y frotis endocervical
b. Administración de la pauta de maduración pulmonar entre semana 24 y 34+6
c. Reposo relativo durante las primeras 48 horas, permitiendo la movilización para realizar higiene y comidas, y si no hay dinámica uterina, tras esas primeras 48 horas, movilización relativa
d. Todas son ciertas

2289. Sobre el consumo de tabaco y la gestación, según la Guía de Práctica Clínica de atención en el embarazo y puerperio del Ministerio de Sanidad, es FALSO:

a. Se debe recomendar a las mujeres embarazadas que abandonen por completo el consumo del tabaco
b. Se debe recomendar a las mujeres que planifican quedarse embarazadas que abandonen por completo el consumo del tabaco
c. Se recomienda proporcionar a las gestantes fumadoras información detallada sobre los efectos del tabaquismo en su salud y en la del feto
d. Se recomienda ofrecer a las gestantes fumadoras intervenciones no farmacológicas basadas en la terapia de reemplazo a base de nicotina para conseguir el abandono del tabaquismo

2290. Un signo que debemos valorar en el puerperio en relación al RN es la coloración amarillenta de piel y mucosas o 'Ictericia'. Para que esta Ictericia se considere fisiológica según la AEP debe tener las siguientes características. Cuál NO:

a. Se caracteriza por ser monosintomática
b. Pico máximo de Bilirrubina de 12-15 mg/dl en el 3°-5° día
c. Aparición en las primeras 24 horas de vida
d. Desaparece hacia el séptimo día

2291. El útero 'didelfo' o doble se produce cuando:

a. Hay una fusión incompleta de los conductos de Müller en la región fúndica del útero
b. Hay fracaso total de la fusión de los conductos de Müller en la línea media
c. La fusión de los conductos de Müller se ha realizado correctamente pero ha fracasado la reabsorción del tabique de unión
d. Uno de los sistemas mullerianos no se desarrolla o lo hace sólo posteriormente

2292. En qué etapa de la gestación se produce la diferenciación morfológica de todos los órganos:

a. En la etapa fetal
b. En la etapa embrionaria
c. En la etapa pre-embrionaria
d. Cuando el feto es orgánicamente maduro

2293. La leucorrea acuosa, abundante, mal oliente, de color amarillo-verdoso, que puede aparecer incluso con sangrado es propia de la infección por:

a. Candida albicans
b. Gardnerella
c. Tricomonas
d. Clamidias

2294. Qué músculos del periné femenino forman el diafragma pélvico:

a. Isquiocavernoso, transverso superficial, esfínter estriado del ano y constrictor bulbovaginal
b. Esfínter externo de la uretra y transverso profundo
c. El elevador del ano y el isquiocoxígeo
d. Los músculos del plano superficial y medio

2295. En el análisis del semen NO se considera normal:

a. Volumen de eyaculado de 2 a 6 mililitros
b. Aspecto macroscópico y microscópico: opaco con coloración cremosa, con 1-3 leucocitos por campo de gran aumento
c. Recuento espermático: superior a 20 millones/mililitro
d. Ausencia de fructosa

2296. Se asocia con embarazo prolongado:

a. Polihidramnios
b. Obesidad materna
c. Multiparidad
d. Hipertiroidismo

2297. A lo largo de las diferentes etapas de su ciclo vital son muy importantes los cuidados de la mujer, así como la prevención y el control de riesgos. Si aplicamos el test de Fagerström estaremos evaluando:

a. Grado de ansiedad y depresión
b. Grado de dependencia a la nicotina
c. Riesgo de sufrir violencia de género
d. Riesgo de exclusión social

2298. Durante el primer trimestre el útero pasa de tener forma piriforme a globulosa. Esto puede apreciarse mediante tacto vaginal mediante el 'Signo de:

a. Goodell
b. Holzapfell
c. Noble-Budin
d. Hegar II

2299. Qué definición es INCORRECTA:

a. Consentimiento informado: conformidad libre, voluntaria y consciente de un paciente, manifestada en el pleno uso de sus facultades después de recibir información adecuada, para que tenga lugar una actuación que afecta a su salud
b. Libre elección: facultad del paciente o usuario de optar, libre y voluntariamente, entre dos o más alternativas asistenciales
c. Paciente: persona que requiere asistencia sanitaria y está sometida a cuidados profesionales para el mantenimiento o recuperación de la salud
d. Usuario: se utiliza como sinónimo de paciente

2300. Según la última clasificación de la OMS, la infibulación es un tipo de mutilación genital femenina (MGF) que se caracteriza por:

a. Resección parcial o total del clítoris y/o prepucio
b. Estiramiento de los labios mayores
c. Estrechamiento o sellado de la abertura vaginal, mediante el corte y recolocación de los labios menores y, a veces, también de los labios mayores, con o sin resección del clítoris
d. Los procedimientos lesivos de los genitales femeninos con fines no médicos

2301 **C**	2326 **C**	2351 **A**	2376 **D**
2302 **A**	2327 **C**	2352 **C**	2377 **D**
2303 **C**	2328 **A**	2353 **B**	2378 **D**
2304 **D**	2329 **D**	2354 **B**	2379 **A**
2305 **D**	2330 **C**	2355 **B**	2380 **C**
2306 **A**	2331 **B**	2356 **A**	2381 **D**
2307 **A**	2332 **D**	2357 **A**	2382 **C**
2308 **C**	2333 **C**	2358 **B**	2383 **B**
2309 **D**	2334 **A**	2359 **B**	2384 **D**
2310 **B**	2335 **A**	2360 **B**	2385 **A**
2311 **B**	2336 **A**	2361 **B**	2386 **B**
2312 **C**	2337 **C**	2362 **A**	2387 **D**
2313 **C**	2338 **A**	2363 **D**	2388 **C**
2314 **D**	2339 **D**	2364 **D**	2389 **C**
2315 **D**	2340 **C**	2365 **C**	2390 **D**
2316 **D**	2341 **C**	2366 **D**	2391 **B**
2317 **D**	2342 **D**	2367 **D**	2392 **A**
2318 **C**	2343 **B**	2368 **D**	2393 **B**
2319 **B**	2344 **C**	2369 **B**	2394 **C**
2320 **C**	2345 **B**	2370 **A**	2395 **D**
2321 **C**	2346 **B**	2371 **D**	2396 **B**
2322 **A**	2347 **B**	2372 **D**	2397 **C**
2323 **A**	2348 **D**	2373 **C**	2398 **C**
2324 **B**	2349 **C**	2374 **D**	2399 **C**
2325 **B**	2350 **D**	2375 **C**	2400 **B**

FALLOS:

2301. Sobre la legislación en materia de reproducción asistida:

a. La Ley exige la mayoría de edad de la usuaria, así como que haya posibilidades razonables de éxito y que no exista grave riesgo para la salud integral tanto de la mujer como de su descendencia
b. Mediante la técnica ROPA o recepción de ovocitos de pareja, se permite la inscripción de la doble maternidad en el Registro Civil, siempre que la pareja sea matrimonio
c. Ambas son ciertas
d. Ninguna lo es

2302. La gestante que recibe tratamiento antirretroviral por VIH tendrá:

a. mayor riesgo de presentar preeclampsia
b. menor riesgo de presentar preeclampsia
c. menor riesgo de presentar diabetes gestacional
d. Las tres son correctas

2303. No es un efecto adverso de la meperidina:

a. Depresión del sistema nervioso central (SNC) de madre e hijo
b. Hipotonía y apnea neonatal
c. Hiperventilación materna
d. Interferencia con la relación precoz madre-hijo

2304. Los siguientes son aspectos que hay que tener en cuenta en la evaluación del recién nacido, EXCEPTO:

a. Peso diario
b. Color y perfusión periférica
c. Balance de ingresos y egresos
d. Extracción de sangre para evaluación del medio interno 3 veces por semana

2305. En la adolescencia, cuando abordamos la anticoncepción, debemos incluir además de la protección ante un posible embarazo, la prevención de las infecciones de transmisión sexual. Qué método anticonceptivo recomendaríamos:

a. Uso del preservativo
b. Anticoncepción hormonal combinada
c. Implante Subdérmico
d. Doble método anticonceptivo

2306. Se consideran signos de evolución fisiológica en el puerperio los siguientes, EXCEPTO:

a. Involución uterina: útero blando y detrás de la sínfisis púbica a los 10 días postparto
b. Involución uterina: útero duro y a mitad de camino entre ombligo y pubis a los 4-5 días
c. Descenso de los niveles séricos de colesterol y triglicéridos en las primeras 24 h
d. Episiorrafia sin dehiscencias ni signos de infección

2307. Las 5 dimensiones que establece la Dra. Palmer dentro de calidad del sistema sanitario son:

a. Efectividad, Eficiencia, Acceso, Competencia técnica y Aceptabilidad/satisfacción
b. Efectividad, Eficiencia, Equidad, Adecuación y Seguridad
c. Efectividad, Eficiencia, Acceso, Disponibilidad y Satisfacción del paciente
d. Efectividad, Eficiencia, Equidad, Adecuación y Aceptabilidad/satisfacción

2308. Según la Guía de Práctica Clínica de la Sociedad Española de Fertilidad y la SEGO, prueba diagnóstica de elección para valorar la permeabilidad tubárica:

a. Ecografía
b. Laparoscopia
c. Histerosalpingografía
d. Histerosonosalpingopgrafía

2309. Sobre el derecho del paciente a recibir información asistencial:

a. Los pacientes tienen derecho a conocer, con motivo de cualquier actuación en el ámbito de su salud, toda la información disponible sobre la misma
b. El paciente tiene derecho a que se respete su voluntad de no ser informado
c. La información clínica proporcionada al paciente, le ayudará a tomar decisiones de acuerdo con su propia y libre voluntad
d. Las tres son correctas

2310. Paciente de 55 años que acude a la consulta preocupada porque le han diagnosticado un cáncer de mama en Estadio I y no sabe qué significa. Le explicaremos que en función de la clasificación TNM (T-tamaño del tumor; N - afectación o NO de ganglios linfáticos; M- afectación o NO de otros órganos), el cáncer de mama se clasifica en una serie de estadios en el que el estadio I significa:

a. Las células del tumor están localizadas exclusivamente en el interior de los lobulillos o conductos de la mama
b. El tamaño del tumor es inferior a dos centímetros. No hay afectación de ganglios linfáticos ni metástasis a distancia
c. Tumor entre 2 y 5 cm, con o sin afectación de ganglios axilares
d. El tumor afecta a ganglios de axila y/o piel y pared del tórax (músculos o costillas)

2311. El motivo de consulta más frecuente en la edad reproductiva y que supone hasta un 5% de las visitas de mujeres entre 30-45 años es la menorragia o sangrado uterino anómalo (SUA). El sistema de clasificación que permite una mejor definición de las posibles etiologías es PALMA-INDICE (adaptación al castellano) en el que PALMA significa:

a. Pólipo, adenosarcoma, leiomioma, malformación
b. Pólipo, adenomiosis, leiomioma, malignidad
c. Papilomatosis, adenomiosis, leiomioma, malformación
d. Ninguna de las tres

2312. Mientras vacuna a Cristina contra la rubéola le dice que va a dejar de utilizar anticonceptivos y buscar una gestación. Le recomendaría esperar tras la vacuna:

a. 15 días
b. 21 días
c. 28 días
d. 4-6 meses

2313. NO es un signo que se considere potencialmente de alarma en un recién nacido:

a. Petequias que no desaparecen con la presión (signo característico de sepsis)
b. Manchas en la piel de color café con leche
c. Perímetro cefálico entre 32 y 36 cm
d. Plétora

2314. Cuál es FALSA:

a. Se recomienda repetir la prueba de VIH en el tercer trimestre a todas las gestantes y no basarse en la presencia o no de los factores de riesgo clásicos
b. En mujeres con prácticas de riesgo para la infección por el VIH durante la gestación, especialmente si su pareja está infectada, se repetirá la prueba al menos una vez al trimestre
c. La serología frente al VIH se debe indicar en la primera visita, tras ofrecerle una información adecuada al respecto, y ha de realizarse lo antes posible
d. Si la situación serológica con respecto al VIH es desconocida en el momento del parto, o en el postparto inmediato, se debe indicar, la realización de pruebas serológicas a los 3 meses del parto

2315. Sobre la profilaxis de infección perinatal por Estreptococo del grupo B (EGB), NO es candidata a profilaxis antibiótica intraparto:

a. Gestante de 38 semanas. Cultivo negativo en esta gestación. Hijo anterior con sepsis por EGB
b. Detección de EGB en orina en semana 16. Cultivo rectovaginal negativo en semana 36
c. Rotura prematura de membranas de 20 horas de evolución en gestante de 38 semanas de la que desconocemos si es portadora
d. Los tres son candidatos a profilaxis antibiótica

2316. Sobre la adolescencia la OMS dice lo siguiente, EXCEPTO:

a. La pubertad llega a los 14-15 años, momento en el que el periodo de cambios físicos culmina con la capacidad reproductiva del adulto
b. La adolescencia va de los 10 a los 19 años
c. Es el periodo en el que el individuo progresa desde la aparición de los caracteres sexuales secundarios hasta la madurez sexual
d. Es el periodo de la vida comprendido entre la aparición de la pubertad, que marca el inicio de la infancia, y el inicio de la edad adulta, momento en el que se ha completado el desarrollo del organismo

2317. De las técnicas de relajación utilizadas en la preparación a la maternidad/paternidad:

a. Edmund Jacobson es el creador del método de relajación conocido como relajación muscular progresiva
b. Consiste en la tensión y relajación sistemática de varios grupos de músculos
c. El entrenamiento autógeno (Schultz y Luthe), es una técnica psicoterapéutica basada en la concentración pasiva de sensaciones físicas (sensaciones corporales como calor, pesadez)
d. Las tres son correctas

2318. Sobre la distocia de hombros durante el periodo expulsivo del parto:

a. Como primera medida de actuación se recomienda realizar la maniobra de Kristeller
b. La maniobra de Mazzanti consiste en la reintroducción de la cabeza fetal en la vagina y la posterior extracción mediante cesárea
c. La maniobra de Hibbard está basada en la presión sobre la mandíbula y cuello fetal ayudada del pujo materno y la presión sobre el fondo uterino
d. La lesión más frecuente en una distocia de hombros es la parálisis de Klumpke

2319. El parto en presentación cefálica y modalidad de cara es posible si la rotación...

a. ...externa conduce a mentoposterior
b. ...interna conduce a mentoanterior
c. ...interna conduce a mentoposterior
d. ...externa conduce a mentoanterior

2320. Según la manipulación de los investigadores podemos clasificar los estudios en:

a. Descriptivos y analíticos
b. Transversales y longitudinales
c. Observacionales y experimentales
d. Prospectivos y retrospectivos

2321. Qué síntoma NO corresponde con una amenaza de rotura uterina:

a. Dolor abdominal
b. Elevación del anillo de Bandl
c. Percepción de partes fetales a través de la pared abdominal
d. Aumento creciente de la dinámica uterina

2322. Se consideran valores prepatológicos o dudosos de pH intraútero los comprendidos entre:

a. 7.20 y 7.24
b. 7.15 y 7.20
c. 7.25 y 7.28
d. Inferior a 7.15

2323. Dosis diaria recomendada de ácido fólico en etapa preconcepcional y primeras semanas de gestación para la reducción en la incidencia de defectos del tubo neural en embarazadas de bajo riesgo:

a. 400 microgramos
b. 100 microgramos
c. 5 miligramos
d. 10 miligramos

2324. Es FALSO: respecto a las medidas para aliviar el dolor lumbar durante el embarazo reflejadas en la Guía de Práctica Clínica de atención en el embarazo y puerperio del SNS:

a. El tratamiento con ejercicio, tanto acuático como no acuático, aportan beneficio clínico
b. El tratamiento del dolor lumbar con ejercicios acuáticos supone un mayor absentismo laboral de la gestante
c. El uso de almohadas especialmente diseñadas para sostener el abdomen de la embazada puede mejorar el dolor lumbar, pero no hay recomendación para su uso en la guía
d. Se recomiendan los masajes terapéuticos a pesar de disponer de evidencia de moderada calidad sobre su eficacia y seguridad

2325. Según la Clasificación de las categorías de riesgo de la Food and Drug Administration (FDA), los fármacos de la categoría C:

a. Se acepta su uso durante el embarazo
b. Su utilización debe realizarse valorando la relación beneficio/riesgo
c. Deben utilizarse si no existe alternativa
d. Están contraindicados durante el embarazo

2326. El Diagnóstico de corioamnionitis se establece con FIEBRE > 37´8 º C (descartando foco extrauterino) + otros signos y síntomas. Cuál NO:

a. Taquicardia materna y dolor a la movilización uterina
b. Dolor abdominal y secreción cervical purulenta
c. PCR > 3 mg/l y leucocitosis > 500/mm3
d. Taquicardia fetal

2327. Sobre el épulis gravídico, es FALSO:

a. Se trata de una proliferación localizada de las encías
b. Aparece hasta en el 5% de los embarazos
c. El principal síntoma es el dolor
d. Tras el parto suele revertir o disminuir de tamaño

2328. Gestante con VIH diagnosticado (VIH+) antes del embarazo. Se decide parto vaginal. Usted debe observar una serie de medidas que reduzcan el riesgo de transmisión del virus al feto (trasmisión vertical). Entre ellas:

a. En gestantes con TAR (tratamiento antirretroviral) y CVP (Carga Viral Plasmática) menor a 1.000 copias/ml, se puede realizar una amniotomía cuando las condiciones del parto lo requieran
b. En caso de instrumentar el parto, puede ser preferible el uso de ventosa frente a fórceps/espátulas
c. En caso de registro cardiotocográfico poco tranquilizador y dilatación completa, se recomienda determinar el pH de calota
d. El uso prolongado de oxitocina no está permitido por competir con los receptores de la Zidovudina

2329. Es FALSO que:

a. Los testículos se encuentran en un saco denominado escroto, cuya función principal es mantenerlos a una temperatura estable inferior a 37° C
b. La apariencia externa del escroto varía en diferentes momentos dentro de un mismo individuo dependiendo de la temperatura y la contracción o relajación de los músculos Dartus y Cremaster
c. El músculo Dartus está formado por fibras musculares lisas y es responsable de arrugar el tejido escrotal en condiciones de baja temperatura, con la finalidad de mantener la temperatura de los testículos estable
d. El músculo Cremaster está formado por fibras de músculo esquelético que son continuación de los rectos del abdomen

2330. Según el anexo 5 de la Directiva 2005/36/CE, el programa de estudios necesarios para obtener la titulación de matrona NO incluye:

a. Nociones fundamentales de anatomía y fisiología
b. Participación activa en uno o dos partos con presentación de nalgas. Cuando no pueda llegarse a esta cifra por no producirse un número suficiente de partos con presentación de nalgas, deberá llevarse a cabo una formación por simulación
c. Iniciación en los ámbitos de la medicina y la cirugía. Comprenderá una enseñanza teórica y práctica
d. Vigilancia y asistencia a 40 mujeres embarazadas durante el parto y en el curso de puerperios expuestos a riesgos

2331. Según la OMS en su revisión de 2018 de recomendaciones sobre prácticas seleccionadas para el uso de anticonceptivos, qué método anticonceptivo reversible tiene menor porcentaje de embarazos NO deseados durante el primer año de uso:

a. DIU con levonogestrel
b. Implante subcutáneo
c. Anillo vaginal
d. Anticonceptivo oral combinado

2332. La matrona residente de su centro le pide que le facilite unos datos para un estudio de investigación que está llevando a cabo con unas compañeras. Entre los datos que solicita figuran nombres y apellidos de las pacientes. Qué le contestaría a la residente:

a. Se los entrega sin problema, el estudio está supervisado por su tutora
b. Rechaza entregárselos, ya que vulnera la confidencialidad
c. Permite que acceda a los datos bajo su supervisión
d. Le propone un diseño del estudio que codifique estos datos y así proteger la confidencialidad

2333. Es uno de los criterios para aplicar el enfoque de género a un programa de salud:

a. Incluir una vivencia objetiva y el contexto sociocultural
b. Potenciar la correlación de desigualdades y equidades
c. Incluir objetivos y métodos para modificar los determinantes de género
d. Influir en el cambio de determinantes ambientales de género

2334. Gestante de 8 semanas acude a urgencias con un cuadro clínico de sangrado y dolor en aumento, cérvix dilatado y restos ovulares visibles a través del orificio cervical. Según la SEGO, dicho cuadro nos haría pensar en:

a. Aborto en curso
b. Amenaza de aborto
c. Aborto retenido
d. Aborto completo

2335. Qué tipo de programa de actividad física es recomendable en una gestante de bajo riesgo:

a. Programa de ejercicio físico moderado, aeróbico, 2 ó 3 veces por semana
b. Programa de ejercicio físico leve, aeróbico, una vez por semana
c. Programa de ejercicio físico moderado, aeróbico, 5 veces por semana
d. Programa de ejercicio físico moderado, anaeróbico, 3 ó 4 veces por semana

2336. Las hemorragias uterinas que se producen como consecuencia de un estímulo prolongado de los estrógenos sobre el endometrio, sin la correspondiente compensación secretora de la progesterona, son hemorragias:

a. Anovulatorias
b. Ovulatorias
c. Debidas a alteraciones del cuerpo lúteo por exceso
d. Debidas a alteraciones del cuerpo lúteo por defecto

2337. Es FALSO que:

a. Las habilidades de comunicación requieren adecuarse al interlocutor y al contexto en el que ocurre la interacción comunicativa
b. En el proceso de escucha activa, el receptor escucha con esfuerzo físico y mental, resume y confirma el mensaje
c. Interrumpir al que habla intercalando comentarios hace que se perciba mejor la escucha activa
d. Entre las habilidades de la escucha activa podemos mostrar empatía

2338. Reva Rubin identifica la conducta materna tras el parto en tres etapas:

a. Etapa de aceptación, Etapa del apoyo, Etapa de adopción
b. Rol materno, Asunción de responsabilidades, Preocupación salud
c. Apoyo social, Apoyo económico, Edad madre
d. Etapa formal, Etapa informal, Etapa personal

2339. Prueba para diagnosticar embarazo:

a. Detección de hCG mediante pruebas biológicas o inmunológicas
b. 'Prueba de la rana' o Reacción de Galli-Mainini
c. Prueba de aglutinación de látex
d. Las tres lo son

2340. Sobre los miomas:

a. Es recomendable el tratamiento quirúrgico por si se malignizan
b. Disminuyen de tamaño en la gestación y aumentan tras la menopausia
c. Sólo deben tratarse los sintomáticos, teniendo en cuenta la edad y la paridad de la mujer
d. Son tumores benignos sin ninguna influencia hormonal

2341. No se deben administrar vacunas que contienen toxoide tetánico (VCTT) durante el embarazo:

a. Si se han recibido 6 dosis de VCTT en la niñez o 3 en la adolescencia o en la edad adulta
b. Si se han recibido 3 dosis de VCTT a lo largo de la vida
c. Si se han recibido 6 dosis de VCTT en la niñez o 5 en la adolescencia o en la edad adulta
d. Durante el embarazo, está contraindicado el uso de VCTT, sea cual sea el estado inmunológico de la madre

2342. En el Grupo de Educación Maternal Lorena nos pregunta sobre la diferencia entre pujo en apnea y pujo fisiológico:

a. El pujo en apnea realiza la fuerza desde el diafragma, empujando al bebé y al útero hacia abajo, lesionando el suelo pélvico
b. El pujo en apnea aumenta la presión intracraneal de la mujer
c. El fisiológico utiliza la espiración prolongada, activando el músculo transverso del abdomen y con la glotis abierta
d. La activación del músculo transverso del abdomen permite aumentar la presión toracoabdominal y aumenta la fuerza de empuje del útero para facilitar el expulsivo

2343. Los siguientes son criterios de exclusión de Donación de Sangre de Cordón Umbilical (DSCU), EXCEPTO uno:

a. Edad materna inferior a 18 años
b. Temperatura máxima intraparto de 37,9 º C
c. Anemia materna grave, con hemoglobina <9 g/dL y hematocrito <24%
d. Edad gestacional menor de 34 semanas

2344. Es la última estructura que atraviesa la aguja antes de llegar al espacio epidural en la técnica de la analgesia regional:

a. Apófisis espinosas
b. Ligamento intraespinoso
c. Ligamento amarillo
d. Ligamento supraespinoso

2345. En gestantes procedentes de África Subsahariana:

a. La tasa de gestantes portadoras de estreptococo del grupo B es claramente inferior a la de las autóctonas
b. Tienen mayor riesgo relativo de preeclampsia y de hipertensión arterial respecto a la población autóctona
c. El porcentaje de portadoras de Hepatitis B y C es menor que en las autóctonas
d. Ninguna de las tres

2346. 'Hipertensión gestacional' es:

a. Una Hipertensión que se detecta antes del embarazo o antes de la semana 20 del mismo y/o persiste a la 12 semana tras el parto
b. Es una hipertensión sin proteinuria, que aparece tras la semana 20 y que desaparece dentro de las 12 semanas primeras tras el parto
c. Una hipertensión sin proteinuria que aparece en la semana 12 y persiste tras parto
d. El hallazgo, después de la semana 20 de embarazo (excepto embarazo múltiple, enfermedad trofoblástica o hidrops) de hipertensión más proteinuria

2347. Entre las infecciones de transmisión vertical materno-fetal, NO están las infecciones...:

a. prenatales de transmisión placentaria
b. nosocomiales
c. neonatales transmitidas por lactancia
d. perinatales por contacto ascendente

2348. La obesidad es la primera enfermedad de etiología no infecciosa en la humanidad. La tasa de obesidad durante el embarazo también está aumentando. Indique la FALSA:

a. Se ha descrito un riesgo aumentado de anomalías congénitas en fetos de madres obesas y con sobrepeso
b. Las principales causas de mortalidad materna como la hemorragia postparto, sepsis, parto obstruido etc, se ven aumentadas significativamente por la presencia de obesidad
c. El riesgo de Hipertensión arterial y Preeclampsia está aumentado significativamente en las mujeres con sobrepeso u obesidad al inicio del embarazo
d. El índice de masa corporal elevado al inicio del embarazo no aumenta el riesgo de diabetes gestacional

2349. NO se relaciona con un incremento del riesgo de desprendimiento de placenta normalmente inserta:

a. Trombofilias
b. Retraso del crecimiento intrauterino
c. Nuliparidad
d. Rotura prematura de membranas pretérmino

2350. En el manejo de un trabajo de parto se ha diagnosticado un retardo de la fase activa de la primera etapa del parto y se inicia una estimulación con oxitocina. Cuál de estas recomendaciones es INCORRECTA, según la Guía de Práctica Clínica sobre la atención al Parto Normal del SNS:

a. Ofrecer analgesia epidural antes del uso de la oxitocina
b. Se procederá a un nuevo tacto vaginal 4 horas después de iniciada la perfusión de oxitocina
c. El progreso de la dilatación adecuado sería >2 cm en la siguiente exploración
d. Practicar monitorización cardiotocográfica continua o intermitente

2351. En los controles prenatales que realiza la Matrona en la consulta, la segunda maniobra de Leopold aporta información sobre:

a. La posición fetal
b. El grado de encajamiento
c. El grado de descenso
d. La presentación fetal

2352. La Escala de depresión postparto de Edimburgo (EPDS):

a. Consta de 11 preguntas
b. Se le pide a la madre que escoja la respuesta que más se asemeje a la manera en que se sintió durante el último mes
c. Cualquier número que se escoja que no sea el '0' para la pregunta número 10, significa que es necesario hacer evaluaciones adicionales inmediatamente
d. La escala detecta las madres con neurosis de ansiedad, fobias o trastornos de la personalidad

2353. Criterios de elegibilidad de la OMS de los métodos anticonceptivos:

a. Para las mujeres diabéticas que presenten nefropatía, retinopatía o neuropática diabética los anticonceptivos hormonales combinados de todo tipo son categoría 3 o 4, pero sin embargo cualquier anticonceptivo de sólo gestágeno es categoría 2
b. Una mujer con antecedentes de accidente cerebrovascular no podrá usar anticoncepción hormonal combinada, pero podría iniciar tratamiento con anticonceptivos hormonales de sólo gestágeno excepto inyectable de acetato de medroxiprogesterona
c. Una mujer diagnosticada de lupus eritematoso sistémico con anticuerpos antifosfolípidos positivos no podría utilizar ningún anticonceptivo hormonal sistémico tanto combinado como hormonal puesto que son categoría 3 o 4, pero sí DIU de levonorgestrel que es categoría 2
d. Una mujer en tratamiento con levotiroxina sódica, no puede utilizar anticoncepción hormonal pero sí DIU de cobre

2354. En un parto planificado extrahospitalario, la matrona es competente para atender todo el proceso incluyendo las actuaciones siguientes, EXCEPTO:

a. Monitorización de FCF a través de la auscultación intermitente usando estetoscopio Pinard o Ultrasonidos portátil
b. Administración de analgesia farmacológica intramuscular en caso necesario
c. Sutura de posibles desgarros perineales usando anestésico local
d. Aplicación de medidas físicas y técnicas de relajación para el alivio del dolor

2355. Entre los factores que predisponen para la aparición de la Candidiasis vaginal NO está:

a. Diabetes mellitus
b. Adolescencia
c. Duchas vaginales
d. Ferropenia

2356. Sobre el carcinoma de mama hereditario, entre los criterios de derivación a una unidad de consejo genético está:

a. Cáncer de mama en un primo hermano
b. Cáncer de mama en tía materna de 55 años
c. Cáncer de ovario materno a los 50 años
d. Cáncer de útero en una hermana

2357. Con respecto al virus de la hepatitis C (VHC) durante el embarazo:

a. No se recomienda realizar un cribado universal de VHC en mujeres embarazadas
b. Se recomienda realizar un cribado universal de VHC en mujeres embarazadas
c. La prevalencia de la transmisión vertical del VHC es muy alta
d. Se realizará cribado de VHC sólo a mujeres trasplantadas antes de la década de los 90 o que hayan recibido transfusiones sanguíneas

2358. Es FALSO: respecto a la composición de la leche materna madura:

a. La grasa de la leche materna contiene ácidos grasos poliinsaturados de cadena larga, ácido docosahexanoico y ácido araquidónico, que son importantes para el desarrollo neurológico del niño
b. La concentración de proteína en la leche materna (0.9 g por 100 ml) es mayor que en la leche animal
c. El principal hidrato de carbono de la leche materna es la lactosa, aproximadamente 7 g de por 100 ml
d. La IgA es una de las inmunoglobulinas presentes en la leche y ayuda a proteger al lactante de la infección

2359. Sobre la asistencia neonatal en la sala de partos de acuerdo con la Sociedad Española de Neonatología:

a. En el caso de un recién nacido a término que respira o llora y tiene buen tono muscular hay que ponerlo bajo la fuente de calor, posicionarle la cabeza para mantener abierta la vía aérea abierta, aspirar si es necesario, secarlo y estimularlo
b. Si un recién nacido presenta apnea o frecuencia cardíaca inferior a 100 lpm hay que iniciar la ventilación y la monitorización de SPO2
c. En el caso de un recién nacido con frecuencia cardíaca de 100 lpm y SpO2 del 85% hay que administrarle adrenalina
d. En el caso de un recién nacido con frecuencia cardíaca inferior a 100 lpm hay que iniciar las compresiones torácicas 30 segundos después del inicio de la reanimación

2360. En qué momento debe comenzar la educación maternal de una gestante:

a. A partir de la semana 28-32 de gestación
b. Cuanto antes, desde el primer contacto con la mujer
c. Cuando la mujer lo solicite
d. En la mitad de la gestación

2361. Gestión encaminada a asegurar de forma rápida, ágil y sencilla el abordaje de los problemas o de las situaciones desde una visión centrada en los usuarios:

a. Gestión de casos
b. Gestión por procesos
c. Gestión clínica
d. Ninguna de las tres

2362. Un estudio de investigación que aporta información sobre las características y la frecuencia de un suceso en un momento determinado sin que exista un seguimiento temporal es un estudio:

a. Transversal
b. Longitudinal
c. De Cohortes
d. Casos y control

2363. En el caso de gestantes con VIH, la elección de la vía del parto NO depende sólo de las condiciones obstétricas. Se recomienda elegir la vía vaginal si:

a. El índice de Bishop es favorable, sea cual sea la carga viral
b. Ha seguido monoterapia con zidovudina durante el embarazo
c. No es necesaria la administración de oxitocina para acelerar el parto
d. La mujer ha seguido el tratamiento antirretroviral y su carga viral plasmática es menor de 50 cop/ml

2364. Según la OMS se consideran métodos anticonceptivos de urgencia:

a. Píldoras anticonceptivas de urgencia que contienen acetato de ulipristal (dosis única de 30 mg) y píldoras anticonceptivas de urgencia que contienen levonorgestrel (dosis única de 1,5 mg)
b. Píldoras anticonceptivas orales combinadas
c. Dispositivos intrauterinos de Cobre
d. Las tres son correctas

2365. La fase hormonal de la regeneración del endometrio en el puerperio comienza al cabo de:

a. 5 días   b. 2 semanas
c. 25 días   d. 50 días

2366. En caso de pérdida perinatal, NO se recomienda:

a. Procurar un entorno tranquilo y privado a la hora de comunicar el diagnóstico, favoreciendo la intimidad
b. Favorecer el acompañamiento durante el diagnóstico de la muerte fetal, permitiendo la presencia de la persona que la mujer desee
c. Proporcionar un tiempo a solas a la mujer y a su pareja y/o familia para asimilar la información antes del comienzo de la inducción
d. Durante la práctica asistencial es recomendable animar a la pareja con frases alentadoras del tipo 'El tiempo lo cura todo', 'No llores, sé fuerte'

2367. NO se corresponde con una variable a valorar en la realización de un perfil biofísico en una gestación prolongada:

a. Movimientos corporales
b. Tono fetal
c. Líquido amniótico
d. Test estresante

2368. Sobre el folículo primordial, es FALSO:

a. En el momento del nacimiento una niña es de uno a dos millones de folículos primordiales
b. En la pubertad el número de de unos 300.000
c. Unos 400 ovularán a lo largo de la edad fértil de la mujer
d. Es el estadío final del desarrollo folicular

2369. La OMS aconseja un uso restringido de las episiotomías por sus efectos perjudiciales. Señale la INCORRECTA:

a. Aumenta la pérdida de sangre en la mujer
b. Previene la debilidad de la musculatura del suelo pélvico y sus secuelas
c. Aumenta el riesgo de lesión del esfínter anal
d. Incrementa los problemas de cicatrización y el dolor en los primeros días posparto

2370. En partos de bajo riesgo cómo debe emplearse la monitorización electrónica fetal intermitente (MEFI):

a. A intervalos regulares, con auscultación intermitente entre los intervalos
b. De manera continuada durante todo el periodo de dilatación
c. En partos de bajo riesgo, la monitorización no es necesaria
d. Ninguna de las tres

2371. Uno de estos ejercicios NO es de reeducación perineal:

a. Ejercicios de Kegel
b. Fisioterapia de la musculatura pélvica
c. Biofeedback vesical
d. Maniobra de retracción vesical

2372. Las mujeres con una actividad laboral estresante tienen mayor incidencia de:

a. cesáreas
b. nacimientos pretérmino
c. enfermedades hipertensivas en el embarazo
d. Las tres cosas

2373. Prolapso de cordón procúbico:

a. Caída del cordón por delante de la presentación con membranas rotas
b. El cordón se sitúa lateralmente y junto a la presentación sin rebasarla
c. Caída del cordón por delante de la presentación con membranas intactas
d. El cordón se sitúa tras la presentación

2374. Qué recomendación sobre búsqueda activa de casos tras el diagnóstico de una ITS es INCORRECTA:

a. Ante un diagnóstico de chlamydias los contactos de los 60 días previos al inicio de los síntomas o del diagnóstico
b. En infección por Herpes virus considerar contacto a la pareja o parejas actuales
c. Ante el diagnóstico de sífilis primaria considerar contactos los tres meses previos al diagnóstico
d. Ante una infección por Trichomonas vaginales estudiar los contactos de la semana anterior al inicio de los síntomas

2375. Un RN presenta esfuerzo respiratorio irregular, NO responde a estímulos, su Frecuencia cardiaca es inferior a 100, el tono muscular debilitado y su color es azulado/cianótico. Puntuación Apgar:

a. 3   b. 5   c. 2   d. 10

2376. En la profilaxis de la isoinmunización antenatal en qué casos está indicada la GG anti-D:

a. En la semana 28, en mujeres <Rh negativo
b. Después de un sangrado uterino y con 3 semanas de intervalos de la dosis anterior
c. Después de un cerclaje cervical
d. Las tres son correctas

2377. La anestesia epidural produce en la madre:

a. Hipertonia
b. Taquicardia
c. Hipertensión
d. Vasodilatación

2378. Cuál NO es una causa de distocias de canal blando:

a. Atresia cervical
b. Condilomas
c. Cirugías de prolapsos
d. Luxación de cadera

2379. La bipedestación en el parto:

a. Aumenta la intensidad y disminuye la frecuencia de las contracciones
b. Aumenta el riesgo de aparición del síndrome de hipotensión supina
c. Aumenta la duración del parto
d. Se aconseja si la madre ha recibido fármacos sedantes

2380. En la investigación y en la clínica enfermera, la recolección o recogida de datos es facilitada por:

a. El diagnóstico médico
b. El tratamiento médico
c. La clinimetría y el test
d. Los diagnósticos enfermeros

2381. NO es factor predisponente para sufrir una psicosis puerperal:

a. Antecedentes de historia psiquiátrica familiar
b. Antecedentes de haberla padecido en gestaciones anteriores
c. Antecedentes de alteraciones maníaco-depresivas
d. Antecedentes de tristeza puerperal en este parto

2382. La presencia de amenorrea indicará sospecha de un síndrome de Asherman como causa en caso de:

a. Disginesia gonadal
b. Hipoteroidismo
c. Legrado uterino
d. Amenorrea postpíldora

2383. En la preparación del biberón:

a. debe incorporarse primero la leche en polvo y después el agua
b. debe incorporarse primero el agua y después la leche en polvo
c. El biberón puede conservarse en el frigorífico más de 12 horas y 30 minutos
d. Las tres son correctas

2384. El síndrome de alcoholismo fetal se caracteriza por:

a. Retardo mental
b. Anomalías cardíacas
c. Hipospadias
d. Las tres cosas

2385. Principal indicación en esterilidad femenina para la fecundación in vitro:

a. Patología tubárica
b. Patología decidual
c. Patología cervical
d. Endometriosis tratadas con éxito

2386. Sobre el tiroides, es FALSO:

a. Es la primera glándula endocrina que aparece en el desarrollo del embrión
b. Comienza a formarse a partir de la 12 semana y si el descenso no se completa se tendrá como resultado una glándula tiroides interna
c. Se forma a partir del engrosamiento endodérmico en el piso de la laringe primitiva
d. La glándula permanece conectada a la lengua durante su descenso a través del conducto tirogloso que después desaparecerá

2387. Cuando demos información a la mujer sobre las causas de alarma en el puerperio ¿Cuáles son indicaciones de acudir a Urgencias del centro de salud u Hospital?

a. Loquios malolientes
b. Mamas ingurgitadas a los 3-4 días del parto
c. Metrorragia abundante
d. Son correctas A y C

2388. La fecundación se produce en:

a. el tercio medio de la trompa, porción fímbrica
b. el tercio interno de la trompa, porción intramural
c. el tercio externo de la trompa, porción ampular
d. En el útero

2389. Durante el parto la FCF normal se caracteriza por:

a. Aparición de Dips II en la mayoría de las contracciones
b. Estar entre 165 – 180 lat/min
c. Estar entre 120 – 160 lat/min
d. Ninguna de las tres

2390. Proceso por el que las células germinativas primordiales se transforman en óvulo y espermatozoide maduros para la fecundación:

a. Meiosis
b. Ovogénesis
c. Espermatogénesis
d. Gametogénesis

2391. En el neonato la frecuencia respiratoria ha de ser de cuántas por minuto::

a. 20-30
b. 30-60
c. 60-70
d. Más de 70

2392. Indique la correcta:

a. El lavado de manos es la principal medida para evitar las infecciones nosocomiales
b. El uso de guantes reemplaza el lavado de manos
c. Las medidas de aislamiento siempre se deben cumplir hasta el alta hospitalaria
d. En el aislamiento respiratorio es necesario el uso de bata

2393. El huevo se implanta en el endometrio en estado de:

a. Óvulo maduro y fecundado
b. Blastocisto
c. Mórula
d. Cúmulo ovígero o prolífero

2394. En qué problema de salud está contraindicado de forma absoluta el ejercicio durante el embarazo:

a. Enfermedad tiroidea
b. Antecedentes de estilo de vida sedentario
c. Enfermedad infecciosa aguda
d. Anemia u otros trastornos hematológicos

2395. Los anticonceptivos orales combinados tienen algunos efectos beneficiosos. Cuál es FALSO:

a. Reducen la incidencia de cáncer de ovario y endometrio
b. Reducen el numero de infecciones pélvicas
c. Disminuyen la osteoporosis en mujeres perimenopausicas
d. Disminuyen el riesgo de problemas venosos

2396. La desaceleración fetal prolongada o 'calderón' se define como la caída súbita de la FCF de al menos:

a. 15 lat/min y duración superior a 3 min
b. 30 lat/min y duración superior a los 2 min
c. 40 lat/min y duración superior a los 5 min
d. 60 lat/min y duración superior a los 3 min

2397. Cuánto marca el tono de base que indica una hipertonía moderada, con un catéter de presión intrauterina:

a. 8 mmHg
b. 15 mmHg
c. 25 mmHg
d. 34 mmHg

2398. Ante un desgarro de grado 3° o 4° grado, qué recomendación se ofrece a la mujer en relación con el patrón de eliminación:

a. Seguir una dieta astringente
b. Limitar el consumo de líquidos
c. Tomar dieta rica en fibra y ablandadores de heces
d. Pautar enemas desde el primer día

2399. Cómo se modifica la cabeza del feto durante el trabajo de parto:

a. La cara y la base del cráneo se deforman
b. El occipital no se modifica
c. Se produce acabalgamiento de los parietales
d. El contenido del cráneo se comprime

2400. Qué problema presenta la mama cuando aparece un eritema o placa blanca en la zona del pezón:

a. Una obstrucción del conducto galactóforo
b. Una candidiasis del pezón y posiblemente de los conductos galactóforos
c. Una mastitis incipiente
d. Un absceso mamario

2401 **D**	2426 **A**	2451 **D**	2476 **A**
2402 **D**	2427 **C**	2452 **D**	2477 **C**
2403 **C**	2428 **B**	2453 **D**	2478 **B**
2404 **D**	2429 **C**	2454 **D**	2479 **D**
2405 **C**	2430 **D**	2455 **B**	2480 **C**
2406 **C**	2431 **C**	2456 **D**	2481 **C**
2407 **B**	2432 **A**	2457 **B**	2482 **C**
2408 **A**	2433 **D**	2458 **D**	2483 **C**
2409 **C**	2434 **D**	2459 **B**	2484 **D**
2410 **B**	2435 **C**	2460 **B**	2485 **B**
2411 **C**	2436 **A**	2461 **A**	2486 **D**
2412 **D**	2437 **C**	2462 **B**	2487 **A**
2413 **C**	2438 **D**	2463 **D**	2488 **B**
2414 **C**	2439 **D**	2464 **C**	2489 **C**
2415 **D**	2440 **C**	2465 **A**	2490 **B**
2416 **B**	2441 **B**	2466 **C**	2491 **D**
2417 **D**	2442 **D**	2467 **C**	2492 **A**
2418 **A**	2443 **C**	2468 **C**	2493 **D**
2419 **A**	2444 **C**	2469 **C**	2494 **C**
2420 **C**	2445 **C**	2470 **C**	2495 **A**
2421 **C**	2446 **D**	2471 **A**	2496 **D**
2422 **C**	2447 **C**	2472 **D**	2497 **C**
2423 **B**	2448 **C**	2473 **C**	2498 **D**
2424 **A**	2449 **A**	2474 **B**	2499 **C**
2425 **C**	2450 **A**	2475 **B**	2500 **C**

Fallos:

2401. La Educación para la Salud de la mujer engloba:

a. Embarazo, parto y puerperio
b. Cuidados específicos durante la menopausia
c. Violencia de género
d. Todas las anteriores

2402. Sobre el aborto en curso:

a. Se puede mantener la gestación con reposo, hidratación y analgésicos suaves
b. No existe dilatación cervical
c. Se debe realizar un estudio ecográfico cada 2 semanas
d. Pueden existir las modalidades de aborto incipiente y aborto inminente

2403. El canal blando del parto está constituido por:

a. Segmento uterino inferior, vagina y periné
b. Útero, vagina y periné
c. Segmento uterino inferior, cuello, vagina y periné
d. Útero, istmo, vagina y periné

2404. Entre las definiciones del concepto 'Salud', quién la equipara con la Independencia:

a. F. Nightingale
b. C. Roy
c. M. Rogers
d. V. Henderson

2405. No se considera una modificación gravídica fisiológica:

a. Un incremento del volumen sanguíneo superior a un 40% entre las semanas 28-32
b. Descenso de las cifras de presión arterial sistólica y diastólica
c. Disminución de la perfusión renal
d. Reducción de la capacidad pulmonar por elevación del diafragma

2406. En las distocias de partes blandas cuál de las siguientes es una causa intrínseca:

a. Hemiútero previo
b. Tumores de ovario
c. Fibroma uterino
d. Fecalomas

2407. Los entuertos son contracciones frecuentes del útero en involución que:

a. Son más frecuentes en primíparas y en partos pretérmino
b. Son un elemento normal de la recuperación posparto que dura solamente unos días
c. No están relacionados con la frecuencia y duración de la lactancia materna
d. Requieren un tratamiento analgésico preventivo sistematizado

2408. En qué supuestos se desaconseja un tratamiento anticonceptivo:

a. Hábitos tóxicos y medicación habitual
b. Relaciones sexuales esporádicas
c. Menstruaciones irregulares
d. Multiparidad

2409. Los estudios indican que tras el parto conviene que las parejas reanuden las relaciones sexuales con coito:

a. Tras esperar 7 semanas
b. Tras esperar 5 semanas
c. Cuando la episiotomía haya cicatrizado y los loquios hayan cesado
d. A las 2 semanas, para mejorar la comunicación de la pareja

2410. Menstruación a intervalos muy frecuentes pero normales en cantidad y duración:

a. Hipermenorrea
b. Polimenorrea
c. Hipomenorrea
d. Oligomenorrea

2411. A partir de qué cifra de glucemia se administrará insulina intravenosa con bomba de perfusión en el parto inducido de paciente diabética:

a. Entre 40 y 60
b. Entre 30 y 40
c. A partir de 70
d. Inferiores a 30

2412. Según Hammacher, la variabilidad ondulatoria es normal cuando:

a. La amplitud de la variabilidad oscila entre 5 y 15 latidos por minuto
b. La frecuencia de la variabilidad es superior a 6 ciclos por minuto
c. La amplitud de la variabilidad oscila entre 5 y 25 latidos por minuto
d. La amplitud de la variabilidad oscila entre 10 y 25 latidos por minuto

2413. Efectividad o seguridad que presenta un método contraceptivo para prevenir un embarazo:

a. Aceptación
b. Efectividad de uso
c. Índice de Pearl
d. Valoración de Pozzi

2414. Si cualquier anomalía en la dinámica que perturba la marcha del parto es una distocia dinámica:

a. En la hipersistolia la intensidad de la contracción es de 25-30 mm Hg
b. En la distocia cervical pasiva hay una inversión de gradientes
c. En la taquisistolia hay una frecuencia mayor de cinco contracciones en 10 minutos
d. Las tres son correctas

2415. El líquido amniótico:

a. Permite al feto adaptarse a los cambios de temperatura intraútero
b. Se renueva a un ritmo de 50 a 100 ml/hora
c. No influye en la movilidad fetal
d. Su volumen varía a lo largo de la gestación

2416. La tasa de natalidad mide:

a. Los nacidos durante un año entre la población media

b. Los nacidos vivos durante un año entre la población total media

c. Los nacidos vivos durante un año entre la población femenina fértil

d. Los embarazos durante un año entre la población femenina fértil

2417. Hojas o capas del embrión de las que derivan los órganos y sistemas:

a. Trofoblasto y sincitiotrofoblasto

b. Epiblasto, hipoblasto y endoblasto

c. Trofoblasto, masa celular interna y blastocisto

d. Ectodermo, mesodermo y endodermo

2418. Función del surfactante pulmonar fetal:

a. Prevenir la atelectasia pulmonar, una vez que la respiración se ha iniciado

b. Contribuir al crecimiento del árbol bronquial

c. Revestir las células de los alveolos

d. Favorecer la absorción del líquido contenido en las vías respiratorias al nacimiento de un fetopor parto no vaginal

2419. Las distocias por estrechamientos pélvicos se producen:

a. Por acortamiento de los diámetros internos de la pelvis materna, lo que da lugar a desproporciones céfalo-pélvicas

b. Por agrandamiento de la cabeza fetal, lo que da lugar a desproporciones céfalo-pélvicas

c. Por acortamiento de los diámetros externos de la pelvis materna, lo que da lugar a desproporciones céfalo-pélvicas

d. Por macrosomías fetales

2420. Si la presentación fetal se encuentra entre I y II plano de Hogde qué localización tendrá en la pelvis femenina:

a. A nivel de la espina ciática

b. Por encima del borde superior de la sínfisis del pubis

c. Entre el borde superior e inferior de la sínfisis del pubis

d. Coronando el periné

2421. Leucorrea bastante líquida, de baja viscosidad, maloliente, de color amarillo y gris, espumosa y con burbujas de aire indica infección por:

a. Cándida albicans

b. Gardnerella

c. Tricomonas

d. Clamidias

2422. En un esfuerzo por explicar la experiencia de mujeres maltratadas, Walker (1984) desarrolló la teoría del ciclo de la violencia: la agresión tiene lugar de una forma cíclica. La primera fase se caracteriza por que el agresor demuestra poder y control, desencadenando su cólera...

a. ...sobre objetos

b. ...sobre sí mismo

c. ...culpabilizando a la mujer

d. Ninguna de las tres

2423. Para un adecuado diagnóstico del funcionamiento ovárico se determinan los valores en sangre de FSH, LH y estradiol, Cuál es el momento del ciclo más adecuado para realizar la analítica:

a. Durante la ovulación

b. En condiciones básales, al inicio del ciclo

c. Justo antes de la menstruación

d. En cualquier momento del ciclo

2424. Sobre la asistencia al parto múltiple, es FALSO:

a. El embarazo múltiple es una contraindicación para la inducción del parto

b. En los casos en los que los dos fetos están en presentación cefálica se recomienda el parto vaginal

c. En el caso de que el primer feto no se encuentre en presentación cefálica el tratamiento de elección es la cesárea electiva

d. Es importante realizar el diagnóstico de la estática fetal al principio del parto

2425. Si una mujer en el periodo de lactancia precisa medicación:

a. Hay que suspender sistemáticamente la lactancia materna durante el tiempo en que se administre la medicación

b. Hay que seleccionar las presentaciones que se administren el mayor número de veces al día, para evitar periodos de altos niveles plasmáticos

c. Hay que seleccionar las presentaciones que se administren por periodos prolongados, una o dos veces al día. Si es posible dosis única

d. Hay que recomendar el amamantamiento transcurridas dos horas de la administración del medicamento

2426. El desarrollo y la maduración definitiva del sistema inmunitario se alcanzan:

a. Tras el nacimiento

b. Antes de la semana 8 de gestación

c. A lo largo del primer trimestre

d. Antes de la semana 20

2427. En qué momento se suspende el tratamiento antibiótico en la infección del recién nacido:

a. Temperatura menor de 37º

b. PCR normal

c. Mejoría clínica y PCR normal en un intervalo de 48 horas

d. Las tres son correctas

2428. Cuál de los siguientes parámetros NO valora el test de Silverman de dificultad respiratoria del recién nacido:

a. Tiraje intercostal

b. Taquipnea

c. Disociación toraco-abdominal

d. Quejido espiratorio

2429. Qué instrumento utilizado en un parto actúa por pulsión y NO por tracción:

a. Fórceps

b. Ventosa

c. Espátulas

d. Kristeller

2430. El Síndrome de Abstinencia Neonatal se caracteriza por los siguientes efectos, EXCEPTO:

a. Irritabilidad

b. Distensión abdominal

c. Taquipnea

d. Hipotonía

2431. La supresión de los dolores del parto 6860 (NIC) se define como el control de las contracciones uterinas antes de la 37ª semana de gestación para evitar un parto prematuro. De las siguientes actividades indica la INCORRECTA:

a. Determinar el estado de las membranas amnióticas

b. Palpar la posición, estado y presentación fetal

c. Iniciar la administración de antagonistas tocolíticas

d. Preguntar acerca de la aparición y duración de los síntomas de dolores prematuros

2432. La fecundación se produce en:

a. Porción ampular de la trompa

b. Porción distal de la trompa

c. Porción fecundativa de la trompa

d. Superficie del ovario

2433. La tromboblefitis pélvica séptica:

a. Es una complicación puerperal frecuente que puede aparecer tras un parto vaginal o instrumental

b. Se caracteriza por un tacto vaginal doloroso por afectación de las venas uterinas e hipogástricas

c. Se caracteriza por dolor intenso en un miembro inferior

d. Se caracteriza por fiebre en agujas, con temperaturas incluso superiores a los 40°C

2434. El Cribado de Estreptococo del grupo B se realiza en la semana:

a. 20, en el hospital

b. 28, en atención primaria

c. 32, en el hospital

d. 36, en el hospital

2435. Qué condición clínica aconseja interrumpir la actividad laboral durante todo el embarazo:

a. Actividad laboral de pie prolongada > 4 horas

b. Cargar peso de forma intermitente > 23 kilos

c. Paciente con aclaración de creatinina anormal

d. Las tres son correctas

2436. En caso de ingreso hospitalario del neonato despues del nacimiento es posible alimentarlo con lactancia materna:

a. Se podrá mantener la lactancia informando previamente a los padres y se explicarán las técnicas correctas de extracción, manejo y almacenamiento de la leche

b. En caso de ingreso hospitalario del recién nacido, está totalmente contraindicada la lactancia materna

c. Dependerá de la duración del ingreso del recién nacido

d. Es una decisión que tienen que tomar los obstetras

2437. Como respuesta del organismo materno ante la gestación, en el aparato urinario: (señale la opción FALSA):

a. Se produce un aumento del flujo plasmático renal y del filtrado glomerular

b. Puede existir glucosuria fisiológica

c. Aumenta la concentración plasmática de urea y creatinina

d. En condiciones normales no debe existir proteinuria evidente

2438. La diabetes gestacional es aquella que se inicia o detecta por primera vez durante el embarazo. Entre los efectos que provocan al feto, encontramos:

a. Disminución del número de abortos

b. Disminución del número de malformaciones

c. Alteraciones de la maduración, en ocasiones se adelanta el proceso de maduración

d. La complicación más frecuente es la hipoglucemia postnatal

2439. En el posparto normal, los 'loquios blancos' están compuestos por un exudado de color:

a. rosado claro que aparece en el quinto día del puerperio y dura tres o cuatro días más

b. marrón claro que aparece en el séptimo día del puerperio y dura cuatro o cinco días más

c. amarillento que aparece en el décimo día del puerperio y dura cinco o seis días más

d. amarillento que aparece entre el séptimo y décimo día y dura uno o dos semanas más

2440. Sobre el bloqueo de pudendos:

a. Se administra 5 ml de lidocaína o mepivacaína al 1%

b. Es una técnica útil durante la dilatación

c. Aumenta el riesgo de hematoma vaginal

d. Disminuye el dolor de la contracción

2441. Tras el parto los uréteres y pelvis renales dilatados vuelven a su estado normal entre las semanas:

a. 8 y 9   b. 3 y 6
c. 7 y 8   d. 1 y 2

2442. Placenta previa es:

a. Alteración interna de la placenta

b. Desprendimiento prematuro de la placenta normalmente inserta

c. Toxemia gravídica

d. Inserción anormal de la placenta

2443. En el desprendimiento prematuro de placenta normalmente inserta, la hemorragia se inicia:

a. En el miometrio

b. En el amnios

c. En la decidua basal

d. En cualquiera de las anteriores

2444. La diabetes gestacional se suele manifestar a partir de qué semana:

a. 12   b. 18- 20
c. 24-26   d. 32

2445. Qué períodos podemos diferenciar en la formación de la placenta:

a. Preimplantacional y postimplantacional

b. Corion liso o calvo y corion frondoso o velloso

c. Velloso y prevelloso

d. Formación del citotrofoblasto y del sincitiotrofoblasto

2446. La emisión de meconio en el líquido amniótico significa:

a. El proceso fisiológico de defecación fetal

b. Una respuesta a una hipoxia fetal

c. Secundario a estimulación vagal por compresión del cordón umbilical

d. Las tres son correctas

2447. Es un factor que influye en el desarrollo de una gestación múltiple:

a. Edad materna

b. Paridad

c. Técnicas de reproducción

d. Los tres

2448. En el tratamiento del embarazo ectópico:

a. El metotrexato es antagonista del ácido fólico

b. La administración intramuscular es la vía de administración más utilizada

c. Ambas son ciertas

d. Ninguna lo es

2449. La aceptación de cualquier tipo de contraprestación por los servicios prestados a los usuarios de los Servicios de Salud, es una falta:

a. Grave

b. Semigrave

c. Leve

d. Muy Grave

2450. Respecto al transporte de los espermatozoides:

a. Los cilios de las células del endocérvix desempeñan un papel poco importante en dicho transporte

b. El moco cervical no favorece ni dificulta el ascenso

c. La presencia de anticuerpos antiespermáticos favorece el ascenso de los espermatozoides

d. No se ha visto influencia de factores psíquicos o emocionales en el transporte de los espermatozoides

2451. En qué situaciones se recomienda profilaxis antibiótica intraparto para prevenir la sepsis por Streptococcus agalactiae o estreptococo del grupo B (EGB):

a. Recién nacido de 38 semanas de gestación sin factores de riesgo en el caso que se desconozca el estado de portadora de la madre

b. Cultivo vaginal y rectal negativo a EGB en la gestación actual (en un cultivo practicado durante las 5 semanas previas al parto), pero positivos en un embarazo anterior

c. Cesárea programada con cultivo positivo a EGB sin comienzo del parto y con membranas íntegras

d. Todas las gestantes que previamente hayan tenido un hijo con infección neonatal por EGB, con independencia del resultado del cultivo vaginal o rectal si se ha realizado

2452. El aborto se define como:

a. Pérdida hemática a partir del 2° mes de gestación

b. Interrupción del embarazo después de la 22 semana

c. Pérdida fetal de peso inferior a 1.000 gr

d. Interrupción del embarazo antes de la 22 semana

2453. Entre los diagnósticos de enfermería que podemos encontrar a las pacientes, a las que se hizo histerectomía total encontramos:

a. Dolor causado por el procedimiento quirúrgico

b. Riesgo de déficit de volumen de líquidos, debido a pérdida anormal, secundaria a Hemorragia postoperatoria o disminución de la ingestión debido al ayuno

c. Riesgo de infección relacionado con la operación

d. Las tres cosas

2454. NO es una complicación de la rotura prematura de membranas:

a. Infección

b. Prematuridad

c. Presentación de nalgas

d. Isoinmunización Rh

2455. La mayor parte de las malformaciones son el resultado de:

a. factores genéticos
b. una interacción entre factores genéticos y ambientales
c. una interacción entre factores genéticos y sociales
d. factores ambientales

2456. Sobre el consentimiento informado de los pacientes, es FALSO:

a. No es necesario que lo firme el paciente que presta el consentimiento
b. Para que el paciente pueda revocar el consentimiento que ha prestado debe expresar la causa de su revocación
c. Es irrevocable
d. Ninguna de las tres

2457. Qué función NO es propia de la progesterona:

a. Induce la secreción del endometrio
b. Estimula la contracción uterina
c. Induce la secreción del epitelio tubárico
d. Bajo su influjo, el moco cervical es espeso y escaso

2458. El Dispositivo intrauterino (DIU) está contraindicado en mujeres que padezcan:

a. Neoplasias uterinas
b. Hipocoagulabilidad sanguínea
c. Embarazo o sospecha de embarazo
d. Las tres son correctas

2459. Mujer que entre las 48 y 72 horas tras el parto presenta una elevación transitoria de la temperatura de 39° y aumento bilateral del volumen de las mamas:

a. Evolución normal del proceso puerperal
b. Ingurgitación mamaria
c. Mastitis
d. Infección puerperal

2460. Dosis suficiente de Ig Anti-D a administrar en caso de aborto menor de 12 semanas (en microgramos):

a. 300   b. 150   c. 200   d. 450

2461. Diámetro que muestra el feto en una presentación de sincipucio:

a. Occipitofrontal
b. Occipitomentoniano
c. Submentobregmático
d. Sagital

2462. En caso de incompatibilidad Rh cuándo debe administrarse la inmunoglobulina anti-D a la puerpera:

a. En las primeras 48 h
b. En las primeras 72 h
c. En la primera semana
d. En el primer mes

2463. En las manifestaciones clínicas de la tricomoniasis NO aparece:

a. vaginitis, uretritis y otras infecciones urinarias
b. flujo amarillo-verdoso
c. flujo con olor fétido
d. flujo similar al queso fresco

2464. Dar pautas para la autonomía de la mujer después del parto y la integración del RN en la familia es un objetivo a conseguir dentro del programa de:

a. Control y seguimiento del embarazo
b. Educación maternal
c. Puerperio
d. Planificación maternal

2465. Inmediatamente tras el parto el útero se encuentra duro y:

a. 1-2 traveses por debajo del ombligo
b. por encima del ombligo
c. a nivel de la sínfisis del pubis
d. a la derecha a nivel del ombligo

2466. Prueba diagnóstica definitiva en la diabetes gestacional:

a. Test de O´sullivan. Sobrecarga oral de glucosa con 50 gr
b. Determinación de glucosuria
c. Prueba de tolerancia a la glucosa con 100 gr
d. Determinación de la glucemia basal

2467. La 'Aniridia' es:

a. Falta total del globo ocular
b. La hendidura del iris
c. Ausencia de iris
d. Falta de cristalino

2468. NO es síntoma de amenaza de rotura uterina:

a. El dolor
b. La elevación del anillo de retracción de Bandl
c. La percepción de partes fetales a través de la pared abdominal
d. El aumento creciente de la actividad contráctil del útero

2469. Qué procedimiento mejora el intercambio gaseoso en RN prematuros:

a. No realizar ninguna actuación, ponerlo piel con piel con su madre
b. Será necesaria la intubación obligatoriamente
c. La utilización de presión positiva continua en la vía aérea (CPAP)
d. Ninguna de las tres

2470. Anomalía más frecuente de posición del corazón fetal:

a. Ectopia cardiaca
b. Transposición de grandes vasos
c. Dextrocardia
d. Defecto del tabique interauricular (DTIA)

2471. Un recién nacido cuya madre fue tratada con antiprostaglandínicos durante el embarazo puede presentar:

a. Síndrome de constricción parcial del conducto arterioso fetal y, como consecuencia, hipertensión pulmonar
b. Síndrome de Membrana Hialina
c. Síndrome de Aspiración Meconial
d. Hipertensión intracraneal

2472. En el neonato la hiperbilirrubinemia fisiológica puede ser debida a:

a. Aumento del volumen de hematíes/Kg y disminución de la supervivencia de los hematíes
b. Aumento de la eritropoyesis ineficaz
c. Aumento de la circulación
d. Todas son ciertas

2473. Para que un espermatozoide atraviese la zona pelúcida del óvulo:

a. No es necesario que ambos gametos pertenezcan a la misma especie
b. El acrosoma del espermatozoide debe liberar testosterona
c. El espermatozoide ha tenido que realizar el proceso de capacitación
d. Los cromosomas del espermatozoide deben estar en la Profase de la meiosis

2474. En el proceso de envejecimiento del ovario por qué se produce un aumento de la FSH:

a. Por un aumento de la LH
b. Por una disminución en la producción de estrógenos, progesterona e inhibina
c. Por un aumento de la prolactina
d. Por una disminución de la progesterona

2475. La mortalidad perinatal estándar (tipo I o internacional) es la suma de las mortalidades:

a. Fetal intermedia, fetal tardía y neonatal precoz
b. Fetal tardía y neonatal precoz
c. Fetal tardía, neonatal precoz y neonatal tardía
d. Fetal intermedia, fetal tardía, neonatal precoz y neonatal tardía

2476. Probabilidad de que una mujer tenga tres abortos seguidos:

a. 0,3-0,4%
b. 0,5-0,7%
c. 0,5-0,6%
d. 0,5-0,8%

2477. En una presentación cefálica, modalidad de bregma o sincipucio ¿Cuál es el diámetro que se presenta en la pelvis?

a. Submentobregmático de 9,5 cm
b. Suboccipitofrontal de 10,5 cm
c. Occipitofrontal de 12 cm
d. Suboccipitobregmático de 9,5 cm

2478. Triada sintomatológica clásica de la eclampsia:

a. Hipotensión arterial, proteinuria y edemas
b. Edema, proteinuria e hipertensión arterial
c. Proteinuria, varices e hipertensión
d. Hipotensión arterial, varices y polaquiuria

2479. El Síndrome de McCune- Albright se caracteriza por:

a. Pubertad precoz
b. Manchas cutáneas de color café con leche
c. Displasia fibrosa poliostótica
d. Las tres cosas

2480. Según el proceso de embarazo, parto y puerperio se considera NO motivo de derivación a la consulta de alto riesgo:

a. Delgadez, indice de masa corporal (IMC) menor o igual a 18
b. Edad materna =16 años
c. Mujer con historia incierta de vacunación de Tétanos
d. Malos antecedentes obstétricos

2481. Entre las modificaciones durante el embarazo, a nivel metabólico, es FALSO que:

a. El metabolismo basal está aumentado en un 20%
b. Los lípidos plasmáticos aumentan en la 2ª mitad del embarazo
c. Disminuye la síntesis de proteínas
d. Aumenta el contenido de agua en el organismo

2482. Acmé de la contracción es:

a. El grado de tensión muscular del útero entre contracciones
b. El momento en que la contracción se hace dolorosa
c. El momento de máximo aumento de la presión intrauterina
d. El tiempo durante el que la paciente percibe la contracción

2483. El resultado de la notocorda es:

a. La columna vertebral
b. Los ligamentos de la columna vertebral
c. Núcleo pulposo de los discos vertebrales
d. Los discos vertebrales

2484. Qué órganos origina el endodermo del embrión:

a. Sistema nervioso central y periférico
b. Esqueleto, músculos y tejido conectivo
c. Aparato urogenital y circulatorio
d. Aparato digestivo y respiratorio

2485. La circulación materna placentaria se hace a expensas de:

a. La sangre que llega al cordón umbilical
b. La sangre aportada por las arterias espirales a los espacios intervellosos
c. La mezcla de sangre materna y fetal en los cotiledones placentarios
d. La sangre de los senos marginales

2486. El estudio microscópico de los loquios muestra que están formados básicamente por:

a. Hematíes
b. Restos de decidua
c. Células epiteliales y bacterias
d. Las tres son correctas

2487. Respecto al soporte vital básico y avanzado del recién nacido:

a. Se deben efectuar 5 insuflaciones de rescate debiendo ser efectivas un mínimo de 2
b. Son las maniobras que sustituyen totalmente la respiración y la circulación espontáneas
c. El personal sanitario realizará la relación masaje/ventilación 30/2 tanto en el lactante como hasta en el comienzo de la pubertad
d. Los reanimadores deben verificar los signos aunque les lleve más de 10 segundos

2488. El mecanismo de desprendimiento de la cabeza en el parto de vértice se produce por un movimiento de:

a. Flexión
b. Deflexión
c. Rotación
d. Primero de flexión y después de deflexión

2489. El virus de la rubeola se transmite:

a. Por manipular material contaminado por excretas de gato
b. Por vía parental
c. Por gotitas respiratorias o contacto directo con personas infectadas
d. A través de relaciones sexuales

2490. La implantación del huevo se produce en fase de:

a. Mórula
b. Blastocito
c. Gástrula
d. Cigoto

2491. El día '0' del momento evolutivo es:

a. El primer día del proceso quirúrgico del paciente
b. El día anterior al ingreso
c. El primer día de alta del paciente
d. Ninguna de las tres

2492. Menstruación con pérdida excesiva en cantidad, duración o ambas, que ocurre a intervalos normales:

a. Menorragia
b. Metrorragia
c. Polimenorrea
d. Polimenorragia

2493. Cómo tomaremos la tensión arterial a la gestante:

a. Con el brazo a la altura del corazón
b. Sentada con los pies apoyados
c. Realizar la toma tras 10 minutos de reposo
d. Todas son correctas

2494. Qué organelas NO tiene el espermatozoide maduro:

a. Núcleo celular
b. Mitocondrias
c. Retículo endoplasmático rugoso
d. Lisosomas

2495. El gasto cardiaco del pulmón fetal es del:

a. 3-7%
b. 12%
c. 30%
d. 50%

2496. El parto en casa NO se aconseja en caso de:

a. Lupus eritematoso congénito
b. Hipertiroidismo
c. Diabetes
d. Cualquiera de los tres

2497. La puérpera puede experimentar depresión puerperal. Qué factor NO caracteriza a la depresión puerperal:

a. Cambios frecuentes de humor
b. Llantos por asuntos triviales
c. Comportamiento extraño o poco usual
d. Episodio temporal de depresión ligera

2498. En la clínica de mola hidatidiforme el diagnóstico diferencial se hace:

a. Con el aborto
b. Con el embarazo ectópico
c. Con el embarazo múltiple e hidramnios
d. Las tres son correctas

2499. Causa más frecuente de inversión uterina:

a. Multiparidad y antecedentes de cesárea anterior
b. Cordón umbilical largo y fino
c. Tracciones energéticas del cordón asociadas a la maniobra de Credé
d. Parto precipitado

2500. NO es un efecto secundario del ritodrine (pre-par):

a. Aumento de la frecuencia cardiaca materna
b. Hiperglucemia
c. Hiperpotasemia
d. Temblor

2501 **D**	2526 **A**	2551 **C**	2576 **A**
2502 **D**	2527 **B**	2552 **D**	2577 **A**
2503 **B**	2528 **D**	2553 **D**	2578 **A**
2504 **B**	2529 **B**	2554 **D**	2579 **A**
2505 **B**	2530 **C**	2555 **C**	2580 **D**
2506 **B**	2531 **A**	2556 **D**	2581 **B**
2507 **C**	2532 **A**	2557 **C**	2582 **A**
2508 **A**	2533 **C**	2558 **B**	2583 **C**
2509 **D**	2534 **A**	2559 **C**	2584 **D**
2510 **D**	2535 **A**	2560 **C**	2585 **A**
2511 **C**	2536 **A**	2561 **A**	2586 **D**
2512 **C**	2537 **D**	2562 **C**	2587 **D**
2513 **C**	2538 **B**	2563 **C**	2588 **C**
2514 **D**	2539 **C**	2564 **A**	2589 **B**
2515 **A**	2540 **C**	2565 **B**	2590 **D**
2516 **D**	2541 **A**	2566 **C**	2591 **C**
2517 **C**	2542 **B**	2567 **C**	2592 **A**
2518 **B**	2543 **B**	2568 **D**	2593 **A**
2519 **A**	2544 **D**	2569 **B**	2594 **C**
2520 **B**	2545 **D**	2570 **B**	2595 **B**
2521 **D**	2546 **C**	2571 **B**	2596 **C**
2522 **C**	2547 **B**	2572 **B**	2597 **B**
2523 **B**	2548 **A**	2573 **C**	2598 **C**
2524 **A**	2549 **D**	2574 **C**	2599 **C**
2525 **B**	2550 **B**	2575 **C**	2600 **D**

FALLOS:

2501. Sobre la técnica de la amnniotomía, es FALSO:

a. Nos permite una observación directa de las características del líquido amniótico

b. Está indicado realizar una valoración previa del grado de encajamiento de la presentación fetal

c. Debemos escuchar la FCF tras la amniotomía para valorar el estado fetal

d. Como norma general, debemos realizar la amniotomía en el momento de la contracción uterina

2502. Qué capas del óvulo atraviesa el espermatozoide durante la fecundación:

a. Células de la granulosa, corona radiada y zona pelúcida

b. Corona radiada y zona pelúcida

c. Cúmulus oophorus (o cúmulo ovígero), granulosa y zona pelúcida

d. Células del Cúmulus oophorus (o cúmulo ovígero), corona radiada, zona pelúcida y membrana del óvulo

2503. Representación gráfica de los valores y eventos relacionados con el curso de trabajo de parto:

a. Registro cardiotocográfico   b. Partograma
c. Monitorización materna   d. Historia clínica

2504. Sobre la reanimación neonatal (RCP) del recién nacido:

a. La posición correcta de la estabilización inicial es decúbito supino con la cabeza en hiperextensión

b. La relación compresión torácica/ventilación es 3:1

c. El P10-50 de SatO2 a los 3 minutos de vida es del 90%

d. La dosis intravenosa de adrenalina es 0,5-1ml/ kg dilución 1:10000.1V

2505. En la sistemática del control prenatal se recomienda que la gestante acuda a visita como mínimo:

a. cada 2 meses hasta las 36 semanas y una vez cada 15 días hasta las 42 semanas

b. cada 4 semanas hasta las 36 semanas, una visita quincenal hasta las 40 semanas y semanalmente hasta las 42 semanas

c. cada 15 días hasta las 36 semanas, una semanal hasta las 40 semanas y una cada 2 días hasta las 42 semanas

d. Visitas a demanda hasta las 36 semanas y una semanal hasta las 42 Semanas

2506. El tubo neural del embrión se origina a partir del:

a. Mesodermo   b. Ectodermo
c. Endodermo   d. Alantoides

2507. Durante la gestacion el volumen sanguíneo aumenta ¿cuándo vuelve a normalizarse?

a. A los seis meses

b. Pasadas seis semanas después del parto

c. Alrededor de la tercera semana después del parto

d. El volumen sanguíneo no se altera con la gestación

2508. Sobre la placenta:

a. El número de cotiledones se mantiene constante entre 20 y 40

b. Está formada por una vellosidad de primer orden y los troncos y ramas que de ella derivan

c. Los tabiques placentarios dividen y separan completamente las vellosidades

d. No tiene su estructura definitiva hasta la mitad del primer trimestre

2509. Quién regulará los procedimientos para recibir información sobre las unidades asistenciales disponibles, por ejemplo, sobre su calidad:

a. Cada Comunidad Autónoma

b. El Servicio Nacional de Salud

c. Cada hospital

d. Cada Servicio de Salud

2510. Causa de la tristeza puerperal, 'melancolía por bebé' o 'Maternity blues':

a. Descenso de los niveles hormonales

b. Falta de sueño

c. Exigencia de nuevas responsabilidades

d. Todas son ciertas

2511. El espermatozoide tienen un núcleo con cuántos cromosomas:

a. 15   b. 46   c. 23   d. 2

2512. Tasa de fertilidad:

a. Nacimientos por cada 1.000 habitantes

b. Nacimientos en 1 año por cada 1.000 habitantes fértiles

c. Nacimientos en 1 año por cada 1.000 mujeres en edad fértil

d. Nacimientos en 1 año en toda la población

2513. Sobre las modificaciones funcionales respiratorias en las gestantes, la capacidad vital:

a. Aumenta entre un 30% y un 40%

b. Aumenta un 10%

c. Se mantiene igual

d. Disminuye un 25%

2514. Entre las semanas 8 y 12 se produce una maduración progresiva del feto. Qué secuencia NO ocurre en este periodo:

a. Los riñones empiezan a funcionar, el feto excreta orina a partir de la décima Semana

b. El feto empieza a succionar y a deglutir

c. Se diferencian los dedos de manos y pies

d. Los párpados se entreabren

2515. Indicativo más importante para valorar la función cardio respiratoria en un neonato:

a. El color

b. La frecuencia respiratoria

c. El aleteo nasal

d. Los tonos cardiacos y el quejido

2516. NO influye en la macrosomía fetal:

a. La diabetes materna
b. Los progenitores de gran tamaño
c. La multiparidad
d. La esclerosis múltiple materna

2517. El secreto profesional afecta:

a. Sólo al médico
b. Al personal médico y de enfermería
c. A todo el personal que actúa en el ámbito de la asistencia sanitaria
d. A los médicos especialistas

2518. En Educación para las salud 'Población diana' es:

a. El porcentaje de población a la que se quiere aplicar el programa
b. El conjunto de individuos al que va dirigido el programa educativo
c. El conjunto de población que participa en el programa
d. Ninguna de las tres

2519. En una presentación de cara el diámetro que se presenta es el:

a. Submentobregmático
b. Suboccipitobregmático
c. Occipitomentoniano
d. Occipitofrontal

2520. En la especie humana, el huevo se implanta en estado de:

a. Trofoblasto
b. Blastocisto
c. Mórula
d. Gástrula

2521. Como componente del aparato genital femenino, el útero:

a. Mantiene el embrión durante el embarazo
b. Tiene tres capas: mucosa, muscular y serosa
c. Expulsa el feto cuando llega a término
d. Las tres son correctas

2522. El prolapso de cordón está favorecido en todas las situaciones que:

a. Hay una buena adaptación fetal al estrecho superior de la pelvis
b. Hay una buena adaptación fetal al estrecho inferior de la pelvis
c. No hay una buena adaptación fetal al estrecho superior de la pelvis
d. Hay una buena adaptación fetal al ancho superior de la pelvis

2523. Sobre la colocación de un electrodo interno para el control electrocardiográfico de la FCF, es FALSO:

a. Precisamos cierto grado de dilatación y tener la bolsa rota para poder colocar el electrodo fetal
b. No existen contraindicaciones sobre el lugar de colocación del electrodo
c. La infección y el traumatismo fetal son los principales riesgos de este tipo de monitorización
d. Debemos introducir el electrodo interno teniendo en cuenta que la punta metálica del mismo está protegida dentro del fiador para evitar traumatismos

2524. Qué factores son los que hacen más lenta la involución del útero:

a. Parto prolongado, expulsión incompleta de la placenta y las membranas, anestesia, partos previos y una vejiga distendida
b. El número de células musculares no cambia durante la involución, sino que el tamaño de las células se reduce notablemente
c. La causa primordial de involución es la disminución súbita de estrógenos y progesterona
d. Ninguna de las tres es correcta

2525. Si durante la dilatación para valorar el estado fetal se realizan determinaciones de ph materno y fetal y se obtiene un ph materno de 7,25 y un ph fetal de 7,15, el feto:

a. Se encuentra en una situación de hipoxia fetal franca
b. No está hipóxico, sino que sufre las consecuencias de la acidosis metabólica de la madre
c. No está hipóxico sino que sufre las consecuencias de la alcalosis respiratoria de la madre
d. Se encuentra en un estado prepatológico como consecuencia de la acidosis metabólica de la madre

2526. Qué factor de la coagulacion desciende rápidamente tras del parto:

a. El fibrinógeno, el factor VIII y el plasminógeno
b. La adherencia plaquetaria
c. Los productos de degradación
d. El factor V

2527. Las gónadas sólo adquieren caracteres morfológicos masculino o femenino en la semana:

a. 10
b. 7
c. 12
d. 5

2528. La embolia del líquido amniótico:

a. Se presenta en embarazos y partos con factores de riesgos conocidos
b. No es una complicación exclusiva del embarazo
c. Se asocia con unas bajas tasas de morbilidad y mortalidad materno-fetal
d. Se presenta de forma súbita como un colapso materno asociado con hipotensión, hipoxemia y coagulación intravascular diseminada

2529. Triada sintomatológica que caracteriza a la preeclampsia:

a. Náuseas, vómitos y cefalea
b. Hipertensión arterial, proteinuria y edemas
c. Proteinuria, cefaleas e hipotensión arterial
d. Edemas, proteinuria y metrorragia

2530. En el diagnóstico de embarazo, alguna de las modificaciones que lamatrona puede observar y le ayudan a complementar el mismo, pueden ser: (señale la opción FALSA):

a. Cambios en la coloración del cérvix
b. Cambios en la forma del útero
c. Endurecimiento cervical
d. Aumento del tamaño del útero

2531. La cara fetal de la placenta está:

a. Recubierta por el amnios
b. Formada por lóbulos o cotiledones
c. Recubierta por el corion
d. En contacto con la decidua parietal

2532. Entre las medidas preventivas de la ingurgitación mamaria NO está:

a. Dejar que los pezones se sequen al aire después de cada toma
b. Alimentar al bebé cada 3 ó 4 horas
c. Extraer manualmente la leche
d. Usar compresas calientes

2533. Indique la CORRECTA:

a. La embarazada con anemia ferropénica tiene mayor riesgo de sufrir hipotensiones, se cansa con facilidad y está menos predispuesta a contraer infecciones
b. La drepanocitosis es una enfermedad autosónica dominante que afecta a personas de raza blanca en un alto porcentaje
c. La deficiencia de ácido fólico es la causa más frecuente de anemia megaloblástica porque sin éste los eritrocitos inmaduros no se dividen
d. La deficiencia de folato es la primera causa de anemia durante la gestación

2534. Sobre las disdinamias, es FALSO:

a. Los anillos de contracción se resuelven con administración de oxitocina a bajas dosis
b. En la distocia cervical pasiva, no se dilata con una dinámica uterina adecuada
c. La incoordinación uterina de segundo grado consiste en la activación de 3 o más marcapasos uterinos simultáneos
d. En la inversión del triple gradiente la contracción es más intensa y duradera en el segmento inferior que en el fondo

2535. El diagnóstico neonatal del niño con retardo del crecimiento intrauterino tipo simétrico corresponde con:

a. Niños pequeños, pero sin signos de desnutrición y deshidratación
b. Niños pequeños con signos de desnutrición y deshidratación
c. Niños con dimensiones desproporcionadas entre el perímetro cefálico y el perímetro abdominal
d. Placenta desproporcionada con el peso del feto

2536. Cuando valoramos el registro de la dinámica uterina obtenido mediante tocodinamómetro podemos valorar de las contracciones:

a. su frecuencia y duración
b. su frecuencia e intensidad
c. su intensidad y duración
d. su intensidad, frecuencia y duración

2537. Sobre la infección por Papiloma Virus Humano (PVH), es FALSO:

a. Aparición de los condilomas acumulados, es la manifestación clínica de la infección
b. Determinados tipos de Papilomavirus están asociados a escamosas que pueden evolucionar a cáncer invasivo
c. La infección por PVH está directamente asociada a la actividad sexual
d. La enfermedad por PVH tiene un periodo de incubación de 4 días. A la semana del contacto sexual, aparecen los condilomas acumulados

2538. Ante una usuaria con vaginitis trichomoniásica en tratamiento recomendaremos:

a. Continuar con las relaciones coitales
b. Evitar el consumo de alcohol si toma metronidazol oral
c. Dejar el tratamiento cuando cedan los síntomas
d. Disminuir el consumo de azúcar

2539. Una hipertonía grave es:

a. La aparición de contracciones de más de 60 mmHg de intensidad al principio del parto
b. La presencia de más de 5 contracciones en 10 minutos
c. La presencia de un tono de base superior a 30 mmHg
d. La aparición de una incoordinación uterina de 2º grado

2540. En qué semanas de gestación se realiza la amniocentesis no precoz, como técnica de diagnóstico prenatal:

a. 9-2   b. 12-14
c. 14-17   d. 17-22

2541. Ante una paciente con hipertensión inducida por la gestación tratada con sulfato de magnesio, qué parámetro NO tendremos que vigilar específicamente:

a. Temperatura
b. Diuresis
c. Frecuencia respiratoria
d. Presencia de reflejo rotuliano

2542. La bradisistolia es una dinámia uterina..

a. de menos de dos contracciones en 5 minutos
b. de menos de dos contracciones en 10 minutos
c. de tres contracciones en 10 minutos
d. con contracciones de menos de 25 mmHg de intensidad en 15 minutos

2543. El corazón empieza a latir:

a. Al final de la semana 2
b. A la semana 4
c. Al final de la semana 8
d. Al comienzo del 2° trimestre

2544. Sobre los derechos del paciente:

a. Si un paciente no acepta el tratamiento prescrito deberá ser dado de alta forzosa inmediatamente
b. El alta forzosa deberá ser firmada por el médico responsable previo informe favorable del Director del Centro
c. El derecho de acceso del paciente a la historia clínica no puede ejercerse por representación
d. Los centros sanitarios tienen la obligación de conservar la documentación clínica, como mínimo, 5 años contados desde la fecha de alta de cada proceso asistencial

2545. Qué deben enfatizar de manera prioritaria los enfermeros dentro de sus programas:

a. La adquisición de un compromiso profesional serio y responsable
b. La adopción de un profundo respeto por los derechos humanos
c. Reconocimiento y aplicación en su ejercicio, de los principios de ética profesional
d. Las tres son correctas

2546. En la etapa prenatal cuál es la causa de que el feto adquiera una infección por el aparato digestivo o por el aparato respiratorio:

a. Toxoplasmosis   b. TBC
c. Líquido amniótico contaminado   d. HB

2547. La presencia de hemorragia genital en el tercer trimestre de embarazo acompañada de dolor y aumento del tono uterino suele estár asociada a:

a. Rotura uterina
b. Desprendimiento de placenta
c. Placenta previa
d. Rotura de vasa previa

2548. Sobre la anticoncepción de las personas con riesgo de contraer enfermedades de transmisión sexual:

a. Se les debe aconsejar el uso de preservativo junto con cualquier otro método
b. Se les debe practicar un examen clínico adecuado
c. Se debe poner previamente tratamiento de su enfermedad de transmisión sexual
d. No son aconsejables las relaciones coitales mientras la enfermedad de transmisión sexual sea sintomática

2549. En qué areas de responsabilidad actuan los enfermeros:

a. Prevención de la enfermedad
b. Mantenimiento de la salud
c. Formación, administración e investigación en enfermería
d. Las tres son correctas

2550. El método de Ogio-Knaus se basa:

a. En el aumento de la temperatura basal que se produce tras la ovulación
b. En la regularidad observada en los ciclos y la determinación del periodo fértil
c. En el efecto de la progesterona sobre el centro regulador del hipotálamo
d. En que no es un método anticonceptivo

2551. La Clasificación de resultados (NOC) en el diagnóstico enfermero de ansiedad es:

a. Conocimientos de conductas sanitarias y control de riesgo
b. Habilidades de interacción social
c. Superación de problemas y habilidades de la interacción social
d. Detección de riesgo

2552. Un RN con un índice de Apgar 4-6 se encuentra en qué estado:

a. Deprimido
b. Intensamente deprimido
c. Alegre
d. Moderadamente deprimido

2553. Es un síntoma de Triconomiasis:

a. Polaquiuria
b. Erupción en el pecho
c. Dolor de garganta
d. Prurito vulvar

2554. Se considera un factor de riesgo de la osteoporosis:

a. La Multiparidad
b. El ejercicio físico
c. El tratamiento prolongado con antiinflamatorios
d. La nuliparidad

2555. Placenta oclusiva parcial o tipo III:

a. El orificio cervical interno está totalmente cubierto por la placenta
b. La placenta llega justo al borde del orificio cervical interno, pero no lo sobrepasa
c. El orificio cervical interno está cubierto de forma parcial por la placenta
d. El borde placentario se implanta en el segmento uterino inferior, no llegando hasta el orificio cervical interno

2556. Según la Guía Clínica sobre la Atención al Parto Normal la fase latente del parto:

a. Comienza con el inicio del parto
b. Se caracteriza por la presencia de contracciones variables en cuanto a intensidad y duración
c. Transcurre entre el inicio del parto y los 3 cm de dilatación
d. Son correctas A y B

2557. Qué molécula es importante para el reconocimiento específico entre la zona pelúcida y el espermatozoide:

a. ZP1   b. ZP2   c. ZP3   d. ZP4

2558. El Síndrome de Edwards es una trisomía del par:

a. 21
b. 18
c. 22
d. 17

2559. Cuál de estas determinaciones analíticas se debe realizar en todos los trimestres a todas las gestantes:

a. Grupo sanguíneo y Rh
b. Screening de diabetes
c. Hemograma
d. Citología

2560. La menopausia artificial NO se relaciona con:

a. Los sofocos
b. La pérdida de la líbido
c. El aumento del flujo vaginal
d. El insomnio

2561. Sobre las maniobras de Leopold:

a. La 3ª se realiza con una sola mano y mirando a la cabeza materna
b. La 1ª se realiza con ambas manos y valora la actitud fetal
c. La 4ª se realiza situándose a la izquierda de la gestante y mirando hacia su cabeza
d. La 2ª se realiza situándose mirando a los pies de la gestante y valora la posición fetal

2562. Las anomalías cromosómicas se clasifican en dos grandes grupos:

a. Aneuploidías y Euploidías
b. Monosomías y Trisomías
c. Numéricas y Estructurales
d. Translocaciones reciprocas y translocaciones robertsonianas

2563. Es una contraindicación relativa de la aplicación de la ventosa obstétrica:

a. Edad gestacional 33 semanas
b. Cesárea anterior
c. Microtoma de calota fetal
d. Fiebre intraparto

2564. Según Sims la hipertensión anterior al embarazo la podemos clasificar en:

a. Enfermedad hipertensiva, enfermedad renal y enfermedad del tracto urinario
b. Enfermedad hipertensiva más hipertiroidismo
c. Diabetes gestacional
d. Colitis ulcerosa

2565. Factor patógeno predominante en el desarrollo de la osteoporosis en la mujer climatérica:

a. Hipovitaminosis
b. Déficit de estrógenos
c. Sedentarismo
d. Hipocalcemia

2566. Sobre la placenta, es FALSO:

a. La cara materna deriva de la decidua basal
b. La cara fetal deriva del cordón frondoso
c. La cara materna presenta en el centro la inserción del cordón umbilical
d. Puede alcanzar un peso de 600 grs

2567. NO es un criterio de inclusión para un parto domiciliario:

a. Gestación única y presentación cefálica
b. Gestación a término entre 37 y 42 semanas
c. Realizar un mínimo de seis visitas clínicas antes de la atención al parto, una de ellas en el mismo domicilio de la madre
d. La elección del lugar del nacimiento debe establecerse antes de las 28 semanas de gestación

2568. Qué grupos de actividades se distinguen en los protocolos de cuidados obstétricos-ginecológicos:

a. Los dirigidos a eliminar, controlar y reducir la causa o modificación de sus efectos
b. Los dirigidos a la reducción, control o eliminación de las manifestaciones
c. La detección temprana de posibles datos objetivos y subjetivos indicadores de problemas potenciales
d. Las tres son correctas

2569. Entre los cambios circulatorios producidos por la gestación NO está:

a. Habitualmente el pulso aumenta durante el embarazo
b. Aumenta la resistencia vascular periférica
c. La presión venosa de la mitad superior del cuerpo se mantiene constante
d. Aumenta el volumen sanguíneo

2570. En la velocidad de dilatación durante el parto influyen varios factores, EXCEPTO:

a. Tamaño fetal y pélvico
b. Antecedentes familiares
c. Paridad
d. Estática fetal

2571. Sobre el ganglio centinela:

a. Su detección ofrece una fiabilidad de un 50% para poder decidir el tipo de intervención
b. Es el primer ganglio receptor que producirá la diseminación al resto de los ganglios
c. La valoración del ganglio centinela se realiza mediante una ecografía
d. Aunque el ganglio centinela sea negativo, es inevitable el vaciado axilar

2572. Fecha probable de parto mediante la regla de Naegele para una gestante cuya FUR fue el 25 de abril:

a. 25 de enero
b. 2 de febrero
c. 15 de marzo
d. 25 de febrero

2573. Sobre la evolución del botón embrionario, en el día octavo:

a. El blastocito está parcialmente edematoso y vascularizado
b. El estroma endometrial está parcialmente incluido en el blastocito
c. El estroma endometrial se torna edematoso y vascularizado
d. Las tres son correctas

2574. Cuando la pelvis de la mujer presenta una estenosis en el segmento medio, la cabeza fetal se sitúa en el diámetro:

a. anteroposterior
b. oblicuo
c. transverso
d. oblicuo o anteroposterior

2575. Cuál indica que una preeclampsia ha evolucionado a eclampsia:

a. Cefaleas que no mejoran con analgésicos
b. Oliguria de 800 ml./24h
c. Se producen convulsiones de gran mal o coma
d. Vasoespasmo en el fondo de ojo

2576. El test de O´Sullivan se realiza entre las semanas:

a. 24 y 28
b. 20 y 23
c. 16 y 20
d. Ninguna de las tres

2577. Qué recomendaría a una mujer que toma anticonceptivos hormonales orales, consulta por olvido de una pastilla sin que haya transcurrido más de 12 h. desde cuando se la toma habitualmente:

a. Toma de la pastilla olvidada
b. Uso de la anticoncepción postcoital de emergencia
c. Utilizar simultáneamente un método de barrera durante el resto del ciclo
d. Iniciar una tableta nueva

2578. Cuál de las siguientes es causa ovárica productora de esterilidad:

a. Endometriosis
b. Insuficiencia ovárica terciaria
c. Atresia ovárica
d. Cervicitis

2579. Sobre los cuidados del recién nacido en el paritorio:

a. Con más de 50 minutos de contacto piel con piel la probabilidad de hacer una toma de forma espontánea es mayor que si el tiempo es inferior a 50 minutos
b. Es necesario el paso de una sonda en el periodo postnatal inmediato para descartar alguna malformación
c. Está justificado separar al recién nacido únicamente para administrarle la vitamina K
d. Para prevenir la oftalmia neonatal, se recomienda profilaxis ocular tan pronto como sea posible tras el nacimiento, retrasarla de 50 a 120 minutos se ha demostrado que deteriora su eficacia

2580. Si el puesto de trabajo de una mujer embarazada supone un riesgo para ella o para el feto:

a. Se adaptará el puesto de trabajo a sus necesidades
b. Se procederá a trasladar de puesto de trabajo a la gestante
c. Se declarará el paso de la trabajadora afectada a la situación de suspensión del contrato por riesgo durante el embarazo
d. Las tres son correctas

2581. Sobre la actividad de la hipófisis durante la gestación, es FALSO:

a. Los niveles de prolactina PRL, se elevan
b. Las gonadotropinas hipofisarias, FSH, LH, están notablemente aumentadas
c. Existe un aumento en la producción de adrenocorticotropa ACTH
d. La secreción de tirotropina THS prácticamente no se modifica

2582. En los partos asistidos con fórceps se considera imprescindible:

a. Conocer exactamente la posición fetal
b. Administrar analgesia epidural en todos los casos
c. Retirar la perfusión de oxitocina
d. No administrar en ningún caso anestesia general

2583. El modelo de respuesta sexual que describieron Masters y Johnson tiene las siguientes fases:

a. Deseo sexual, meseta, orgasmo y satisfacción sexual
b. Deseo sexual, excitación, resolución y satisfacción sexual
c. Excitación, meseta, orgasmo y resolución
d. Excitación, orgasmo, resolución y satisfacción sexual

2584. NO es síntoma de preeclampsia grave:

a. Hipertensión superior a 160/110 mmHg
b. Proteinuria mayor que 5 grs/24 horas
c. Oliguria menor o igual que 400 ml/24 horas
d. Ganancia ponderal mayor de 5 Kg

2585. La biopsia corial transcervical es una técnica...

a. invasiva de diagnóstico prenatal basada en la obtención de vellosidades coriales entre la semana 8ª y 10ª de la gestación
b. de obtención de sangre fetal a partir de la 18ª semana de la gestación
c. de aspiración y extracción de líquido amniótico
d. útil para la obtener un cariotipo rápido del feto

2586. A efectos civiles sólo se reputará nacido al feto que tuviera figura humana y viviere enteramente desprendido del seno materno durante:

a. 12 h
b. 48 h
c. 72 h
d. 24 h

2587. Para el diagnóstico de embarazo, en la exploración complementaria, la matrona podría observar el signo de Noble-Budin, debido a:

a. Asimetría que adquiere el útero en el lugar de implantación de la placenta
b. Cambio de coloración del cérvix y resto de las mucosas genitales
c. Reblandecimiento ístmico
d. La forma globulosa que adquiere el útero, dando la sensación de ocupación de los fondos de saco laterales

2588. Indique la FALSA:

a. La cocaína es metabolizada por las colinesterasas plasmáticas y hepáticas y las primeras están disminuidas durante el embarazo
b. La cocaína atraviesa fácilmente la barrera placentaria alcanzando en sangre fetal hasta un 80% de las concentraciones plasmáticas maternas
c. El síndrome de abstinencia materno por heroína nunca causa abortos espontáneos
d. La toxicidad fetal inducida por heroína, está relacionda con la rápida transferencia placentaria

2589. La mayoría de las anomalías cromosómicas son:

a. Transmitidas de generación en generación
b. Causadas por un error en el desarrollo del óvulo o del espermatozoide
c. Debidas a agentes teratógenos
d. Evitables haciendo consejo genético

2590. La exposición moderada al sol es muy buena para el niño porque favorece la producción de vitamina:

a. A   b. B   c. C   d. D

2591. Táctica adecuada para una mejor lactancia materna:

a. Hidrataremos al bebé con suero hasta la llegada o subida de la leche materna
b. A medida que la lactancia materna se prolonga los niveles basales de prolactina aumentan, sobre todo, a partir del 6° mes
c. El estímulo de la succión es el medio más efectivo para mantener una lactación adecuada
d. Cuando el intervalo entre tetadas es mayor o igual a 8-10 horas la producción de la leche aumenta

2592. La Quimioprofilaxis con ácido fólico para la prevención de los defectos del tubo neural se debe administrar a:

a. Todas las mujeres con deseo de gestación, 0,4 mg/día periconcepcional, desde un mes antes de la gestación y hasta la semana 12
b. Todas las mujeres con deseo de gestación, 0,2 mg/día, desde un mes antes de la gestación y hasta la semana 12
c. Todas las mujeres con deseo de gestación, 0,6 mg/día desde un mes antes de la gestación y hasta la semana 8
d. Ninguna de las tres

2593. Sobre los miomas:

a. Se manifiestan con dolor, metrorragias, abortos repetidos o con una historia de infertilidad
b. Se localizan en el ovario y en el fondo de saco de Douglas
c. Son una tumoración premaligna de endometrio
d. Sólo se pueden diagnosticar con una biopsia

2594. En el tercer trimestre existe indicación de realizar el test de O'Sullivan:

a. Ante un diagnóstico de macrosomía fetal
b. Ante un diagnóstico de polihidramnios
c. Si no se ha realizado previamente
d. Si el test de O'Sullivan del 2° Trimestre fue positivo, pero con sobrecarga posterior negativa

2595. Hasta que la placenta comienza a producir hormonas, qué estructura se encarga del mantenimiento hormonal en el inicio de la gestación:

a. El folículo primario
b. El cuerpo lúteo gestacional
c. El cuerpo albicans
d. El folículo terciario o folículo de Graaf

2596. La presencia de arteria única en el cordón umbilical se relaciona con:

a. Defectos de cierre del tubo neural
b. Defectos de cierre de la pared torácica y/o abdominal
c. Malformaciones de los sistemas renal, digestivo y cardiovascular
d. La arteria única no se asocia a anomalías congénitas

2597. Un espermatozoide mide 60 micras de...

a. anchura
b. longitud
c. perímetro
d. cola

2598. Las etapas del duelo son:

a. Cólera, aislamiento, culpa y tristeza
b. Negación, desorganización y preocupación
c. Shock, incredulidad, negación y aceptación
d. Hostilidad, cólera y culpa

2599. La altura uterina al final de la gestación es de aproximadamente:

a. 32-34 cm y el perímetro abdominal 32-34
b. 90-95 cm y el perímetro abdominal 32-34
c. 32-34 cm y el perímetro abdominal 90-95
d. Ninguna de las tres

2600. Señale qué factor más común produce el abruptio placentario:

a. La edad materna
b. La obesidad
c. La diabetes materna
d. La gestosis

2601 **A**	2626 **D**	2651 **C**	2676 **C**
2602 **A**	2627 **D**	2652 **A**	2677 **B**
2603 **B**	2628 **D**	2653 **A**	2678 **C**
2604 **C**	2629 **C**	2654 **C**	2679 **B**
2605 **D**	2630 **B**	2655 **D**	2680 **A**
2606 **D**	2631 **C**	2656 **D**	2681 **D**
2607 **C**	2632 **C**	2657 **D**	2682 **D**
2608 **C**	2633 **A**	2658 **A**	2683 **B**
2609 **B**	2634 **D**	2659 **B**	2684 **C**
2610 **C**	2635 **C**	2660 **C**	2685 **C**
2611 **D**	2636 **D**	2661 **D**	2686 **B**
2612 **B**	2637 **B**	2662 **D**	2687 **A**
2613 **B**	2638 **B**	2663 **D**	2688 **C**
2614 **C**	2639 **B**	2664 **C**	2689 **D**
2615 **B**	2640 **D**	2665 **C**	2690 **C**
2616 **D**	2641 **B**	2666 **C**	2691 **A**
2617 **C**	2642 **B**	2667 **A**	2692 **B**
2618 **D**	2643 **D**	2668 **A**	2693 **D**
2619 **B**	2644 **C**	2669 **C**	2694 **D**
2620 **D**	2645 **B**	2670 **D**	2695 **B**
2621 **D**	2646 **C**	2671 **C**	2696 **B**
2622 **B**	2647 **C**	2672 **A**	2697 **A**
2623 **D**	2648 **D**	2673 **C**	2698 **D**
2624 **B**	2649 **A**	2674 **B**	2699 **C**
2625 **D**	2650 **C**	2675 **B**	2700 **C**

FALLOS:

2601. Contraindicación absoluta de la contracepción hormonal:

a. Hiperlipidemia
b. Hipermenorrea
c. Antecedentes de embarazo ectópico
d. Polimenorrea

2602. La ligadura precoz del cordón umbilical en un recién nacido con anoxia grave debe hacerse:

a. En menos de 15 segundos
b. Entre 20 y 30 segundos
c. Entre 30 y 60 segundos
d. No influye el tiempo

2603. Entre las Teorías de Enfermería, quién emplea los conocimientos tomados de la ciencia conductual y del 'Modelo psicológico':

a. Sor Callista Roy
b. Hildegard E. Peplau
c. Martha E. Rogers
d. Dorotea E. Orem

2604. Sutura cefálica que se toma como punto de referencia en una presentación de frente:

a. sagital
b. metódica
c. metópica
d. coronaria

2605. Los siguientes factores etiológicos predisponen al retraso de crecimiento intrauterino retardado tipo simétrico, EXCEPTO uno:

a. Infecciones intrauterinos
b. Teratógenos
c. Anomalías cromosómicas
d. Insuficiencia placentaria

2606. El CIR Tipo I:

a. Presenta un crecimiento simétrico
b. Presenta un crecimiento asimétrico
c. Una de sus posibles causas puede ser la alteración cromosómica
d. Son correctas A y C

2607. Cese definitivo de la menstruación ocasionada por la pérdida de la función folicular ovárica:

a. Cáncer de ovario
b. Cáncer de endometrio
c. Menopausia
d. Cáncer folicular

2608. Anomalías congénitas en las que están implicados varios genes y factores de interacción ambiental:

a. Mixtas
b. Multigenéticas
c. Multifactoriales
d. Genético-ambientales

2609. En qué momento de la gestación se debe realizar el screening de la sífilis:

a. En el segundo trimestre
b. En la primera visita
c. A partir de la semana 26
d. En la primera visita, y repetir el control en el tercer trimestre

2610. Es factor de riesgo importante en enfermedades recesivas (anomalías con mecanismo recesivo de transmisión):

a. Edad materna
b. Edad paterna
c. Consanguinidad
d. Factores ambientales

2611. Cuál de los siguientes pasos del documento elaborado por la OMS y la Unicef para favorecer la lactancia materna es INCORRECTO:

a. Capacitar a todo el personal de salud, de forma que esté en condiciones de poner en práctica esa política
b. Informar a todas las embarazadas sobre los beneficios que ofrece la lactancia natural y la forma de ponerla en práctica
c. Ayudar a las madres a iniciar la lactancia durante la media hora siguiente al parto
d. Aportar al niño otro alimento o bebida en las dos primeras horas de vida, para evitar deshidratación

2612. 'Infertilidad' es:

a. La incapacidad de concebir o imposibilidad de embarazo
b. La incapacidad para tener hijos, con posibilidad de embarazo
c. La inexistencia de gametos, tanto femeninos como masculinos
d. La dificultad de conseguir gestaciones a término

2613. La coloración violácea de la vulva, vagina y cérvix durante la gestación es el signo de:

a. Hegar
b. Chadwick
c. Noble-Budin
d. Holzapfell

2614. En un registro cardiotocográfico qué variables se evalúan:

a. Frecuencia cardiaca materna y fetal
b. FCF y pH materno
c. Actividad uterina (contracciones) y FCF
d. Actividad uterina (contracciones) y frecuencia cardiaca materna

2615. Qué riesgo es menos frecuente en la Amniocentesis Genética:

a. Amnionitis
b. Traumatismo fetal directo
c. Hemorragia fetoplacentaria
d. Isoinmunización

2616. Sobre la formación del corazón:

a. La morfogénesis cardiaca comienza aproximadamente al día 18
b. Deriva del mesodermo esplácnico de la herradura carcinogénica
c. El corazón comienza a latir cuando se establecen las circulaciones intra y extraembrionarias
d. En su extremo caudal está conectado a los arcos aórticos

2617. Sobre las intervenciones para promover el abandono del hábito de fumar durante el embarazo:

a. Las basadas en la teoría de las 'etapas del cambio' son las más eficaces

b. La terapia de reemplazo de la nicotina es inocua para el feto

c. Reducen el bajo peso al nacer y el nacimiento de prematuros

d. No reducen de forma significativa la proporción de mujeres que continúan fumando

2618. En una gestante diabética NO es una complicación típica para el feto:

a. Distocia de hombros

b. Macrosomía

c. Hipoglucemia postnatal del recién nacido

d. Oligoamnios

2619. La hemorragia posparto es la pérdida de cuánta sangre durante las primeras 24 horas tras el parto:

a. 400 ml
b. 500 ml
c. 800 ml
d. 1.000 ml

2620. Uno de los siguientes síntomas o signos NO se produce en la preeclampsia grave:

a. La cefalea

b. El dolor en hipocondrio derecho

c. Los centelleos

d. Las convulsiones

2621. Sobre la hormona antimülleriana (AMH):

a. Es menos precisa que la FSH, hormona estimulante de los folículos

b. Está producida por las células de la teca interna

c. Sus niveles >1 ng/ml se relacionan con pobre respuesta ovárica y peores resultados en técnicas de reproducción asistida

d. Sus niveles disminuyen al aumentar la edad ovárica

2622. En la investigación utilizaremos varios tipos de muestreo. Definición de muestreo 'Estratificado':

a. Cada unidad de población tiene la misma probabilidad de ser escogida

b. La población es dividida en subgrupos y después se obtiene una muestra aleatoria de cada uno de ellos

c. Se selecciona uno de cada 'K' individuos, donde 'K' es la constante de muestreo

d. Se obtienen primero unidades primarias de población y de ellas se separan unas secundarias y otras terciarias

2623. Tras un parto por vía vaginal pueden aparecer desgarros perineales. Cuál de las siguientes opciones describe el desgarro de 2° grado:

a. Afecta al esfínter externo del ano

b. Afecta a la piel y grasa subcutánea

c. Afecta a la mucosa rectal

d. Afecta a la musculatura del perineo

2624. Localización más frecuente de la infección nosocomial en adultos:

a. Vías respiratorias inferiores

b. Vías urinarias

c. Sitio de una intervención quirúrgica

d. Sitio de inserción de un catéter

2625. Si un feto está en situación transversa en el útero, la forma de presentación fetal será:

a. Frontal
b. De vértice
c. De nalgas
d. De hombro

2626. El hígado del recién nacido tiene habilidad disminuida para conjugar la bilirrubina por falta de la encima glucuroniltransferasa. Sobre la ictericia, es FALSO:

a. La ictericia visible generalmente se manifiesta en el segundo o tercer día de vida

b. La valoración del color de la piel es de importancia en el cuidado del neonato

c. La valoración de los niveles de bilirrubina es importante en los niños con ictericia visible porque la bilirrubina es tóxica para el sistema nervioso central

d. Es menos probable que un niño de piel oscura sufra los efectos tóxicos de la elevación de bilirrubina

2627. Qué parámetro NO se valora al hacer el test de Bishop:

a. Dilatación

b. Consistencia

c. Borramiento

d. Estado de las membranas

2628. En la valoración inicial en la fase preparto durante la asistencia en un parto domiciliario:

a. Se debe realizar una exploración física que incluya las constantes vitales

b. Se debe comprobar el material a utilizar durante la asistencia al parto y traslado

c. Se deben utilizar guantes estériles durante el tacto vaginal en caso de existencia de rotura de membranas

d. Las tres son correctas

2629. Sobre la involución uterina en el puerperio, es FALSO que:

a. A las dos semanas posparto el útero ha descendido y se encuentra en posición retropúbica

b. A la semana posparto el útero pesa unos 500 g

c. En el posparto inmediato el útero pesa unos 2.000 gr

d. Tras la expulsión de la placenta la altura uterina se encuentra un poco por debajo del ombligo

2630. Sobre la realización de la amnioscopia:

a. Puede realizarse desde la semana 34

b. No debe realizarse si la situación es oblicua

c. Puede realizarse en los casos de hemorragia vaginal escasa

d. Debe realizarse durante la contracción

2631. Respecto al uso de contraceptivos hormonales orales:

a. Los esteroides sintéticos no metabolizan en hígado ni en aparato gastrointestinal

b. El aumento de dosis de los esteroides impide la metabolización en aparato gastrointestinal e hígado

c. Se utilizan esteroides sintéticos

d. El uso de esteroides sintéticos permite utilizar dosis más elevadas de los mismos

2632. NO es una causa de taquicardia fetal:

a. Hipoxia fetal precoz

b. Hipertiroidismo materno

c. Hipotensión materna

d. Fiebre materna

2633. El reflejo de Moro ha de ser:

a. Simétrico

b. Asimétrico

c. Alterna entre ambas

d. No se da en el recién nacido

2634. La parte materna de la placenta está constituida por:

a. Decidua basal, decidua capsular y decidua parietal o verdadera

b. Cotiledones placentarios y vellosidades coriónicas

c. Decidua materna y cotiledones placentarios

d. Decidua basal y su circulación

2635. La Pirámide de población de Pagoda, adopta la forma de:

a. Base intermedia con disminución lenta hacia el vértice

b. Base estrecha con disminución lenta hacia el vértice

c. Base ancha con disminución rápida hacia el vértice

d. Base ancha con aumento lento hacia el vértice

2636. Sobre la anamnesis de enfermería:

a. debe ir fechada y firmada por el médico y la enfermera responsable del paciente

b. sólo se puede realizar en el momento de ingreso del paciente

c. El diario de enfermería puede utilizarse como hoja de anamnesis

d. no es un documento destinado a transcribir el tratamiento médico y los cuidados de enfermería para cada paciente

2637. En una gestante con amenaza de parto prematuro (GPP) entre qué semanas está indicado el tratamiento de maduración pulmonar fetal:

a. 16 y 23
b. 24 y 34
c. 35 y 37
d. 35 y 40

2638. La actividad uterina total se mide en:

a. Nascar
b. Montevideo
c. Ludins
d. Albus

2639. Debe hacerse una maniobra de Müller cuando fracasa cuál otra:

a. La de Rojas Lovset
b. La de Bracht
c. La de Mauriceau
d. Las tres son correctas

2640. Para la toma de una muestra en una citología cérvico-vaginal es necesario:

a. Que la paciente esté con la menstruación
b. Abstinencia sexual durante 10 días antes de la toma de la muestra
c. No haber sido explorada vaginalmente al menos en los 2 meses anteriores
d. Colocarse en posición de litotomía

2641. Qué hormona permite que el endometrio se prepare para la implantación del embrión:

a. La LH
b. La progesterona
c. La FSH
d. La tiroxina

2642. Entre los factores obstétricos que parecen predisponer a la hemorragia posparto están:

a. Primiparidad
b. Edad materna avanzada
c. Anemia
d. Los tres

2643. Según la clasificación de Caldwell-Moloy, se pueden diferenciar distintos tipos de pelvis según su morfología. La 'ginecoide' se caracteriza por:

a. El estrecho superior tiene forma ligeramente triangular, el sacro es recto y se palpan 5 ó 6 segmentos lo que hace la pelvis mas profunda que en otros tipos
b. EL diámetro anteroposterior del estrecho superior es mayor que el diámetro transverso
c. Las espinas ciáticas son prominentes
d. El diámetro anteroposterior del estrecho superior es levemente menor que el diámetro transverso

2644. Al nacer, el contenido del estómago y del intestino es estéril y de pH neutro, lo que inhibe el desarrollo de la flora bacteriana normal. Qué vitamina depende de la flora bacteriana para su producción:

a. B   b. C   c. K   d. A

2645. Entre las ventajas de la lactancia materna para la madre, NO está:

a. Disminución del sangrado posparto y mejoría de la anemia
b. Disminución de las contracciones uterinas y recuperación del tamaño uterino
c. Recuperación del peso corporal y recuperación de la anemia
d. Disminución del sangrado posparto y aumento de las contracciones uterinas

2646. ¿Pueden compartir habitacion pacientes infectados por el mismo microorganismo?

a. No, en ningún caso
b. Sí, siempre
c. Siempre y cuando no estén además infectados por otros microorganismos potencialmente patógenos y el riesgo de reinfección sea mínimo
d. Va a estar en función de la existencia de habitaciones individuales

2647. Sobre el tubo neural, es FALSO:

a. El neuroporo craneal se cierra el día 25
b. El neuroporo caudal se cierra el día 27
c. En el día 17 las células de la placa neural se diferencian en células piramidales
d. Con la formación de la notocorda, el ectodermo que recubre la notocorda aumenta de grosor para formar la placa neural

2648. Ante la aparición de deceleraciones tardías tras la administración de analgesia epidural:

a. Colocación de la gestante en Trendelenburg para contrarrestar los efectos de la posible hipotensión
b. Monitorización de la tensión arterial y la frecuencia cardíaca buscando signos de hipertensión materna
c. Disminuir la perfusión de líquidos intravenosos para contrarrestar la posible hipotensión materna
d. Interrumpir la perfusión de oxitocina si las deceleraciones persisten a pesar de otras intervenciones

2649. Debemos sospechar una mastitis, si la inflamación de la mama se acompaña de fiebre y:

a. síntomas gripales
b. la afectación es bilateral
c. el dolor en las mamas es generalizado
d. sensación de calor y plenitud de las mamas

2650. La tasa recidiva de placenta previa se considera:

a. Entre un 10 y un 15%
b. Entre un 20 y un 25%
c. Entre el 4 y un 8%
d. Ninguna de las tres

2651. Indique la correcta:

a. La coincidencia de epilepsia y gestación ocurre en un 2% de las embarazadas
b. El lupus afecta seriamente a la fertilidad de la mujer
c. La existencia de una cicatriz previa en el útero provoca un riesgo de rotura durante la gestación o parto
d. La existencia de una cesárea anterior, determina el que todos los partos siguientes sigan esta vía

2652. Signo que valora el resalte de la cabeza fetal sobre la sínfisis del pubis:

a. Pinard
b. Müller
c. Leopold
d. Naegelle

2653. De dónde deriva el testículo:

a. Endodermo
b. Mexodermo paraxial
c. Mexodermo lateral
d. Ectodermo

2654. Sobre la estática fetal:

a. La presentación es la relación entre el eje longitudinal de la madre y el feto
b. La situación puede ser cefálica o podálica
c. Todas las presentaciones cefálicas son situaciones longitudinales
d. La actitud fetal es la relación que existe entre el dorso del feto y la pared del abdomen materno

2655. Aconseja interrumpir la actividad laboral durante el embarazo:

a. Cargar menos de 11 kilos de peso de forma intermitente
b. Subir escaleras de forma intermitente menos de cuatro veces en 8 horas
c. Sentada, con tareas ligeras
d. Antecedentes de anomalías uterinas con pérdidas fetales

2656. Qué dieta recomendaría a una gestante previa a la realización de sobrecarga oral de glucosa (SOG):

a. Normocalórica con aporte inferior a 150 gramos de hidratos de carbono
b. Hipercalórica con aporte inferior a 150 gramos de hidratos de carbono
c. Hipocalórica con aporte inferior a 150 gramos de hidratos de carbono
d. Normocalórica con aporte superior a 150 gramos de hidratos de carbono

2657. Se debe realizar la primera visita puerperal tras el parto:

a. A los 15 días postparto para que coincida con la del RN
b. En el período que va desde el alta hospitalaria hasta 10 días después del parto y antes de finalizar el primer mes del postparto
c. En el período que va desde 10 días después del alta hospitalaria y a los 40 días postparto
d. En la semana inmediatamente posterior al parto y siempre antes de los 15 días

2658. Es obligatorio preservar los datos de identificación del paciente, separados de los de carácter clínico-asistencial en qué casos:

a. por fines epidemiológicos, de salud pública, de docencia o de investigación
b. por fines judiciales, epidemiológicos, de salud pública, de investigación o de docencia
c. por fines judiciales, de salud pública o de investigación
d. por fines judiciales, epidemiológicos o de investigación

2659. La conducta omisiva es una característica de la eutanasia:

a. Indirecta   b. Pasiva
c. Genuina   d. Mística

2660. El periodo embrionario comprende qué semanas de gestación:

a. 1-8
b. 2-6
c. 4-8
d. 9-12

2661. Un embarazo univitelino-mono-corial-biamniótico se produce en la fase de:

a. Mórula
b. Al día 20 tras la fecundación
c. Gástrula
d. Blástula

2662. Indique la FALSA:

a. Las Ig M no atraviesan la placenta
b. Las Ig G atraviesan la placenta
c. La bilirrubina es un pigmento y absorbe la luz a una longitud de onda de 450 nanómetros
d. Para el resto de sensibilizaciones (antígenos diferentes al D) se dispone de inmunoglobulinas profilácticas específicas

2663. La fototerapia consiste en la aplicación de fuentes de luz fluorescente sobre el cuerpo del niño con la finalidad de ayudar a la excreción del exceso de bilirrubina. Entre los cuidados del recién nacido sometido a fototerapia se encuentran las siguientes acciones EXCEPTO:

a. Precaución ante los signos de deshidratación
b. Cuidado de los ojos
c. Distancia de las lámparas
d. Uso de aceite para hidratar la piel

2664. Entre las indicaciones diagnósticas y terapéuticas de la funiculocentesis, están las siguientes, EXCEPTO:

a. Investigación citogenética en enfermedades ligadas al cromosoma X
b. Transfusión intravascular en isoinmunización Rh
c. Lisis de bandas amnióticas
d. Infusión de fármacos al torrente circulatorio fetal

2665. El parto vaginal está contraindicado si:

a. La madre es diagnosticada de sífilis en el tercer trimestre
b. Se diagnostica una tuberculosis activa en el momento del parto
c. La madre presenta lesiones de Herpes tipo II clínicamente evidentes en el canal blando cuando se desencadena el parto
d. La madre presenta una serología positiva de VIH

2666. Tras el parto, el puerperio o periodo posparto abarca:

a. El primer mes
b. Las primeras 5 semanas
c. Las primeras 6 semanas
d. Las primeras 9 semanas

2667. Qué tres capas componen el disco embrionario:

a. Ectodermo, mesodermo y endodermo
b. Epiblasto, miometrio y perimetrio
c. Endometrio, miometrio y perimetrio
d. Ninguna de las tres respuestas es correcta

2668. Qué modificación cardiovascular se produce durante el embarazo:

a. Aumento del volumen sanguíneo
b. Aumento de la resistencia periférica
c. Disminución del gasto cardiaco
d. Déficit de hierro

2669. Ritmo de crecimiento de la altura del fondo uterino (aprox.):

a. 2 cm al mes hasta las 20 semanas
b. 4 cm al mes hasta las 32 semanas
c. 4 cm al mes hasta las 36 semanas
d. Son correctas A y C

2670. Es causa de subinvolución uterina en el puerperio:

a. Partos de corta duración
b. Retención de restos ovulares
c. Partos de excesiva duración
d. Las tres son correctas

2671. Sobre los viajes en automóvil durante el embarazo normal:

a. No se aconsejan si son largos
b. La gestante está exenta de llevar cinturón de seguridad
c. En general no están contraindicados, si se favorece el descanso cada 2 ó 3 horas
d. Están totalmente contraindicados

2672. Paciente que se tiene conocimiento de su gestación. Es necesario practicar pruebas de detección de sífilis:

a. Al principio del embarazo todas las mujeres deben ser sometidas a un análisis para la detección de sífilis
b. No es estrictamente necesario, si no presenta sintomatología alguna
c. No es necesario, a no ser que pertenezca a una población o entorno de riesgo
d. Sólo se estudiará a su pareja, siendo así suficiente

2673. Si el recién nacido a los 30 segundos presenta una frecuencia cardiaca de 40 lat/min:

a. Administración de adrenalina
b. Iniciar compresiones torácicas
c. Ventilar con presión positiva intermitente
d. Intubación y comenzar con compresiones torácicas

2674. En la asistencia prenatal qué prueba solicitaremos a las gestantes, entre las 24-26 semanas de embarazo, para conocer el grupo de mujeres que pueden padecer diabetes gestacional:

a. Curva de glucemia, SOG con 100 gr
b. Test de O´Sullivan
c. Determinación de Beta HCG
d. Determinación de glucemia basal

2675. Sobre el folículo de Graaf es FALSO:

a. Se distinguen en él tres partes: teca, capa granulosa y antro
b. Evoluciona hasta convertirse en cuerpo albicans
c. Crece hasta alcanzar un diámetro de 10-12 mm
d. Se colapsa y empieza su fase de cuerpo lúteo

2676. Sobre la presentación cefálica en la que la cabeza está ligeramente deflexionada:

a. La parte presentada es el occipucio
b. El diámetro cefálico que se ofrece a la pelvis es el suboccípito-bregmático
c. El punto guía es la fontanela mayor o bregmática
d. Se denomina fronto-iliaca

2677. Según el modelo de Virginia Henderson, las posibles fuentes de dificultad o áreas de dependencia de la persona para satisfacer sus necesidades básicas, son:

a. Falta de capacidad física o intelectual
b. Falta de fuerza, conocimiento o voluntad
c. La enfermedad, el tratamiento o las pruebas diagnósticas que condicionan su estado
d. Falta de energía, motivación o espiritualidad

2678. Sobre el consumo de alcohol durante la gestación, es FALSO:

a. Puede producir retraso en el crecimiento fetal
b. Puede producir anomalías craneoencefálicas
c. En cantidades pequeñas como 30 gr./día está demostrado que no produce efectos nocivos
d. Puede producir algún grado de retraso mental

2679. En el trabajo de parto si valoramos la FCF mediante auscultación intermitente con estetoscopio, debemos realizarla de la siguiente forma:

a. Escuchar cada 2 horas al principio del trabajo de parto, cada hora durante la fase activa y cada 15 min en el periodo expulsivo
b. Escuchar cada 30 a 60 min al principio del trabajo de parto, cada 15 minutos durante la fase activa y cada 5 min durante el periodo expulsivo
c. Escuchar con cada contracción durante todas las fases de la dilatación y continuamente durante el periodo expulsivo
d. Escuchar cada 4 horas al principio del trabajo de parto, cada 2 horas durante la fase activa y cada 15 min en el periodo expulsivo

2680. Se deriva del ectodermo:

a. El esmalte dental y el músculo
b. Páncreas
c. Esmalte dental y sistema nervioso
d. Esmalte dental y dentina

2681. NO es un signo propio del desprendimiento prematuro de placenta normo-inserta (DPPNI):

a. El sangrado vaginal
b. El dolor abdominal
c. El shock
d. La atonía uterina

2682. Cambios que acontecen en el climaterio y que únicamente son imputables al déficit estrogénico:

a. Alteraciones menstruales
b. Atrofia urogenital
c. Disminución de la masa ósea
d. Los tres

2683. El III plano de Hodge:

a. Coincide con el estrecho superior, trazado entre el promontorio y el borde superior de la sínfisis del pubis
b. Se sitúa a la altura de las espinas ciáticas
c. Está situado en el plano de salida de la pelvis a la altura de la punta del cóccix
d. Pasa por el borde inferior de la sínfisis del pubis

2684. En palabras de Alfaro, el Proceso Enfermero es 'un método sistemático de brindar cuidados humanísticos eficientes centrados en el logro de resultados esperados' y desde el punto de vista operativo consta de etapas correlativas e interrelacionadas como:

a. Valoración, diagnóstico, dominios y complicaciones potenciales
b. Diagnóstico y planificación, clases y subdominios
c. Valoración, diagnóstico, planificación, ejecución y evaluación
d. Ejecución, evaluación, valoración y problemas de colaboración

2685. Entre las ventajas de la lactancia materna NO está:

a. Ventajas para el niño
b. Ventajas medioambientales
c. Ventajas culturales
d. Ventajas para la madre

2686. Qué hormona NO influye en el crecimiento fetal:

a. Insulina
b. Glucagón
c. Hormona del crecimiento
d. Factor de crecimiento insulinico tipo 1 (IGF-1)

2687. Principal marcador ecográfico de cromosomopatía en el primer trimestre:

a. pliegue nucal mayor de 3 mm
b. longitud del fémur
c. diámetro biparietal
d. circunferencia abdominal

2688. Qué teorizadora en los planes de cuidados enfermeros, hace alusión al autocuidado como una necesidad humana y la enfermería como un servicio a la humanidad:

a. Virginia Henderson
b. Florence de Nightingale
c. Dorotea Orem
d. Callista Roy

2689. Al puntuar los indicadores y los resultados de un paciente en respuesta a las intervenciones de enfermería, utilizando la Clasificación de Resultados de Enfermería (NOC):

a. Se utiliza una escala tipo Likert de 5 puntos (de 0 a 4)
b. El '0' refleja la peor puntuación posible
c. El '4' indica que el problema se ha resuelto
d. Se utiliza una escala tipo Likert de 5 puntos (de 1 a 5)

2690. En el metabolismo de los hidratos de carbono, relacionado con los cambios fisiológicos producidos en el organismo materno durante la gestación:

a. Tras el ayuno nocturno los niveles de glucosa son más altos que los de la mujer no gestante, sobre todo en el 2° y 3° trimestre
b. En el estado postprandial, la respuesta materna se caracteriza por hipoinsulinemia e hipoglucemia
c. Los factores responsables del efecto diabetágeno son las hormonas placentarias (lactógeno placentario), sobre todo a partir de la segunda mitad del embarazo
d. En la mujer no diabética el embarazo no se asocia con profundos cambios metabólicos

2691. Se considera que el aborto es 'habitual' o recurrente si se producen:

a. 3 ó más abortos consecutivos o 5 intercalados
b. 2 consecutivos
c. más de 4 intercalados
d. más de 6 intercalados

2692. Es FALSO que:

a. Los pacientes tengan derecho a conocer, con motivo de cualquier actuación en el ámbito de su salud, toda la información disponible sobre la misma
b. La información clínica NO forme parte de todas las actuaciones asistenciales
c. Todo profesional que intervenga en la actividad asistencial esté obligado a la correcta prestación de sus técnicas
d. Todo usuario tenga derecho a negarse a un tratamiento, salvo en los casos específicamente determinados

2693. Cuándo se hará profilaxis del Estreptococo Beta-Agalactia E:

a. Cultivo vagino-rectal con EGB positivo
b. Bacteriuria por EGB en la gestación
c. Parto anterior: infección neonatal por EGB
d. En los tres casos

2694. En caso de agresión sexual:

a. Acuda a su centro de salud o al servicio de urgencias, si es posible, acompañada por una persona de confianza
b. No lavarse ni cambiarse de ropa
c. Realizar la denuncia en la Policía o Guardia Civil. Además, puede solicitar acompañamiento en el centro médico
d. Las tres son correctas

2695. Según Read, qué tres obstáculos se oponen a la secuencia natural del parto:

a. Temor, dolor y fatiga
b. Temor, dolor y tensión
c. Dolor, fatiga y sugestión
d. Temor, tensión y depresión

2696. Signo o síntoma NO incluido en la clínica habitual de la placenta previa:

a. La primera hemorragia suele ser de aparición espontánea y nocturna
b. Dolor intenso
c. Hemorragia de sangre roja
d. Las hemorragias son tendentes a hacerse cada vez más frecuentes y graves

2697. De las tres hojas embrionarias cuál da origen al sistema nervioso central:

a. El Ectodermo
b. El Endodermo
c. El Mesodermo
d. Ninguna de las tres

2698. Sobre la fase de dilatación del parto, es FALSO:

a. La fase activa del parto consta de tres fases: fase de aceleración, fase de velocidad máxima y fase de desaceleración
b. El período de dilatación consta de dos fases: fase de latencia y fase activa
c. La paridad de la gestante influye en la duración de la fase activa del parto
d. Durante la fase activa la dilatación cervical sigue una progresión uniformemente acelerada

2699. NO se consideran tumores benignos del cérvix:

a. Los pólipos
b. Los papilomas cervicales
c. Los miomas y fibromas
d. Son correctas A y B

2700. NO es de declaración obligatoria:

a. Rubeola
b. Sífilis
c. Toxoplasmosis aguda
d. Gripe

2701 **B**	2726 **D**	2751 **A**	2776 **D**
2702 **D**	2727 **D**	2752 **D**	2777 **C**
2703 **A**	2728 **D**	2753 **C**	2778 **B**
2704 **D**	2729 **D**	2754 **B**	2779 **A**
2705 **D**	2730 **B**	2755 **D**	2780 **C**
2706 **D**	2731 **B**	2756 **B**	2781 **C**
2707 **C**	2732 **B**	2757 **B**	2782 **A**
2708 **C**	2733 **D**	2758 **D**	2783 **A**
2709 **A**	2734 **A**	2759 **C**	2784 **D**
2710 **C**	2735 **D**	2760 **A**	2785 **C**
2711 **D**	2736 **A**	2761 **A**	2786 **C**
2712 **D**	2737 **D**	2762 **C**	2787 **C**
2713 **B**	2738 **D**	2763 **B**	2788 **C**
2714 **A**	2739 **C**	2764 **A**	2789 **C**
2715 **D**	2740 **B**	2765 **B**	2790 **A**
2716 **A**	2741 **B**	2766 **D**	2791 **A**
2717 **B**	2742 **D**	2767 **C**	2792 **C**
2718 **B**	2743 **A**	2768 **D**	2793 **A**
2719 **D**	2744 **C**	2769 **C**	2794 **D**
2720 **D**	2745 **A**	2770 **D**	2795 **B**
2721 **C**	2746 **C**	2771 **C**	2796 **A**
2722 **C**	2747 **C**	2772 **D**	2797 **D**
2723 **C**	2748 **C**	2773 **B**	2798 **D**
2724 **C**	2749 **B**	2774 **A**	2799 **A**
2725 **B**	2750 **B**	2775 **C**	2800 **D**

FALLOS:

2701. Está indicada la vacunación contra el virus de la Hepatitis B (VHB) en mujeres gestantes:

a. No, en ningún caso, ya que las vacunas con microorganismos aportan el riesgo de transmisión vertical madre-hijo, es decir, el microorganismo vacunal al feto
b. Si, está indicada en mujeres gestantes, pues según la evidencia, no existe riesgo aparente de efectos adversos en el feto en desarrollo
c. Sólo se administrará inmunoprofilaxis contra el virus B de la hepatitis en mujeres embarazadas durante el trimestre II o III
d. Sólo se administrará terapia vacunal contra el VHB a embarazadas que convivan en situaciones de riesgo: trabajadores sanitarios, personal de limpieza, manipuladores de alimentos o áreas endémicas

2702. La primera visita puerperal en AP incluirá lo siguiente, EXCEPTO:

a. Palpación del fondo uterino
b. Examen de los loquios
c. Examen del periné
d. Peso materno

2703. La mastitis puerperal está producida en la mayoría de los casos por:

a. Staphilococcus
b. Gonococos
c. Campilobacter
d. Aeromona

2704. Sobre la inmunización activa durante el embarazo cómo puede informar la matrona:

a. La vacuna antitetánica es segura durante el embarazo
b. La vacuna de la rubeola se debe evitar durante el embarazo
c. Se puede recomendar la vacunación de Hep. B en los grupos de riesgo
d. Las tres son correctas

2705. NO es una causa del polihidramnios:

a. Malformaciones fetales
b. Isoinmunización Rh
c. Diabetes
d. Preeclampsia

2706. El retardo puberal de la adolescente puede estar relacionado con:

a. Defectos anatómicos de los conductos mullerianos
b. Disgenesia gonadal
c. Patología intracraneal
d. Las tres son correctas

2707. El Cordón umbilical consta de:

a. Dos arterias y dos venas
b. Una arteria y una vena
c. Dos arterias y una vena
d. Dos venas y una arteria

2708. NO es característico de la semana 8:

a. Son visibles todas las regiones de las extremidades
b. Hay persistencia de la hernia umbilical
c. Plexo vascular alrededor de la cabeza
d. Las manos y los pies se acercan ventraimente

2709. Sobre las gestantes con Enfermedad de Crohn, es FALSO:

a. La episiotomía debe practicarse sistemáticamente
b. El Infliximab es el primer tratamiento biológico aprobado para su uso en la enfermedad de Crohn
c. El tratamiento con corticoides en la enfermedad inflamatoria intestinal no se asocia a efectos teratogénicos
d. Los pacientes con enfermedad inflamatoria intestinal tratados con 5.ASA (ácido 5-aminosalicílico) deben recibir un suplemento periconcepcional de ácido fólico

2710. El diagnóstico indirecto del retraso mental ligado al cromosoma X:

a. No es posible diagnosticarlo
b. Es posible diagnosticarlo mediante la biopsia de las vellosidades coriales
c. Es posible diagnosticarlo mediante la cordocentesis o funpunción
d. Es posible diagnosticarlo mediante una radiografía preventiva

2711. Sobre el DIU, es FALSO:

a. Dificultan la implantación del blastocito en la cavidad uterina
b. El DIU de cobre puede usarse corno método anticonceptivo de emergencia
c. Provocan una reacción de inflamación en el endometrio
d. Aumenta el riesgo de infecciones urinarias

2712. Qué es la variabilidad de la FCF:

a. Es un indicador del bienestar fetal
b. Constituye el parámetro más útil de la FCF para evaluar la salud fetal
c. En su estudio se evalúa la amplitud de las oscilaciones y la frecuencia
d. Las tres son correctas

2713. En los embarazos gemelares:

a. Los gemelos dicigóticos proceden de un óvulo fecundado por dos espermatozoides
b. En los gemelos monocigóticos, el número de bolsas amnióticas y de envolturas coriónicas depende del momento de la división
c. Los gemelos dicigóticos suelen ser idénticos
d. Los gemelos monocigóticos pueden ser del mismo sexo o de sexos diferentes

2714. La oxitocina es una hormona estimulante de:

a. Fibra muscular lisa del útero
b. Perimetrio uterino
c. Fibra muscular estriada del útero
d. Endometrio uterino

2715. Entre de los factores que inciden en el cáncer de mama NO está:

a. El sexo
b. La raza
c. Los antecedentes de cáncer de familia
d. La lactancia

2716. Espasmo muscular fuerte y a veces doloroso de la musculatura pelviana, del primer tercio de la vagina:

a. Vaginismo
b. Dispareunia
c. Orgasmo inhibido
d. Ninguna de las tres

2717. Tras la expulsión de la cabeza fetal, sería INCORRECTO:

a. Limpiar las secreciones nasofaríngeas del feto
b. No palpar el cuello del feto buscando circulares de cordón
c. Dejar que la rotación externa se realice espontáneamente
d. Facilitar la rotación externa realizando una ligera presión de la cabeza hacia la horquilla perineal

2718. Recomendación de la OMS sobre la duración de la lactancia materna:

a. 6 meses, seguida de la introducción de alimentos complementarios y la continuación de la lactancia materna hasta los 9 meses
b. 6 meses, seguida de la introducción de alimentos complementarios y la continuación de la lactancia materna hasta los 2 años o más
c. 9 meses, seguida de la introducción de alimentos complementarios y la continuación de la lactancia materna hasta los 2 años o más
d. 6 meses, seguida de la introducción de alimentos complementarios y la continuación de la lactancia materna hasta el año o más

2719. Fármaco contraindicado en el tratamiento de la preeciampsia leve:

a. IECAS
b. ARA 2
c. Diuréticos
d. Los tres

2720. Para un mayor aporte de folatos en la dieta de la embarazada recomendaremos:

a. Legumbres
b. Leche y quesos
c. Pescado
d. Verduras y tubérculos

2721. Sobre la hiperemesis gravídica, es FALSO:

a. El porcentaje de gestantes con dicha patología oscila entre el 0,5% y el 2%
b. El diagnóstico es clínico, se realiza por exclusión de otras patologías
c. Para valorar la intensidad de la sintomatología se utiliza el índice de Kupperman
d. Su etiología es desconocida, pero parece existir una predisposición familiar

2722. La tríada de defectos congénitos: catarata congénita, sordera y cardiopatía es característica de:

a. Sífilis
b. Toxoplasmosis
c. Rubeola
d. Varicela

2723. Durante la fase de valoración del proceso de enfermería, el profesional de enfermería:

a. Propone hipótesis
b. Genera los resultados esperados
c. Valida los datos
d. Registra los cuidados

2724. Cómo cambia el sistema urinario de la puérpera en el posparto:

a. El tono de la vejiga está aumentado
b. Como consecuencia del parto puede existir una mayor sensibilidad ante una mayor presión vesical
c. Puede aparecer incontinencia por rebosamiento y vaciamiento incompleto de la vejiga
d. Puede existir una mayor sensibilidad ante menor capacidad vesical

2725. Capacidad de un método anticonceptivo para impedir la gestación:

a. Seguridad
b. Eficacia
c. Efectividad
d. Índice de anticonceptividad

2726. Sobre las hemorragias, qué causa produce la hemorragia en el postparto precoz:

a. La atonía uterina
b. Los restos placentarios
c. La coagulopatía materna
d. Las tres cosas

2727. En el tratamiento de la enfermedad inflamatoria pélvica (EPI), qué actuación es INCORRECTA:

a. La realización de los procedimientos quirúrgicos en los casos indicados
b. La administración de antibióticos adecuados
c. El tratamiento del compañero sexual
d. El tratamiento antidepresivo

2728. Maslow describe una serie de necesidades humanas básicas, entre las que NO están las:

a. psicológicas
b. de autoestima
c. de seguridad
d. de viajar

2729. Sobre el sistema nervioso central:

a. La espina bífida es la denominación general de los defectos del tubo neural que afectan a la región espinal
b. El megacolon congénito también se denomina enfermedad de Smith
c. El meningocele es una malformación causada por un defecto de osificación de los huesos del cráneo
d. Son correctas A y C

2730. La hemodilución en el embarazo determina:

a. Ligera elevación de la TA
b. Disminución de los niveles de Hematocrito
c. Hipotensión supina, en fases avanzadas de la gestación
d. Disminución de la FC

2731. Al facilitar la expulsión de la placenta y su recogida mediante la maniobra de Brandt-Andrews qué complicación obstétrica grave puede darse:

a. Rotura del cordón de consecuencias indeseables
b. Una inversión uterina
c. Hemorragia vaginal
d. No sucede nada grave ya que la placenta se desprende fácilmente

2732. Cuando en el ciclo ovárico se produce el pico de hormona luteinizante LH se provoca:

a. La estimulación de la hipófisis y la secreción de gonadotrofinas
b. La ruptura folicular y la ovulación
c. La estimulación del cuerpo atrésico
d. La estimulación del crecimiento de los folículos en estadio primario

2733. En un Registro Cardiotocográfico donde aparecen desaceleraciones variables ¿cuándo sospecharemos que existe una hipoxia progresiva descompensada?

a. Variabilidad reducida o aumentada
b. FCF basal inestable o disminución progresiva en escalones
c. Ausencia de aceleraciones
d. Son correctas A y B

2734. Ante una hipotonía uterina en el proceso de parto:

a. Se administrará oxitocina en bomba de perfusión y bajo control cardiotocográfico
b. Se administrarán espasmolíticos por vía intravenosa
c. Se procederá a administrar betabloqueantes por vía intravenosa
d. No se realizará ninguna actuación, se esperará a que naturalmente se resuelva, lo que sucede en 2-3 minutos

2735. Qué fármaco es una benzodiacepina:

a. Haloperidol
b. Dolantina
c. Buscapina
d. Valium

2736. Como requerimiento dietético de una madre lactante tras el parto se aumentará cuántas Kcal sobre sus necesidades pregestacionales:

a. 500   b. 200   c. 300   d. 1.000

2737. Causa más frecuente de hiperbilirrubinemia en el primer día de vida:

a. Infección intrauterina
b. Poliglobulia
c. Hijo de madre diabética
d. Enfermedad hemolítica por isoinmunización de ABO o RH

2738. El tratamiento neonatal del RN con retardo del crecimiento intrauterino retardado tipo asimétrico consiste en:

a. Alimentación tardía para evitar intolerancias
b. Hacer cariotipo para descartar cromosomopatías
c. Antibioterapia profiláctica para prevenir infecciones nosocomiales
d. Controlar y corregir la hipoglucemia mediante administración de solución glucosada por vía oral o parenteral

2739. La psicosis puerperal se caracteriza por:

a. Un comienzo agudo y brusco sin ningún signo prodrómico
b. Los síntomas son más marcados por la mañana
c. Se producen alucinaciones auditivas y visuales y delirios
d. Todas son ciertas

2740. Cuando nos referimos al uso de técnicas para controlar la fertilidad en un momento determinado y como opción personal, se trata de:

a. Consejo anticonceptivo
b. Anticoncepción
c. Planificación familiar
d. Control de natalidad

2741. Cuál de estos agentes químicos ocupacionales del lugar de trabajo es sospechoso de producir aborto espontáneo:

a. Hidrocarbonos
b. Plomo
c. Propano-dicromoclorado
d. Monóxido de carbono

2742. Cuando durante el posparto inmediato la mujer refiere dolor intenso en genitales se debe:

a. Tranquilizar a la mujer ya que el dolor genital es normal después del parto
b. Colocar una bolsa de hielo para disminuir el dolor de la episiotomía
c. Administrar analgésicos para aliviar el dolor genital
d. Realizar una exploración física sin demora, ya que se puede tratar de una complicación

2743. La placenta previa es la situación en la que la placenta entra en relación espacial con el orificio cervical interno (OCI). Entre los factores predisponentes encontramos estos, EXCEPTO:

a. Primíparas de 30 años
b. Gestantes de más de 40 años
c. Legrados anteriores
d. Cesáreas anteriores

2744. Realizamos test de O'Sullivan y nos da valores de 155 mg/dl:

a. No es significativo
b. La trataríamos porque es diabética
c. Le realizaríamos una curva de tolerancia oral a la glucosa
d. Volveríamos a repetir el test a los 15 días

2745. La vérnix caseosa fetal proviene:

a. De glándulas sebáceas y células de descamación de la piel del feto
b. Del lanugo
c. De las glándulas de secreción interna
d. Del líquido amniótico

2746. ¿Existe una edad mínima para tomar anticonceptivos hormonales orales?

a. Sí, sólo después de los 18 años
b. No, siempre que sea después de los 18 años
c. Se puede tomar después de la menarquia (siempre que exista riesgo de embarazo)
d. No, siempre que se haya tenido un primer embarazo

2747. El acceso a la formación sanitaria especializada se efectuará a través de:

a. Dos convocatorias anuales de carácter nacional
b. Una convocatoria anual por cada Comunidad Autónoma
c. Una convocatoria anual de carácter nacional
d. Dos convocatorias anuales por cada Comunidad Autónoma

2748. No se considera un trastorno de ánimo en el post-parto:

a. La tristeza puerperal
b. La depresión post-parto
c. La depresión parpebral
d. La psicosis puerperal

2749. Es contraindicación para la lactancia materna:

a. Pezón invertido
b. Neonato afectado de fenilcetonuria
c. Bebé con paladar hendido
d. Ninguna

2750. Modificaciones biológicas que experimentan los espermatozoides en su recorrido por el tracto genital femenino, para poder luego atravesar las membranas del óvulo:

a. Reacción acrosómica
b. Capacitación
c. Bloqueo de la polispermia
d. Acrosomización

2751. Un hecho importante que ocurre en la gastrulación es la formación de:

a. El esqueleto primitivo del embrión
b. La vejiga
c. El corazón
d. Los pulmones

2752. NO es una fase del desarrollo folicular:

a. Ovulación
b. Luteogénesis
c. Folículo primordial
d. Folículo secundario

2753. El término NIC (de 'Nursing Interventions Classifications') es la primera clasificación normalizada de los tratamientos realizados en enfermería que se caracterizan por:

a. Un proceso de toma de decisiones sobre la situación de los problemas en cada fase del proceso enfermero
b. La existencia de resultados en la prestación de cuidados de calidad
c. La clasificación normalizada en la utilización del lenguaje y completa porque recoge losa tratamientos enfermeros independientemente de donde se desarrolla la labor enfermera
d. La existencia de etiquetas que describen situaciones neutras en términos no evaluativos

2754. Indique la correcta:

a. El retraso del crecimiento fetal intrautero es más frecuente entre las gestantes que trabajan sentadas
b. El retraso del crecimiento fetal intrautero es más frecuente entre las gestantes que trabajan en bipedestación
c. No hay diferencia entre el peso al nacer de los hijos de mujeres que trabajan durante el tercer trimestre y el peso al nacer de los hijos de las mujeres que no trabajan durante el tercer trimestre
d. El número de horas de trabajo de la gestante no está en relación con el riesgo de parto prematuro

2755. La modificación de los comportamientos de salud se relaciona con:

a. Los beneficios potenciales de la medicina preventiva recomendada
b. La gravedad probable de la enfermedad
c. Las dificultades para adoptar las medidas preventivas recomendadas
d. Las tres cosas

2756. Expulsión del feto antes de la semana 22 con un peso fetal de 500 gr:

a. Parto prematuro
b. Aborto
c. Pretérmino
d. CIR

2757. Cuál de las hormonas que aumentan en el embarazo, tiene repercusión directa con la hiperemesis gravídica:

a. TSH
b. Prolactina
c. ACTH
d. Ninguna de las tres

2758. Sobre el virus de la rubéola, es FALSO:

a. Se disemina por gotitas respiratorias o contacto directo con personas infectadas o sustancias contaminadas
b. la eliminación viral persiste hasta diez días después de la desaparición del exantema
c. La infección fetal se produce tras la fase de viremia materna
d. El diagnóstico de la primoinfección se basa en la detección del IgG

2759. Gestante de 28 semanas acude a la consulta programada con su matrona, que le realizaá las siguientes exploraciones, EXCEPTO:

a. Valoración de la estática fetal
b. Medición de la altura uterina
c. Tacto vaginal
d. Auscultación fetal

2760. El amnios nodoso se caracteriza por:

a. Nódulos pequeños pardo-claros en el amnios, constituido por vérnix caseosa, cabello y escamas degeneradas
b. Acúmulo de líquido amniótico con fusión de los pliegues amnióticos
c. Cuerdas o bandas que atrapan al feto y alteran el crecimiento y desarrollo de la estructura afectada
d. Despegamiento amniótico

2761. Qué matronas eran las mayores conocedoras de técnicas obstétricas en la antigüedad:

a. Hebreas
b. Romanas
c. Griegas
d. Egipcias

2762. En la visita puerperal de los primeros diez días debemos valorar los signos para una lactancia materna eficaz:

a. Que el recién nacido tenga 6 ó más micciones en 24 horas
b. Que el recién nacido tenga 6 ó más micciones en 24 horas y además varias deposiciones amarillentas
c. Que tenga la curva de crecimiento apropiada a la lactancia materna, 6 micciones en 24 horas y deposiciones amarillentas
d. Esperar que sea instaurada la lactancia materna por su pediatra de zona

2763. El sistema GRADE valora la calidad de la evidencia de los estudios en los siguientes niveles:

a. Ia, Ib, IIa, IIb, III y IV
b. Alta, moderada, baja y muy baja
c. 1a, 1b, 1c, 2a, 2b, 2c, 3a, 3b y 4
d. Las tres son correctas

2764. La práctica de ejercicio en el puerperio normal se reinicia:

a. Con ejercicios isométricos en la recuperación temprana
b. Con ejercicios abdominales a partir del tercer día posparto
c. Con ejercicios de suelo pélvico a partir de los quince días del parto
d. Con ejercicios generales y suaves después del primer mes de posparto

2765. En un parto vaginal, a partir de qué volumen de sangre consideramos que estamos ante una hemorragia postparto:

a. 350 ml
b. 500 ml
c. 800 ml
d. 1.000 ml

2766. NO es una indicación para la utilización de la donación de mocitos como técnica de reproducción asistida:

a. Fallo ovárico prematuro
b. Anomalías genéticas
c. Baja respuesta a la estimulación ovárica
d. Endometriosis moderada / severa

2767. La OMS considera que los métodos más usuales de anticoncepción de emergencia son los siguientes, excepto:

a. Administrar altas dosis de etinilestradiol y levonorgestrel
b. Administrar altas dosis de levonorgestrel
c. Administrar altas dosis de antigonadotropina mifepristona
d. Insertar un DIU liberador de cobre

2768. De los siguientes datos obtenidos en la valoración de una puérpera que mantiene lactancia materna, realizada al quinto día de un parto eutócico, cuál es normal:

a. Tensión arterial: 140 / 95 mmHg
b. Temperatura axilar: 38.4º C
c. Altura uterina: a nivel de ombligo
d. Loquios: rosados

2769. Cuánto aumenta el gasto cardiaco considerando éste como el producto del volumen sistolico por la frecuencia cardiaca, durante la gestacion:

a. 10-20%
b. 15-25%
c. 30-40%
d. 5-10%

2770. Qué se valorará antes de vacunar a una embarazada:

a. La prevalencia de la enfermedad
b. La inmunocompetencia materna
c. La presencia de enfermedades epidémicas
d. Las tres son correctas

2771. Las capas embrionarias:

a. Son 3; ectodermo, mesodermo y endogamia
b. Son 2; mesodermo y endodermo
c. Son 3; ectodermo, mesodermo y endodermo
d. Ninguna de las tres

2772. El síndrome de Noonan es una enfermedad monogénica de herencia autosómica dominante entre cuyos síntomas está:

a. Orejas de implantación normal
b. Testículos descendidos
c. Tórax en quilla
d. Discapacidad intelectual leve (solo en aproximadamente el 25% de los casos)

2773. Para confirmar o completar la edad gestacional de un recién nacido se emplea la exploración modificada de:

a. Dobawitz
b. Ballard
c. Boliarid
d. Dubario

2774. Elaboró el Código deontológico de la enfermería española:

a. El Consejo Internacional de enfermería en 1973
b. El Consejo Interterritorial de enfermería en 1978
c. El Consejo español de enfermería en 1980
d. El Colegio de enfermería de Madrid en 1971

2775. NO aparece en un caso de hidramnios:

a. El volumen del líquido amniótico es el resultado del balance de su producción o absorción
b. La diabetes gestacional puede producir aumento de líquido amniótico
c. La presencia de un feto con CIR suele asociarse a un aumento de líquido amniótico
d. Cuando aparece un volumen de líquido amniótico superior a 2 litros

2776. En las hipodinamias, lo primero que se debe hacer para tratar de incrementarlas es:

a. Administrar oxitocina
b. Poner una buscapina
c. Poner un antibiótico
d. Ninguna de las tres

2777. En una exploración ginecológica a una mujer sin relaciones coitales previas sería INCORRECTO:

a. La realización de una inspección de los genitales externos
b. En algunos casos se podría hacer un tracto rectal
c. La realización de una citología
d. La separación de los labios mayores, deprimiendo la parte posterior de la vulva

2778. Secreción vaginal amarillenta, espumosa y maloliente asociada a dolores abdominales, molestias durante el coito y al orinar:

a. Gonococia
b. Tricomoniasis
c. Clamidia
d. Candidiasis

2779. El tacto impresor de Müller es una maniobra para comprobar:

a. si la cabeza penetra en la excavación
b. si hay edemas en miembros inferiores
c. el grado de dilatación cervical
d. si viene de nalgas

2780. Factor NO relacionado con el aumento de la probabilidad de isoinmunización Rh:

a. Amenaza de aborto
b. Placenta previa
c. Diabetes gestacional
d. Amniocentesis

2781. La trompa de Falopio está formada por:

a. Dos capas concéntricas: muscular y serosa
b. Una capa serosa
c. Tres capas concéntricas: mucosa, muscular y serosa
d. Ninguna de las tres

2782. En la valoración de una gestante con hiperemesis gravídica son signos desfavorables los siguientes, EXCEPTO:

a. Glicemia capilar ≥ 90 mg/ml
b. Incremento significativo del hematocrito
c. Cetonuria ≥ 2
d. Índice de PUQE ≥7

2783. A una gestante a término hay que indicarle que tiene que acudir inmediatamente a un hospital si refiere:

a. Cefalea intensa
b. Diarrea
c. Prurito vaginal
d. Edema en pies y tobillos al finalizar el día

2784. Las benzodiazepinas por vía intravenosa:

a. Pueden producir hipotensión y depresión respiratoria
b. Deben usarse sólo en la parte activa del parto
c. Producen en el neonato hipotonía y alteraciones de la termorregulación
d. Son correctas A y C

2785. Signo mas precoz de hipoxia fetal leve en el registro de la FCF:

a. Taquicardia basal grave
b. Bradicardia basal leve
c. Variabilidad saltatoria
d. Disminución de la variabilidad

2786. En un parto de inicio espontáneo sin factores de riesgo se recomienda evaluar la progresión de la dilatación mediante tacto vaginal:

a. De forma periódica, cada hora
b. De forma periódica, cada 2 horas
c. En función de la actividad uterina, paridad y evolución del parto
d. A criterio del médico de guardia

2787. Existe una sólida evidencia de que el levonorgestrel utilizado como anticoncepción de emergencia:

a. Altera el transporte tubárico
b. Modifica el moco cervical
c. Inhibe o retrasa la ovulación
d. Impide la implantación

2788. Son contingencias cubiertas por la Seguridad social:

a. La asistencia sanitaria y la incapacidad temporal
b. La invalidez y la jubilación
c. El accidente de trabajo, la enfermedad profesional, los accidentes no laborales y las enfermedades comunes
d. La asistencia sanitaria, la incapacidad temporal, la invalidez y la jubilación

2789. El índice de gemelaridad es mayor en:

a. La raza blanca
b. La raza asiática
c. La raza negra
d. No influye la raza

2790. En el parto en presentación podálica la maniobra de Müller se emplea para:

a. Desprendimiento de los hombros
b. Desprendimiento de las nalgas
c. Extracción de la cabeza última encajada
d. Extracción de los hombros y la cabeza conjuntamente

2791. El patrón sinusoidal de la FCF se caracteriza por:

a. Ausencia de variabilidad a corto plazo con variabilidad a largo plazo normal y uniforme
b. Ausencia de variabilidad a corto y a largo plazo
c. Ausencia de variabilidad a largo plazo con variabilidad a corto plazo normal y uniforme
d. Ausencia de variabilidad a corto plazo con variabilidad a largo plazo aumentada y uniforme

2792. NO es contraindicación absoluta para el uso del diafragma:

a. Prolapso uterino
b. Alergia al látex
c. Retroversión severa del útero
d. Músculos del introito laxos

2793. Ante el diagnóstico de un feto en posición occipitoposterior durante el trabajo de parto:

a. Se debe mantener una actitud expectante durante el periodo expulsivo, observando la evolución del parto
b. Siempre está relacionado con una desproporción pelvicocefálica
c. No influye el grado de sedación o anestesia de la madre durante el expulsivo para que se produzca la rotación fetal
d. No suele existir una prolongación de la fase de dilatación

2794. La elevación de la temperatura en las primeras 24 horas después del alumbramiento puede ser causada por:

a. Deshidratación
b. Nerviosismo
c. Pérdida de sangre
d. Todas son ciertas

2795. El aumento de triglicéridos durante el embarazo es debido a:

a. Aumento de los niveles de Progesterona
b. Aumento de Estrógenos y resistencia a la Insulina
c. Mayor gasto energético
d. Acumulo en la reserva de grasas

2796. La gonorrea está producida por:

a. Bacterias
b. Hongos
c. Parásitos
d. Virus

2797. Punto de guía de la presentación cefálica de cara:

a. La nariz
b. La sutura metópica
c. Los ojos
d. El mentón

2798. Después del alumbramiento la frecuencia cardiaca:

a. Aumenta unos quince latidos/minuto respecto a los valores del final de la gestación
b. Aumenta unos quince latidos/minuto respecto a los valores previos a la gestación
c. Disminuye unos quince latidos/minuto respecto a los valores del final de la gestación
d. Puede llegar a disminuir hasta los 60 latidos/minuto

2799. Cuáles son los dos diámetros de la cabeza fetal más importantes en el parto normal en presentación de vértice:

a. Biparietal y suboccipito-bregmático
b. Biparietal y submento-bregmático
c. Bitemporal y suboccipito-bregmático
d. Biparietal y fronto-occipital

2800. 'Situación fetal' se refiere a:

a. La relación que guardan entre sí las diferentes partes fetales
b. La posición que adopta el dorso fetal en el cuerpo materno
c. La parte del feto que se pone en contacto con el estrecho superior de la pelvis Materna
d. La relación que guarda el eje longitudinal del feto con el eje longitudinal de la pelvis materna

2801 D	2826 A	2851 B	2876 B
2802 C	2827 A	2852 B	2877 C
2803 A	2828 A	2853 B	2878 A
2804 C	2829 D	2854 D	2879 A
2805 D	2830 B	2855 A	2880 D
2806 B	2831 D	2856 A	2881 D
2807 D	2832 A	2857 A	2882 B
2808 A	2833 D	2858 D	2883 B
2809 B	2834 D	2859 C	2884 C
2810 C	2835 A	2860 C	2885 A
2811 C	2836 C	2861 D	2886 B
2812 B	2837 D	2862 A	2887 B
2813 D	2838 D	2863 A	2888 C
2814 B	2839 A	2864 C	2889 D
2815 B	2840 D	2865 B	2890 A
2816 C	2841 D	2866 D	2891 A
2817 D	2842 B	2867 D	2892 B
2818 A	2843 A	2868 A	2893 D
2819 A	2844 D	2869 C	2894 D
2820 C	2845 B	2870 C	2895 D
2821 C	2846 D	2871 C	2896 C
2822 C	2847 C	2872 B	2897 C
2823 D	2848 C	2873 D	2898 A
2824 D	2849 B	2874 D	2899 B
2825 C	2850 B	2875 B	2900 A

FALLOS:

2801. Durante la primera división meiótica tiene lugar el entrecruzamiento, en el que los cromosomas homólogos intercambian información genética. En qué fase:

a. Cigotene
b. Leptotene
c. Diplotene
d. Paquitene

2802. La Tasa de fecundidad son los nacimientos en un año por cada:

a. 1.000 habitantes
b. 1.000 habitantes fértiles
c. 1.000 mujeres en edad fértil
d. Millón de habitantes

2803. La enfermería basada en la evidencia o la evidencia científica se construye a partir de su Paradigma, que es:

a. Demostrar la eficiencia y rentabilidad de las intervenciones enfermeras en los sistemas de salud, basándose más en la investigación cualitativa para abordar los problemas de salud
b. Recoger los datos, para llegar a los resultados de la investigación
c. Seguir con la praxis enfermera anterior
d. Ajustar todas las variables para llegar a un estadio sensible

2804. Al realizar una exploración abdominal a una gestante, detectamos una situación transversa fetal. Dónde colocarías el estetoscopio o los ultrasonidos para escuchar el latido fetal:

a. En el cuadrante inferior del abdomen
b. En el cuadrante superior del abdomen
c. Justo por debajo o por arriba del ombligo
d. Deberíamos buscarlo por todo el abdomen

2805. Es un tumor benigno de mama:

a. Fibroadenoma
b. Adenoma del pezón
c. Mastopatía fibroquística
d. Los tres

2806. Sobre las infecciones por Chlamydia trachomatis relacionada con el embarazo, es FALSO:

a. La infección cervical por clamidias eleva el riesgo de embarazo ectópico
b. No existe el riesgo de rotura prematura de membranas
c. Se eleva el riesgo de parto prematuro
d. Se incrementa el riesgo de infección del recién nacido por el conducto del parto

2807. Métodos de control de la FCF:

a. La auscultación clínica con estetoscopio nos da una información adecuada y suficiente para valorar la variabilidad de la FCF
b. La electrocardiografía fetal interna es el método de elección para el control del bienestar fetal durante el embarazo
c. La variabilidad de la FCF obtenida mediante ultrasonografía externa es la misma que la obtenida mediante electrocardiografía interna
d. La ultrasonografía externa está indicada en el control de la FCF durante el parto con membranas íntegras

2808. La citología cérvico ivaginal es el método diagnostico de elección del cáncer de cérvix y consiste en tomar muestras en este orden:

a. Toma de fondo vaginal, exocérvix y endocérvix
b. Exocérvix, endocérvix y toma de fondo vaginal
c. Endocérvix, exocérvix y toma de fondo vaginal
d. Ninguna de las tres

2809. Fases para el desarrollo de un Protocolo:

a. Valoración, planificación, ejecución, diagnóstico e implantación
b. Preparación, elaboración, análisis crítico, difusión, implantación y evaluación
c. Actividades, problemas, trascendencia, evaluación y conclusión
d. Eficacia, actividad, cronograma, recursos y análisis

2810. El cálculo del intervalo de confianza del riesgo relativo y del 'odds ratio', indica:

a. El número de nuevos casos de una enfermedad
b. El número necesario de pacientes a tratar para reducir un evento
c. La dirección del efecto y su significación estadística
d. La reducción relativa del riesgo

2811. Entre las mujeres gestantes que trabajan, el riesgo de prematuridad está en relación con:

a. Antecedentes personales
b. Bajos ingresos
c. El número de horas semanales trabajadas
d. Antecedentes familiares

2812. Sobre las propiedades farmacocinéticas de la oxitocina:

a. La respuesta oxitócica dura de 15 a 20 minutos tras la administración intramuscular
b. Se elimina del plasma principalmente por vía hepática y renal
c. Actúa rápidamente con un periodo de latencia de 2 min tras inyección intravenosa
d. Todas son correctas

2813. Causa más frecuente de hemorragia posparto :

a. Inversión Uterina
b. Desgarros obstétricos
c. Retención de restos placentarios
d. Atonía uterina

2814. Se considera taquisistolia a:

a. 3 contracciones en 10 minutos
b. Más de 5 contracciones en 10 minutos
c. Menos de 5 contracciones en 10 minutos
d. 4 contracciones en 10 minutos

2815. Atendiendo a la edad gestacional, parto 'inmaduro' es el que se produce entre las semanas:

a. 1 y 20
b. 20 y 28
c. 28 y 37
d. 37 y 42

2816. La mini-píldora contiene:

a. Estrógenos y gestógenos
b. Solamente estrógenos
c. Solamente gestógenos
d. Levonogestrol

2817. Puede ser una causa de variabilidad aumentada en un registro de FCF:

a. Fármacos depresores del sistema nervioso central fetal
b. Sueño fetal
c. Acidosis fetal
d. Hipoxia fetal leve

2818. Es una malformación del sistema tegumentario:

a. La ictiosis, excesiva queratinizacián de la piel
b. Atriquia, exceso congénito del pelo
c. Hipertricosis, falta congénita de pelo
d. Politelia, la ausencia de pezones por la persistencia de pequeños segmentos de la línea mamaria

2819. La estática fetal consta de:

a. Actitud, presentación, posición y situación fetal
b. Actitud, flexión, rotación interna y situación fetal
c. Rotación externa, flexión, extensión y posición fetal
d. Flexión, descenso, rotación interna y rotación externa

2820. En prematuros, el pinzamiento tardío del cordón umbilical, con un retraso de 30 a 120 segundos tras el nacimiento, en comparación con el precoz:

a. No tiene ningún efecto beneficioso, por lo que no debe practicarse
b. Incrementa las hemorragias intraventriculares
c. Disminuye la necesidad de trasfusiones
d. No aporta beneficios ni supone riesgos

2821. Las deceleraciones variables se caracterizan por:

a. El punto más bajo de la deceleración es posterior al acmé de la contracción, con un decalaje entre 18 y 64 segundos
b. El punto más bajo de la deceleración no suele sobrepasar los límites de la FCF normal
c. El punto más bajo de la deceleración es variable respecto al acmé de la contracción uterina
d. El punto más bajo de la deceleración coincide con el acmé de la contracción uterina

2822. Para que sea observable la ictericia en el recién nacido, la bilirrubina debe superar el valor:

a. 3 mg/100 ml
b. 2 mg/100 ml
c. 5 mg/100 ml
d. Sólo es observable cuándo aparece Kenicterus

2823. Para realizar un correcto control en el Puerperio Hospitalario Precoz, Qué síntomas y signos NO deben en principio tomarse en cuenta:

a. Nivel de conciencia, tensión arterial, frecuencia del pulso. Estado de la Episiotomía
b. Temperatura, frecuencia respiratoria, Diuresis (retención urinaria)
c. Valoración de hemorragia genital, características uterinas (tamaño, contractibilidad)
d. Función intestinal, estado de las mamas

2824. En el parto en presentación podálica la duración es mayor normalmente que la del parto en presentación cefálica y ello es debido a... (Señala la FALSA):

a. La dinámica es más deficiente, por la menor intensidad de las contracciones
b. La dilatación es más lenta por ser la nalga blanda y no existir una buena cintura de contacto con la pelvis materna
c. La ruptura precoz de membranas es frecuente con riesgo de prolapso de cordón
d. El periodo expulsivo es más corto que en la presentación cefálica pues la nalga es blanda y se adapta mejor a la excavación pélvica

2825. En circunstancias normales, tras el parto el útero involuciona y se sitúa a la altura de la sínfisis del pubis o por debajo de ella en qué día:

a. 6   b. 8   c. 10   d. 12

2826. En el manejo respiratorio del RN en la sala de partos existen tres niveles. En el nivel II, la puntuación de Apgar oscila entre 4 y 6 por alteración secundaria del color, tono muscular y reactividad refleja:

a. Administrar oxígeno en mascarilla a presión positiva de 20-30 cm de H2O
b. Administrar oxígeno, previa intubación endotraqueal a presión positiva de 20-30 cm de H2O
c. Administrar oxígeno ambiental a una concentración del 100%
d. Administrar oxígeno, previa intubación endotraqueal a presión positiva de 40 cm de H2O

2827. Sobre las maniobras de Leopold:

a. La presentación fetal se valora con la 1ª y la 3ª maniobra
b. La situación fetal la podemos valorar únicamente con la 1ª y la 4ª maniobra
c. La 1ª maniobra nos puede dar datos del grado de encajamiento de la presentación
d. La posición se valora con la 3ª maniobra

2828. Según Naegele la fecha probable de parto consiste en retroceder tres meses, a partir de...

a. el primer día de la última regla, añadir siete días y se le suma un año
b. el último día de la fecha de la última regla, añadir siete días y se le suma un año
c. el primer día de la última regla, añadir doce días y se le suma un año
d. el último día de regla, añadir doce días y se le suma un año

2829. Se considera buena rehidratación en el tratamiento de la hiperemesis gravídica cuando la diuresis supera:

a. 1.000 cc   b. 500 cc
c. 300 cc   d. 1.500 cc

2830. Qué actividades requiere la utilización de Remifentanilo (IV) en la analgesia con opioides:

a. Este tipo de analgesia no existe
b. Se recomienda monitorizar la saturación de oxígeno materna y administrar oxígeno suplementario
c. No requiere ninguna actividad especial
d. Revisión de las constantes vitales cada hora

2831. A nivel molecular, cuál de las siguientes fases NO forma parte del proceso de implantación:

a. Invasión   b. Aposición
c. Adhesión pinópoda   d. Diapédesis

2832. La determinación de la alfafetoproteína en el suero de la gestante a las 16 semanas sirve para diagnósticar:

a. Defectos del tubo neural
b. Anomalías cromosómicas
c. Anomalías genéticas
d. Síndrome de Down

2833. En qué supuesto se incluye a la mujer menor de 30 años en un programa de diagnóstico precoz de cáncer de cérvix:

a. Seropositiva
b. Promiscuidad
c. CIN-SIL
d. Las tres son correctas

2834. El screening de enfermedades metabólicas, entre los que están el hipotiriodismo y la fenilcetonuria, se deben realizar antes del alta domiciliaria:

a. Antes de las 24 h de vida
b. Entre las 24-72 h
c. Entre las 24-96
d. Entre las 72-96 h

2835. Es una complicación fetal del embarazo gemelar:

a. Colisión de los gemelos en el parto
b. Aumento de edemas
c. Síndrome varicoso
d. Dificultad de movimiento

2836. Orden para practicar la triple toma de citología cérvico-vaginal:

a. Primera toma el en orificio cervical, segunda en el fondo de saco vaginal y tercera toma de superficie circular en el hocico de Tenca

b. Primera toma de superficie circular del hocico de Tenca, segunda toma de fondo de saco vaginal y tercera en orificio cervical

c. Primera toma de fondo de saco vaginal, segunda toma de superficie circular del hocico de Tenca y tercera en orificio cervical

d. Primera toma de fondo de saco vaginal, segunda en orificio cervical y tercera toma de superficie circular del hocico de Tenca

2837. NO es un factor de riesgo de infección urinaria en el puerperio:

a. Mala higiene genital
b. Anemia
c. Diabetes
d. Hipertensión arterial

2838. El riesgo de varicela congénita es mayor cuando la infección de la madre se produce:

a. Entre la semana 20-28 de gestación
b. Entre cinco días antes y cinco días después del parto
c. De la 20-40 semanas de gestación
d. En el primer trimestre

2839. Acude una gestante a la consulta de la matrona. Al hacer la valoración inicial, la matrona observa estado de sobrepeso. Qué suplemento calórico debería recomendarle:

a. De 100-150 Kcal/ día
b. De 300- 400 Kcal/ día
c. Ningún suplemento calórico
d. Otra cantidad

2840. A una gestante con preeclampsia NO le recomendaría:

a. Reposo frecuente en cama del lado izquierdo
b. Aumentar la ingesta de líquidos
c. Dieta rica en proteínas
d. Dieta pobre en sodio

2841. Qué vacuna NO se considera segura durante el embarazo:

a. Tétanos   b. Hepatitis B
c. Difteria   d. Parotiditis

2842. Sobre los datos obtenidos con una exploración vaginal, es FALSO:

a. Podemos valorar las características del cuello uterino: Dilatación, borramiento, posición y consistencia
b. Podemos valorar la intensidad y duración de las contracciones uterinas
c. Obtenemos datos sobre la presentación y posición del feto
d. Podemos determinar el estado de la bolsa amniótica

2843. En el alumbramiento, NO es signo de desprendimiento placentario:

a. Fondo uterino a dos traveses de dedo por debajo del ombligo
b. Signo de Küstner
c. Descenso del cordón umbilical
d. Salida de sangre oscura por vagina

2844. En el RN con síndrome de aspiración meconial observaremos qué anomalía pulmonar:

a. Obstrucción aguda de la vía aérea
b. Disminución de la distensibilidad pulmonar
c. Daño en el parénquima pulmonar
d. Las tres son correctas

2845. La neoplasia más frecuente en la mujer es el cáncer de:

a. colon   b. mama
c. cérvix   d. ovarios

2846. Los condilomas acuminados están producidos por:

a. Bacterias   b. Hongos
c. Parásitos   d. Virus

2847. En el programa de diagnóstico precoz de cáncer de cuello uterino, es FALSO

a. La citología sólo permite identificar lesiones premalignas o malignas
b. El diagnóstico de la lesión requiere una biopsia
c. En mujeres mayores de 45 años, tras dos citologías normales, se puede finalizar el control citológico
d. En mujeres con factores de riesgo se recomienda la realización de citología anualmente

2848. Sobre formación de gametos:

a. El número de células germinales va aumentando a partir de la pubertad
b. El ciclo de la gametogénesis dura aproximadamente 53 días
c. Los ovocitos y espermatocitos de primer orden experimentan una división meiótica o reduccional
d. La reducción a la mitad del número de cromosomas de las células germinales tiene lugar en fase de ovogonia y espermatogonia

2849. El puerperio abarca:

a. Desde el alumbramiento a los 40 días
b. Desde el alumbramiento hasta los 42 días
c. Desde las 2 horas posteriores al parto hasta los 40 días
d. Desde las 6 horas posteriores al parto hasta los 42 días

2850. Según la OMS cuál de estos valores del análisis del semen se considera normal:

a. Volumen por eyaculado > 5 ml
b. Concentración de espermatozoides > 20 millones/ml
c. Morfología > 60% de formas normales
d. Movilidad de los espermatozoides > 25%

2851. De los 9.500 gramos de aumento medio de la embarazada...

a. 3.000 corresponden al feto y 900 a la placenta
b. 3.000 al feto y 800 al líquido amniótico
c. 8.000 al líquido amniótico y 900 a la placenta
d. 1.000 al útero y 1.600 al volumen sanguíneo

2852. El Codigo Deontologico de la Enfermeria española busca:

a. Actuar como órgano asesor
b. Actuar como guía para resolver los problemas éticos que el ejercicio de la profesión enfermera pudiera plantear
c. Ser un reglamento escrito con normas generales de la enfermería
d. Asesorar a la enfermería sobre temas jurídicos

2853. En el diagnóstico de probabilidad del embarazo, el signo imprescindible es:

a. La amenorrea durante diez o más días
b. El crecimiento uterino
c. La alteración de la pigmentación de la piel
d. Los trastornos urinarios

2854. Gametos humanos que intervienen en la fecundación:

a. El ovulo y el esperma
b. El ovulo y el espermatozoide
c. Las células foliculares y el espermatozoide
d. El ovocito y el espermatozoide

2855. Primípara que acude a Urgencias por dinámica intensamente percibida. En el registro cardiotocográfico encontramos dinámica regular. En la exploración vaginal se observa dilatación cervical de 7 cm y presentación de sincipucio, qué fontanela hemos tactado en el plano más inferior de la pelvis:

a. Fontanela mayor   b. Fontanela menor
c. Mentón   d. Sutura sagital

2856. Cuál de estas alteraciones del ciclo menstrual, por exceso, define las características de la Polimenorrea:

a. Menstruaciones de gran duración, pero de intensidad y ritmo normales
b. Ciclos menstruales frecuentes, adelantados, menores de 21 días
c. Menstruación de gran intensidad, profusa
d. Menstruaciones con intervalos frecuentes y duración e intensidad excesivas

2857. El Test de Apgar evalúa:

a. Frecuencia cardiaca, respiración, tono muscular, color y respuesta a estímulos
b. Frecuencia respiratoria, coloración, mucosidad intestinal y actividad motora
c. Movimientos espontáneos, llanto, tos o estornudo y mueca
d. Temperatura, frecuencia respiratoria, frecuencia cardiaca, actividad motora y dificultad respiratoria

2858. Señale la CORRECTA:

a. El folículo ovárico maduro o folículo de Graaf, crece rápidamente en las horas que anteceden a la ovulación
b. La fecha de ovulación se sitúa alrededor del día decimotercero al decimoquinto después del comienzo de la última regla
c. La ovulación depende de una relación precisa entre las dos gonadotropinas FSH y LH
d. Las tres son correctas

2859. Durante el trabajo de parto, la presencia de una contractilidad uterina excesiva puede ser causa de aparición de desaceleraciones en el registro de la FCF. Qué tipo de desaceleraciones aparecen:

a. variables
b. precoces
c. tardías
d. Espicas

2860. Si hablamos de cambios estructurales y funcionales del aparato urinario durante el embarazo, señale la FALSA:

a. La presencia de glucosuria puede considerarse fisiológica por el incremento de filtración glomerular
b. Las concentraciones plasmáticas de urea y creatinina disminuyen
c. La presencia de proteínas plasmáticas en la orina no es patológica
d. La compresión de la vejiga, junto a su hipotonía, puede originar un vaciamiento insuficiente de la misma

2861. Desde el punto de vista clínico las hiperdinamias pueden ser producidas por:

a. Un obstáculo en el canal óseo del parto
b. La administración excesiva de oxitócicos
c. Un canal óseo y blando expedito
d. Todas son ciertas

2862. Sobre la validez de los métodos diagnósticos, se tiene en cuenta, entre otros, la 'fiabilidad', que es:

a. El nivel de estabilidad que muestra las medidas repetidas de un fenómeno relativamente estable, cuando se realizan en las mismas condiciones
b. La capacidad de una prueba diagnóstica para llegar a la identificación de la clasificación negativa
c. El momento de la validez y exactitud de la discriminación de la prueba a estudiar
d. Un gráfico resultante de cambiar los múltiples pares de valores

2863. En la herencia dominante ligada al cromosoma X cuándo hay mayor riesgo de afectación de los hijos:

a. Cuando el gen anormal es heredado a través de la madre
b. Cuando el gen anormal es heredado a través del padre
c. El riesgo es el mismo si el gen anormal se hereda a través del padre o de la madre
d. En la herencia dominante ligada al cromosoma X no hay transmisión de genes anormales

2864. En el diagnóstico de embarazo, son signos de certeza (positivos) los siguientes, EXCEPTO:

a. Palpación de los movimientos fetales
b. Auscultación del latido cardiaco fetal
c. Presencia de HCG (gonadotropina coriónica) en orina
d. Visualización ultrasónica de las partes fetales

2865. Entre los principios de la planificación de un proyecto en Educación para la Salud, 'La planificación debe estar al servicio de los intereses y requerimientos del grupo al cual va encaminada' según el principio de:

a. equilibrio
b. funcionalidad
c. económico
d. de flexibilidad

2866. Cuál es nuestro objetivo cuando atendemos a las puérperas:

a. Aumentar la comprensión de la mujer acerca de los cambios fisiológicos y psicológicos que experimenta durante este período
b. Facilitar la integración del recién nacido (RN) en la unidad familiar, reforzando las aptitudes parentales y el apego padres-RN
c. Prevenir o minimizar las complicaciones postparto
d. Los tres

2867. Cuál de estos parámetros NO se considera factor de riesgo para la petición del Test de O'Sullivan en la 1ª visita:

a. Edad = 35 años
b. Hª familiar de 1º grado de Diabetes
c. Obesidad Índice de masa corporal> 30
d. Fumadora habitual

2868. Se entiende por 'asinclitismo anterior' el mecanismo de encajamiento y descenso de la cabeza fetal en la que:

a. el parietal anterior es el punto más bajo de la pelvis y la sutura sagital está más próxima al sacro que al pubis. También se llama oblicuidad de Naegele
b. el parietal anterior es el punto más bajo en la pelvis y la sutura sagital está más próxima al pubis que al sacro. También se llama oblicuidad de Litzmann
c. el parietal anterior es el punto más alto de la pelvis y la sutura sagital está más próxima al pubis que al sacro. También se llama oblicuidad de Naegele
d. parietal posterior es el punto más alto de la pelvis y la sutura sagital está más próxima al sacro que al pubis. También se llama oblicuidad de Litzmann

2869. Tasa de Natalidad es el número de:

a. nacidos por cada 1.000 habitantes
b. nacidos vivos por cada 1.000 hab. fértiles
c. nacidos vivos por cada 1.000 hab.
d. nacidos por cada 1.000 mujeres en edad fértil

2870. Patrón hormonal del climaterio:

a. Aumento de estrógenos
b. Disminución de gonadotropinas
c. Descenso de estrógenos
d. Aumento de progesterona

2871. Principal riesgo del embarazo ectópico:

a. La elevación de HCG
b. La malignización del trofoblasto
c. La rotura tubárica, produciendo un cuadro de abdomen agudo
d. Ninguna de las tres

2872. NO forma parte del folículo primario:

a. Ovocito
b. Disco oóforo
c. Teca
d. Granulosa

2873. Conviene que la gestante en proceso de parto ingrese en la maternidad:

a. Cuando la gestante comience con contracciones escasas y poco molestas
b. Cuando la gestante expulse el tapón mucoso
c. En la fase pasiva del parto. Cuando note contracciones uterinas cada 20 minutos
d. En la fase activa del parto, con contracciones uterinas regulares, borramiento cervical >50% y 3-4 cm de dilatación

2874. Plazo de eficacia de la píldora postcoital:

a. 12 h   b. 24 h   c. 48 h   d. 72 h

2875. Longitud aproximada del feto maduro o de término (cm):

a. 45   b. 50   c. 53   d. 40

2876. Teniendo en cuenta las adaptaciones psicológicas de la mujer en el posparto normal, fase en la que la mujer está más receptiva para aprender:

a. Primeras 24 h
b. Segundo día, en la planta de puerperio
c. Tercer y cuarto días, en su domicilio
d. Quinto y sexto días, en su domicilio

2877. La 'Red venosa de Haller' se produce en el II trimestre del embarazo en:

a. los muslos
b. la vulva
c. las mamas
d. el abdomen

2878. Indique la correcta:

a. El acceso a la historia clínica con fines de investigación obliga a preservar los datos de identificación personal del paciente, separados de los de carácter clínico-asistencial, salvo que el propio paciente haya dado su consentimiento para no separarlos

b. El personal de administración y gestión de los centros sanitarios no puede acceder a ningún dato de las historias clínicas

c. El derecho de acceso del paciente a la historia clínica no puede ejercerse por representación

d. Las Comunidades Autónomas no pueden regular el procedimiento para que quede constancia del acceso a la historia clínica

2879. A los seis días del parto los loquios se denominan:

a. Serosos
b. Rojos
c. Sanguinolentos
d. Blancos

2880. Grado o magnitud en que una determinada intervención o procedimiento tiene resultados beneficiosos en condiciones teóricas ideales:

a. Efectividad
b. Idoneidad
c. Eficiencia
d. Eficacia

2881. Recomendación a una paciente tras un aborto:

a. Puede reanudar los hábitos normales de alimentación e ingestión de líquidos

b. La menstruación reaparece en un plazo de cuatro a seis semanas

c. No aplicar duchas vaginales durante una semana, para prevenir infecciones

d. Las tres son correctas

2882. En la gestación la diabetes aumentan estos riesgos, EXCEPTO:

a. Infecciones urinarias
b. Arritmia cardiaca
c. Polihidramnios
d. Prematuridad

2883. Sobre los gemelos siameses, es FALSO:

a. Se trata de una gestación univitelina, monocorial y monoamniótica

b. Se denominan pigópagos a los que nacen unidos por el tórax

c. La vía adecuada para el parto es la cesárea

d. Ambos gemelos presentan el mismo sexo

2884. A qué semanas postovulación finaliza el periodo embrionario:

a. 3   b. 4   c. 8   d. 12

2885. Sobre la infección por Chlamydias, es FALSO:

a. En el 25% de las mujeres cursa de forma asintomática

b. Ser mujer menor de 25 años se considera factor de riesgo de infección

c. Puede cursar con disuria

d. Debe sospecharse ante un sangrado profuso al realizar las tomas endocervicales

2886. 'Taquisistolia' es la frecuencia de las contracciones en 10 min superiores a:

a. 4   b. 5   c. 6   d. 3

2887. El máximo grado de deflexión de la cabeza fetal dará lugar a una presentación de:

a. Occipucio
b. Cara
c. Frente
d. Bregma

2888. Indicadores de riesgo de hipoacusia en RN y Lactantes:

a. Peso al nacimiento < 1.600 gramos

b. Infecciones gestacionales como las producidas por el E. Coli

c. Hiperbilirrubinemia cuando su nivel supera la indicación de exanguinotransfusión

d. Ventilación Mecánica los primeros 5 días tras el parto

2889. Cuál NO es una complicación que se asocie a un recién nacido en un parto prematuro:

a. Persistencia del conducto arterioso
b. Hemorragia intraventricular
c. Enterocolitis necrotizante
d. Hipertensión arterial

2890. La SEGO recomienda cribado universal de:

a. Rubeola, sífilis, VIH y hepatitis B

b. Rubeola, VIH, hepatitis B, Zica

c. Sífilis, hepatitis B, toxoplasmosis, hepatitis C, VIH

d. Rubeola, sífilis, hepatitis B, VIH, toxoplasmosis

2891. La colocación de dispositivos intratubáricos como método contraceptivo suele realizarse mediante:

a. Histeroscopia
b. Laparoscopia
c. Laparotomía
d. Minilaparotomía

2892. Vacuna que puede administrarse durante el embarazo:

a. Parotiditis
b. Tétanos
c. Rubeola
d. Tuberculosis

2893. Sobre la monitorización externa de la dinámica uterina (tocodinamometría):

a. Obtenemos datos precisos sobre la intensidad de las contracciones

b. Nos permite conocer el tono basal y no sólo las variaciones del mismo

c. No requiere su calibración tras los cambios de posición maternos

d. Nos proporciona un registro continuo de la frecuencia y duración de las contracciones

2894. Sobre el parto a término, es FALSO:

a. Es el que se produce entre la semana 37 y 42 de gestación

b. Se puede iniciar de forma espontánea o inducida

c. Puede tener una evolución eutócica o distócica

d. Se inicia cuando el cuello uterino está dilatado 3 cm y borrado un 70%

2895. NO se considera factor de riesgo para pedir el O'Sullivan en la primera visita:

a. Edad≥ 35 años
b. Familiar en primer grado con diabetes
c. Índice de masa corporal (IMC) ≥ 30
d. Fumadora habitual

2896. En la implantación embrionaria la fase de Aposición u Orientación:

a. El Blastocito humano encuentra su lugar de implantación

b. El lumen se ha ensanchado para acoger al blastocito humano

c. En esta fase se va a determinar la localización de la placenta

d. Se produce la ruptura de la barrera epitelial e invasión del Blastocito Humano

2897. La sangre fetal:

a. Se forma 'in situ' en los cotiledones placentarios

b. Se intercambia y mezcla con la materna, para su oxigenación

c. Llega a la placenta por las dos arterias del cordón umbilical

d. Llega a la placenta por la única vena del cordón umbilical

2898. Sobre la placenta, es FALSO:

a. La cara materna está recubierta por el amnios

b. En la cara fetal es donde está inserto el cordón umbilical

c. La cara materna está adherida a las paredes uterinas

d. La cara materna tiene entre 10 y 20 cotiledones

2899. Qué es la dispareunia:

a. Es una incontinencia fecal
b. Es una coitalgia, relación sexual dolorosa
c. Es una infección del líquido amniótico
d. Es un déficit de carbohidratos

2900. Cualquier agente que puede causar la formación de estructuras anormales en un embrión o feto:

a. Teratógeno
b. Agente extrínseco
c. Agente biológico
d. Agente patógeno

2901 **A**	2926 **D**	2951 **D**	2976 **A**
2902 **C**	2927 **B**	2952 **C**	2977 **D**
2903 **B**	2928 **A**	2953 **D**	2978 **C**
2904 **C**	2929 **C**	2954 **C**	2979 **D**
2905 **B**	2930 **A**	2955 **C**	2980 **D**
2906 **D**	2931 **A**	2956 **D**	2981 **D**
2907 **B**	2932 **D**	2957 **A**	2982 **B**
2908 **B**	2933 **D**	2958 **B**	2983 **A**
2909 **A**	2934 **B**	2959 **D**	2984 **B**
2910 **B**	2935 **A**	2960 **B**	2985 **C**
2911 **B**	2936 **D**	2961 **D**	2986 **A**
2912 **C**	2937 **D**	2962 **C**	2987 **B**
2913 **C**	2938 **D**	2963 **B**	2988 **C**
2914 **D**	2939 **A**	2964 **C**	2989 **B**
2915 **A**	2940 **A**	2965 **D**	2990 **B**
2916 **D**	2941 **C**	2966 **A**	2991 **D**
2917 **D**	2942 **D**	2967 **A**	2992 **B**
2918 **D**	2943 **C**	2968 **B**	2993 **D**
2919 **C**	2944 **D**	2969 **D**	2994 **C**
2920 **B**	2945 **C**	2970 **D**	2995 **D**
2921 **D**	2946 **B**	2971 **B**	2996 **C**
2922 **D**	2947 **A**	2972 **C**	2997 **D**
2923 **A**	2948 **A**	2973 **A**	2998 **C**
2924 **B**	2949 **D**	2974 **D**	2999 **C**
2925 **B**	2950 **C**	2975 **B**	3000 **B**

FALLOS:

2901. El periodo para considerar que existe menopausia es de cuántos meses sin menstruación:

a. 12
b. 9
c. 3
d. 7

2902. Qué medicamentos tienen alto riesgo teratogénico en los humanos:

a. Litio, sulfamidas y tetraciclina
b. Acido acetilsalicílico, ansiolíticos y fenitoína
c. Captopril, codeína y antitiroides
d. Las tres son correctas

2903. Ante un caso de fiebre en el puerperio, sospecharemos que se trata de una endometritis si:

a. Se aprecian signos inflamatorios y dolor localizado en episiotomía y el olor de los loquios es normal
b. Se aprecia útero doloroso a la palpación, el orificio cervical interno sigue abierto y el olor de los loquios es fétido
c. Se aprecia dolor en hipogastrio y en ambas fosas iliacas, distensión y defensa abdominal y el olor de los loquios es fuerte
d. El pico febril se acompaña de escalofrío intenso y afectación general. Hay taquicardia, taquipnea y oliguria

2904. En la asistencia a un parto vaginal de una mujer con cesárea anterior:

a. La estimulación con oxitocina está contraindicada en el parto de la mujer con cesárea previa
b. Se recomienda la monitorización fetal electrónica intermitente durante el periodo expulsivo
c. El misoprostol está contraindicado en mujeres con cesárea anterior
d. La mujer debe saber que hay más riesgo de rotura uterina durante el parto, si éste tiene lugar antes de 24 meses de la cesárea anterior

2905. El aumento del riesgo fetal de síndrome de Down, normalmente se relaciona con:

a. Niveles elevados de alfafetoproteína en suero materno
b. Niveles bajos de alfafetoproteína en suero materno
c. Niveles bajos de HCG en suero materno
d. Disminución del pliegue nucal fetal

2906. NO aparece en amenaza de aborto:

a. Amenorrea
b. Metrorragia generalmente escasa
c. Dolor en el hipogastrio
d. Cuello uterino dilatado

2907. Las Comisiones de enfermería:

a. Son equipos de trabajo creados con el fin de asesorar al Gerente en los cuidados de enfermería del hospital
b. En los Círculos de Calidad sus miembros son voluntarios y su actividad es permanente
c. En los Grupos de mejora de Calidad sus componentes son designados por los miembros del propio servicio con objeto de estudiar y proponer soluciones a problemas potenciales
d. Los Audits médicos de enfermería realizan el estudio de calidad de los cuidados a partir de la documentación de afiliación del paciente

2908. Punto guía de la presentación de cara:

a. Occipucio
b. Mentón
c. Frente
d. Boca

2909. El diagnóstico de certeza de la gestación se realiza ecográficamente. Indique la FALSA:

a. Visualización del embrión vía transvaginal en la semana 4
b. El crecimiento del embrión es de 1mm diario alcanzando los 15-17 mm al final de la semana 6
c. Visualización de las extremidades en la semana 8
d. Visualización de la columna vertebral en la semana 9

2910. Cuántos pares de cromosomas tiene el ser humano:

a. 13   b. 23   c. 3   d. 33

2911. La placenta previa puede ser:

a. Anterior, media y posterior
b. Marginal, parcial y total
c. Superior o inferior
d. Son correctas A y C

2912. El desarrollo humano prenatal comprende las siguientes fases:

a. Preconcepcional y postconcepcional
b. Primero, segundo y tercer trimestre
c. Preembrionaria, embrionaria y fetal
d. Embrionaria y fetal

2913. La respiración soplante rápida se utiliza:

a. Antes y después de cada tipo de respiración
b. Durante la primera fase del parto
c. Para controlar la necesidad de empujar
d. En el periodo expulsivo

2914. El prolapso genital se asocia a qué factor de riesgo:

a. Tabaquismo
b. Obesidad
c. Partos instrumentados
d. A los tres

2915. Con la fecundación se consigue un número de cromosomas:

a. diploide
b. haploide
c. triploide
d. tetraploide

2916. 'Incapacidad de concebir' es:

a. Impotencia funcional
b. Incapacidad reproductiva masculina y/o femenina
c. Infertilidad
d. Esterilidad

2917. Qué es la foniculocentesis:

a. Es la rotura artificial de la bolsa amniótica
b. Es la punción realizada para obtener una muestra de líquido amniótico
c. Es la obtención de sangre fetal, mediante la punción de un vaso umbilical guiada por visualización ecográfica
d. No existe ese término

2918. Sobre la introducción de nuevos alimentos en el lactante:

a. Debe iniciarse hacia los 6 meses
b. Se recomienda introducir los nuevos alimentos mientras se esté amamantando
c. Se aconseja evitar la oferta de alimentos excesivamente dulces
d. Las tres son correctas

2919. Al realizar la rotura artificial de membranas en una gestante con la presentación no encajada, debemos efectuarla:

a. Coincidiendo con una contracción
b. Favoreciendo la salida rápida de líquido amniótico
c. Durante una pausa intercontráctil
d. Ejerciendo presión firme sobre el fondo uterino

2920. Cuando hablamos de manifestaciones clínicas de la hipertensión inducida por el embarazo, ante la Clínica de la preeclansia qué dos signos se considerarán de vital importancia a tener en cuenta:

a. Hipertensión y cefaleas
b. Hipertensión y proteinuria
c. Hipertensión y aumento de peso
d. Hipertensión y trastornos visuales

2921. Los diagnósticos enfermeros se definen como:

a. Un juicio clínico sobre la respuesta humana
b. Un juicio clínico basado en los problemas de salud reales o potenciales
c. Un juicio clínico basado en los problemas potenciales, en los que el usuario requiere que la enfermera realice por él las actividades del tratamiento y control
d. Un juicio clínico sobre la respuesta de un individuo, familia o comunidad, frente a procesos vitales o problemas de salud reales o potenciales

2922. NO se relaciona con un desprendimiento de placenta normalmente inserta:

a. Alteraciones uterinas
b. Hipertensión arterial
c. Traumatismos abdominales
d. Hipodinamia

2923. Aborto en el que queda retenido el embrión muerto durante cierto tiempo, pudiendo desaparecer los síntomas de aborto y embarazo:

a. Aborto diferido
b. Aborto infectado
c. Aborto consumado incompleto
d. Aborto inevitable

2924. El periodo más crítico para una mujer es la primera hora tras el parto, debido al riesgo de:

a. Infección
b. Hemorragia
c. Retención urinaria
d. Dolor en la episiotomía

2925. El prematuro sufre numerosas problemas, con más frecuencia que el RN a término. Entre ellos están:

a. Hiperglucemia
b. Hipocalcemia
c. Hipercoagubilidad
d. Menos malformaciones

2926. Entre las implicaciones maternas en el parto de un feto postérmino NO está:

a. Aumenta la incidencia de inducción del parto
b. Aumenta la ansiedad materna
c. Aumenta el riesgo de distocia de hombros
d. Aumenta el riesgo de infección

2927. El de Spalding es un signo de:

a. madurez fetal
b. muerte fetal
c. cabalgamiento de suturas
d. bienestar fetal

2928. 'Vaginismo':

a. Contracción muscular involuntaria del tercio externo de la vagina que impide la inserción del pene
b. Dolor experimentado en los genitales durante las relaciones sexuales con coito
c. Ausencia o retraso persistente del orgasmo tras una fase de excitación
d. Incapacidad persistente para obtener lubrificación en la fase de excitación

2929. Sobre las malformaciones, si hablamos del vólvulo nos estamos refiriendo:

a. Al páncreas anular
b. A la fístula traqueo-esofágica
c. A la rotación del intestino
d. Al ano imperforado

2930. En la circulación fetal, el efecto Bohr permite el transporte de:

a. más Oxígeno
b. más CO2
c. menos Oxígeno
d. menos CO2

2931. En las horas que siguen al nacimiento, el RN desarrolla tres periodos de transición consecutivos. La segunda etapa adaptativa:

a. Comienza a los 30 min. con predominio parasimpático, caracterizada por estabilización de la frecuencia Cardiaca, temperatura y comienzo del peristaltismo intestinal. El niño está en reposo y dormido
b. Comienza a las 2 h. de vida con predominio parasimpático, caracterizada por estabilización de la Frecuencia Cardiaca, temperatura y comienzo del peristaltismo intestinal. El niño está en reposo y dormido
c. Tiene una duración de 30 min. con predominio del tono simpático, aumento de la frecuencia cardiaca, oscilaciones de la temperatura e hipermotilidad
d. Tiene una duración de 1 h. con predominio del tono simpático, disminución de la frecuencia cardiaca, oscilaciones de la temperatura e hipermotilidad

2932. La epidermis adquiere su organización definitiva en la que se distinguen cuatro capas ¿de cuál se forman las huellas digitales?

a. El estrato espinoso grueso
b. El estrato granuloso
c. El estrato corneo
d. La capa basal o germinativa

2933. La atresia tricúspide comprende:

a. Cierre del agujero oval
b. Comunicación interauricular
c. Hipertrofia del ventrículo derecho
d. Obliteración del orificio auriculo-ventricular derecho

2934. Se consideran factores de riesgo elevado para la osteoporosis todos EXCEPTO:

a. Menopausia quirúrgica a cualquier edad de la vida fértil
b. Tabaquismo (un paquete diario)
c. Tratamiento con corticoides
d. Menopausia precoz

2935. Qué intervención quirúrgica ginecológica, es INCORRECTA:

a. Ooforectomía: extirpación unilateral o bilateral de las trompas de Falopio
b. Histerectomía: extirpación del útero
c. Histerectomía abdominal total con salpingo-ooforectomía bilateral: extirpación del útero, trompas de Falopio y ambos ovarios
d. Vulvectomía simple: extracción de la vulva

2936. Cuando la madre sea portadora del VHB o esté padeciendo la enfermedad qué dosis debe suministrase al recién nacido de gammaglobulina antihepatitis B por vía IM:

a. 0,10 cc
b. 0,20 cc
c. 0,30 cc
d. 0,50 cc

2937. La ecografía, además de diagnosticar la gestación, también permite:

a. Detectar el número de embriones
b. Conocer las semanas de gestación
c. Ver las características de la placenta y anejos
d. Las tres son correctas

2938. En relación a la neuroprotección fetal ante un parto pretérmino de menos de 32 semanas de gestación, es FALSO que:

a. Para reducir el riesgo de parálisis cerebral la gestante debe recibir sulfato de magnesio hasta el parto o bien durante 12-24 horas ante un riesgo de parto inminente
b. El empleo de sulfato de magnesio para neuroprotección fetal debe administrarse con independencia del número de fetos, causa de la prematuridad o paridad
c. El sulfato de magnesio debe considerarse desde la viabilidad fetal hasta la 31+6 semanas de gestación
d. Es preciso la monitorización de los niveles de magnesemia de todas las gestantes

2939. En el periodo embrionario, los sistemas renales que se desarrollan son:

a. Pronefros, Mesonefros y Metanefros
b. Pronefros, Mesonefros y Nefrotoma
c. Pronefros, Metanefros y Socionefros
d. Mesonefros, Nefrotoma y Socionefros

2940. Cómo se comprueba la validez de un test de riesgo en la gestación:

a. Si se puede confirmar posteriormente el resultado del test, con un diagnóstico aceptado
b. No puede comprobarse porque se carece de datos
c. El test de riesgo tiene una elevada proporción de falsos negativos
d. Ninguna de las anteriores es correcta

2941. Se considera hipertensión inducida por el embarazo, cuando se manifiesta a partir de qué semana:

a. 12   b. 16   c. 20   d. 28

2942. El instrumento AGREE está diseñado para:

a. Clasificar niveles de evidencia de artículos
b. Evaluar la calidad de las revisiones sistemáticas
c. Clasificar grados de las recomendaciones
d. Evaluar la calidad de las guías de práctica clínica

2943. La interrupción voluntaria del embarazo (IVE) conlleva una serie de condiciones que deben ser conocidas y aceptadas por la mujer. Es FALSO:

a. Debe practicarse por un médico especialista o bajo su dirección
b. Debe realizarse en un centro sanitario público o privado acreditado
c. Debe realizarse dentro de las dos semanas siguientes a su petición
d. Debe realizarse con el consentimiento expreso y escrito de la embarazada

2944. NO se considera un factor causante de la asfixia fetal intraparto:

a. El deterioro en la oxigenación materna
b. La interrupción de la circulación umbilical
c. La insuficiente irrigación materna de la placenta
d. La presencia de DIP I en el registro cardiotocográfico

2945. Las contracciones uterinas:

a. Cesan tras la expulsión fetal, siendo inexistentes en la fase de alumbramiento
b. No sufren modificaciones influenciadas por la postura materna
c. Causan una reducción del flujo sanguíneo útero-placentario durante el parto
d. No sufren cambios en intensidad y frecuencia una vez instaurado el parto

2946. Sobre la luxación congénita de cadera:

a. El sexo mas afectado en la luxación congénita de cadera es el masculino
b. La afectación puede ser unilateral o bilateral
c. La frecuencia es mayor en presentaciones cefálicas
d. En las maniobras de Barlow y Ortolani, debe percibirse un 'clic'

2947. Según la clasificación de la FIGO, un mioma tipo 7 corresponde a:

a. Mioma subseroso pediculado
b. Mioma intramural
c. Mioma pediculado o intracavitario
d. Mioma 100% intramiometrial en contacto con endometrio

2948. Conjunto cromosómico básico, presente en un gameto humano:

a. haploide de 23 cromosomas
b. tetraploide de 92 cromosomas
c. triploide de 69 cromosomas
d. Ninguna de las tres es correcta

2949. Sobre el Rh de los progenitores, es FALSO:

a. Cuando la madre es Rh negativo (dd) y el padre Rh positivo (DD), el feto será siempre Rh positivo (Dd)
b. Si el padre es Rh positivo heterocigótico (Dd), hay un 50% de posibilidades de descendencia Rh positivo (Dd) y otro 50% de Rh negativo (dd)
c. Si ambos progenitores son Rh negativos (dd) todos sus hijos serán Rh negativos
d. La cigosidad de padre Rh positivo no influye

2950. Hay tres capas germinales: Ectodermo, Mesodermo y Endodermo. Qué estructuras se derivan del Ectodermo:

a. Órgano reproductivo, huesos y tracto respiratorio
b. Sistema circulatorio, músculo y tejido conjuntivo
c. Órganos especiales de los sentidos, piel y sistema nervioso
d. Huesos, músculos y sistema circulatorio

2951. Según la teoría de Friedberg, cuándo se considera de pronóstico 'malo' la ictericia grave del recién nacido en relación con su HB:

a. HB normal
b. HB entre 8 y 10 grs %
c. HB entre 10 y 12 grs %
d. HB menor de 8 grs %

2952. Al final de la cuarta semana aparecen los 'Procesos faciales':

a. El proceso nasal, el proceso mandibular, el proceso faríngeo
b. El proceso mandibular (Único), el proceso maxilar (Único), el proceso faríngeo
c. El proceso frontonasal (Único), el proceso maxilar (Par), los procesos mandibulares (Par)
d. El proceso dermatoma, el proceso esclerotoma, el proceso frontonasal

2953. Sobre la postura en el parto, es FALSO:

a. La sedestación tiene la ventaja de que la gravedad ayuda al descenso y la expulsión del feto
b. La posición en cuclillas aumenta los diámetros de la pelvis
c. La cuadrupedia ayuda al feto en occipitoposterior a cambiar a una posición occipitoanterior
d. La posición de litotomía es la más favorable para evitar el síndrome de hipotensión supina

2954. Se debe realizar profilaxis anti-isoinmunización Rh en aquellas mujeres Rh negativas:

a. A semana 12
b. Post-parto si el recién nacido es Rh negativo
c. Post-aborto en las primeras 72 horas
d. Antes de realizar test de Coombs indirecto previo

2955. El periodo embrionario abarca las semanas:

a. 2-3
b. 1-3
c. 4-8
d. 9-10

2956. En el caso de un crecimiento intrauterino retardado, ¿qué estudio permite monitorizar mejor el deterioro fetal en la hipoxia crónica?

a. Valoración del liquido amniótico
b. Perfil biofísico
c. Control del crecimiento fetal cada 2 semanas
d. Estudio Doppler

2957. El informe de Continuidad de los Cuidados es un documento...

a. cuya finalidad es la transmisión de información relevante para el cuidado del paciente entre las enfermeras de ambos niveles asistenciales, para garantizar la adecuada transferencia de cuidados y por lo tanto garantizar la continuidad
b. donde la enfermera atiende a cada persona como si fuera única
c. cuya finalidad es completar la información médica que se encuentra en el informe de alta
d. donde la enfermera provee la cartera de servicios

2958. Si por alguna circunstancia no se ha vacunado a una mujer Rh-negativa 72h postparto, puede tener algún efecto protector si es aplicada dentro de ¿cuántos días tras el parto?

a. 20
b. 14
c. 30
d. 40

2959. Qué reflejo o respuesta primaria NO aparece en un RN a término:

a. Reflejo del abrazo de Moro
b. Presión palmar
c. Marcha automática
d. Puntos ordinales de Silverman

2960. La preparación para el inminente nacimiento o parto es una prestación de la atención primaria de carácter:

a. general asistencial
b. específico asistencial
c. particular asistencial
d. Ninguna de las tres es correcta

2961. La malformación llamada SDR o 'Enfermedad de la membrana hialina', afecta al:

a. Aparato digestivo
b. Sistema arterial
c. Sistema venoso
d. Aparato respiratorio

2962. Cuál de las siguientes características NO se encontraría en el Síndrome de Ovarios Poliquísticos:

a. Anovulación crónica
b. Hirsutismo severo
c. Hipersecreción constante de cortisol
d. Aumento basal de LH

2963. A partir del mes 4, en que alcanza ya su estructura definitiva, la placenta:

a. No crece nada más
b. Crece más o menos, pero no modifica su morfología
c. Aumenta el número de cotiledones en toda su superficie
d. Aumenta el número de cotiledones sólo en la periferia

2964. El diagrama de Gant indica:

a. Si las actividades desarrolladas coinciden con las planificadas
b. Si los días más los meses suman el valor incremental deducida la espera
c. Si el desarrollo de las actividades programadas se realiza en los tiempos previstos
d. Si el desarrollo de las actividades programadas se realiza en los lugares previstos

2965. NO es factor de riesgo del cáncer de endometrio:

a. Obesidad
b. Ovario poliquístico
c. Antecedentes de hiperplasia endometrial
d. Multiparidad

2966. En la consulta prenatal, una de las acciones específicas que realiza la matrona es la medición de la altura uterina. Indique la FALSA:

a. Se puede obtener realizando la 2ª maniobra de Leopold
b. Es útil para estimar la edad gestacional
c. Se puede realizar con cinta métrica
d. La altura uterina es la distancia entre la sínfisis del pubis y el fondo uterino

2967. El criterio 'Los métodos de búsqueda de la evidencia científica utilizados deben estar descritos', en que documento de actuación clínica es exigible:

a. En las Guías de Práctica Clínica
b. En las Guías de Actuación Clínica
c. En los Protocolos
d. Ninguna de las tres

2968. En el Programa de Salud de la Mujer Mayor de 40 años, a qué Nivel de actuación corresponde el riesgo de osteoporosis:

a. 1   b. 2   c. 3   d. 4

2969. La realización a una gestante de un test oral de tolerancia a la glucosa requiere:

a. Una ingesta diaria de 100 gramos como máximo de hidratos de carbono en los tres días anteriores a la prueba
b. La ingesta de 200 gramos de glucosa disuelta en 400 ml de agua
c. La extracción de sangre a los 30, 60, 90 y 120 minutos tras la ingesta de la glucosa
d. Que la paciente permanezca en reposo y sin fumar durante la realización de la prueba

2970. NO es una manifestación clínica de las hiperémesis gravídicas:

a. Afectación renal
b. Náuseas y vómitos
c. Trastornos del equilibrio hidroeléctrico
d. Aumento de peso

2971. En el diagnóstico precoz del cáncer de cérvix se incluirán mujeres de 30 a 65 años en cuya historia clínica esté registrado el resultado de una citología en los últimos:

a. 4 años
b. 3 años
c. 5 años
d. 6 años

2972. Entre los distintos problemas que encontramos en el embarazo tenemos el aborto como situación límite que conlleva la pérdida del descendiente. En ocasiones el embrión detiene su crecimiento y NO inicia el mecanismo de expulsión:

a. Aborto incompleto
b. Aborto completo
c. Aborto retenido
d. Amenaza de aborto

2973. Embarazo 'ectópico' es el que se implanta y se desarrolla fuera de la cavidad endometrial:

a. La enfermera debe valorar primero las constantes, las pérdidas hemorrágicas y el dolor abdominal
b. Aplicaremos analgésicos menores y colocaremos en trendelemburg para evitar mayores molestias
c. Debemos mantener a la paciente con ejercicios moderados para aumentar el riesgo sanguíneo
d. Alertar si hay un aumento del hematocrito y la tensión arterial

2974. En qué enfermedad de trasmisión sexual aparece el treponema pallidum:

a. herpes genital
b. condilomas acuminados
c. tricomoniasis
d. sífilis

2975. La 4ª maniobra de Leopold busca:

a. Palpar el dorso del feto para diagnosticar la situación
b. Obtener información sobre la presentación, posición y actitud fetal y relacionar la presentación con la pelvis materna
c. Informar solamente de la presentación fetal
d. No existe la cuarta maniobra de Leopold, son solamente tres

2976. En la asistencia a un parto normal, una vez finalizado el alumbramiento se aprecia una hemorragia se sospechará que es un signo de desgarro cervical si se trata de:

a. Una hemorragia profusa y persistente de color rojo vivo
b. Una hemorragia intensa con formación de grandes coágulos, que se reinicia después del masaje uterino
c. Una hemorragia rojo brillante, abundante y líquida (que no forma coágulos)
d. Una hemorragia escasa con dolor agudo e intenso en abdomen

2977. En las mujeres con cambios habituales en el turno de su actividad laboral se ha observado:

a. Una disminución en el crecimiento intrauterino retardado
b. Un aumento de recién nacidos macrosómicos
c. Una disminución de nacidos de bajo peso
d. Un aumento en la incidencia de aborto y menor peso en los recién nacidos

2978. Cuál es el periodo altamente sensible en el desarrollo fetal:

a. 4-9   b. 1-12
c. 3-16   d. 5-6

2979. Ante la presencia en la zona genital de una o más pápulas umbilicadas con contenido blanquecino en su interior se debe sospechar:

a. Herpes genital
b. Condilomas acuminados
c. Fibromas
d. Moluscum contagiosum

2980. La causa de la toxoplasmosis es el protozoo taxoplasma gondii, un microorganismo que puede afectar gravemente al feto. Señala la afirmación INCORRECTA:

a. La probabilidad de infección fetal aumenta en cada trimestre del embarazo pero disminuye el riesgo de alteraciones fetales
b. La asistencia de enfermería de las mujeres durante al periodo prenatal ofrece la oportunidad de exponer los métodos usados para prevenir la toxoplasmosis
c. La mujer debe evitar la carne cruda o mal cocinada sobre todo la porcina, vacuna y ovina
d. El periodo de incubación es de 5 días por lo que debemos tener presente las actividades cotidianas para averiguar qué provocó la infección

2981. NO es causa del aumento de tamaño de la placenta:

a. Diabetes Mellitus
b. Anemia fetal crónica
c. Hidrops fetalis
d. Crecimiento intrauterino retardado

2982. Las náuseas y los vómitos matutinos están relacionados con:

a. Lactógeno placentario
b. Gonadotropína coriónica
c. La hormona estimulante tiroidea
d. La Gonadotropina hipofisaria LH

2983. Sintomatología más frecuente del síndrome antifosfolipídico:

a. Trombosis venosa de MMII
b. Trombosis venosas de MMSS
c. CID
d. Ninguna de las tres

2984. La amniocentesis encaminada a obtener líquido amniótico para su estudio bioquímico y citológico se efectúa a partir de la semana:

a. 10
b. 12
c. 4
d. 8

2985. En el cribado del Estreptococo del grupo B(SGB), la estrategia de prevención más efectiva es la toma del exudado vagino-rectal a:

a. todas las gestantes
b. todas las gestantes con molestias genito-Urinarias
c. todas las gestantes en la semana 36 (35-37) de gestación
d. todas las gestantes con antecedentes de ser portadoras de SGB

2986. La 2ª maniobra de Leopold detecta:

a. la posición fetal
b. la actitud fetal
c. la presentación fetal
d. Ninguna de las tres

2987. Cuando una parturienta rompe la bolsa durante la dilatación hablamos de rotura:

a. Prematura
b. Precoz
c. Tardía
d. Intempestiva

2988. Cuál de estos fórceps obstétricos tiene una aplicación en el parto de nalgas para la extracción de la cabeza última a fin de controlar su salida y asegurar su flexión:

a. Simpson
b. Kielland
c. Piper
d. Naegles

2989. Sobre las modificaciones circulatorias que se producen en la gestante, es FALSO que aumente:

a. el gasto cardiaco
b. la resistencia vascular periférica total
c. la presión venosa de los miembros inferiores
d. el volumen sanguíneo

2990. En la sala de dilatación, en la atención a una gestante a término (de antecedentes normales, secundípara, parto normal anterior, buena dinámica), a la exploración vaginal se aprecia que en la primera exploración se encontraba en occipito iliaca derecha posterior, y ahora se encuentra en occipito sacra:

a. Se trata de una presentación occipito posterior que está realizando una rotación de arco largo (135°)
b. Se trata de una presentación occipito posterior que está realizando una rotación de arco corto (45°)
c. Se trata de una presentación occipito posterior que va a rotar a transversa
d. Se trata de una presentación occipito posterior que va a rotar a occipito púbica

2991. Cuando administramos oxitocina durante el trabajo de parto debemos seguir unas pautas de administración:

a. Comenzar con una dosis inicial de 6 mU/minuto
b. Doblar la dosis cada 10 minutos hasta alcanzar las 16 mU/minuto
c. A partir de 10 mU/minuto los incrementos serán de 2 mU cada 20 minutos
d. La dosis máxima no superará las 40 mU/minuto

2992. Durante el trabajo de parto con una presentación de vértice anterior, movimientos principales:

a. Flexión, rotación interna, rotación externa, extensión y expulsión
b. Encajamiento, descenso, flexión, rotación interna, extensión, rotación externa y expulsión del hombro anterior
c. Rotación interna, encajamiento, rotación externa, flexión, extensión y expulsión del hombro anterior
d. Extensión, flexión, rotación interna, rotación externa y expulsión del hombro anterior

2993. NO es causa de hipotonía en un lactante:

a. Hipoglucemia
b. Acidosis
c. Efectos de la anestesia a la madre durante el parto
d. Eritema tóxico

2994. La Menopausia se asocia a:

a. Aumento en la actividad androgénica de ovarios
b. Disminución del colesterol total y LDL
c. Mayor pérdida ósea en el hueso trabecular que en el cortical
d. Aumento del efecto potenciador de la fibrinolisis

2995. Es contraindicación absoluta para inducción terapéutica del parto:

a. La enfermedad obstructiva crónica
b. El crecimiento intrauterino retardado
c. La muerte fetal
d. El procúbito del cordón umbilical

2996. Aconsejaremos a la gestante aumentar su consumo de hierro para elevar su nivel de hemoglobina. Cuál es mayor fuente de hierro:

a. Leche, frijoles, soja
b. Leche, queso y aves
c. Vísceras, huevos y camarones
d. Huevos, camarones y naranjas

2997. El consumo de tabaco durante la gestación produce los siguientes efectos sobre el recién nacido, EXCEPTO:

a. Bajo peso neonatal
b. Riesgo de muerte súbita
c. Patología respiratoria infantil
d. Malformaciones faciales

2998. Cuántos datos de interés clínico se recogen en el 'resumen clínico' establecido por el Consejo Interterritorial del SNS:

a. 24   b. 10   c. 14   d. 34

2999. El riñón aparece secuencialmente y se forman tres sistemas renales sucesivos:

a. Pronerfos, socionefros, mesonefros
b. Pronefros, nefrotomas, mesonefros
c. Pronefros, mesonefros, metanefros
d. Pronefros, socionefros, nefrotoma

3000. El concepto de retraso del crecimiento intrauterino retardado (RCIU) contempla a los fetos que para su edad gestacional tienen un peso inferior a qué percentil:

a. 5   b. 10   c. 15   d. 20

Made in the USA
Monee, IL
07 July 2026